国家卫生健康委员会"十三五"规划教材

全国中医住院医师规范化培训教材

中医皮肤科学

U0207807

主　编　陈达灿　曲剑华

副主编　白彦萍　鲍身涛　宋　瑜

编　委　（按姓氏笔画排序）

白彦萍(中日友好医院)

曲剑华(首都医科大学附属北京中医医院)

孙　颖(长春中医药大学附属医院)

孙丽蕴(首都医科大学附属北京中医医院)

李红毅(广州中医药大学第二附属医院
　　　　广东省中医院)

杨素清(黑龙江中医药大学)

吴晓霞(陕西中医药大学)

宋　瑜(上海中医药大学附属龙华医院)

张虹亚(安徽中医药大学第一附属医院)

张晓杰(山东中医药大学)

陈达灿(广州中医药大学第二附属医院
　　　　广东省中医院)

陈晴燕(沈阳市第七人民医院)

赵　巍(河南中医药大学第二附属医院)

席建元(湖南中医药大学第一附属医院)

黄　宁(福建中医药大学附属第二人民
　　　　医院)

鲍身涛(北京中医药大学第三附属医院)

魏跃钢(南京中医药大学)

秘　书　林　颖(广州中医药大学第二附属医院
　　　　　广东省中医院)

杨　岚(首都医科大学附属北京中医医院)

人民卫生出版社

·北　京·

图书在版编目（CIP）数据

中医皮肤科学/陈达灿，曲剑华主编. —北京：
人民卫生出版社，2020.11
　　ISBN 978-7-117-30748-2

　　Ⅰ.①中…　Ⅱ.①陈…②曲…　Ⅲ.①中医学–皮肤
病学　Ⅳ.①R275

　　中国版本图书馆 CIP 数据核字（2020）第 200970 号

人卫智网　www.ipmph.com	医学教育、学术、考试、健康，购书智慧智能综合服务平台
人卫官网　www.pmph.com	人卫官方资讯发布平台

中医皮肤科学
Zhongyi Pifukexue

主　　编：陈达灿　曲剑华
出版发行：人民卫生出版社（中继线 010-59780011）
地　　址：北京市朝阳区潘家园南里 19 号
邮　　编：100021
E - mail：pmph @ pmph. com
购书热线：010-59787592　010-59787584　010-65264830
印　　刷：北京汇林印务有限公司
经　　销：新华书店
开　　本：787×1092　1/16　印张：28
字　　数：629 千字
版　　次：2020 年 11 月第 1 版
印　　次：2020 年 12 月第 1 次印刷
标准书号：ISBN 978-7-117-30748-2
定　　价：99.00 元

打击盗版举报电话：010-59787491　E-mail：WQ @ pmph. com
质量问题联系电话：010-59787234　E-mail：zhiliang @ pmph. com

数字增值服务编委会

修订说明

为适应中医住院医师规范化培训快速发展和教材建设的需要,进一步贯彻落实《国务院关于建立全科医生制度的指导意见》《医药卫生中长期人才发展规划(2011—2020年)》和《国家卫生计生委等7部门关于建立住院医师规范化培训制度的指导意见》,按照《国务院关于扶持和促进中医药事业发展的若干意见》要求,规范中医住院医师规范化培训工作,培养合格的中医临床医师队伍,经过对首版教材使用情况的深入调研和充分论证,人民卫生出版社全面启动全国中医住院医师规范化培训第二轮规划教材(国家卫生健康委员会"十三五"规划教材)的修订编写工作。

为做好本套教材的出版工作,人民卫生出版社根据新时代国家对医疗卫生人才培养的要求,成立国家卫生健康委员会第二届全国中医住院医师规范化培训教材评审委员会,以指导和组织教材的修订编写和评审工作,确保教材质量;教材主编、副主编和编委的遴选按照公开、公平、公正的原则,在全国60余家医疗机构近1 000位专家和学者申报的基础上,经教材评审委员会审定批准,有500余位专家被聘任为主审、主编、副主编、编委。

本套教材始终贯彻"早临床、多临床、反复临床",处理好"与院校教育、专科医生培训、执业医师资格考试"的对接,实现了"基本理论转变为临床思维、基本知识转变为临床路径、基本技能转变为解决问题的能力"的转变,注重培养医学生解决问题、科研、传承和创新能力,造就医学生"职业素质、道德素质、人文素质",帮助医学生树立"医病、医身、医心"的理念,以适应"医学生"向"临床医生"的顺利转变。

根据该指导思想,本套教材在上版教材的基础上,汲取成果,改进不足,针对目前中医住院医师规范化培训教学工作实际需要,进一步更新知识,创新编写模式,将近几年中医住院医师规范化培训工作的成果充分融入,同时注重中医药特色优势,体现中医思维能力和临床技能的培养,体现医考结合,体现中医药新进展、新方法、新趋势等,并进一步精简教材内容,增加数字资源内容,使教材具有更好的思想性、实用性、新颖性。

本套教材具有以下特色:

1. **定位准确,科学规划** 本套教材共25种。在充分调研全国近200家医疗机构及规范化培训基地的基础上,先后召开多次会议深入调研首版教材的使用情况,并广泛听取了长期从事规培工作人员的意见和建议,围绕中医住院医师规范化培训的目标,分为临床学科(16种)、公共课程(9种)两类。本套教材结合中医临床实际情况,充分考虑各学科内亚专科的培训特点,能够满足不同地区、不同层次的培训要求。

2. 突出技能,注重实用　本套教材紧扣《中医住院医师规范化培训标准(试行)》要求,将培训标准规定掌握的以及编者认为在临床实践中应该掌握的技能与操作采用"传统"模式编写,重在实用,可操作性强,强调临床技术能力的训练和提高,重点体现中医住院医师规范化培训教育特色。

3. 问题导向,贴近临床　本套教材的编写模式不同于本科院校教材的传统模式,采用问题导向和案例分析模式,以案例提示各种临床情境,通过问题与思路逐层、逐步分解临床诊疗流程和临证辨治思维,并适时引入、扩展相关的知识点。教材编写注重情境教学方法,根据诊治流程和实际工作中的需要,将相关的医学知识运用到临床,转化为"胜任力",重在培养学员中医临床思维能力和独立的临证思辨能力,为下一阶段专科医师培训打下坚实的基础。

4. 诊疗导图,强化思维　本套教材设置各病种"诊疗流程图"以归纳总结临床诊疗流程及临证辨治思维,设置"临证要点"以提示学员临床实际工作中的关键点、注意事项等,强化中医临床思维,提高实践能力,体现中医住院医师规范化培训教育特色。

5. 纸数融合,创新形式　本套教材以纸质教材为载体,设置随文二维码,通过书内二维码融入数字内容,增加视频/微课资源、拓展资料及习题等,使读者阅读纸书时即可学习数字资源,充分发挥富媒体优势和数字化便捷优势,为读者提供优质适用的融合教材。教材编写与教学要求匹配、与岗位需求对接,与中医住院医师规范化培训考核及执业考试接轨,实现了纸数内容融合、服务融合。

6. 规范标准,打造精品　本套教材以《中医住院医师规范化培训实施办法(试行)》《中医住院医师规范化培训标准(试行)》为编写依据,强调"规范化"和"普适性",力争实现培训过程与内容的统一标准与规范化。其临床流程、思维与诊治均按照各学科临床诊疗指南、临床路径、专家共识及编写专家组一致认可的诊疗规范进行编写。在编写过程中,病种与案例的选择,紧扣标准,体现中医住院医师规范化培训期间分层螺旋、递进上升的培训模式。教材修订出版始终坚持质量控制体系,争取打造一流的、核心的、标准的中医住院医师规范化培训教材。

人民卫生出版社医药卫生规划教材经过长时间的实践和积累,其优良传统在本轮教材修订中得到了很好的传承。在国家卫生健康委员会第二届全国中医住院医师规范化培训教材评审委员会指导下,经过调研会议、论证会议、主编人会议、各专业教材编写会议和审定稿会议,编写人员认真履行编写职责,确保了教材的科学性、先进性和实用性。参编本套教材的各位专家从事中医临床教育工作多年,业务精纯,见解独到。谨此,向有关单位和个人表示衷心的感谢!希望各院校及培训基地在教材使用过程中,及时提出宝贵意见或建议,以便不断修订和完善,为下一轮教材的修订工作奠定坚实的基础。

人民卫生出版社有限公司

2020 年 3 月

国家卫生健康委员会"十三五"规划教材
全国中医住院医师规范化培训
第二轮规划教材书目

序号	教材名称	主编		
1	卫生法规(第2版)	周 嘉	信 彬	
2	全科医学(第2版)	顾 勤	梁永华	
3	医患沟通技巧(第2版)	张 捷	高祥福	
4	中医临床经典概要(第2版)	赵进喜		
5	中医临床思维(第2版)	顾军花		
6	中医内科学·呼吸分册	王玉光	史锁芳	
7	中医内科学·心血管分册	方祝元	吴 伟	
8	中医内科学·消化分册	高月求	黄穗平	
9	中医内科学·肾病与内分泌分册	倪 青	邓跃毅	
10	中医内科学·神经内科分册	高 颖	杨文明	
11	中医内科学·肿瘤分册	李和根	吴万垠	
12	中医内科学·风湿分册	刘 维	茅建春	
13	中医内科学·急诊分册	方邦江	张忠德	
14	中医外科学(第2版)	刘 胜		
15	中医皮肤科学	陈达灿	曲剑华	
16	中医妇科学(第2版)	梁雪芳	徐莲薇	刘雁峰
17	中医儿科学(第2版)	许 华	肖 臻	李新民
18	中医五官科学(第2版)	彭清华	忻耀杰	
19	中医骨伤科学(第2版)	詹红生	冷向阳	谭明生
20	针灸学	赵吉平	符文彬	
21	推拿学	房 敏		
22	传染病防治(第2版)	周 华	徐春军	
23	临床综合诊断技术(第2版)	王肖龙	赵 萍	
24	临床综合基本技能(第2版)	李 雁	潘 涛	
25	临床常用方剂与中成药	翟华强	王燕平	

国家卫生健康委员会
第二届全国中医住院医师规范化培训教材
评审委员会名单

前　言

中医皮肤科学是中医学的一个重要组成部分,由于历史原因,中医皮肤科学的内容一直归属于中医外科学之中。新中国成立后,中医皮肤科学得到了迅速成长,逐渐从中医外科学中分化出来,成为一个独立的专门学科。为了进一步推动我国中医皮肤科学事业的发展,提高中医规培医生对皮肤病的认识,本次中医住院医师规范化培训教材中的中医皮肤科内容从《中医外科学》规培教材中划分出来,成为第1版中医规培教材的中医皮肤科学。

本教材由全国中医皮肤科的临床专家编写,全书分为总论、各论、技能操作和附录几大部分。总论主要介绍中医皮肤病学的基本理论和治疗方法;各论对主要常见皮肤病和疑难皮肤病的中医病因病机、临床表现、鉴别诊断及中西医治疗进行了论述,以真实的临床病例导入,以问题引入知识点,深入浅出,逐步、逐层分解临床诊疗流程和临证辨治思维,指导中医规培医生紧密结合理论知识,进行临床实践。教材数字增值内容包括皮肤科常用方剂和最新的临床指南,可供参考学习。

本书是中医规培医生轮转皮肤科的临床参考书,高等医药院校的学生和西医、中西医结合工作者以及有关疾病患者、医学爱好者亦可参考使用。

本书编写过程中得到人民卫生出版社和各位专家的大力支持,在此致以衷心感谢!虽然我们为本书的编写做出了最大的努力,但因编者水平有限,书中仍难免会出现缺点和错误,我们真诚希望使用本教材的广大读者对本书提出宝贵的意见和建议,以便进一步修订和完善。

《中医皮肤科学》编委会

2020 年 3 月

目　录

各　论

技　能　操　作

总　论

第一章

皮肤病的症状和皮肤损害

皮肤病的临床表现包括症状和体征(皮肤损害),是诊断、鉴别诊断和中医辨证治疗的主要依据。

一、皮肤病的症状

症状主要指患者主观感觉的不适,包括瘙痒、疼痛、灼热、麻木等局部症状,其中瘙痒为皮肤病最常见的症状,可局部瘙痒,也可全身性,可以是阵发性的,也可以是持续性的,瘙痒的程度也有所不同。全身症状包括畏寒、发热、乏力、关节痛、食欲减退等。

二、皮肤病的体征(皮肤损害)

皮肤病的体征主要是指客观存在、可见或可触及的皮肤黏膜及其附属器的改变,也叫皮肤损害。根据发生时间和机制,可分为原发性皮肤损害和继发性皮肤损害。

1. 原发性皮损

(1)斑疹:皮肤黏膜局限性颜色改变,与周围皮肤齐平,抚之不碍手,直径小于1cm。直径超过1cm者称为斑片。斑疹根据颜色不同,分为红斑、色素沉着斑、色素减退斑和出血斑(瘀斑)(图1-1)。

(2)丘疹:局限性隆起于皮面,较小的实质性突起损害,抚之碍手,直径一般小于1cm。介于斑疹和丘疹之间,稍隆起的损害称为斑丘疹。在丘疹顶部有小水疱或小脓疱时,称为丘疱疹和丘脓疱疹(图1-2)。

(3)斑块:较大或较多的丘疹融合而成,直径大于1cm的扁平、隆起、浸润性损害(图1-3)。

(4)风团:暂时性、局限性、水肿性损害,颜色、大小、形态不一,发作较急,来去迅速,数小时内可完全消退,消退后不留痕迹(图1-4)。

(5)结节:为局限性、实质性、深在皮损,位置可达真皮或皮下,呈圆形或者椭圆形(图1-5)。

(6)水疱:为含有液体、高出皮面的损害,一般直径小于1cm,直径大于1cm的称为大疱。水疱发生皮肤的位置有深有浅,疱壁有厚有薄,可紧张或者松弛(图1-6)。

(7)脓疱:含有脓液的疱,可以是原发出现,也可以从丘疹、水疱发展而来(图1-7)。

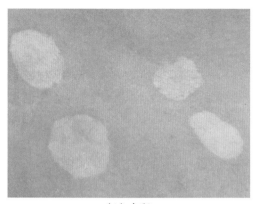
（1）白斑

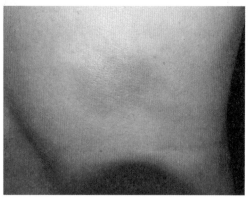
（2）红斑

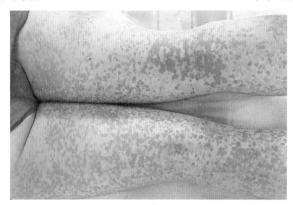
（3）紫癜

图 1-1　斑疹

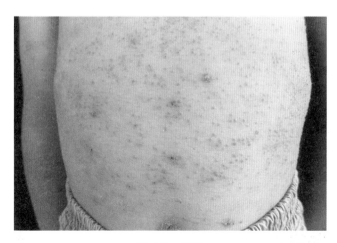

图 1-2　丘疹

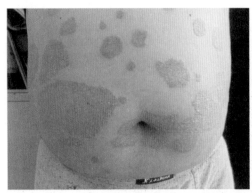
图 1-3　斑块

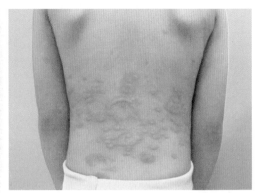
图 1-4　风团

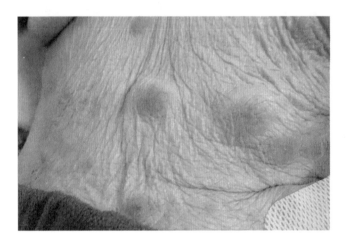
图 1-5　结节

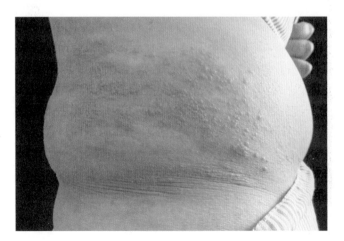
图 1-6　水疱

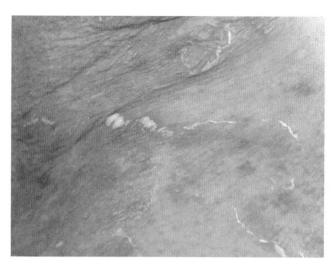

图 1-7 脓疱

（8）囊肿:为含有液体或者半固体黏稠物或细胞成分的囊性损害,一般位于真皮或者更深的位置,外观圆形或椭圆形,触之有弹性(图 1-8)。

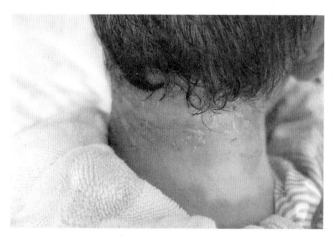

图 1-8 囊肿

2. 继发性皮损

（1）鳞屑:已脱落或者即将脱落的角质层细胞。大小形态不一,可为细小糠疹,也可为大片云母状(图 1-9)。

（2）浸渍:皮肤长时间浸泡在水中或处于潮湿状态而变软发白起皱,摩擦后容易表皮脱落形成糜烂面(图 1-10)。

（3）糜烂:表皮组织的缺损,有浆液渗出,不侵入表皮下的乳头层,由脓疱、水疱、浸渍演变而成,或由丘疹破损所致,愈后不留瘢痕(图 1-11)。

（4）溃疡:溃疡是皮损达真皮或皮下组织的局限性皮肤或黏膜缺损,愈合较慢,愈后留下瘢痕(图 1-12)。

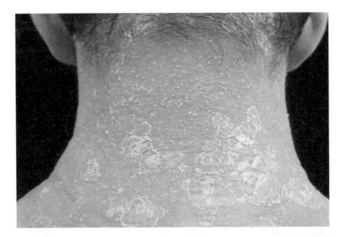

图 1-9 鳞屑

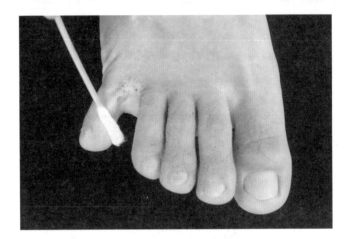

图 1-10 浸渍

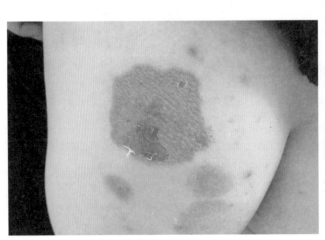

图 1-11 糜烂

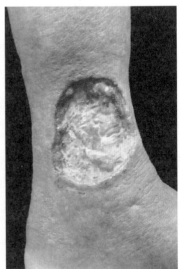

图 1-12 溃疡

（5）皲裂：皲裂指皮肤或深或浅的线状裂口，好发于掌、跖、口角、肛门等处（图1-13）。

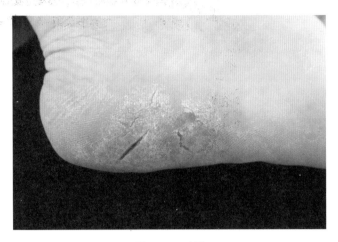

图1-13　皲裂

（6）抓痕：抓痕为搔抓引起的线状或点状的表皮或深达真皮浅层的剥脱性缺损（图1-14）。

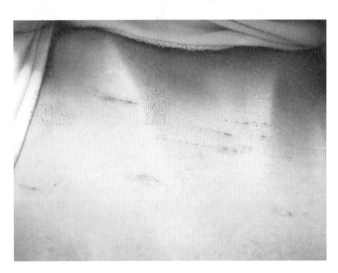

图1-14　抓痕

（7）结痂：是由组织液、脓液、血液、上皮细胞，以及灰尘、细菌等物，干燥后凝结的一层。可有浆痂、血痂、脓痂等（图1-15）。

（8）瘢痕：瘢痕是真皮及真皮层以下的皮肤组织受损后，由新生结缔组织修复，遗留的一种表面光滑、缺少正常皮纹的皮损（图1-16）。

（9）苔藓样变：皮肤肥厚、色素沉着，纹理加深，呈多角形小丘疹聚集成片，边界清楚，常剧烈瘙痒（图1-17）。

（10）萎缩：皮肤组织退化变薄，可为表皮或真皮萎缩，表皮萎缩见皮肤菲薄、淡红色、透明，可见扩张的毛细血管，真皮萎缩可见局部皮肤凹陷（图1-18）。

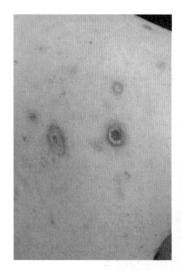

图 1-15 结痂

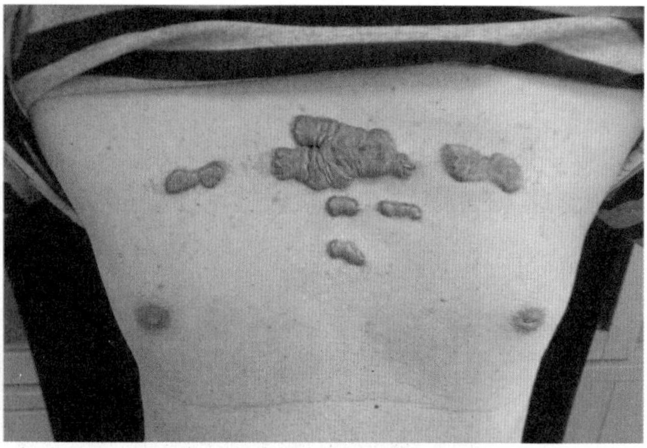

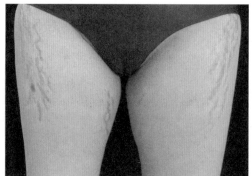

图 1-16 瘢痕

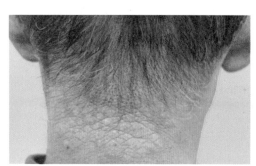

图 1-17 苔藓样变

图 1-18 萎缩

（陈达灿 林颖）

第二章

皮肤病性病的检查手段

第一节 真菌检查

一、直接镜检

（一）适应证

各种浅部、深部真菌病。

（二）禁忌证

无特殊禁忌。

（三）操作步骤

1. 直接涂片

（1）标本准备：浅部真菌病（头癣、体股癣、手足癣、甲真菌病、花斑糠疹、马拉色菌毛囊炎、皮肤及黏膜念珠菌病等）：先用75%乙醇消毒取材部位，用钝刀刮取皮损边缘部的皮屑，也可用透明胶带粘贴鳞屑，或用小刀刮取变色松脆的甲屑，用拔毛镊拔取病发，用镊子夹挤毛囊角栓。

深部真菌病（孢子丝菌病、着色芽生菌病、暗色丝孢霉病、毛霉病等）：根据病变可取脓液、痂等。

（2）镜检操作：标本置于载玻片上，加一滴浮载液（如10%KOH溶液），盖上盖玻片，放置片刻或微加热，即在火焰上快速通过2~3次，不应使其沸腾，以免结晶。然后轻压盖玻片，驱逐气泡，待标本溶解后将标本压薄，用棉拭子或吸水纸吸去周围溢液，置于显微镜下检查。检查时应遮去强光，先在低倍镜下检查有无菌丝和孢子，然后用高倍镜观察菌丝和孢子的形态、特征、位置、大小和排列等。

（3）典型真菌镜检所见

1）花斑糠疹：短粗、两头钝圆、稍弯曲的菌丝，成堆球形或卵圆形厚壁芽孢子。

2）马拉色菌毛囊炎：球形厚壁出芽孢子。

3）头癣：黄癣：黄癣痂，发内孢子、鹿角状菌丝，可见气沟、气泡；白癣：断发外菌鞘由镶嵌或成堆圆形孢子组成；黑癣：发内链状孢子。

4）体股癣、手足癣：分枝分隔的长菌丝。

9

5）甲真菌病:分枝分隔的长菌丝,链状关节孢子或单个孢子。

6）念珠菌病:假菌丝、圆形或椭圆形孢子,有出芽。

7）着色芽生菌病:棕色圆形厚壁分隔孢子(硬壳细胞)。

8）暗色丝孢霉病:棕色分枝分隔菌丝或酵母样细胞。

9）曲霉病:45°分隔分枝菌丝。

10）毛霉病:宽大菌丝,90°分枝,不分隔。

2. 墨汁涂片　用于检查隐球菌及其他有荚膜的孢子。

(1) 在载玻片上滴一小滴墨汁(最好是印度墨汁)。

(2) 取皮肤感染脓性分泌物或脑脊液一滴,经接种环与墨汁充分混合,盖上盖玻片。

(3) 直接在显微镜下观察,隐球菌为圆形或椭圆形双壁孢子,外围有一层透光荚膜,在黑色背景下极为明亮。

(四) 注意事项

1. 拔毛镊或钝刀在使用前后,均应用火焰消毒并等冷却后使用。

2. 拔发时可用放大镜、皮肤镜或在滤过紫外线灯下选择病发。

3. 镜检时所见菌丝或孢子应注意与纤维、表皮细胞间隙、气泡、油珠等相鉴别。

4. 标本与墨汁混合后不必加热直接镜检。

二、真菌培养

(一) 适应证

各种浅部、深部真菌病。目的是为了进一步提高对病原体检出的阳性率,以弥补直接镜检的不足,同时确定致病菌的种类。

(二) 禁忌证

无特殊禁忌。

(三) 操作步骤

1. 标本准备　浅部真菌病同直接镜检。深部真菌病(孢子丝菌病、着色芽生菌病、暗色丝孢霉病、毛霉病等)的脓液需无菌采集;活检组织标本应置无菌平皿中立即送检,置无菌匀浆器加 2ml 蒸馏水,研磨成浆或 1cm×1cm×(1~2)cm 的小块。

2. 培养操作　分为试管培养、大培养和小培养三种方法。

(1) 试管培养:培养基置于试管中,将培养物接种在试管斜面培养基,主要用于临床标本分离的初代培养和菌种保存。

(2) 大培养:将培养物接种在培养皿或特殊培养瓶内,主要用于纯菌种培养和研究。

(3) 小培养:主要用于菌种鉴定,分为三种方式:玻片法、方块法和钢圈法。

1) 玻片法:在消毒的载玻片上,均匀地浇上熔化的培养基,不宜太厚。凝固后接种待鉴定菌株,置于平皿中,保湿。待生长后,盖上消毒的盖玻片,显微镜下直接观察,常用米粉吐温琼脂培养基观察白色念珠菌的顶端厚壁孢子和假菌丝。

2) 方块法:适用于真菌菌落的培养。取无菌平皿倒入约 15ml 熔化的培养基,待凝固后用无菌小铲或接种刀划成 1cm×1cm 大小的小块。取一小块移在无菌载玻片上,然后在小块上方四边的中点接种待鉴定菌株,盖上消毒的盖玻片,放入无菌平皿中的V形玻棒上,底部铺上无菌滤纸,并加入少量无菌蒸馏水孵育,待菌落生长后直接将载玻片置显微镜下观察。

3)钢圈法:先将固体石蜡加热熔化,取直径约2cm,厚度约0.5cm有孔口的不锈钢小钢圈,火焰消毒后趁热浸入液态石蜡中,立即取出冷却,液态石蜡即附着于小钢圈中。再取一无菌载玻片,火焰上稍加热,将小钢圈平置其上,孔口向上。小钢圈上液态石蜡遇载玻片的热即熔化后凝固,钢圈就会固定在载玻片上。用无菌注射器经孔口注入熔化的培养基,培养基量约占小钢圈容量的1/2,注意避免产生气泡。待培养基凝固后取一消毒盖玻片,火焰上加热后,趁热盖在小钢圈表面,即固定其上,最后用接种针伸入孔口进行接种。

3. 培养检查 标本接种后,每周至少观察2次。

(1)菌落外观

1)生长速度:缓慢生长菌7~14天,快速生长菌2~7天。一般浅部真菌超过2周或深部真菌超过4周仍无生长,可报告阴性。

2)外观:①扁平;②疣状;③折叠规则或不规则;④缠结或垫状;⑤其他。

3)大小:菌落大小用厘米测量,菌落大小与生长速度和培养时间有关。

4)质地:①平滑状;②粉状;③粒状;④棉花状;⑤粗毛状;⑥皮革状;⑦黏液状;⑧膜状。

5)颜色:不同菌种表现出不同颜色,呈鲜艳或黯淡。致病性真菌的颜色多较淡,呈白色或淡黄色,而且其培养基也可变色,如马尔尼菲青霉菌可产生葡萄酒样红色色素扩散于培养基中。菌落的颜色与培养基的种类、培养温度、培养时间、移种代数等因素有关。菌落颜色虽在菌种鉴定上有重要参考价值,但除少数菌种外,一般不作为鉴定的重要依据。

6)菌落边缘:可整齐或不整齐。

7)菌落高度和下沉现象:有些菌落下沉现象明显(如黄癣菌、絮状表皮癣菌等),有时还可裂开。

8)渗出物:一些真菌菌落表面可出现液滴(如青霉菌、曲霉菌)。

9)变异:有些真菌菌落日久或多次传代培养而发生变异,菌落颜色减退或消失,表面气生菌丝增多,如絮状表皮癣菌在2~3周后便发生变异。

(2)显微镜检查:小培养可置普通显微镜下直接观察,而试管和平皿培养的菌落则需挑起后做涂片检查。

常见真菌培养所见:①念珠菌病:奶油色酵母样菌落。②隐球菌病:乳白色酵母样菌落,而后为浅橘黄色,质地呈黏液状。③孢子丝菌病:棕色至棕黑色菌落。④曲霉病:黄绿色毛状菌落。⑤芽生菌病:真菌相为白色棉花样菌落,酵母相为奶油色或棕色菌落。⑥暗色丝孢霉病:棕黑色菌落。

(四)注意事项

1. 应结合直接镜检结果综合进行判断。

2. 严格无菌操作,避免污染。

3. 提倡多(管)点、多次培养,确保结果可信性。

4. 由于部分真菌没有特殊结构,或为未知真菌,应保留菌种进一步做 DNA 测序等分子生物学鉴定。

5. 特殊病例取材时应留备份冷冻保存,必要时重复培养或做分子生物学鉴定。

第二节　常见寄生虫检查

一、疥螨检查

（一）适应证

疥疮患者。

（二）禁忌证

无特殊禁忌。

（三）操作步骤

选择指缝、手腕屈侧等处未经搔抓的丘疱疹、水疱或隧道,用消毒针头挑出隧道盲端灰白色小点置玻片上,或用蘸上矿物油的消毒手术刀轻刮皮损 6~7 次,取附着物移至玻片上,滴一滴生理盐水,上盖玻片,在低倍显微镜下观察便可看清疥虫全貌,有时还能见到疥虫的残体、虫卵、粪便。

（四）注意事项

无特殊注意事项。

二、阴虱检查

（一）适应证

阴虱患者。

（二）禁忌证

无特殊禁忌。

（三）操作步骤

用剪刀剪下有阴虱或虫卵的阴毛,以 75% 乙醇或 5%~10% 甲醛溶液固定后放在玻片上,滴一滴 10% 氢氧化钾溶液,在酒精灯上微加热后,于显微镜下检查,寻找阴虱或阴虱卵。阴虱呈蟹形,有 3 对足,前足较小,中后足巨大,有粗大爪抓住阴毛。阴虱卵为铁锈色或淡红色椭圆形小粒,常斜向附贴在阴毛上,在显微镜下可见到卵体。

（四）注意事项

无特殊注意事项。

三、蠕形螨检查

（一）适应证

毛囊虫皮炎、酒渣鼻。

（二）禁忌证

无特殊禁忌。

（三）操作步骤

1. 挤刮法 选取鼻沟、颊、颧部等皮损区，用刮刀或手挤压，将挤出物置于玻片上，滴一滴生理盐水，盖上盖玻片并轻轻压平，镜检有无蠕形螨。

2. 透明胶带法 将透明胶带贴于上述部位，数小时或过夜后，取下胶带复贴于载玻片，镜检可见蠕形螨。

（四）注意事项

无特殊注意事项。

第三节 性病实验室检查

一、淋球菌检查

（一）适应证

淋球菌感染者。

（二）禁忌证

无特殊禁忌，需生命体征平稳。

（三）操作步骤

1. 标本采集 用灭菌生理盐水洗净尿道口，持含无菌生理盐水的藻酸钙棉拭子，伸入男性尿道 2~4cm，轻轻转动取出分泌物；女性先用无菌脱脂棉擦去阴道内黏液，再用藻酸钙棉拭子插入宫颈内 1~2cm 处转动并停留 10~20s 取出分泌物；患结膜炎的新生儿取结膜分泌物；全身性淋病时可取关节液或关节穿刺液；前列腺炎患者经按摩取前列腺液。

2. 直接涂片 主要用于急性感染患者。涂片 2 张，自然干燥，加热固定后作革兰染色，油镜下检查。

3. 细菌培养 取材后标本立即接种于血琼脂或巧克力琼脂平板上，置于含 5%~10%的二氧化碳孵箱，37℃ 孵育 24~48h 后观察结果。挑选可疑菌落作涂片染色镜检。可用氧化酶试验或糖发酵试验进一步证实。

4. 结果 涂片染色镜检可见大量多形核白细胞，细胞内外可找到成对排列、呈肾形的革兰阴性双球菌。在血平皿上可形成圆形、稍凸、湿润、光滑、透明至灰白色的菌落，直径为 0.5~1.0mm。生化反应符合淋球菌特性。

（四）注意事项

1. 取材时拭子伸入尿道或宫颈口内的深度要足够。

2. 尿道取材前 2h 内不应排尿。

3. 涂片时动作宜轻柔、防止细胞破裂变形，涂片的厚薄与固定及革兰染色时间要合适。

4. 对症状不典型的男性患者取材，最好在其晨起排尿前或排尿 4h 以后。

二、衣原体检查

（一）适应证

衣原体所致的非淋球菌性尿道炎。

（二）禁忌证

无特殊禁忌。

（三）操作步骤

1. **标本采集**   男性将拭子插入尿道2~4cm,旋转3~5s后取出。女性先用无菌脱脂棉擦去阴道内黏液,再将取样拭子插入宫颈管内通过鳞柱状上皮交界处,直到几乎拭子头已看不到,旋转拭子15~20s取出,不要碰到宫颈外及阴道壁。上述取材主要用于保证得到更多的柱状上皮细胞。

2. **直接涂片**   标本涂片后自然干燥,甲醇固定5~10min后,用当日配制的吉姆萨溶液染色1小时,再用95%乙醇清洗、干燥,油镜下阳性标本可在上皮细胞质内找到1~3个或更多个呈蓝色、深蓝色或黯紫色的包涵体,碘染色呈棕褐色。阳性者结合临床可初步诊断。

3. **细胞培养法**   将每份标本接种于3个培养瓶(为McCoy单层细胞管)中,置37℃吸附2h后,用维持液洗涤2~3次,最后加生长液,37℃培养3~4天,取出盖玻片,经吉姆萨染色或直接荧光染色后镜检,查包涵体。阳性标本碘染色包涵体呈棕黑色,吉姆萨染色呈红色。有尿道炎症状,再加上衣原体分离培养阳性者,可确诊。但是费时费力技术要求高。

4. **衣原体抗原检测法(clearview chlamydia,简称C-C快速法)**   用商品试剂盒检测方便、简单、快速,但稳定性略差。按说明书操作,质控窗和结果窗均显示一条蓝带为阳性结果,阴性为结果窗无变化。阳性结果结合临床可确定沙眼衣原体感染,阴性时不能完全排除,可用细胞培养法确定。

5. **免疫荧光法**   将标本涂于玻片凹孔或圆圈中,干燥处理后加荧光素标记的抗沙眼衣原体单克隆抗体试剂,待反应、封固后置显微镜下检查。阳性标本在高倍镜下可见上皮细胞内的衣原体颗粒,为单一、针尖大小、明亮的绿色荧光,在油镜下为荧光均匀、边缘光滑的圆盘样结构,也可见网状体等其他形态的衣原体颗粒。

（四）注意事项

同淋球菌检查。

三、支原体检查

（一）适应证

支原体所致的非淋球菌性尿道炎。

（二）禁忌证

无特殊禁忌。

（三）操作步骤

1. **标本采集**   同衣原体检查。标本的取材男性为尿道内口约0.5cm以上,也可用 10ml 中段尿离心（2 000rpm,10min）,取相应沉渣。女性提倡子宫颈棉拭子取材,不用尿培养。

2. 细胞培养　接种于液体培养基,置 5%~10% 二氧化碳环境中,37℃ 培养 24~72h,每日观察颜色变化。24h 如由黄色变为酒红色,可能由解脲支原体生长;48h 变为酒红色,可能有人型支原体生长。取 0.2ml 培养物接种到固体培养基上,培养 48h 后于低倍镜下观察,有典型"油煎蛋"状菌落者为阳性,可诊断支原体感染。

（四）注意事项

同淋球菌检查。

四、梅毒螺旋体检查

（一）适应证

临床可疑梅毒患者。

（二）禁忌证

无特殊禁忌。

（三）操作步骤

1. 标本采集　采集血样或取病灶组织渗出物、淋巴结穿刺液、组织研磨液进行检查。

2. 梅毒螺旋体直接检查　可采用暗视野显微镜检查,也可镀银染色、吉姆萨染色或墨汁染色后用普通光学显微镜检查,或用直接免疫荧光技术检查。梅毒螺旋体菌体细长,两端尖直,在暗视野显微镜下折光性强,沿纵轴旋转伴轻度前后运动。镀银染色法示螺旋体呈棕黑色,吉姆萨染色法螺旋体呈桃红色,直接免疫荧光检查螺旋体呈绿色荧光。镜检阳性者结合临床症状和不洁性接触史可确诊。

3. 快速血浆反应素环状卡片试验(rapid plasma reagin test,RPR)　①卡片定性试验:取 50μl 待检血清加入卡片的圆圈内,并涂均匀。以专用滴管加入摇匀的抗原一滴,将卡片旋转 8min 后立即观察结果。阳性:卡片圆圈中出现黑色凝聚颗粒和絮片。阴性:无凝聚块出现,仅见均匀的亮灰色。②卡片定量试验:用等量生理盐水在小试管内作 6 个稀释度,即 1:1、1:2、1:4、1:8、1:16、1:32,每个稀释度取 50μl 血清加入玻片圆圈中,按定性法测定。

4. 梅毒螺旋体颗粒凝集试验(treponema pallidum particle agglutination test,TPPA)　将从感染家兔睾丸中提取的梅毒螺旋体纯化并以超声粉碎后作为抗原,以明胶颗粒为载体进行检测。类似的方法尚有梅毒螺旋体血凝试验(treponema pallidum particle hemagglutination assay,TPHA)、荧光螺旋体抗体吸收试验(fluorescent treponemal antibody-absorption test,FTA-ABS)等。

（四）注意事项

1. RPR　敏感性高而特异性低。结果为阳性时,临床表现符合梅毒,可初步诊断。定量试验是疗效观察、判断复发及再感染的手段。假阳性常见于:一期梅毒硬下疳出现后的 2~3 周内、感染梅毒后立即治疗、晚期梅毒或二期梅毒的"前带现象"。对临床可疑梅毒但 RPR 为阴性的患者,有必要进一步进行血清稀释以排除

"前带现象"。假阳性结果常见于自身免疫性疾病患者、麻风患者、海洛因成瘾者、少数孕妇及老人。

2. TPPA   常呈持久阳性,不可用于疗效观察。

五、醋酸白试验

（一）适应证

尖锐湿疣患者。

（二）禁忌证

无特殊禁忌。

（三）操作步骤

以棉签清除局部分泌物后,蘸5%冰醋酸液涂于受试皮损及周围正常皮肤黏膜,2~5min（肛周10min）后皮损变为白色,周围正常组织不变色为阳性,可检出肉眼所不能发现的亚临床感染,在放大镜下观察更为明显。

（四）注意事项

醋酸白试验的敏感性高,对确诊HPV感染特别是亚临床感染很有帮助。但其他原因引起的慢性炎症致上皮增厚时也可出现假阳性反应。假阳性反应发白区的界线常不清和不规则。

六、甲苯胺蓝试验

（一）适应证

尖锐湿疣患者。

（二）禁忌证

无特殊禁忌。

（三）操作步骤

用纱布蘸蒸馏水清洁局部,待干燥后用棉签蘸1%甲苯胺蓝染液均匀涂在皮损及周围皮肤上,待甲苯胺蓝染液干燥后,再涂1%醋酸脱色剂轻擦。未擦掉而留有蓝色者即为阳性,用脱色剂后蓝色染料被清除掉或仅为淡蓝色者为阴性。

（四）注意事项

甲苯胺蓝是一种细胞核染色剂,可停留在细胞核成分较多的组织中,部分早期鳞癌可呈阳性,临床需注意鉴别。

第四节   病 理 检 查

一、组织病理检查

（一）检查目的

1. 确定诊断

（1）皮肤肿瘤:必须通过病理确定诊断。

（2）感染性皮肤病：一些病毒性疾病有一定的特异性改变，深部真菌病、麻风等可找到病原微生物，或通过进一步的特殊染色发现微生物。

（3）代谢性疾病：皮肤淀粉样变病等可找到特异性的物质，或通过特殊染色明确诊断。

2. 鉴别诊断 大疱性皮肤病、肉芽肿性皮肤病、结缔组织病、角化性皮肤病、某些红斑性皮肤病等，其病理改变具有一定的特点，可与类似疾病进行区分，达到鉴别诊断的目的。

3. 指导治疗

（1）对于皮肤恶性肿瘤如黑素瘤、皮肤淋巴瘤等，需通过病理分期、分级以指导治疗。

（2）一些临床及病理均不具有特异性的皮肤病，通过病理可找到一些有意义的诊断线索，或在诊断不能明确的情况下依据病理改变制定治疗方案。

（二）皮损选择

应选择未经治疗的成熟皮损。炎症性皮肤病应选择近成熟期的皮损，肿瘤性皮肤病应选择典型皮损，大疱性皮肤病及感染性皮肤病应选择新鲜皮损，取材时应尽量保持疱的完整性，环状损害应选择活动边缘部分，结节性损害切取标本时应达到足够深度。此外，取材时应包括一小部分正常组织，以便与病变组织对照。应尽量避免在腹股沟、腋窝、关节和面部切取标本。

（三）操作步骤

1. 取材方法

（1）手术切取法：最常用，适用于各种要求及大小的皮肤标本。切取时应注意切缘锐利整齐，刀应与皮面垂直，切口方向尽量与皮纹一致，两端对齐，足够深、足够大，避免重切，尽量夹持切下组织的两端，以避免挤压组织影响观察。

（2）环钻法：只适用于较小损害，或病变限于浅表处，或手术切取有困难者。

（3）削切法：很少采用，可用于脂溢性角化病等浅表皮损。

2. 标本处理 切下的组织应立即放入固定液中。常用固定液为10%甲醛，肥大细胞增生症、痛风等需用95%乙醇固定。若需留免疫病理标本，应将组织置于4℃冷生理盐水纱布中尽快送包埋处理。若需留电镜标本，应立即将标本用刀片分割，将标本移至滴有4℃电镜固定液的蜡块或玻璃板上，以眼科有齿镊夹持，用剃须刀片分割成约1mm×1mm×1mm大小，挑选2～5块放入4℃电镜固定液中送检。若需留细菌或真菌培养标本，应严格无菌操作，优先留取培养标本后再处理其他标本。

（四）注意事项

1. 严重出血性疾病患者应避免皮肤病理检查。

2. 严重瘢痕体质（尤其是特殊部位）应慎重取材。

3. 术后避免接触水，尽量减少出汗。

4. 如有出血或感染，应给予紧急处理，或到医院就诊。

二、免疫病理检查

（一）适应证

非感染性大疱性皮肤病如各型天疱疮、类天疱疮、疱疹样皮炎、线状 IgA 大疱性皮肤病、获得性大疱性表皮松解症等；结缔组织病如红斑狼疮等；各种血管炎；某些感染性皮肤病；皮肤肿瘤等。

（二）禁忌证

严重出血性疾病应避免皮肤取材和直接免疫荧光检查。

（三）操作步骤

1. 标本取材　同一般组织病理检查。直接免疫荧光检查，需将皮肤标本用湿润的生理盐水纱布包裹，4℃下尽快送检。多数免疫酶标法可用普通病理方法制备的石蜡包埋的组织块为检验材料。

2. 直接免疫荧光法（direct immunofluorescence，DIF）　主要用于检测病变组织中存在的抗体或补体。将冷冻切片组织固定于玻片上，滴加荧光标记的抗人免疫球蛋白抗体或抗 C_3 抗体等，经孵育、清洗等处理后，置于荧光显微镜下观察。若组织中有人免疫球蛋白或 C_3 沉积，则荧光抗体与之结合呈现荧光。

3. 间接免疫荧光法（indirect immunofluorescence，IIF）　主要用于检测血清中存在循环的自身抗体，并可做抗体滴度分析。底物取自正常人皮肤或动物组织（如鼠肝切片），将患者血清滴于底物上，再滴加荧光标记的抗人免疫球蛋白抗体等，荧光显微镜下观察。若血清中存在循环的特异抗体，荧光标记的抗人免疫球蛋白抗体与结合到底物上的抗体结合，呈现荧光。

4. 免疫酶标记法　有多种不同的检测系统和方法。机制与间接免疫荧光法类似，但显示系统为可催化成色反应的辣根过氧化物酶、碱性磷酸酶等。主要标记细胞的某种特异性成分，用于肿瘤的鉴别诊断。

（四）注意事项

DIF 取材注意事项同皮肤组织病理检查。

第五节　过敏原检测

一、斑贴试验

（一）适应证

迟发型变态反应相关疾病，如接触性皮炎、职业性皮炎、手部湿疹、化妆品皮炎等。

（二）禁忌证

不宜在皮肤病急性发作期进行。

（三）操作步骤

1. 可采用市售成套商品，按说明书将受试抗原置于惰性聚乙烯塑料或铝制斑试器，贴于受试部位。因背部、上臂和前臂屈侧皮肤有较多树突状细胞，常作为斑贴试验的部位,其中以上背部为最佳部位。

2. 结果观察　24~48h 后观察。受试部位无反应为(-);皮肤出现痒或轻度发红为(±);皮肤出现单纯红斑、瘙痒为(+);皮肤出现水肿性红斑、丘疹为(++);皮肤出现显著红肿、伴丘疹或水疱为(+++);阳性反应说明患者对受试物过敏,但应排除原发性刺激或其他因素所致的假阳性反应,这种反应一旦将受试物去除会很快消失,而真正的阳性反应则去除受试物 24~48h 内往往是增强的而不是减弱的。

（四）注意事项

1. 应注意区分过敏反应和刺激反应。

2. 阴性反应可能与试剂浓度低、斑试物质与皮肤接触时间太短等因素有关。

3. 不可用高浓度原发性刺激物做试验。

4. 斑贴试验前需停用糖皮质激素或其他免疫抑制剂等系统治疗药物 2 周以上,拟受试部位需局部停用糖皮质激素外用药物 3 天以上。

5. 如果在贴敷后 72h 至 1 周内受试部位出现红、痒等情况,应及时到医院检查。

二、点刺试验

（一）适应证

主要用于测试速发型变态反应,适用于荨麻疹、特应性皮炎、过敏性鼻炎、哮喘等。划破试验现已被点刺试验取代。

（二）禁忌证

有过敏性休克史者禁止行此类试验;妊娠期应避免该项检查。

（三）操作步骤

1. 操作　一般选择前臂屈侧为受试部位,标记受试皮肤后,局都清洁消毒。消毒后待 2min 使皮肤血流恢复正常,按说明书滴试液、点刺,两种点刺液间的距离不小于5cm,以防止反应红晕融合,5~10min 后拭去试液,20~30min 后读试验结果。皮内试验按要求将每种过敏原注入皮内。

2. 结果观察　皮肤反应强度与组胺相似为阳性(+++)、强阳性为(++++)、弱阳性为(++)及(+),与生理盐水相同为(-)。

（四）注意事项

1. 宜在基本无临床症状时进行。

2. 应设生理盐水及组胺液作阴性或阳性对照。

3. 结果为阴性时,应继续观察 3~4 天,必要时 3~4 周后重复试验。

4. 应准备肾上腺素注射液,以抢救可能发生的过敏性休克。

5. 点刺试验前需停用糖皮质激素系统治疗 2 周以上。停用抗组胺药物及三环类抗抑郁药 3 天以上。

三、特异性 IgE 检测

（一）适应证

与皮内试验类似，特别适用于曾有过敏性休克者。

（二）禁忌证

无特殊禁忌。

（三）操作步骤

将过敏原粗分为食物类及吸入类，测定总 IgE 及分类 IgE。若分类 IgE 升高，行小的分类测定，然后再测单一的特异性 IgE，确定过敏原。目前过敏原特异性 IgE 检测主要是应用 PharmaciaUNiCAP 系统，成本昂贵，检测前需详细询问病史，做到有的放矢。

（四）注意事项

检查结果应密切结合患者病史进行判断。

第六节　滤过紫外线检查

（一）适应证

滤过紫外线检查是高压汞灯发射出的波长为 320～400nm 的光波，用于色素性皮肤病（如白癜风、白色糠疹）、皮肤细菌感染（如铜绿假单胞菌、微细棒状杆菌）、皮肤真菌感染（如铁锈色小孢子菌，犬小孢子菌和石膏样小孢子菌）、代谢性皮肤病（如迟发性皮肤卟啉病）等。

（二）禁忌证

无特殊禁忌。

（三）操作步骤

1. 操作　在暗室内，将患处置于滤过紫外线（Wood 灯）下直接照射，观察荧光类型。

2. 结果观察　本方法既有诊断价值，又能进行疗效观察。色素减退或脱失性损害如白癜风，边界清楚，呈纯白色荧光可与其他色素减退斑或正常肤色区别。色素沉着、黄褐斑、咖啡斑的色素可更为明显。细菌如假单胞菌属为绿色荧光；红癣为珊瑚红色荧光；真菌感染如铁锈色小孢子菌，犬小孢子菌和石膏样小孢子菌为亮绿色荧光；黄癣为黯绿色荧光；花斑糠疹为棕色荧光；紫色毛癣菌和断发毛癣菌感染无荧光。迟发性皮肤卟啉病患者尿液为明亮的粉红-橙黄色荧光；先天性卟啉病患者牙、尿、骨髓出现红色荧光，而红细胞生成性原卟啉病患者可见强红色荧光。局部外用药如凡士林、水杨酸、碘酊及角蛋白甚至肥皂的残留物等也可有荧光，应注意鉴别。

（四）注意事项

1. 不适宜人群　对紫外线超级敏感而且有强烈不良反应的人。

2. 检查前禁忌　注意保持皮肤的卫生，不使用能很强吸收紫外线的化妆品及药物。

3. 检查时要求　　不要在灯下直接接受照射。

第七节　皮肤镜检查

皮肤镜是一种在体观察皮肤表面以下微细结构和颜色的无创性辅助诊断仪器,主要针对色素性皮肤病,可以直接观察表皮、真皮与表皮真皮交界处、真皮乳头。皮肤镜目前在国内被广泛用于黑素细胞性与非黑素细胞性皮损的区分,此外,它还适用于色素性与血管性病灶及其他非色素性病灶的鉴别、观察毛发疾病等。

一、皮肤镜在黑素细胞性皮损中的应用

主要用于判断皮损是否为黑素细胞性,及判断黑素细胞性皮损的良恶性。

（一）黑素细胞性皮损的四种整体皮肤镜模式

满足以下四种模式之一的即为黑素细胞性皮损。

1. 网状模式　　最常见特点是色素网覆盖绝大部分皮损。

2. 球状模式　　黑素细胞性皮损中充满了大小不一,从圆形到椭圆形的结构。

3. 均质模式　　以弥漫、均一的无结构颜色充满整个皮损为特征。

4. 星爆状模式　　黑素细胞性皮损边缘有色素性条纹、小点和小球,呈放射状分布。

（二）黑素细胞性皮损的良恶性判别

恶性黑色素诊断的金标准是病理,皮肤镜只是为活检提供依据。

1. 初筛诊断法——三分测评法　　简便、快捷,敏感性高于特异性(表2-7-1)。观察一例黑素细胞皮损,足2条以上者支持行组织病理检查。

表2-7-1　三分测评法

评分标准	特点
不对称	颜色与结构不对称
不典型色素网	色素网具有不规则的孔洞和粗线
蓝白结构	任何类型的蓝色和/或白色

2. 精确诊断法——模式分析法　　依据皮损表现建立皮肤镜诊断标准,注重特异性标准。发现1~2条阳性指征就足以支持行组织病理检查(表2-7-2)。

（三）诊断面部黑素瘤的4条特异性标准

面部黑素瘤通常发生于严重日光损伤的皮肤,当处于原位癌阶段时称为恶性雀斑样痣,进展为侵袭阶段时称恶性雀斑样黑素瘤。发生在面部的黑素瘤有如下皮肤镜特点(表2-7-3):

表 2-7-2 模式分析法

5 条特异性标准	特 点
非典型色素网	出现黑色、棕色或灰色的增粗及分支状的线段,不规则地贯穿于整个皮损;如果非典型色素网在边缘戛然而止,更加提示黑素瘤的可能
不规则的点和球	其大小形状各异,在整个皮损中不均匀地分布
不规则斑片	大小形状不一,边缘不规则,皮损边缘界限清晰的斑片强烈提示黑素瘤
不规则条纹	在皮损边不同粗细的线状条纹结构,包括放射性条纹和伪突
蓝白结构	可以表现为白色瘢痕样脱色区域,奶白色和/或淡蓝色无结构区,蓝白结构是高危指征

表 2-7-3 面部黑素瘤的特异性诊断标准

典型结构	特 点
环形-颗粒状结构	围绕毛囊开口的无数棕色或蓝灰色小点形成的一种环形-颗粒状外观
不对称的色素性毛囊	黑色圆形或环形色素沉着,围绕毛囊开口不均匀的分布。某些情况下,灰色的圆圈内可能还包含灰色小点或圆圈
菱形结构	毛囊口周围分布的深色色素沉着区,呈菱形
灰色假性网格	毛开口周围的灰色色素沉着,由环形-颗粒状结构融合而成

（四）肢端黑素细胞性皮损的四种模式

由于肢端皮肤较厚,其他皮肤镜诊断标准不适用于此部位,有四种诊断模式(表 2-7-4)。

表 2-7-4 肢端黑素细胞性皮损的四种模式

模式	特 点
皮沟平行模式	色素沉着位于光滑无毛皮肤的皮沟,常见于肢端良性痣
皮嵴平行模式	色素沉着位于皮嵴,皮嵴上偶会见到珍珠串样白点,常提示为肢端部位的黑素瘤
网格样模式	棕色线条形成网格结构,网格中央会见小白点,为汗腺开口,注意与珍珠串样白点区分,常见于肢端良性痣
纤维样模式	无数短而细的棕色线条不仅平行排列,还倾斜穿过皮沟皮嵴。常见于肢端良性痣

（五）甲损害

黑素细胞来源的甲色素常为纵行条带,色素呈颗粒状(<0.1mm)分布。提示甲黑素瘤的高危皮肤镜指征包括颜色和结构不对称、不规则色素带、不规则污斑、不规则点和球及 Hutchinson 征。注意粉红色皮损应排除无色素性甲黑素瘤。

二、皮肤镜在非黑素细胞性皮损中的应用

皮肤镜在非黑素细胞性皮损中的应用见表2-7-5。

表 2-7-5　皮肤镜在非黑素细胞性皮损中的应用

皮损类型	特　征
基底细胞癌	无色素网、大的蓝灰色卵圆形巢、多发的蓝灰色小球、枫叶状区域、轮辐状区域、溃疡、树枝状毛细血管扩张
脂溢性角化	粟粒样囊肿、粉刺样开口、乳头瘤样结构、发卡状血管、网格样结构
血管性皮损	红蓝腔
皮肤纤维瘤	中央白斑

三、皮肤镜在毛发疾病中的应用

皮肤镜在毛发疾病中的应用见表2-7-6。

表 2-7-6　皮肤镜在毛发疾病中的应用

特征	常见疾病	机制
黄点征	主要见于斑秃,敏感度高;雄激素性脱发、正常对照中偶见	角蛋白和皮脂堆积在毛囊漏斗部
黑点征	主要见于斑秃	残留于毛囊开口下的毛干
惊叹号状发	主要见于斑秃活动期,对于斑秃有诊断意义	
短细发	新生短细发可见于斑秃和休止期脱发;毳毛样毛发常见于雄激素性脱发	
圆圈发	见于斑秃恢复期,也可见于穿凿性毛囊炎	
粗细发	雄激素性脱发的特征性表现	20%以上毛发直径缩小
空毛囊	主要见于雄激素性脱发,也可见于正常毛囊早期	
毛周征	主要见于雄激素性脱发	毛囊口周围淡灰褐色的晕
毛囊开口消失	见于穿凿性毛囊炎	毛囊纤维化
毛囊口角化	主要见于穿凿性毛囊炎	
扭曲发	主要见于穿凿性毛囊炎	
丛状发	见于脱发性毛囊炎	

特征	常见疾病	机制
毛囊间粉白表现	仅见于穿凿性毛囊炎	
脓疱	仅见于穿凿性毛囊炎	
红点征、蜂巢样色沉和结痂	主要见于穿凿性毛囊炎	

第八节　共聚焦激光扫描显微镜检查

共聚焦激光扫描显微镜是利用新一代反射模式的激光共聚焦显微镜原理,在计算机辅助下,对皮肤病变部位进行扫描成像的新型皮肤影像学诊断技术。

一、共聚焦激光扫描显微镜在正常皮肤组织中的图像特点

图像以明暗程度显示出不同的组织细胞结构,由于各组织对光的反射和折射系数不同,因而所呈现出的黑白深浅有所不同。

（一）角质层

在正常皮肤的角质层成像,由于该层含有大量的角蛋白,因此成像非常明亮,角质细胞的边缘清晰可见。

（二）颗粒层

在正常皮肤的颗粒层成像,颗粒细胞核呈黑色位于细胞中央,周围是明亮的细胞质。

（三）棘层

在正常皮肤棘层成像,细胞排列呈蜂窝状,细胞核呈深色,细胞膜薄而明亮;棘层细胞比颗粒层细胞小,细胞间隔明显。

（四）真表皮交界处

在正常皮肤基底层成像,基底层细胞比棘层细胞小,明亮成簇分布,在真表皮交界处形成"花环状结构",通常黑素细胞在真皮乳头顶端形成"帽状结构",是真表皮交界处的特征性结构。

（五）真皮乳头层

在正常皮肤的真皮乳头层成像,由于胶原质对光的折射性,常呈明亮色泽,另外真皮乳头层中常见毛细血管中流动的血流。

（六）真皮网状层

在正常皮肤真皮网状层成像,这一层的胶原纤维显得大而粗糙,分布于血管周围。

二、共聚焦激光扫描显微镜的应用

（一）肿瘤性皮肤病

1. 鉴别良恶性黑素细胞瘤。

2. 非黑素性皮肤肿瘤如基底细胞癌、日光性角化病等。

（二）非肿瘤性皮肤病

1. 诊断和鉴别过敏性与刺激性接触性皮炎。

2. 可以通过监测血流变化观察鲜红斑痣的疗效。

3. 光化性疾病、色素性疾病（如白癜风）、感染性皮肤病（如扁平疣、手足癣）。

4. 其他银屑病、脂溢性角化病、掌跖脓疱病、湿疹等。

5. 皮肤病组织分型及测量表皮厚度。

6. 可以观察和监测药物及化妆品渗透皮肤的过程。

（白彦萍）

第三章

皮肤病的中医辨证方法

四诊是中医诊疗疾病的重要方法,皮肤病的中医辨证是通过四诊结合八纲、脏腑、六淫、卫气营血、皮损等辨证方法,以局部辨证和整体辨证结合做出正确的中医辨证分析。

一、四诊辨证

(一)望诊在皮肤科临床中的应用(表 3-1)

表 3-1　望诊在皮肤科临床中的应用

内容		皮肤科临床中的应用
望局部病变	部位	疖好发于颜面部及手足部; 冻疮好发于四肢末端或暴露部位; 带状疱疹好发于胁肋部; 银屑病好发于头皮、四肢伸侧; 神经性皮炎好发于颈后侧、骶尾部; 玫瑰糠疹见于躯干前侧; 红斑狼疮好发于面颊部; 股癣好发于腹股沟
	形色	凡红斑者多为热证;白斑者多为寒证;青紫色斑多为血瘀;黑斑为肝郁气滞,肾气不足; 岩性溃疡,疮面多呈翻花或状如岩穴,色泽黯红,内有紫黑腐坏组织; 阳证溃疡未脓而突然疮陷色黯,是走黄、内陷的征象; 阴证溃疡疮色紫黯,则为难愈、难敛的现象
望精神		精神振作,形态如常,目光有神,这是正气未衰,无论新久疾病,均属佳兆; 精神萎顿,形容憔悴,目陷睛黯,这是正气已衰,不论急慢性疾病,均属凶险
望形态		望皮肤损害,包括原发和继发性损害,望黏膜、毛发和指甲的改变(详见皮损辨证); 望整体形态,如患者形态肥胖者多痰湿,瘦者多火,脸如狮面,眉毛脱落者是麻风
望舌苔		疮疡初起舌苔常为薄腻带黄或灰白,前者属湿热,后者属寒湿;中期由薄腻转为黄腻或黄糙,伴发热不退,则为病势进展,或热盛肉腐,有酿脓趋势;中期若苔腻渐化,由糙转润,体温下降,即使局部症状未见减轻,亦为病情控制的先兆; 后期若苔剥、质红,为阴虚内热;苔薄白或少苔、舌质淡,为气血两亏;舌胖嫩而舌边伴有齿痕,多属气虚、阳虚;舌光如镜,舌质红绛,伴有口糜,为阴伤胃虚

26

（二）闻诊在皮肤科临床中的应用（表3-2）

表3-2 闻诊在皮肤科临床中的应用

听声音	语音	患者谵语、狂言,多是疮疡热毒走黄或内陷的证候之一; 呻吟呼号,多是疮疡毒势鸥张或溃烂时出现剧烈疼痛的表现	
	呼吸	气粗喘急,是走黄或内陷,毒邪传肺的危重证候之一; 气息低促,是正气不足的虚脱现象	
	呕吐、呃逆	肿疡初起	热毒炽盛
		溃疡后期	阴伤胃虚
		呕吐酸臭	脾胃湿热
		癌症晚期	胃气已绝,预后不良
	嗅气味	溃疡脓无特殊气味者	易痊愈
		脓液腥臭难闻	病在深里,较难愈
		脓疱疹腥臭感	心火脾湿
		双腋下汗臭味	狐臭
		儿童头部糜烂结有黄痂,伴有鼠尿臭	头癣

（三）问诊在皮肤科临床中的应用

问诊依据"十问歌",包括问起病经过、寒热、汗液、饮食、二便、病因或诱因、旧病、职业、妇女经行、家族史等。皮科患者应仔细询问皮疹发生情况,如急性发疹还是反复发疹,皮疹持续不退还是时隐时现,皮疹退后有无痕迹,瘙痒的特点如何,是持续瘙痒还是阵发性瘙痒,夜间瘙痒还是白天瘙痒,疼痛特点如何,是持续疼痛还是阵发性疼痛等。

（四）切诊在皮肤科临床中的应用（表3-3）

表3-3 切诊在皮肤科临床中的应用

脉诊	脉象	肿疡	溃疡
	浮	风邪在表	正虚邪恋
	沉	邪气深闭	遗毒在内
	迟	寒邪内蕴、气血衰少	脓毒已泄、邪去正衰
	数	热盛或为酿脓	邪盛正衰
	滑	热盛有痰	邪热未退或痰多气虚
	涩	实邪窒塞、气血凝滞	阴血不足
	大	邪盛正气不虚	病势进展、其毒难化
	小	气血两虚	气血两虚
	虚、弱、细、缓不足(无力)之脉	毒气盛、正气虚	正气虚、毒亦去
	洪、实、弦、紧有余(有力)之脉	毒气盛、正不虚	正未伤、毒未去

续表

脉诊	结、代	气血衰弱,寒痰瘀血凝滞;若因痛及、暂时见之,不可概作危象	气血衰弱,寒痰瘀血凝滞;若因痛及、暂时见之,不可概作危象
	散、促	气血衰竭,脏腑之气将绝,病邪进展,预后不良	气血衰竭,脏腑之气将绝,病邪进展,预后不良
触诊		触之肿势高突,焮热,剧痛,是为阳证; 触之肿势平塌,不热,不痛,是为阴证。 疮疡按之坚硬而痛甚,为无脓; 疮疡按之如鼓而应指,为有脓。 疮肿软如棉团,是气瘿;硬如岩石,是岩症	

二、八纲辨证

八纲包括阴阳、表里、寒热、虚实。八纲辨证是中医辨证的最基本方法。阴阳是八纲辨证的总纲,而中医皮科疾病的阴阳辨证重点在于局部症状,故以皮科局部皮损阴阳辨证的辨别要点举例说明(表3-4),其他辨证要点可参照中医内科学。

表3-4　阴证阳证鉴别表

辨别要点		阳证	阴证
局部症状	发病缓急	急性发作	慢性发作
	病位深浅	皮肤、肌肉	血脉、筋骨
	皮肤颜色	红赤	苍白或紫黯或皮色不变
	皮肤温度	灼热	凉或不热
	肿胀形势	高肿突起	平塌下陷
	肿胀范围	根盘收束	根盘散漫
	肿块硬度	软硬适度	坚硬如石或柔软如绵
	疼痛感觉	疼痛剧烈,拒按	疼痛和缓,不痛、隐痛、或酸麻
	脓液质量	脓液稠厚	脓液稀薄或纯血水
	溃疡形色	肉芽红活润泽	肉芽苍白或紫黯
病程长短		比较短	比较长
全身症状		初起常伴有形寒发热、口渴、纳呆、大便秘结、小便短赤,溃后症状渐次消失	初起一般无明显症状,或伴虚寒症状,酿脓期常有骨蒸潮热、颧红、或面色白、神疲自汗、盗汗等症状,溃后尤甚
预后顺逆		易消、易溃、易敛,预后多顺	难消、难溃、难敛,预后多逆

三、六淫辨证

风、寒、暑、湿、燥、火是自然界四季气候变化的气象表现,称为"六气"。如果出现太过或不及、或非其时而出现其气，就可成为致病的因素或条件，称为"六淫"。人体外感"六淫"不正之气，加之机体正气不足，抵抗力下降，不能适应变异的自然条件即可发病。"六淫"辨证是中医皮肤病常用辨证方法之一（表 3-5）。

表 3-5　六淫辨证鉴别表

六淫	证候特点	临床表现	常见疾病
风	风为阳邪，善行数变，起病突然，病位偏上	皮肤干燥或风团，瘙痒部位不定，发病迅速，病位偏上	瘙痒症，荨麻疹，脂溢性皮炎
寒	寒为阴邪，易伤阳气，寒凝血瘀	皮肤肿块，坚实或疼痛，肢体冰冷，水液清白，舌淡脉沉	硬皮病，血管炎，冻疮，溃疡
暑	暑为阳邪，性主升散，耗气伤阴，夹湿夹热	皮肤红赤，丘疹，脓疱，痒痛，汗出，口渴，身重胸闷，舌苔腻	痱子，疖，脓疱疮，毛囊炎
湿	湿为阴邪，黏滞重浊，病程缠绵，病位偏下	皮肤糜烂渗出水疱，或固定肥厚苔藓样，头身酸重，大便黏滞，小便涩滞，舌苔腻脉濡	湿疹，特应性皮炎，足癣，疥疮
燥	燥为阳邪，燥性干涸，易伤阴化热	皮肤干燥、脱屑、皲裂，瘙痒，毛发焦枯，大便干结，小便短少，舌干	银屑病、神经性皮炎、脂溢性皮炎
火	火为阳邪，火性炎上，消灼津液，迫血妄行	皮肤红赤，灼热疼痛，面红目赤，发热，心烦汗多，舌红脉数	丹毒，痈，疖，过敏性紫癜

四、脏腑辨证

脏腑是人体内在的器官，它与皮肤有着密切的联系，息息相关。因而脏腑辨证是皮肤病辨证中一个重要的方法（表 3-6）。

表 3-6　脏腑辨证鉴别表

脏腑	证候特点	皮肤表现	整体症状	常见疾病
心	"诸痛痒疮，皆属于心"，多见火毒为病	皮肤焮红、灼热、斑疹、糜烂、血痂	心烦、心悸、口干、甚则谵妄、昏迷不醒、舌糜、苔薄黄、脉数	疖、痈、红皮病
肝	肝经所主，病位在两胁、双耳、阴部，"肝主疏泄、肝藏血"，多见肝气郁滞、肝经湿热、肝血虚损	皮肤有丘疹、水疱或皮肤干燥、脱屑	胸胁胀闷疼痛、口苦、咽干、目眩、舌质红或紫黯、苔白或黄、脉弦	带状疱疹、阴囊湿疹、女阴溃疡、瘙痒症

续表

脏腑	证候特点	皮肤表现	整体症状	常见疾病
脾	"诸湿肿满,皆属于脾",多见湿为病	皮肤损害有水疱、渗液、瘙痒	胃纳欠佳、消化不良、便溏、腹泻、舌苔腻、脉缓	湿疹、特应性皮炎
肺	肺主皮毛,多见风邪为病	皮肤损害常有红斑、丘疹、风团,或肌肤甲错	鼻燥咽干,或干咳无痰、苔薄而少津,脉浮细而数	痤疮、酒渣鼻、荨麻疹、脂溢性皮炎
肾	肾藏精、宜闭藏,多见阴阳虚损等慢性病	面色黧黑,皮肤硬化,肢端青紫	潮热盗汗、腹痛耳鸣,或面色㿠白、腹胀、浮肿、便溏、肢冷、舌红、脉细数	黑变病、硬皮病、红斑狼疮、黄褐斑、血管炎

五、卫气营血辨证

卫气营血辨证主要用于温病的辨证,用以表明疾病的浅深与发展情况。但在临床实践中,卫气营血的辨证方法对一些皮肤病的辨证治疗同样有着重要的指导意义(表3-7)。

表3-7　卫气营血鉴别表

	证候特点	皮肤表现	整体症状	常见疾病
卫分证	肌表受邪气侵袭,病在表	如为风热证皮疹为红色,舌红、苔黄、脉浮数;如为风寒证皮疹为淡白或苍白,舌淡、苔薄白、脉浮紧	恶寒、发热、头痛、口渴、皮肤瘙痒	荨麻疹、药物性皮炎等皮肤病初起阶段
气分证	卫分表邪未解,入里化热,邪正相搏、邪正俱盛	皮肤潮红灼热、肿胀、水疱、渗出	壮热、大汗、大渴、小便黄赤、大便秘结、舌红、苔黄干、脉洪大	急性湿疹、接触性皮炎、多形红斑、药物性皮炎
营分证	正气不支、邪气深入、毒热内陷	皮肤广泛红斑、水疱或大疱	发热夜甚、心烦不寐、甚则昏谵,舌质红绛苔少,脉细数	药物性皮炎、多形红斑、红斑狼疮
血分证	营分邪热不解,邪热熏灼血分,耗血动血	皮肤瘀斑或血疱	高热、神昏谵语、便血、衄血,舌质深绛,脉细数	药物性皮炎、红斑狼疮、红皮病

六、皮损辨证

皮损辨证，是通过皮肤病的临床表现进行中医辨证，是皮肤病的一种专属辨证方法（表 3-8）。

表 3-8 皮损中医辨证鉴别表

皮损特征	辨证方法	临床表现辨证举例	所见疾病
颜色	根据皮疹的颜色进行辨证，常见红、白、紫、黑等	红斑多为热邪	药疹、火激红斑
		白斑多为风邪	白癜风
		紫斑多为气滞血瘀	冻疮、多形红斑
		黑斑多责之肝肾，为肝郁气滞，肾气不足	黄褐斑、黑变病
病程	根据皮疹的病程长短，发生急慢性进行辨证	急性者，色红多属风热或血热，色白为风寒	风疹、急性荨麻疹
		慢性者，正常肤色为气滞或血虚，色黯为血瘀	湿疹
		久不消退为气虚	慢性荨麻疹
类型	根据皮疹的类型进行辨证，如水疱、结节、鳞屑、痂皮、皲裂、萎缩	水疱由风、湿、热、虫、毒所致；大疱为心火妄动，脾虚失运、复感风热，暑湿之邪；脓疱多为热毒，湿毒所致	湿疹、疥疮、接触性皮炎；天疱疮；脓疱疮
		结节色紫红、按之疼痛者为气血凝滞；结节皮色不变、质地柔软者为气滞、寒湿或痰核结聚	结节性红斑；瘰疬性皮肤病结核或皮肤囊肿
		鳞屑底红而干燥起屑为血热风燥，鳞屑底淡红而干燥起屑多为血虚风燥，鳞屑油腻为湿热	银屑病急性期，银屑病后期
		脓痂多为热毒或湿毒，浆痂多为湿热	脂溢性皮炎（湿性），脓疱疮；湿疹
		皲裂 为风寒外侵或血虚风燥	手足皲裂、皲裂性湿疹
		萎缩为气血不运之虚证	盘状红斑狼疮，皮肤结核
		瘢痕多见痰瘀互结	瘢痕疙瘩

综上所述，从中医皮肤科常见疾病表现的形式来看，它不仅具有全身症状，更有明显的局部症状，因此，在辨证过程中应注意整体辨证和局部辨证相结合的辨证思维方

法。临床上,首先运用四诊辨证,包括望诊局部的损害,闻诊嗅脓液及分泌物的气味;问诊侧重于询问局部的疼痛瘙痒等,触诊通过触摸病变局部来辨明疾病的性质;在此基础上,结合八纲、脏腑、六淫、卫气营血、皮损等辨证方法,再进行综合的中医辨证分析。

（陈达灿　林颖）

第四章

皮肤病常用的中药方剂和药物介绍

中医强调整体观,在治疗疾病时须重视局部与全身的联系,即"治外必本诸内"。以下按治法分类介绍皮肤病常用的中药方剂及药物,以供参考。

一、内服中药及方剂

(一)解表药

1. 疏风清热　皮损游走不定,伴不同程度瘙痒,起病急,病程短。用于风热之邪侵袭肌肤所致的荨麻疹、玫瑰糠疹、痤疮、酒渣鼻等,可兼有发热、恶寒、汗出、咽痒咽痛、口干微渴,舌红,苔微黄,脉浮数。

方剂举例:消风散、银翘散、防风通圣丸、枇杷清肺饮。

常用药物:金银花、连翘、薄荷、荆芥、牛蒡子、桔梗、蝉衣、淡竹叶、生石膏、枇杷叶、桑白皮等。

2. 疏风散寒　皮损色泽较苍白或淡白,瘙痒通常不明显,皮损因寒加重,得热则缓。用于风寒侵袭肌表所致的荨麻疹、皮肤瘙痒症、皮肤淀粉样变等,可伴恶寒、发热、无汗、头身疼痛、咽痒、微咳等表证,舌苔薄白,脉浮缓。

方剂举例:麻黄桂枝各半汤、荆防败毒散。

常用药物:麻黄、桂枝、白芍、荆芥、防风、苏叶、生姜、葱白、苍耳子、干姜、浮萍等。

3. 搜风止痒　皮损瘙痒剧烈,游走不定,抓痕累累。用于风邪郁久,蕴于肌肤,久治不愈的神经性皮炎、结节性痒疹、荨麻疹、慢性湿疹等,可伴过敏性鼻炎,瘙痒夜间加重,影响睡眠,舌红,苔薄黄,脉浮。

方剂举例:全虫方、消风散。

常用药物:全蝎、僵蚕、蜈蚣、蜂房、皂角刺、乌梢蛇、苦参、蒺藜、秦艽、威灵仙、白鲜皮等。

4. 祛风除湿　皮损瘙痒无度,红斑水肿,或见丘疹水疱、糜烂渗出、抓痕血痂。用于风寒侵袭,与体内湿热互结,熏蒸皮肤而发的急性或亚急性湿疹、手足癣、皮肤皲裂等,可兼有肢体沉重、关节疼痛、头重如裹等,舌淡红,苔白腻,脉浮缓。

方剂举例:羌活胜湿汤、蠲痹汤。

常用药物:羌活、独活、蔓荆子、防风、姜黄、当归、黄芪、甘草等。

（二）清热药

1. **清热解毒**　皮损潮红、肿胀、灼热、疼痛。用于热毒壅遏，致气血凝滞，营卫不和而发的毛囊炎、疖、痈、丹毒等急性疮疡之症，兼发热恶寒、口干口苦、心烦急躁、小便黄、大便秘结，舌质红绛，脉洪大而数等。

方剂举例：五味消毒饮、黄连解毒汤、普济消毒饮。

常用药物：金银花、紫花地丁、野菊花、蒲公英、黄连、黄芩、黄柏、栀子、连翘、生石膏、知母、板蓝根、大青叶、穿心莲等。

2. **清热凉血**　皮损为红斑、水疱、出血、紫癜等，多潮红水肿，灼热瘙痒。用于火热之邪引起的药疹、荨麻疹、急性湿疹、过敏性紫癜、剥脱性皮炎、银屑病、系统性红斑狼疮等，多兼有发热口渴、心烦急躁，甚则谵语发狂、吐衄便血、小便短赤、大便干结，舌红或绛，苔黄，脉数。

方剂举例：犀角地黄汤、清瘟败毒饮、清营汤、凉血五根汤、化斑汤。

常用药物：犀角（已禁用，以水牛角代）、赤芍、丹皮、生地、玄参、丹参、金银花、连翘、黄连、黄芩、紫草、白茅根、芦根、茜草根、槐花、鸡血藤、板蓝根等。

（三）利湿药

1. **清热利湿**　皮损为红斑、水疱、糜烂、渗液。用于湿热蕴结肌肤所致的湿疹、脓疱疮、带状疱疹等，可伴胸闷、头重如裹、口苦、口黏不欲饮、不思饮食、小便黄浊、大便黏腻不爽或便溏，舌苔黄腻，脉滑数。

方剂举例：龙胆泻肝汤、萆薢渗湿汤、四妙勇安汤、茵陈蒿汤。

常用药物：龙胆、山栀、黄芩、黄柏、苦参、金银花、玄参、秦皮、生地、车前子、泽泻、木通、薏苡仁、滑石、萆薢、茵陈、大黄等。

2. **清暑利湿**　皮损表现为水疱、红肿、渗出。用于暑湿熏蒸皮肤所致的夏季皮炎、脓疱疮、暑疖、廉疮等，多兼有发热烦渴、汗多、四肢困倦、食欲不振、胸闷呕恶、小便不利、大便溏泻或黏腻不爽，舌苔黄腻，脉濡数。

方剂举例：清暑汤、加减木防己汤。

常用药物：连翘、天花粉、知母、车前子、竹叶、滑石、甘草、防己、石膏、淡竹叶等。

3. **健脾化湿**　皮损表现为水疱、糜烂、渗出、肿胀，以四肢多见，可有皮肤增厚，缠绵难愈。常见于脾虚失运，水湿内停，泛溢肌表而成的湿疹、疱疹性皮肤病、脂溢性皮炎等，可兼神疲乏力、食少便溏、肢体浮肿、小便不利、大便黏腻等，舌质淡，舌体胖大有齿痕，脉滑或沉缓。

方剂举例：除湿胃苓汤、当归拈痛汤、五皮饮、参苓白术散。

常用药物：猪苓、苍术、白术、薏苡仁、泽泻、土茯苓、黄芩、葛根、滑石、苦参、茵陈、厚朴、冬瓜皮、大腹皮、桑白皮、党参等。

（四）润燥药

1. **养血润燥**　皮肤干燥、脱屑、肥厚、角化、皲裂，毛发、爪甲不荣。用于血虚风燥引起的慢性湿疹、神经性皮炎、荨麻疹、老年性皮肤瘙痒症、鱼鳞病、脱发等，可兼鼻干唇燥、咽干、干咳、面色不华、女子月经推迟、色黯量少，舌淡苔薄白而干，脉沉细或缓。

方剂举例：当归饮子、养血润肤饮、神应养真丹。

常用药物：当归、生地、熟地、黄芪、川芎、白芍、首乌、天冬、麦冬、五味子、木瓜、桃仁、红花等。

2. 凉血润燥　皮损干燥、红斑、肿胀、脱屑、皲裂、苔藓样变等。用于邪热入血,伤津耗阴而致的银屑病、神经性皮炎、慢性湿疹、皮肤瘙痒等,可兼有鼻衄烦渴、咽干目干、心烦、小便短赤、大便干结等证,舌红苔薄黄或干,脉弦数。

方剂举例:凉血四物汤。

常用药物:当归、白芍、熟地、川芎、麦冬、沙参、桃仁、红花等。

（五）行气活血软坚药

1. 疏肝理气　皮损慢性肥厚角化、晦黯、疼痛、色素变化。用于肝气郁结、气机不畅引起的带状疱疹后遗神经痛、黄褐斑、慢性荨麻疹等,可兼有心情抑郁、胸胁胀痛、不欲饮食、口苦喜呕、头晕目眩、妇女月经不调等证,舌苔白滑,脉弦。

方剂举例:柴胡疏肝饮、丹栀逍遥散、越鞠丸、天麻钩藤饮。

常用药物:柴胡、白芍、枳壳、川芎、当归、香附、郁金、厚朴、天麻、钩藤、牛膝、栀子、夜交藤、茯神等。

2. 活血化瘀　皮损慢性肥厚角化、斑块、顽固性结节、有形肿物、局部肿胀疼痛、肌肤甲错等。用于因经络阻遏、气血凝滞引起的银屑病、酒渣鼻、结节性硬化性皮肤病、慢性盘状红斑狼疮、瘢痕疙瘩、各种血管炎、紫癜等,可兼有面色晦黯、口唇色紫,舌黯淡或有瘀斑,脉沉缓或涩。

方剂举例:血府逐瘀汤、通窍活血汤、桃红四物汤、大黄䗪虫丸。

常用药物:桃仁、红花、川芎、鸡血藤、丹参、赤芍、牛膝、三棱、莪术、鬼箭羽、䗪虫、水蛭、虻虫等。

3. 软坚散结　皮损慢性肥厚角化、斑块、有形肿物等。用于经络阻遏、气血瘀滞痰凝所致的疣、结节病、瘢痕疙瘩、银屑病、结节性硬化性皮肤病、血管炎等,可兼有烦闷急躁、胸闷牵痛、月经不调,舌黯红,舌苔厚腻,脉弦滑或弦细。

方剂举例:海藻玉壶汤、橘核丸、三甲散。

常用药物:海藻、昆布、海带、青皮、陈皮、半夏、胆南星、浙贝母、连翘、甘草、橘核、川楝子、延胡索、桃仁、木香、枳实、瓜蒌、龟甲、鳖甲、穿山甲等。

（六）补益药

1. 温补肾阳　皮肤晦黯、皮温降低。用于因肾阳不足,阳气衰微,寒凝气滞引起的黄褐斑、黑变病、白癜风、脱发、皮肤溃疡等,可兼见劳伤虚损、瘦弱不食、精神萎靡、形寒肢冷、腰膝酸软、下利清谷,舌淡黯苔白,脉沉细。

方剂举例:金匮肾气丸、右归丸、阳和汤、当归四逆汤。

常用药物:附子、肉桂、当归、仙茅、仙灵脾、菟丝子、补骨脂、肉苁蓉、锁阳、熟地黄、鹿角胶、麻黄、白芥子、生姜炭、艾叶炭、细辛等。

2. 滋阴补肾　皮肤晦黯不泽,或两颧红斑、皮肤瘀点。用于肾阴不足、水亏火旺的黄褐斑、黑变病、斑秃、系统性红斑狼疮、剥脱性皮炎后期,可兼见头目眩晕、颧红耳鸣、咽干口燥、虚烦不眠、骨蒸潮热、腰膝酸痛、盗汗遗精、尿黄便干,舌红少苔,脉细数或无力。

方剂举例:六味地黄丸、五子衍宗丸、二至丸、七宝美髯丹。

常用药物:生地、熟地、制首乌、牛膝、知母、黄柏、女贞子、旱莲草、枸杞子、当归、龟板、鳖甲、沙参、麦冬等。

3. 调补气血　皮损苍白,毛发稀疏。用于脏腑功能不足、脾肾亏虚、气血不足所致的慢性荨麻疹、慢性湿疹、脱发以及系统性红斑狼疮、硬皮病、天疱疮后期,可兼面色萎黄、唇甲色淡、神疲体倦、心悸失眠等,舌淡苔少,脉细弱。

方剂举例:八珍汤、十全大补汤。

常用药物:黄芪、党参、白术、茯苓、当归、熟地黄、川芎、白芍、太子参、益母草、阿胶、肉桂等。

4. 益气托毒　皮损苍白黯淡,化脓后形成溃疡,久不敛口或成窦道、瘘管。用于体虚邪盛、脓毒不易外达的痈疽不溃或溃久不敛,可兼面色苍白无华、神疲体倦、四末不温、毛发稀疏、自汗等,舌淡苔少,脉细软无力。

方剂举例:托里消毒散、透脓散。

常用药物:黄芪、党参、皂角刺、桔梗、肉桂、茯苓、白术、当归、白芍、细辛、通草、川芎、穿山甲等。

二、外用中药及方剂

皮肤病的外治法在治疗中占有重要地位,利用中药湿敷、外搽、熏洗等方法达到治疗目的。以下按治法分类,分别介绍皮肤病常见的外用中药,以供参考:

1. 祛风止痒　用于局部瘙痒的痱子、皮炎、湿疹、神经性皮炎、白癜风、斑秃等。
方剂举例:土槿皮百部酊、补骨脂酊。
常用药物:薄荷、冰片、樟脑、地肤子、白鲜皮、荆芥、防风、补骨脂等。

2. 杀虫止痒　用于疥疮、脂溢性皮炎、痈疮疔毒、虫咬皮炎、手足癣、阴囊湿疹等,可煎水去渣外用。
方剂举例:颠倒散、苦参汤、藿黄浸剂。
常用药物:苦参、蛇床子、金银花、野菊花、地肤子、生大黄、轻粉、硫黄、雄黄、铅丹、蟾酥、土槿皮、百部、大枫子、石灰水等。

3. 清热解毒　用于红斑水肿、皮肤灼热伴热毒症状的日光性皮炎、急性接触性皮炎、疖、痈、痤疮、脓疱疮、手足癣感染等。
方剂举例:金黄散、三黄洗剂、马齿苋水剂、黄连膏。
常用药物:黄柏、大黄、姜黄、苍术、厚朴、陈皮、黄连、黄芩、苦参、山栀、青黛、紫花地丁、蒲公英、马齿苋、车前草、生地等。

4. 凉血活血　用于治疗血热证的麻疹不透、湿疹、疮疡、丹毒、烧伤等疾病。
方剂举例:紫草油。
常用药物:紫草、甘草、地榆、白及、侧柏炭、三七、蒲黄、血余炭、马钱子等。

5. 生肌活血　用于疖痈破溃后、水火烫伤、女阴溃疡(阴蚀)、下肢溃疡(臁疮)等的清洁肉芽疮面。
方剂举例:生肌拔毒散、生肌玉红膏。
常用药物:乳香、没药、五灵脂、郁金、延胡索、血竭、红花、三棱、莪术等。

6. 收敛燥湿　用于水疱、糜烂渗出的带状疱疹、湿疹、手足癣等。
方剂举例:青黛散。

常用药物：煅石膏、炉甘石、滑石、枯矾、苍术、青黛、黄柏等。

7. 养血润肤　用于血虚风燥型的脂溢性皮炎、神经性皮炎、手癣、慢性湿疹、银屑病、局限性硬皮病等。

方剂举例：当归膏、润肌膏。

常用药物：当归、生地、紫草、蜂蜜、胡麻、杏仁、麻油等。

8. 散寒通阳　用于寒湿凝滞所致的阴疽、瘰疬、冻疮等阴性疮疡。

方剂举例：阳和解凝膏。

常用药物：川乌、草乌、肉桂、当归、艾叶、干姜、白蔹、白及、南星、川椒、地龙、僵蚕等。

9. 褪黑祛斑　用于肌肤晦黯不泽、粗糙不润的黄褐斑、黑变病、雀斑、痤疮等。

方剂举例：玉容散、八白散、白僵蚕粉、白面方。

常用药物：珍珠粉、红景天、白芷、白及、白附子、白僵蚕、牡蛎等。

10. 腐蚀肌肤　用于外感邪毒或痰瘀交阻的疣、痣、雀斑等。

方剂举例：水晶膏、时珍正容散。

常用药物：鸦胆子、乌梅、狗脊、地肤子、木鳖子、蟾酥、密陀僧、牵牛子、枯矾、夏枯草、石灰末等。

（鲍身涛）

第五章

皮肤病常用的西医内服和外用药物

第一节　系　统　用　药

一、抗组胺药物

（一）适应证

主要用于治疗变态反应性疾病和非变态反应性疾病。

1. 变态反应性疾病　用于湿疹、药疹、接触性皮炎、荨麻疹、血管性水肿、结膜炎、过敏性鼻炎和支气管哮喘等变态反应性疾病的治疗。

2. 非变态反应性疾病　用于痒疹、神经性皮炎、老年性皮肤瘙痒、胆汁淤积性瘙痒等非变态反应性疾病的治疗。

（二）常用药物及用法

抗组胺药物按功能分为 H_1 和 H_2 受体拮抗剂（表5-1-1）。

表5-1-1　常用抗组胺类药物

药名	用法（成人）	不良反应
第一代 H_1 抗组胺药		
苯海拉明	口服 25~50mg/次，3 次/d 肌注 10~20mg/次，1~2 次/d	头晕、嗜睡、药疹，长期应用可引起贫血
氯苯那敏	口服 4mg/次，3 次/d；肌内或皮下注射 10mg/次，3 次/d；或静脉注射 10mg/次，1 次/d	嗜睡、头晕、口干等
赛庚啶	口服 2~4mg/次，2~3 次/d	头晕、嗜睡、口干
酮替芬	口服 1mg/次，2 次/d	嗜睡、头晕、口干等
第二代 H_1 抗组胺药		
西替利嗪	口服 10mg/次，1 次/d	轻度嗜睡，肾功能不全者慎用
氯雷他定	口服 10mg/次，1 次/d	轻度嗜睡

续表

药名	用法(成人)	不良反应
咪唑斯汀	口服10mg/次,1次/d	嗜睡轻,低血钾、心脏功能异常及严重肝病禁用
依巴斯汀	口服10~20mg/次,1次/d	头疼、嗜睡、胃肠道症状等,肝功能障碍者慎用
H_2受体拮抗剂		
西咪替丁	口服0.2~0.4g/次,3~4次/d	眩晕、口干、腹泻、男性乳腺发育、阳痿、女性溢乳、催乳素升高
雷尼替丁	口服0.15g/次,2次/d	胃肠道症状、头疼、转氨酶升高、中枢神经系统症状
法莫替丁	口服20mg/次,2次/d	严重肝肾功能不全者慎用

1. H_1受体拮抗剂　分为第一代和第二代。第一代抗组胺药口服吸收完全,易透过血脑屏障,部分药物可进入胎盘和乳汁,经过肝脏代谢,肾脏排泄,严重肝肾损害时慎用。第二代抗组胺药物有较强的抗组胺作用和高 H_1 受体选择性,不易透过血脑屏障,较少有中枢镇静作用,抗胆碱能作用也较小,目前临床应用较多。

2. H_2受体拮抗剂　在胃肠道快速吸收,也是肝脏代谢,肾脏清除。

（三）不良反应及禁忌证

镇静作用、抗胆碱能作用、胃肠道反应、致敏作用、肝损害、心脏毒性、男性阳痿、男性乳腺发育、女性溢乳、催乳素升高等。高空作业、驾驶人员及精力需高度集中的精细操作者禁用,青光眼和前列腺增生患者也应慎用。

二、糖皮质激素类

（一）适应证

严重的泛发性、过敏性、接触性皮炎,还有大疱性皮肤病、血管炎(皮肤型、系统型)、结缔组织病(红斑狼疮、皮肌炎、硬皮病)及其他难治性皮肤病。

（二）常用药物及用法

根据糖皮质激素对 HPA 轴的作用,将常用的糖皮质激素分为三类:短效的,如可的松、氢化可的松;中效的,如泼尼松、泼尼松龙、甲泼尼龙、曲安西龙;长效的,如地塞米松/倍他米松,具体见表5-1-2。

（三）不良反应及禁忌证

临床上可能出现感染、激素撤退综合征、高血压、糖尿病、类库欣综合征、骨坏死、骨质疏松、肌病、眼病、精神神经系统疾病,月经紊乱、流产、死胎,影响儿童生长发育,皮肤出现多毛、痤疮、毛细血管扩张、紫癜等。单纯疱疹、活动性肺结核、系统性真菌感染严禁使用。

表 5-1-2　常用糖皮质激素种类及应用

种类	药名	生物半衰期(h)	剂量换算(mg)	成人用量(mg/d)
短效	氢化可的松	8~12	20	静滴 100~400
中效	泼尼松	24~36	5	口服 10~60
	泼尼松龙	24~36	5	口服 10~60
	甲泼尼龙	24~36	4	口服 16~40 静滴 40~80
	曲安西龙	24~36	4	口服 8~16
长效	地塞米松	36~54	0.75	口服 1.5~9 静滴 5~20
	倍他米松	36~54	0.6	口服 1~6

三、抗生素类

（一）青霉素类

1. 适应证　主要用于丹毒、脓疱疮、猩红热、淋病、梅毒等。

2. 常用药物及用法　普鲁卡因青霉素肌内注射 40~80 万 U/次,1~2 次/d;氨苄西林口服 0.25~0.75g/次,4 次/d;阿莫西林口服 0.5g/次,6~8h 1 次。

3. 不良反应及禁忌证　胃肠道症状、过敏反应,可诱导急性间质性肾炎、血象改变等。过敏者禁用。

（二）头孢菌素类

1. 适应证　适用于治疗各种皮肤、软组织敏感菌引起的感染。

2. 常用药物及用法　头孢氨苄口服 250~500mg/次,4 次/d;头孢克洛口服 250mg/次,3 次/d;头孢曲松钠静脉注射或肌内注射,0.5~1.0g 或 1~2g/次,1~2 次/d,不可超过 4g/d;头孢匹罗静脉注射或静脉滴注,2~4g/d,分 2 次给药。

3. 不良反应及禁忌证　过敏反应、胃肠道反应、血象变化等。过敏者禁用,肝、肾功能不全者慎用。

（三）β-内酰胺抗生素/β-内酰胺酶抑制剂复合制剂

1. 适应证　用于敏感菌所致的皮肤、软组织感染。

2. 常用药物及用法　阿莫西林/克拉维酸(钾)口服 0.625g/次,2 次/d;静脉注射或静脉滴注,1.2g/次,3~4 次/d。哌拉西林/他唑巴坦静脉滴注 3.375g/次,每 6h 1 次。

3. 不良反应　胃肠道不适、过敏反应、暂时性氨基转移酶升高、血小板减少、中性粒细胞减少等。

（四）大环内酯类

1. 适应证　用于各种敏感菌所致的脓疱疮、放线菌病、坏死性筋膜炎、皮肤炭疽、梅毒等,还可用于性病性淋巴肉芽肿、淋病、非淋菌性尿道炎等。

2. 常用药物及用法　红霉素口服 1~2g/d,分 3~4 次服用;阿奇霉素口服总剂量 1 500mg,500mg/d;乙酰螺旋霉素口服 0.2~0.3g/次,3~4 次/d;克拉霉素口服 0.25g/

次,2 次/d。

3. 不良反应及禁忌证　胃肠道反应多见,耳聋、头痛、头晕、过敏反应和转氨酶升高少见。肝肾功能异常禁用,对本类药物过敏者禁用。

（五）喹诺酮类

1. 适应证　用于敏感菌引起的皮肤软组织感染,如蜂窝织炎,还可用于软下疳、淋菌性尿道炎及其他非淋菌性尿道炎等。

2. 常用药物及用法　环丙沙星口服 0.5~1.5g/d,分 2~3 次给药;氧氟沙星口服 0.2~0.3g/次,2 次/d;加替沙星口服 400mg/次,1 次/d。

3. 不良反应及禁忌证　胃肠道症状、头痛头晕、烦躁眠差、过敏反应、光敏反应。过敏者、15 岁以下的儿童、骨发育不良者、孕妇和哺乳期妇女禁用。

（六）四环素类

1. 适应证　用于痤疮、酒渣鼻和口周皮炎,也用于性传播疾病。

2. 常用药物及用法　四环素口服 0.25~0.5g/次,4 次/d;多西环素口服 0.1g/次,1~2 次/d;米诺环素口服首次剂量 0.2g,以后每 12h 或 24h 再服用 0.1g。

3. 不良反应及禁忌证　胃肠道症状、光毒性、牙齿变色、发育障碍。过敏者禁用,孕妇、哺乳期妇女和 8 岁以下儿童均禁用,肝、肾功能不全者慎用或忌用。

（七）利福霉素类及其他抗结核病药

1. 适应证　用于皮肤结核及结核疹麻风病、化脓性皮肤病,及厌氧菌感染。

2. 常用药物及用法　利福平口服 0.45~0.60g/d,顿服;利福喷丁口服 0.6g/次,1 次/d,1~2 次/周;异烟肼口服 0.1~0.3g,顿服;链霉素肌注 1.0g/d,分 2 次,或 0.75g/次,1 次/d。

3. 不良反应及禁忌证　胃肠道症状、血象改变、过敏反应,以及蛋白尿、心律失常等。肝功能严重不全和妊娠 3 个月以内的孕妇禁用,肾功能不全者减量用。

（八）氨基糖苷类

1. 适应证　用于敏感菌所致的黏膜和软组织感染、淋球菌感染、皮肤结核病。

2. 常用药物及用法　新霉素口服 0.25~0.5g/次,1~2g/d;妥布霉素肌内注射或静脉滴注 1~1.7mg/kg/次,3 次/d;大观霉素肌内注射单剂量 2g;庆大霉素肌内注射或稀释后静脉滴注 80mg/次,2~3 次/d。

3. 不良反应及禁忌证　前庭功能失调、耳蜗神经损害、肾脏毒性、神经肌肉毒性、过敏反应、转氨酶升高等。孕妇、儿童禁用,本类药过敏者禁用。

（九）磺胺类

1. 适应证　用于化脓性皮肤黏膜感染,及腹股沟肉芽肿、足菌肿等。

2. 常用药物及用法　柳氮磺胺吡啶口服初始剂量为 2~3g/d,分 3~4 次服用。无反应时渐增至 4~6g/d,症状缓解后逐渐减量至 1.5~2g/d,直至症状消失。

3. 不良反应及禁忌证　胃肠道反应、药疹、血象改变、肝肾损害等。过敏者、孕妇、新生儿、严重肝肾疾病、血液病患者禁用。

（十）林可霉素类

1. 适应证　用于对本药敏感菌引起的感染,如疖病、深脓疱、蜂窝织炎。

2. 常用药物及用法　林可霉素口服 1.5~2g/d,分 3~4 次服;肌内注射或静脉滴注,0.6g/次,每 8~12h 1 次。

3. 不良反应及禁忌证　胃肠道反应、过敏反应、血象改变、伪膜性结肠炎、肌肉麻痹症状、耳中毒和肾中毒等。肝肾功能不全者、过敏者忌用。

（十一）氯霉素类

1. 适应证　用于多种皮肤细菌感染、软下疳、腹股沟肉芽肿、性病性淋巴肉芽肿、淋病及非淋球菌感染性尿道炎等。

2. 常用药物及用法　氯霉素口服 0.5g/次,6h 1 次;肌注或静滴 0.5~1g/d,分 2次注射。

3. 不良反应及禁忌证　胃肠道反应、造血系统反应、过敏反应、菌群失调、神经精神症状。对本品过敏者、骨髓造血功能障碍者禁用。

（十二）抗滴虫病药

1. 适应证　用于毛囊炎、酒渣鼻、阴道毛滴虫和厌氧菌感染。

2. 常用药物及用法　甲硝唑口服 0.6~1.2g/d,分 3 次服;替硝唑口服 1g/次,1 次/d,首剂量加倍;奥硝唑口服 500mg/次,每日 2 次。

3. 不良反应及禁忌证　胃肠道反应、头痛失眠、白细胞减少、排尿困难等。哺乳期妇女及妊娠 3 个月以内的妇女、中枢神经疾病和血液病患者禁用。

四、抗真菌药

（一）多烯类

1. 适应证　用于治疗各种深部真菌感染,如系统性念珠菌病、隐球菌病等。

2. 药物用法　两性霉素 B 初始剂量为 1mg,第 2 天起,每天增加 2.5~5mg,直至增加至 0.4~0.6mg/kg,即每日维持此量。

3. 不良反应及禁忌证　寒战、发热、头痛、胃肠道症状、肾毒性、低血钾、血栓性静脉炎。过敏者、肝肾衰竭者禁用。

（二）棘白菌素类

常用药物有卡泊芬净、米卡芬净。

1. 适应证　用于侵袭性念珠菌病、难治愈的真菌感染,以及预防造血干细胞移植患者的真菌感染。

2. 药物用法　按照病情选择合适剂量。

3. 不良反应　头痛发热、局部反应、肝功能异常、静脉炎、恶心呕吐等。

（三）唑类

1. 酮康唑、伊曲康唑

（1）适应证:用于浅部真菌病、深部真菌病。

（2）药物用法:酮康唑口服 200~400mg/d,疗程视病情而定。伊曲康唑口服 200mg/d,疗程 7d,据病情需要酌情调整剂量和疗程。

（3）不良反应及禁忌证:肝毒性、胃肠道症状、荨麻疹、血象改变。胃酸缺乏患者不能吸收本药。肾功能不全者慎用。

2. 伏立康唑

（1）适应证:用于侵袭性曲霉病,还可用于对其他抗真菌药物耐药或不耐受的真菌感染的治疗。

（2）药物用法：口服200mg/次,2次/d;静脉滴注3~6mg/kg,每12h1次。

（3）不良反应及禁忌证：视觉障碍、头痛发热、胃肠道症状等。妊娠期禁用。

（四）丙烯胺类

1. 适应证　用于皮肤癣菌病。

2. 药物用法　特比萘芬口服250mg/d。

3. 不良反应及禁忌证　皮疹、瘙痒、胃肠道症状,味觉改变或消失、发热寒战、头痛等。妊娠期禁用,哺乳期妇女权衡利弊使用。

（五）其他

1. 适应证　用于头癣、甲癣,以及表皮癣菌、毛癣菌等引起的浅部真菌感染。

2. 药物用法　灰黄霉素口服500mg/d。

3. 不良反应及禁忌证　头痛、皮肤反应(红皮病、固定性药疹)、胃肠道症状、血象改变、神经精神症状等。肝衰竭患者禁用。

五、抗病毒药物

（一）阿昔洛韦、伐昔洛韦、泛昔洛韦

1. 适应证　用于单纯疱疹、水痘、带状疱疹等,还可用于免疫缺陷患者播散性单纯疱疹、带状疱疹的治疗。

2. 药物用法　阿昔洛韦静脉滴注2.5~7.5mg/kg,每8h1次;口服200mg/次,5次/d;伐昔洛韦口服300mg/次,2次/d;泛昔洛韦口服250mg/次,3次/d。

3. 不良反应及禁忌证　发热、头痛、皮疹、关节痛、心动过速、胃肠道症状。对妊娠期和哺乳期,应权衡利弊后使用;过敏者禁用;肾功能不全者慎用。

（二）缬更昔洛韦

1. 适应证　艾滋病患者的CMV视网膜炎,及器官移植患者CMV疾病的预防。

2. 药物用法　口服初始剂量为900mg/次,2次/d,共服3周;维持剂量为900mg/次,1次/d。

3. 不良反应及禁忌证　血象改变、胃肠道症状、视网膜剥脱。过敏者、血细胞减少者禁用。

（三）膦甲酸钠

1. 适应证　用于对阿昔洛韦耐药的单纯疱疹病毒感染者、HIV感染患者巨细胞病毒视网膜炎或皮肤感染者。

2. 药物用法　静滴60mg/kg,每8h1次,疗程根据病情不同进行选择。

3. 不良反应及禁忌证　肾毒性、电解质紊乱、头痛、感觉异常、胃肠道症状、皮疹等。肾功能不全者慎用。

六、抗疟药

常见的抗疟药有氯喹、羟基氯喹等。

1. 适应证　用于结缔组织病,如红斑狼疮、干燥综合征;用于光敏性疾病,如光敏性皮炎;用于结节病、环状肉芽肿、硬化萎缩性苔藓、结节性脂膜炎等。

2. 药物用法　氯喹口服剂量初为 0.25g/次，2 次/d；控制症状后 0.125g/次，2~3 次/d。羟基氯喹口服 0.2g/次，2 次/d。长期维持量为 0.1~0.2g/d。

3. 不良反应及禁忌证　眼部病变、皮疹、胃肠道反应、皮肤毛发颜色改变、头痛头晕、耳鸣、腱反射消失或减退、血象改变等。过敏者、孕妇和哺乳期妇女、视网膜改变者禁用。

七、维 A 酸类药物

1. 适应证　用于痤疮、银屑病、皮肤 T 细胞淋巴瘤，还可用于酒渣鼻、鱼鳞病、毛囊角化病、毛发红糠疹、化脓性汗腺炎、扁平苔藓、硬化萎缩性苔藓等。

2. 药物用法　异维 A 酸用量为 0.5~1.0mg/(kg·d)；维胺酯用量为 50~150mg/d，分 2~3 次服用；阿维 A 酯用量为 0.5~1.0mg/(kg·d)；阿维 A 用量为 10~30mg/d。

3. 不良反应及禁忌证　皮肤黏膜干燥、唇炎、骨质疏松、血液毒性、肝毒性，偶有中枢神经系统和精神病。妊娠、哺乳期妇女禁用，高脂血症、甲状腺功能减退患者慎用。

八、免疫抑制剂

（一）环磷酰胺

1. 适应证　用于大疱性疾病、结缔组织疾病、血管性疾病、嗜中性皮病等。

2. 药物用法　口服 50~100mg/d，分次或早晨顿服；静脉注射 200mg/次，隔日 1 次；静脉冲击疗法每次 600~800mg，每周 1 次。

3. 不良反应　白细胞减少、出血性膀胱炎、胃肠道反应、肝功能损害较为常见，还可见脱发、荨麻疹、黏膜溃疡及感染等。

（二）硫唑嘌呤

1. 适应证　用于自身免疫性大疱疾病、结缔组织疾病、血管炎、丘疹鳞屑性疾病、光敏性皮肤病等。

2. 药物用法　口服起始剂量为 1~3mg/(kg·d)，起效后 2~4 周递减维持。

3. 不良反应　有胃肠道症状，注意白细胞及肝功能的检查。

（三）甲氨蝶呤

1. 适应证　用于银屑病、免疫性大疱病、结缔组织疾病、淋巴瘤样丘疹病等。

2. 药物用法　口服 2.5~5mg/次，12h 1 次，每周 3 次；静脉或肌内注射，每周 7.5~15mg。

3. 不良反应　全血细胞减少、胃肠道症状、肝肺毒性、色素沉着、光敏反应。

（四）秋水仙碱

1. 适应证　用于白塞病、结缔组织疾病、无菌性脓疱病、皮肤淀粉样变等。

2. 药物用法　口服 1~2mg/次，分 2 次。

3. 不良反应　胃肠道反应、骨髓抑制、多发性神经炎、脱发等，也可出现血尿、少尿、肌无力、上行性麻痹、谵妄、抽搐等。

（五）环孢素

1. 适应证　用于银屑病、自身免疫性大疱性疾病、特应性皮炎、坏疽性脓皮病、红斑狼疮,还有结节病、皮肤 T 细胞淋巴瘤、毛发红糠疹、结节性脂膜炎等。

2. 药物用法　一般不超过 5mg/(kg·d),分 2 次口服或静脉注射。

3. 不良反应及禁忌证　肾毒性、高血压、乏力、头痛、震颤、恶心、呕吐、肌痛等。妊娠期慎用,肝肾功能不全者禁用。

九、免疫调节剂

（一）干扰素

1. 适应证　用于 Kaposi 肉瘤、尖锐湿疣、黑素瘤、基底细胞癌、特应性皮炎、皮肤 T 细胞淋巴瘤等。

2. 药物用法　应按照病情调整具体用量,一般采用皮下或肌内注射。

3. 不良反应及禁忌证　皮肤反应、白细胞减少、流感样症状、神经精神症状、心律不齐、胃肠道症状等。抑郁症、心律失常、白细胞减少者慎用。

（二）胸腺肽

1. 适应证　用于原发性和继发性 T 细胞缺陷病、干燥综合征、红斑狼疮、顽固性痤疮、带状疱疹等。

2. 药物用法　口服 5～30mg/次,1～3 次/d;肌内注射 10～20mg/次,1 次/d 或 1 次/隔日;静滴 20～80mg/次,1 次/d。

3. 不良反应　发热、胸闷、皮疹。

十、生物制剂

生物制剂包括英利昔单抗、依那西普等。

1. 适应证　主要用于银屑病关节炎、中重度银屑病、白塞病、坏疽性脓皮病、移植物抗宿主病、化脓性汗腺炎,以及硬化病、扁平苔藓、类风湿关节炎等治疗效果不理想的病患。

2. 药物用法　英利昔单抗静滴 3～5mg/kg,在首次治疗后第 2、6、8 周,分别以同样剂量再次给药;依那西普皮下注射 25mg/次,2 次/周。

3. 不良反应及禁忌证　机会感染、超敏反应、胃肠道反应、皮疹。过敏患者、感染活动期患者、恶性肿瘤患者禁用。

十一、性激素

（一）雄激素

1. 适应证　用于剥脱性皮炎、萎缩硬化性苔藓、皮肤瘙痒症、阴毛发育不全。

2. 药物用法　甲睾酮口服或舌下给药 5～20mg/d,分 2～3 次。

3. 不良反应及禁忌证　女性男性化、男性性早熟、水钠潴留及肝脏损害。孕妇禁用,心肝肾疾病患者慎用。

（二）抗雄激素

1. 适应证　用于治疗寻常痤疮及某些多毛症。

2. 药物用法　环丙孕酮口服 12.5～50mg/d;非那雄胺口服 5mg/d。

3. 不良反应及禁忌证　恶心、抑郁、肝脏毒性、皮肤干燥等。孕妇禁用。

（三）雌激素

1. 适应证　用于顽固性痤疮、老年性阴道炎、老年性皮肤瘙痒症、女阴干枯症、围绝经期角化病、妊娠期瘙痒性皮炎、黄褐斑、皮肤老化等。

2. 药物用法　己烯雌酚口服 1mg/晚;达英 35 口服 1 粒/d。

3. 不良反应及禁忌证　胃肠道症状、光敏性皮炎等反应,肝脏病、乳腺子宫肌瘤及血栓疾病者忌用。

（四）抗雌激素

1. 适应证　用于黄体酮诱发性皮炎或多形红斑。

2. 药物用法　他莫昔芬口服每次 10~20mg,2 次/d。

3. 不良反应　停经、不规则阴道出血,长期应用对骨密度有一定影响。

十二、维生素

（一）维生素 B_1

1. 适应证　用于神经炎、带状疱疹后遗神经痛、脂溢性皮炎、唇炎等。

2. 药物用法　口服 30~90mg/d,分 3 次;肌内注射或皮下注射 50~100mg/次,1 次/d。

3. 不良反应　偶见过敏反应。

（二）维生素 B_6

1. 适应证　用于脂溢性皮炎、痤疮、酒渣鼻等疾病。

2. 药物用法　口服 10~20mg/次,3 次/d;皮下、肌内、静脉注射 50~100mg/次,1 次/d。

3. 不良反应　偶有过敏反应。

（三）维生素 B_{12}

1. 适应证　用于带状疱疹后遗神经痛的治疗,还用于银屑病、扁平疣等。

2. 药物用法　肌内注射 100~1 000μg/d,1 次/d。

3. 不良反应　过敏反应。

（四）烟酸

1. 适应证　用于烟酸缺乏病、自身免疫性大疱病、光敏性皮肤病、血管性疾病,也可用于持久性隆起性红斑、环状肉芽肿、硬皮病、类脂质渐进性坏死等。

2. 药物用法　口服 100~500mg/次,3 次/d。

3. 不良反应　皮肤潮红、瘙痒、胃肠道症状、肝功能损害。

（五）维生素 C

1. 适应证　用于色素性皮肤病、血管性皮肤病,以及变应性皮肤病等。

2. 药物用法　口服 100~200mg/次,3 次/d;肌内或静脉注射,100~250mg/次,1~3 次/d;必要时,2~4g/次,1~2 次/d,或按病情调整。

3. 不良反应　过量应用可能出现胃肠道症状、泌尿系统结石、皮疹等。

第二节　外用药物

本节就外用药物种类、剂型及治疗原则三方面内容进行介绍。

一、药物种类

常用的外用药物种类有清洁剂、保护剂、止痒剂、抗细菌剂、抗真菌剂、抗病毒剂、角质促成剂、角质松解剂、腐蚀剂、收敛剂、杀虫剂、脱色剂、遮光剂、维 A 酸类、糖皮质激素等。其具体作用和代表药物见表 5-2-1、表 5-2-2。

表 5-2-1　外用药物种类

药物种类	作用	代表药物
清洁剂	清除鳞屑、结痂、脓液、分泌物、残留药物等	生理盐水、3%硼酸洗液、0.1%雷夫诺尔、1∶1 000 呋喃西林溶液
保护剂	减少摩擦、防止刺激、保护皮肤	氧化锌粉、滑石粉、淀粉、炉甘石、植物油
止痒剂	减轻瘙痒感	0.5%～5%薄荷脑、1%～5%樟脑、5%苯唑卡因、1%苯酚
抗细菌剂	抑菌或杀菌	0.5%～3%红霉素、0.5%～1%新霉素、2%莫匹罗星、2%夫西地酸、0.1%～1%依沙吖啶、1%克林霉素
抗真菌剂	杀灭或抑制真菌	2%～3%克霉唑、2%酮康唑、2%～3%咪康唑、1%联苯苄唑、1%特比萘芬
抗病毒剂	抗病毒	3%～5%阿昔洛韦、1%喷昔洛韦、10%～40%足叶草酯、碘苷
角质促成剂	增强血管收缩,减轻炎症渗出和浸润,促进表皮角质层正常化	5%煤焦油或糠馏油,5%～10%黑豆馏油、5%硫黄、1%～3%水杨酸、0.1%～0.5%蒽林
角质松解剂	松解角质,使角化过度的角质层细胞松解剥脱	10%水杨酸或乳酸、20%～40%尿素、10%硫黄、0.01%～0.1%维 A 酸
腐蚀剂	腐蚀并清除、破坏增生的肉芽组织及赘生物	30%～50%三氯醋酸、20%水杨酸、纯苯酚、纯硝酸银
收敛剂	收敛、减少渗出,促进炎症消退,抑制皮脂腺及汗腺分泌	0.5%硝酸银、2%明矾液
杀虫剂	杀灭螨、虱、疥、蠕形螨	5%～10%硫黄、2%甲硝唑、5%过氧化苯甲酰、25%苯甲酸苄酯
脱色剂	减轻色素沉着	3%氢醌、20%壬二酸
遮光剂	吸收或阻止紫外线穿透皮肤	5%二氧化钛、10%氧化锌、5%～10%对氨基苯甲酸、5%奎宁
维 A 酸类	调节表皮细胞分化,抑制表皮增生和调节黑素代谢等	0.025%～0.05%全反式维 A 酸、0.1%他扎罗汀
糖皮质激素	抗炎、抗过敏、止痒、抑制免疫、抗增生等	见表 5-2-2

表 5-2-2 常用的外用糖皮质激素

分级	药物名称	浓度
超强效	二丙酸倍他米松	0.05%
	双醋二氟松	0.05%
	丙酸氯倍米松	0.05%
	氟轻松	0.1%
强效	糠酸莫米松	0.1%
	戊酸倍他米松	0.1%
	哈西奈德	0.1%
中效	丁酸氢化可的松	0.1%
	氟轻松	0.01%
	曲安奈德	0.1%
弱效	醋酸氢化可的松	1%

二、外用药物剂型

1. 溶液 具有清洁、收敛、消炎等作用。主要用于急性皮炎、湿疹或伴有糜烂渗液者。

2. 酊剂和醑剂 两类药物均具有杀菌、止痒、消炎、溶解皮脂的作用。可用于皮肤瘙痒症、斑秃、足癣、疥疮、白癜风等。

3. 粉剂 具有散热、干燥、吸湿、保护、止痒作用,主要用于急性皮炎无糜烂、渗出者,特别适用于间擦部位。

4. 洗剂 具有散热、止痒、干燥、保护作用,主要用于急性皮炎及湿疹无糜烂、渗出者。

5. 油剂 具有清洁、润滑、软化痂皮、保护作用,主要用于亚急性皮炎、湿疹伴少量渗出者。

6. 乳剂 具有护肤、滋润作用,主要用于亚急性、慢性皮肤炎症。

7. 糊剂 具有吸湿、收敛、保护作用,主要用于亚急性皮炎、湿疹伴轻度糜烂、渗出、结痂者。

8. 软膏 具有去除鳞屑、保护创面、防止干裂的作用。主要用于慢性湿疹、慢性单纯性苔藓、银屑病。由于软膏不利于散热,因此不宜用于急性皮炎、湿疹伴渗出者。

9. 硬膏 增强药物渗透性、防止水分蒸发和软化皮肤的作用。主要用于慢性肥厚性局限性皮损。

10. 凝胶 具有护肤、润滑作用,无刺激性、油腻感。可用于急慢性皮炎、痤疮等。

11. 气雾剂 具有保护、减少摩擦、防止感染的作用,可用于感染性或变态反应性皮肤病。

三、外用药物治疗原则

1. 正确选择外用药的种类　根据病因、发病机制、自觉症状等合理选择外用药物。如变态反应性疾病选择糖皮质激素,细菌感染选择抗菌剂,真菌感染选择抗真菌剂,角化不全选择角质促成剂,角化过度选择角质剥脱剂等。

2. 合理选择外用药的剂型　根据皮损的特点选择合适的剂型。如急性期,仅有红斑、丘疹、水疱无渗液者,可选择粉剂或洗剂;亚急性期,渗出轻微者,可选择糊剂或油剂;慢性期,浸润肥厚者,可选择乳剂、软膏、硬膏、酊剂。

3. 注意事项　应该向患者详细说明每种外用药的使用方法、使用时间、使用部位、可能出现的不良反应及其处理方法,应严格掌握药物的适应证、不良反应及禁忌证。还应特别注意特殊人群及敏感部位的用药特点。

4. 选择使用方法　根据皮损的性质,选用不同的用药方法,如渗出性皮损选用湿敷法;肥厚浸润及苔藓样变皮损,可局部涂药加封包,以促进药物吸收。

（鲍身涛）

第六章

皮肤病的物理治疗

第一节 常用物理治疗

一、冷冻疗法

冷冻疗法是应用深低温作用于病变组织,使其坏死或诱发生物效应,以达到治疗目的的一种方法。皮肤科常用的制冷剂为液氮,温度可达$-196℃$。冷冻后可见局部组织发白、肿胀,1~2天内可发生水疱,然后干燥结痂,1~2周脱痂。不良反应有疼痛、继发感染、色素变化等。

（一）作用机制

1. 使病变组织坏死

（1）低温造成细胞内水分结冰,形成冰晶,冰晶对细胞有机械性破坏作用,同时会造成电解质浓缩,对细胞产生毒性作用;

（2）低温可以直接损伤治疗部位血管内皮细胞,同时引起局部血管收缩、血流减缓,甚至引发血栓形成,最终造成治疗部位的血液循环障碍,发生组织坏死;

（3）低温直接引起细胞膜变形,使细胞破裂死亡;

（4）快速降温还会引发细胞温度性休克,造成细胞死亡。

2. 引起免疫反应 应用冷冻治疗疣、恶性肿瘤时,可致抗原释放和多种细胞因子形成,而使远处损害消退。

3. 冷冻效果影响因素

（1）致冷物质的温度:只有温度足够低才能起到治疗作用。研究证明,-40~$-60℃$的温度才对皮肤肿瘤治疗有效。

（2）冷冻时间:低温持续时间越长,对组织的破坏作用越大。

（3）冻融次数:冷冻使组织结成冰块后,让其自然溶解,为一次冻融。多次冻融对组织破坏的深度及范围较一次为甚。

（4）压力:冷冻时,局部予以一定压力能够减少局部血流,加强冷冻效果。

（5）冷冻范围:冰冻组织外观上呈现白色。一般认为冰冻组织边缘的温度是$0℃$,而治疗有效的温度至少是$-20℃$,所以为了彻底治疗肿物,冰冻范围应大于肿物范围。

（二）适应证

1. 各类疣　对寻常疣的治愈率可达95%以上，但是多数需反复多次治疗。

2. 位置较为浅表的良恶性皮肤肿物　例如脂溢性角化病、日光角化、浅表型基底细胞癌等。

3. 炎症性增生性疾病及色素性疾病　有较好疗效。

（三）操作方法

1. 棉签法　是最简便的方法，根据皮损的大小，准备相应的棉签并浸蘸液氮，迅速放置于皮损上并行施加一定的压力。此种疗法适用于小的表浅性损害的治疗，如扁平疣、脂溢性角化症或斑秃等。

2. 接触法　与棉签法相同，该法治疗时将治疗器直接与皮损接触，可分为封闭式接触治疗法和浸冷式冷刀法两种。

（1）封闭式接触治疗：治疗时需要特制的冷冻治疗机，液氮通过储存罐内导管喷于治疗头上使之冷却，达到治疗所需的温度，然后将治疗头放置于皮损上进行冷冻。由于治疗头不断接受液保持恒定的温度，因此可根据需要进行长时间的治疗，并根据皮损大小选用合适的治疗头。本法适用于较深在损害的治疗。

（2）浸冷式冷刀法：是用能存储低温的金属圆柱，一端装有不同面积的治疗头，一端装有隔温手柄。应用时，将其浸入液氮中，待冷刀的温度与液氮相等时，取冷刀套上保护套即可进行冷冻治疗，治疗刀头与皮损紧密接触，必要时冷刀应重新浸泡。此方法使用方便，制冷剂损耗少。适用于各种范围不大的浅表和深在皮损的治疗。

（3）喷射法：装在密闭容器中的液氮由于蒸发而产生压力，可通过容器上的喷嘴直接喷射到皮损上，以行冷冻治疗。此法属于快速冷冻，故其作用最强，适合于面积较大、表面凹凸不平和深在损害的治疗。在喷射治疗时，应对周围正常皮肤进行保护。

冷冻治疗皮肤恶性肿瘤，必须采用快速冷冻，且应反复多次冻融，治疗时应使距肿瘤边缘和基底部5~10mm处的组织温度降到-40℃以下，这样才能有效地杀灭肿瘤细胞。

（四）不良反应

1. 疼痛　冷冻治疗后1~2天内局部有疼痛感，尤以1~2h内明显，疼痛明显者可遵医嘱服用止痛药。

2. 水肿　解冻后局部开始出现水肿，24h达到高峰，3~4天水肿开始消退，水肿明显者可遵医嘱以糖皮质激素类霜剂外用。

3. 水疱　冷冻时间较长者，术后2~3h局部可出现水疱或大疱，严重者要及时去医院治疗。

4. 感染　较少见，常由术后形成的水疱破溃，不注意清洁卫生继发感染所致。

5. 色素沉着斑　冷冻形成的炎症消退后，部分患者可继发色素沉着斑，一般数月后可自行消退。

6. **系统反应**　冷冻治疗偶尔引发寒冷性荨麻疹、虚脱等全身症状,需要积极对症治疗。详细的术前评估非常重要。

7. **色素异常**　包括色素沉着和色素脱失,多数色素沉着经半年以上时间可以部分缓解,还可以采用外用皮质类固醇激素、外用维甲酸、氢醌霜等治疗。色素脱失相对治疗更难。可采用治疗白癜风的方法尝试治疗。

8. **瘢痕**　要注意治疗的深度,必须在冷冻治疗前向患者交代瘢痕的风险。

（五）注意事项

1. 每个瘢痕部位的治疗疗程为 2~3 次,时间约为 30s 的"冻蚀-解冻"的循环操作,较严重的瘢痕的需 2 个以上疗程,每个疗程中间应间隔 25 天。

2. 对于色素痣建议尽量不选择冷冻治疗,目前认为手术切除是首选方案。

3. 术后创面保持清洁、干燥,以防止继发性感染。

4. 结痂后不要强行撕扯,要待其自然脱落。

5. 结痂脱落后尽量避免日晒,防止皮肤色素沉着。

6. 治疗后应清洁、消毒治疗器械,以免引起交叉感染。

二、二氧化碳激光

皮肤科常用的二氧化碳激光是波长为 10 600nm 的红外线,主要应用于去除疣及各种增生物,可使组织气化而达到治疗目的。

（一）作用机制

二氧化碳激光属于大功率激光,主要用原光束或聚焦后烧灼或切割病损组织。由于机体组织含水分 70% 以上,红外线可被水分完全吸收,因此,二氧化碳激光 97% 的能量被靶组织吸收,在组织中的传导距离约为 0.2mm,当以脉冲（脉宽为 ≤1ms）的形式输出时,穿透组织的深度仅为 20μm,因而对组织的破坏仅限于照射局部,而对邻近组织损伤甚小,但是,对人体组织而言,其破坏性并无选择性。

（二）适应证

寻常疣、尖锐湿疣、跖疣、化脓性肉芽肿、日光性角化病、脂溢性角化病、各种良性真皮肿瘤和一些浅表病变等。也可以用于光线性唇炎、表皮痣、肥大性酒渣鼻、文身等。

（三）操作方法

二氧化碳激光用于烧灼或切割时,应按无菌操作进行。术前一般都需采用局部麻醉,对小而分散的皮损可用液氮冷冻麻醉,皮损极小或患者能耐受时也可不用麻醉。治疗有蒂或较大皮损可采用切割法,而对一般皮损则使用烧灼法,以炭化或气化病变组织。治疗过程中应随时观察病变组织是否完全去除,以获得合适的治疗深度。治疗恶性病损时,范围应超过损害周边至少 0.5cm;治疗病毒疣时范围应超过损害基底 1~2mm;而对一般良性皮损只求去除病损即可。治疗后创面应外用抗生素制剂,直至创面愈合。

（四）注意事项

1. 激光照射后创面保持清洁,早、晚两次用生理盐水或煮沸后的冷开水清洗患部,并将渗出液及原先涂抹药膏洗净为原则,勿用力摩擦患处。

2. 创面尽量保持干燥,痂未脱落前,不适宜上浓妆,避免患处感染。

3. 面部创面愈合约 7 天,其他部位 10～14 天,切勿用手指刮除痂皮,应让痂自然脱落,有利于皮肤愈合。

4. 创面结痂脱皮后,应注意防晒。

第二节　光　疗

光是一种有电磁波和粒子流二重性的物质,其具有波长、频率、反射、折射、干涉等电磁波的特性,又有能量、吸收、光电效应、光压等量子的特性。光谱是电磁波谱中的一部分,位于无线电波和 X 线之间,波长为 180nm～1 000μm。当光波照射至人体皮肤表面时可引起反射和折射,同时也可被组织所吸收,并转化为热能、化学能和生物能而引起一系列的理化反应和生物学反应。

一、红外线疗法

红外线主要由热光源产生,为非可见光,能量较低,波长范围为 760nm～1 000μm,其中 760nm～1.5μm 为短波红外线,对组织有较强的穿透性;可达 2～3cm;1.5～1 000μm 为长波红外线,对组织穿透能力较弱,仅为 0.5cm。

（一）作用机制

红外线被组织吸收后主要转变为热能,因此红外线疗法对机体主要产生热效应。

1. 促进局部血管扩张,增加血液循环,改善组织的营养和代谢功能,促进炎症吸收和加速组织再生。

2. 增强白细胞浸润和单核巨噬细胞吞噬功能,提高人体抗感染能力。

3. 降低末梢神经兴奋性、松弛肌张力,从而起到解痉止痛作用。

4. 促使局部温度升高,水分蒸发,使有渗出的皮损干燥结痂。

（二）适应证

1. 各种炎症感染,如疖、毛囊炎、汗腺炎、甲周炎等。

2. 各种慢性溃疡。

3. 带状疱疹及其后遗神经痛等。

4. 冻疮、急性外伤等。

（三）操作方法

临床常用的红外线治疗包括碳丝红外线灯泡、频谱治疗仪等。照射剂量可根据患者感觉和皮肤红斑反应而定,以局部有舒适的温热感和皮肤出现淡红斑为度。照射强度可通过调节光源与皮肤间距离或治疗仪的输出功率来控制,治疗多为每日 1 次,每次 20～30min。

（四）注意事项

1. 避免烫伤。

2. 注意对眼睛的防护。

3. 长期红外线照射,可引起皮肤发生火激红斑。

二、紫外线法

紫外线是波长短于紫光的非可见光,根据波长可分为短波紫外线(UVC,波长180~280nm)、中波紫外线(UVB,波长 280~320nm)和长波紫外线(UVA,波长 320~400nm)。根据皮肤红斑和黑素形成作用的不同,UVA 又可分为 UVA1(340~400nm)和 UVA2(320~340nm)。UVB 和 UVA 应用较多,具有加速血液循环、促进维生素 D 合成、抑制细胞过度生长、镇痛,止痒、促进色素生成、促进上皮再生、免疫抑制等作用。适用于玫瑰糠疹、银屑病、斑秃、慢性溃疡、痤疮、毛囊炎、疖等。照射时应注意对眼睛的防护,光敏感者禁用。

(一)光化学疗法

光化学疗法(PUVA)是补骨脂素与 UVA 相结合,应用光敏剂加紫外线照射引起光化学反应来治疗疾病的一种方法。

1. 作用机制　目前认为可能是补骨脂素吸收紫外线光能后,与表皮细胞中 DNA 双螺旋结构上的胸腺嘧啶发生光化学反应,形成光加合物,因细胞需对其进行切割、修复,从而使 DNA 复制延缓,核分裂活动减少,表皮转换周期减慢。另外,PUVA 可促使皮肤色素加深,角质层增厚;对皮肤接触过敏反应和迟发型超敏反应具有明显抑制作用;可改变组织中和血液中淋巴细胞的组成、分布和功能;减少中性粒细胞的趋化性和抑制肥大细胞脱颗粒;补骨脂素还可以通过能量传递产生活性氧,引起细胞膜、细胞质的损伤等。

2. 适应证　PUVA 对于治疗寻常型银屑病患者,皮损完全消退可达 90%,PUVA 和口服维 A 酸联合治疗是临床治疗银屑病的常用方法之一。PUVA 也可以用于特应性皮炎、白癜风局限性皮损、掌跖脓疱病和手足湿疹及蕈样肉芽肿等。

3. 操作方法

(1)光敏剂:常用的光敏剂为 8-甲氧基补骨脂素(8-MOP)、三甲基补骨脂素(TMP)和 5-甲氧基补骨脂素(5-MOP),其中 5-MOP 引起的光毒反应相对较轻。目前我国以使用 8-MOP 为主。

(2)给药方法:光敏剂的给药方法有以下三种:

口服:对于全身 PUVA 治疗的患者可采用此法,于照光前 2h 按 0.5~0.6mg/kg 服用 8-MOP。

外涂:于照光前 1 小时局部外涂 0.1%~0.2% 8-MOP 酒精溶液。适用于局部 PU-VA 治疗者。但应注意用药范围不可过大,以免形成超出皮损范围的色素沉着。

浸泡:按 0.5~1mg/L 用药,盆浴浸泡 20min 后行光疗,使用于全身 PUVA 疗法或手足部位治疗。

(3)UVA 照射:由于个体间对 PUVA 的反应存在差异,因此理论上每个患者在治疗前应测定最小光毒量(minimal phototoxicity dose, MPD)测定。方法为:按 0.5mg/kg 口服 8-MOP,2h 后于腹部或背部用与治疗相同的光源测定生物剂量,48h 后观察结果,以观察到最弱红斑所需的照射时间为一个 MPD,或以 J/cm^2 计量。但是由于此过程较为繁琐,临床上常可根据以往的治疗经验,确定一个首次照射剂量,并根据首次照射后的反应再进一步调整以后的照射剂量。

4. 不良反应　可出现胃肠道反应、白内障、光毒反应、皮肤干燥和瘙痒、皮肤癌等不良反应。目前应用较少。

（二）窄谱 UVB

波长为 311~313nm 的 UVB。治疗银屑病疗效由于宽谱 UVB,与 PUVA 相当,起效快,副作用小。该疗法已成为治疗银屑病和特应性皮炎等的最主要方法之一。

1. 作用机制　NB-UVB 能够直接诱导 T 细胞凋亡,使表皮、真皮中 CD3$^+$细胞计数均减少;可诱导角质形成细胞产生具有抗炎或免疫调节作用的介质,如白介素（IL-1、IL-6）和 TNF-a 等;抑制表皮朗格汉斯细胞的数量和功能,降低其活性,抑制免疫反应;抑制淋巴细胞的增生,降低 IL-2、IL-10、IFN-γ 的产生;使反式尿苷酸转变为顺式尿苷酸,降低 NK 细胞的活性,从而达到治疗目的。

2. 适应证　可用于银屑病、特应性皮炎、白癜风的治疗,也可以用于治疗角质层下脓疱病、蕈样肉芽肿、急慢性移植物抗宿主病、环状肉芽肿、带状疱疹、掌跖脓疱病、毛发红糠疹、色素性荨麻疹等。

3. 操作方法　治疗前应测定患者的"最小红斑量"（MED）,其定义为特定光源在一定距离照射后,皮肤产生刚可察觉红斑所需紫外线照射的剂量。初始照射剂量为 0.5~0.7MED,或根据患者的皮肤类型及治疗经验决定初始剂量,每周治疗 3 次。根据患者照射后的红斑反应,递增 10%~20%或固定剂量（0.05J/cm^2 或 0.1J/cm^2）。

4. 注意事项　NB-UVB 在治疗中无需使用光敏剂,所以不会产生光敏剂带来的头晕、恶心、光毒反应等不良现象,对孕妇、儿童也较安全,但是动物实验并不能排除窄谱 UVB 的致癌性。

（三）UVA1 疗法

UVA（320~400nm）波谱可以分为两个部分:UVA1（340~400nm）和 UVA2（320~340nm）,UVA1 近年在皮肤科的应用越来越多,没有光敏剂所致的不良反应和光毒反应等。

1. 作用机制　目前尚未完全明了,研究证实 UVA1 照射可以诱导细胞凋亡,抑制真皮成纤维细胞的胶原合成,并可抑制淋巴细胞向表皮的迁移、减少真皮与 IgE 相结合淋巴细胞和巨噬细胞数目等。

2. 适应证　UVA1 作用于循环免疫细胞可产生显著的全身作用,可用于治疗特应性皮炎、硬皮病和蕈样肉芽肿等,有较好的疗效;也可用于瘢痕疙瘩、斑块型副银屑病等。

3. 操作方法　在正式治疗前测定患者的 MED,如 MED 低于上次单次照射剂量者,则采用 MED 为初次照射剂量,如 MED 值高于上次的单次照射剂量,应根据患者的情况而选用相应的照射剂量。每周连续治疗 5 天,共 2~6 周。当病情被控制后,改为小剂量 UVA1 或 NB-UVB 照射,以维持疗效,避免病情复发。

4. 注意事项　由于该疗法处于临床试用初期,因此仅适用于 PUVA 和 UVB 等治疗无效或不耐受患者。对于 18 岁以下患者、UVA 和 UVB 高度敏感者、HIV 感染者、服用光敏药物者、皮肤肿瘤患者、孕妇和哺乳期妇女禁用。

三、光动力疗法

（一）作用机制

光动力效应是一种光化学反应，包括光敏分子、具有光敏化波长的波源和组织源。具体作用原理是系统或局部应用光敏剂后，光敏剂进入体内并在病变组织中聚集，在特定波长的光或激光照射下被激发，产生单态氧或其他自由基，造成病变组织坏死，而对正常组织损伤降至最低。

（二）适应证

光敏剂在正常组织和肿瘤组织中的分布和潴留时间明显不同，用光动力治疗日光性角化、基底细胞癌、蕈样肉芽肿、鲍温病等疾病的治疗效果较好，且对正常组织的损伤较小。此外光动力疗法还可以应用于一些炎症性和感染性皮肤病如银屑病、痤疮、病毒疣等。

（三）操作方法

1. 光敏剂 皮肤科应用最多的光敏剂是 5-氨基酮戊酸（ALA），是一种卟啉前体，一般外用后 3~4h 照射。

2. 照射方式 常用光源有氦氖激光、氩离子染料激光、脉冲激光等。皮肤科多采用直接照射，适用于浅表性皮肤病的治疗。照射前需清理创面、坏死组织和分泌物。

（四）不良反应

光动力治疗因使用的光敏剂和光源的不同而出现不同的预期和不良反应。如皮肤光敏性和畏光、疼痛、水肿、变应性接触性皮炎、致突变性等。

第三节 美容激光治疗

组织吸收激光光能后，光能转化为热能，导致温度上升，会产生温热、凝固、气化和炭化等效应，具有理疗、止血、融合、切割等作用，由于不同组织对不同波长和能量密度的激光需求不同，不同的色基和组织结构的热弛豫时间均不相等，因此在治疗不同病变时要选择合适波长的激光及恰当的脉冲时间。

一、氦氖激光

波长 632.8nm，为单色红光，对组织的穿透深度为 10~15mm。临床上主要用于皮肤黏膜溃疡及斑秃、寒冷性多形红斑和带状疱疹的治疗。治疗以局部照射为主，功率密度为 2~4mW/cm²，每日或隔日一次，10~15min/次，20 次一个疗程。

二、脉冲掺钕钇铝石榴石激光和脉冲倍频掺钕钇铝石榴石激光

脉冲掺钕钇铝石榴石激光（Nd∶YAG）波长为 1 064nm，为近红外线。在组织中以热效应为主，可穿透组织 3~6mm。倍频 Nd∶YAG 激光波长为 532nm，属长脉冲，目前使用的倍频 Nd∶YAG 激光大多安装了 Q 开关装置，适用于血管（LP）、黑色素/文身色

素（QS）等。

三、闪光灯泵脉冲染料激光（FPDL）

输出波长为 585nm 的黄光，可导致弥散性血管内凝血、内皮细胞弥散性损伤，主要用于血管性疾病的治疗。另外对于毛细血管扩张、静脉湖、蜘蛛痣、化脓性肉芽肿、扁平疣、跖疣和肥厚性瘢痕也有较好疗效。

四、Q 开关红宝石激光

输出波长为 694nm 的红光，这种激光只能被黑素吸收，是目前治疗泛发型良性和真皮色素性皮损较为理想的一种激光，如黑色素疾病及文身等。

五、Q 开关翠绿宝石激光

输出波长为 755nm 的红光，主要治疗文身，但对太田痣也有较好疗效，也适用于蓝痣、伊藤痣、异物色素沉着等。

六、铒激光

波长为 2 940nm 的红外线，穿透能力较二氧化碳激光更为表浅，对邻近组织的损伤更小。临床主要用于治疗汗管瘤、毛发上皮瘤、脂溢性角化、皮肤磨削除皱、表浅瘢痕及增生物等。

七、强脉冲光

强脉冲光属于非相干光而不是激光，但它与激光类似，同样可以达到选择性光热分离作用，而对组织有选择性治疗作用。临床主要应用于治疗色素性皮肤病、血管性皮肤病、光子嫩肤技术及脱毛、痤疮等。

第四节　皮肤外科治疗

皮肤外科治疗适用于皮肤肿瘤切除、皮肤创伤清理、活体组织取材、改善或恢复皮肤异常功能及美容整形、拔甲等。常见的皮肤外科手术如下：

（一）皮肤移植术

包括游离皮片移植术、皮瓣移植术和表皮移植。

1. 皮肤的游离移植　即通常所说的"植皮"，是皮肤外科的一种主要治疗手段，通常分为：

（1）刃厚皮片（厚度在 0.20~0.25mm）用于肉芽创面、非功能及面部的大面积皮损缺失以及作为黏膜的替代物。

（2）中厚皮片（厚度在 0.3~0.6mm）用于面、颈、手、足、关节部位瘢痕挛缩的畸形修复，头部大面积撕脱伤，体表巨大肿瘤切除软组织的修复，新鲜肉芽创面的覆盖，Ⅲ度烧伤后早期的切痂植皮术。

（3）全厚皮片（厚度为 1.0mm，含真皮下血管网）用于足底、面部、手掌、颈部皮肤损伤的修复，关节功能部位挛缩瘢痕松解后创面修复，阴道再造，利用带毛囊的全厚头皮修复眉缺损。

2. 皮瓣移植　是将具有血液供应的皮肤及其附着的皮下组织一同移植，易成活，适用于创伤修复、关节挛缩畸形与局部组织异位或错乱、较大的皮肤肿瘤切除后修复等。可以分为随意型皮瓣和轴型皮瓣。

3. 自体表皮移植　是使用负压吸引法在供皮区和受皮区吸引形成表皮下水疱，再将供皮区疱壁移至受皮区并加压包扎，适用于白癜风、无色素痣的治疗。

（二）毛发移植术

毛发移植分为自体毛发移植和人造纤维毛发移植两大类。前者是将先天性对雄激素不敏感的枕部毛囊分离出来，然后移植到秃发的部位，后者是将人造的纤维植入患者秃发部位，从而达到医学美容的目的，植入头皮的人造纤维无生长活性。方法包括钻孔法、头皮缩减术等；适用于多种原因引起的脱发，禁忌证包括存在潜在脱发病因、存在严重心肝肾疾病、供区毛发质量太差、患者对恢复期望不切实际等。

（三）腋臭手术疗法

1. 手术一般在局麻状态下进行，通常采用含肾上腺素 1∶20 万的 0.5%～1% 利多卡因溶液，其总量不能超过规定剂量。手术分为传统的腋臭手术和微创腋臭手术，前者主要通过"Z"形或"S"形切口进行汗腺的清除，而后者手术切口要远远小于传统手术（一般为 3～5mm）。

（1）腋部皮肤切除：去除顶泌汗腺：沿着腋毛生长区作梭形切口，切口要深达真皮并用刀分离皮肤，以达到腋毛边缘为止，将长有腋毛的皮肤全部切除，最后缝合切口。

（2）物理治疗：适合中度患者、未成年患者或做过除腋臭手术但不彻底仍有部分气味的患者。主要使用二氧化碳激光器及电离子治疗仪。在常规消毒局部麻醉下，对准腋窝部的毛孔逐一破坏，顶泌汗腺导管开口阻塞，同时得到永久脱毛。本方法手术痛苦小，操作简单，患者易于接受。

（3）腋臭剥离术：使真皮与皮下脂肪广泛分离，使汗腺导管变短或破坏部分腺体以阻碍汗液排出。

（4）内镜下微创无痛顶泌汗腺清除：在内镜下操作，手术视野放大 500 倍，无残漏地清除所有臭汗腺，基本上无明显瘢痕及牵拉感，通过腋下小切口将汗腺根部破坏，使其丧失分泌功能。

2. 注意事项

（1）手术必须在严格消毒无菌条件下进行。

（2）局麻中加适量肾上腺素，可减少出血，杜绝术后血肿形成。

（3）手术切口忌太深，以真皮层以下为宜。

（4）缝合切口中间段时可做"Z"改形缝合，以防切口呈直线发生瘢痕挛缩。

（四）Mohs 外科切除术

指将切除组织立即冰冻切片进行病理检查,以决定进一步切除的范围。目的是去除所有的肿瘤,同时尽可能保留正常的组织,要求实施者不仅具备皮肤科学,尤其是组织病理学的扎实基础,而且要熟练掌握整形美容等多领域的技术。适用于体表恶性肿瘤如基底细胞上皮瘤、鳞状细胞癌的切除。

（白彦萍）

各　论

PPT 课件

07 节PPT

第七章

感染性皮肤病

第一节　带　状　疱　疹

 培训目标

1. 掌握带状疱疹的定义、临床表现、诊断要点及辨证论治、中医治疗。
2. 熟悉带状疱疹的鉴别诊断和西医诊治要点。
3. 了解带状疱疹的中医病名、病因病机及西医发病机制。
4. 了解中西医结合思路、预防与调理、预后与转归。

带状疱疹(herpes zoster)是一种皮肤上出现成簇水疱,多呈带状分布,痛如火燎的急性疱疹性皮肤病。其临床特点是:皮肤上出现红斑、水疱或丘疱疹,累累如串珠,排列成带状,沿一侧周围神经分布区出现,局部刺痛或伴淋巴结肿大。多数患者愈后很少复发,极少数患者可多次发病。本病好发于成年人,老年人患病病情尤重。本病相

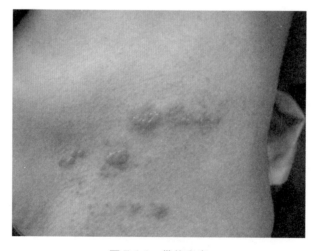

图 7-1-1　带状疱疹

当于中医的"蛇串疮"范畴,由于本病多发于腰部、胸胁部,故中医又名缠腰火丹,亦称为火带疮、蛇丹、蜘蛛疮等(图 7-1-1)。

【典型病例】

何某,女,75 岁,2018 年 3 月 25 日就诊。主诉:右侧胸胁皮肤起疹疼痛 5 天。

患者 1 周前感觉右侧胸胁疼痛不适,5 天前右侧胸胁部出现红色小水疱,疼痛明显,夜寐不安,近来食欲差。患者近期因劳累加之睡眠欠佳,1 周前自觉疲劳,周身不适,伴有右侧胸胁隐痛不适,逐渐加重。专科检查:右侧胸胁部可见绿豆大小簇集成群的水疱,周围皮肤色红,皮疹呈带状分布,疱液黄,个别水疱破溃,渗出黄色液体。舌质红,苔薄黄,脉弦细。辅助检查:血常规检查:白细胞计数 $3.92×10^9$/L,中性粒细胞百分比 41.2%,淋巴细胞百分比 49.3%,单核细胞百分比 9.2%,红细胞计数 $2.96×10^{12}$/L,血红蛋白 117g/L,尿常规检查(-)。

问题一:根据上述描述,还需要了解哪些相关病史资料? 进行哪些体检? 需做哪些辅助检查?

思路:老年人,有劳累病史,一侧出现疼痛,伴有水疱,首先考虑带状疱疹。

为了进一步诊疗,需要提供以下资料:

1. 询问既往史。

2. 进行详细体格检查和皮肤专科检查。

3. 完善如胸片、心电图、皮损破溃或黄色水疱的分泌物培养排除感染,取疱底物进行涂片或分离。

完善资料如下:

既往史:既往有高血压、糖尿病、心脏病病史,无类似病史出现。

体格检查:体温 37.8℃,呼吸 20 次/min,脉搏 100 次/min,血压 130/80mmHg。右侧腋下淋巴结增大,如蚕豆大小,有压痛,活动度可,心肺腹部检查无特殊。

皮肤科检查:右侧胸胁部绿豆大小簇集成群的水疱,周围皮肤色红,皮疹呈带状分布,皮损不超过前后正中线,疱液黄,个别水疱破溃,渗出黄色液体。舌质红,苔薄黄,脉细弦。

辅助检查:胸片、心电图未见异常;皮损处分泌物培养提示金黄色葡萄球菌感染;疱底物涂片可见多核巨细胞和核内包涵体。

问题二:该患者的诊断是什么? 如何进行鉴别诊断?

思路:根据簇集性水疱,带状排列、单侧分布,伴有明显的神经痛等特点不难诊断。由于本病的前驱期无明显皮损或顿挫型应与肋间神经痛、胸膜炎、阑尾炎、坐骨神经痛、尿路结石、胆囊炎等鉴别;发疹后应与单纯疱疹、接触性皮炎相鉴别。

知识点 1

带状疱疹诊断要点

【诊断要点】

1. 好发于春秋季节,以成年患者居多。

2. 发病初期,其皮损为带状的红色斑丘疹,继而出现粟米至黄豆大小簇集成群的水疱,累累如串珠,聚集一处或数处,排列成带状,疱群之间间隔正常皮肤,疱液初澄明,数日后疱液混浊化脓,或部分破裂,重者有出血点、血疱或坏死。轻者无皮损,仅有刺痛感,或稍潮红,无典型的水疱。皮损好发于腰胁部、胸部或头面部,多发于身体一侧,常单侧性沿皮神经分布,一般不超过正中线。发于头面部者,尤以发于眼部和耳部者病情较重,疼痛剧烈,伴有附近淋巴结肿痛,甚至影响视力和听觉。

3. 发病前患部皮肤常有感觉过敏,皮肤灼热刺痛,伴全身不适、疲乏无力、轻度发热等前驱症状,疼痛有的伴随皮疹同时出现,有的疼痛发生 1~3 天后或更长时间才出现皮疹。皮肤刺痛轻重不等,儿童疼痛轻微,年老体弱者疼痛剧烈,常扩大到皮损范围之外,部分中、老年患者皮损消退后可遗留顽固性神经痛,常持续数月,甚至更长时间。

4. 病程 2 周左右,老年人 3~4 周。

知识点 2

带状疱疹鉴别诊断

【鉴别诊断】

本病应当与热疮、接触性皮炎等疾病相鉴别。鉴别要点可见表 7-1-1。

表 7-1-1 带状疱疹的鉴别诊断

	带状疱疹	单纯疱疹	接触性皮炎
好发部位	胸背部、头部、腰部	皮肤与黏膜交界部位	与接触物接触部位
年龄	成人居多	任何年龄	任何年龄
皮损特点	成簇状水疱,呈带状单侧分布	成簇状水疱	界限清楚的多形皮损
自我感觉	疼痛	痒痛	瘙痒
预后	痊愈后一般不复发	复发	不再接触,一般不会复发

问题三:本例中医病机是什么? 如何辨证论治? 怎么选用外治法? 预后情况怎么样?

中医四诊:右侧胸胁部可见绿豆大小簇集成群的水疱,周围皮肤色红,皮疹呈带状分布,疱液黄,也有个别水疱破溃,渗出黄色液体。伴有纳差、夜寐不安、舌质红,苔薄黄,脉细弦。

中医病机和辨证分析:老年患者,因劳累损伤脾胃,脾胃运化失常,湿热内生,致经络郁阻,外攻皮肤所致。

中医辨证:带状疱疹(脾虚湿郁化热)

中医辨证治疗:以清热利湿佐以健脾为法,方选茵陈蒿汤加减治疗,药用:茵陈、山栀子、木通、黄芩、柴胡、泽泻、生地、白术、茯苓、陈皮、厚朴、滑石、甘草。

 知识点 3

带状疱疹的中医病机

中医认为本病由于情志内伤,肝气郁结,郁久化火,外溢肌肤而发;或饮食劳倦,脾失健运,湿邪内生,复感毒邪,致湿热火毒蕴积肌肤而成;年老体弱者,常因气血不足,复因湿热火毒所伤,致气血凝滞,经络瘀阻不通以致疼痛剧烈,病程迁延。

 知识点 4

带状疱疹的中医辨证分型治疗

带状疱疹以湿热瘀阻为主要病机,治疗以清热利湿、行气止痛为主要治法。初期以清热利湿为主;后期以活血通络止痛为主;体虚者,以扶正祛邪与通络止痛并用,同时配合适宜的外用药。

(1) 肝经郁热证

[证候] 皮损鲜红,灼热刺痛,疱壁紧张;口苦咽干,心烦易怒,大便干燥或小便黄;舌质红,苔薄黄或黄厚,脉弦滑数。

[治法] 清泄肝火,解毒止痛。

[方药] 龙胆泻肝汤加减(清《医方集解》)。

发于头面者,加牛蒡子、板蓝根、野菊花;有血疱者,加水牛角粉、紫草、牡丹皮;疼痛明显者,加延胡索、制乳香、制没药等。

(2) 脾虚湿蕴证

[证候] 皮损色淡,疼痛不显,疱壁松弛;口不渴,食少腹胀,大便时溏;舌淡或正常,苔白或白腻,脉沉缓或滑。

[治法] 健脾利湿,解毒止痛。

[方药] 除湿胃苓汤加减(明《外科正宗》)。

发于下肢者,加牛膝、黄柏;水疱大而多者,加土茯苓、萆薢、车前草等。

(3) 气滞血瘀证

[证候] 皮疹减轻或消退后局部疼痛不止,放射到附近部位,痛不可忍,坐卧不安,重者可持续数月或更长时间;舌黯,苔白,脉弦细。

[治法] 理气活血,通络止痛。

[方药] 柴胡疏肝散(明《医学统旨》)合桃红四物汤(清《医宗金鉴》)。

心烦眠差者,加珍珠母、牡蛎、山栀子、酸枣仁;疼痛剧烈者,加延胡索、制乳香、制没药、蜈蚣等。

问题四:本病例如何外治?

本病例的中医外治法中未破损的水疱处可选用三黄洗剂外用,破溃处外用氧化锌油。

知识点 5

带状疱疹的中医外治法

1. 初起用二味拔毒散调浓茶水外涂;或外敷玉露膏;或外搽双柏散、三黄洗剂、清凉乳剂(麻油加饱和石灰水上清液充分搅拌成乳状),每天 3 次;或鲜马齿苋、野菊花叶、玉簪花叶捣烂外敷。

2. 水疱破后,用黄连膏、四黄膏或青黛膏外涂;有坏死者,用九一丹或海浮散换药。

3. 水疱不破或水疱较大者,可用三棱针或消毒空针刺破,吸尽疱液或使疱液流出,以减轻胀痛不适感。

4. 针刺　针刺取穴内关、阳陵泉、足三里。局部周围卧针平刺,留针30min,每天 1 次。疼痛日久者加支沟,或加耳针刺肝区,埋针 3 天,或阿是穴强刺激。

问题五:该患者的西医治疗和中西医结合治疗的思路。

该患者为老年女性,年龄越大,后遗神经痛的发生率越高,为减少后遗神经痛的发生,早期采用中西医结合治疗,采用口服抗病毒治疗,疼痛甚者给予止痛剂。

知识点 6

带状疱疹的西医治疗

系统治疗:应早期、足量抗病毒治疗,如阿昔洛韦、伐昔洛韦、泛昔洛韦等;疼痛甚给予止痛药物,如急性疼痛选用三环类抗抑郁药物如阿米替林;亚急性或慢性疼痛选用普瑞巴林、加巴喷丁;同时给予神经营养剂如维生素 B_1、维生素 B_{12} 等;必要时可以早期短疗程应用小剂量糖皮质激素以减轻症状,主要用于病程 7 天内,无禁忌证的老年患者。

局部治疗主要是抗病毒外用药膏如阿昔洛韦软膏。

问题六:带状疱疹如何调护?

1. 发病期间应保持心情舒畅,以免肝郁气滞化火加重病情。

2. 生病期间忌食肥甘厚味和鱼腥海味之物,饮食宜清淡,多吃蔬菜、水果。

3. 忌用热水烫洗患处,内衣宜柔软宽松,以减少摩擦。

4. 皮损局部保持干燥、清洁,忌用刺激性强的软膏涂敷,以防皮损范围扩大或加重病情。

【临证备要】

1. 对于疼痛性皮疹,要考虑带状疱疹的可能,注意皮损的分布特点。

2. 带状疱疹中医治疗以清热利湿、行气活血止痛为原则;西医治疗以抗病毒、消炎、止痛为治疗原则。重症患者初、中期在应用中药、针灸治疗的同时,在排除禁忌证情况下配合应用糖皮质激素、抗病毒、止痛药物。后期以扶助正气为主。带状疱疹后遗神经痛可予以中医中药配合针灸治疗;对于顽固性疼痛可配合虫类药物加强活血通络作用。

诊疗流程图

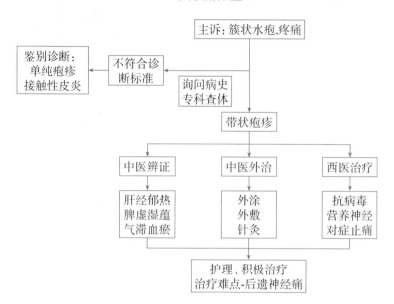

第二节　单纯疱疹

 培训目标

1. 掌握单纯疱疹的定义、诊断、鉴别诊断和中医治疗。
2. 熟悉单纯疱疹的辅助检查和西医治疗。
3. 了解单纯疱疹的中西医临床诊疗思路。
4. 了解单纯疱疹的预防调护。

单纯疱疹(herpes simplex),系由人类单纯疱疹病毒感染引起的皮肤黏膜交界处发生的疱疹病毒性皮肤病。其临床特点是:皮损为成群的水疱,有的互相融合,多在 1 周后痊愈,易于反复发作。本病好发于口角、唇缘、鼻孔周围、外阴等皮肤黏膜交界处。相当于中医的"热疮"或"热气疮"(图 7-2-1)。

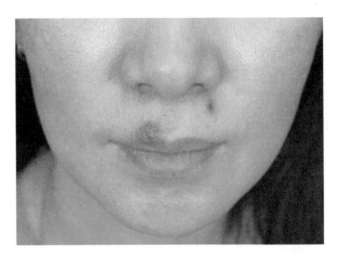

图 7-2-1 单纯疱疹

【典型病例】

赵某,女,18 岁。主诉:"右侧口唇上方起皮疹伴痒痛 3 天"。

患者 5 天前受凉后感冒,伴发热,体温最高达 38.5℃,服用退热药物后体温正常。3 天前右侧口唇上方起水疱,伴轻微痒痛及灼热感,遂来医院就诊。半年前患者感冒后在相同部位也起过相似的皮疹。患者自发病以来,口干口苦,心烦易怒,纳可,睡眠正常,大便偏干,小便黄。

既往史:体健。无心脑血管及肝炎结核病史,无手术及外伤史。

过敏史:否认药物及食物过敏史。

家族史:否认家族遗传病史。

体格检查:体温 36.6℃,呼吸 20 次/min,脉搏 86 次/min,血压 110/70mmHg。神清,精神可。全身浅表淋巴结未触及明显肿大。余心肺腹查体未见异常。

皮肤科检查:右侧口唇上方针头至粟粒大小簇集成群的水疱,疱壁薄,部分疱液浑浊,干涸后结痂,周围皮肤色红。左鼻孔下方绿豆大小红斑,中央结痂。

实验室检查:白细胞 $3.66×10^9$/L↓,中性粒细胞 37.9%↓,淋巴细胞 47.9%↑,单核细胞 8.6%↑。

四诊情况:皮疹基底色红,伴轻微痒痛及灼热感,自觉口干口苦,心烦易怒,纳可,睡眠正常,大便偏干,小便黄。舌质红,苔黄,脉弦数。

问题一:请归纳病史采集获得的临床信息。

思路:患者为青年女性,发病前有发热病史,症状好转后在黏膜交界处出现皮疹,伴有轻微痒痛及灼热感,首先需要考虑单纯疱疹。

问题二:根据患者的临床特点初步考虑什么诊断? 其诊断依据是什么? 应该与哪些疾病进行鉴别?

1. 根据本病例以下临床特点:患者青年女性,有感冒病史;右侧口唇上方见针头至粟粒大小簇集成群的水疱,周围皮肤色红,患处痒痛及灼热感;既往有相似病史;实验室检查:白细胞 $3.66×10^9/L$,中性粒细胞 37.9%,淋巴细胞 47.9%,单核细胞 8.6%。可诊断为单纯疱疹。

诊断参照《中国临床皮肤病学》诊断标准,标准均符合:①簇集成群的水疱,好侵犯皮肤与黏膜交界处;②多发于发热及消化障碍的疾病中;③自觉有灼热及痒感,可诊断。

2. **本病例的鉴别诊断**　从患者的疾病特点考虑单纯疱疹,需要与带状疱疹、脓疱疮等相鉴别。该患者发病前有感冒病史,结合特征性皮疹及分布部位等特点,并且既往有相似病史,是主要的鉴别要点。

 知识点 1

单纯疱疹的临床表现

【临床表现】

1. 单纯疱疹初发性感染好发于 1~5 岁的幼儿,也可见于青少年。复发性单纯疱疹临床多见,患者多为成人。

2. 本病临床的主要症状是簇集性水疱和瘙痒、灼热感。皮疹好发于口周、唇缘、鼻孔等皮肤黏膜交界处,亦可见于眼部及外阴。簇集性水疱是本病的一个典型特征,开始局部有灼热及瘙痒感,随即出现簇集性丘疱疹或小水疱,疱壁薄,疱液清,基底微红。水疱破裂后可见潮红的糜烂面,数日可干涸结痂。

3. 本病病程有自限性,1~2 周可消退。愈后局部遗留暂时性色素沉着斑。通常无全身症状,部分可合并局部淋巴结肿痛。如累及眼,可引起树枝状角膜炎、角膜溃疡等。

 知识点 2

单纯疱疹的诊断标准

【诊断要点】

单纯疱疹的诊断主要根据病史及临床表现。必要时可作疱液涂片检查(可见气球样变性细胞)。

常见的单纯疱疹多为复发型,根据其病史及临床特点,如发病前病史情况,簇集性水疱,好发于皮肤黏膜交界处,自觉灼热及瘙痒感等,即可诊断。

 知识点 3

单纯疱疹的鉴别诊断

【鉴别诊断】

本病常与带状疱疹、脓疱疮等疾病相鉴别。鉴别要点可见表7-2-1。

表 7-2-1 单纯疱疹的鉴别诊断

	带状疱疹	脓疱疮
好发部位	肋间神经区、颈神经区、三叉神经区、腰骶部神经区	面部、颈项和四肢等暴露部位
年龄	成人多见	2~7 岁儿童
皮疹特点	成簇水疱,沿神经分布,排列成带状,单侧性及有明显的神经痛	初起为红斑及水疱,迅速发展为脓疱,粟粒至黄豆大小,疱壁薄而易破,破后露出潮红糜烂面,干燥后形成蜜黄色痂
瘙痒	初期以疼痛为主,恢复期部分患者可有瘙痒感	自觉瘙痒
个人或家族遗传病史	无	无
预后	青壮年预后较好,年老体弱者或发病初期未及时有效治疗者,在皮损完全消退后仍遗留有神经痛,可持续数月或更长时间	预后良好,一般 1 周左右结痂而愈;新生儿抵抗力差者可导致危证

知识点 4

单纯疱疹的辅助检查

【辅助检查】

1. 疱液涂片检查　取单纯疱疹患者水疱疱底的疱液作涂片,用 Giemsa 染色,一般可见棘刺松解、一个或数个核的气球样细胞及嗜伊红性核内包涵体。

2. 疱液病毒培养与接种　单纯疱疹患者的疱液接种于家兔的角膜,可引起树枝状角膜炎。

3. 免疫荧光检查　本法敏感性较高且迅速,但只适用于早期损害。

4. 血清抗体检测　对初发性单纯疱疹患者,测定其血清中中和抗体的效价,对诊断有帮助。在血清中发现 IgM 型抗体更有诊断价值。

问题三:本例中医病机和辨证思路如何? 如何辨证治疗?

中医四诊情况:皮疹基底色红,伴轻微痒痛及灼热感,自觉口干口苦,心烦易怒,纳可,睡眠正常,大便偏干,小便黄。舌质红,苔黄,脉弦数。

中医病机和辨证分析:患者发病有感冒史,为外感风温热毒,阻于肺胃而生,故见右侧口角针头至粟粒大小簇集性水疱,基底色红;蕴蒸皮肤,致皮肤灼热及痒痛;热伤津液,津不上承则口干;肠道失濡则便干;热扰心神则心烦易怒。结合舌脉,证属肺胃热盛证。

中医辨病辨证:热疮(肺胃热盛)。

中医辨证治疗:以疏风清热,利湿解毒为法,方选辛夷清肺饮加减,药用辛夷、黄芩、山栀、石膏、知母、甘草、枇杷叶、板蓝根等。

知识点 5

单纯疱疹的中医病机

中医认为,单纯疱疹多为内有蕴热,复感风热毒邪,郁于肺胃,上蒸头面或下注二阴而发病。反复发作者多为热邪伤津,虚热内扰。

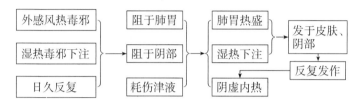

知识点 6

单纯疱疹的中医辨证分型治疗

单纯疱疹因风热或湿热毒邪蕴于肌肤所致,治以疏风、清热、利湿、解毒之法,在初期以清利为主,反复发作者宜兼顾气阴。若涉及他脏腑,则兼而治之。

（1）肺胃热盛证

［证候］密集成群的水疱,伴灼热、瘙痒感;轻度周身不适,心烦易怒,大便干,小便黄。舌质红,舌苔黄,脉弦数。

［治法］疏风清热解毒。

［方药］辛夷清肺饮加减(明《外科正宗》)。

水疱密集,继发感染者酌加金银花、连翘、蒲公英;大便干结酌加熟军、莱菔子。

（2）湿热下注证

［证候］疱疹发于外阴,灼热痛痒,水疱易破糜烂;可伴有发热,尿赤、尿频、尿痛;舌质红,舌苔黄,脉弦数。

［治法］清热利湿解毒。

［方药］龙胆泻肝汤加减(清《医方集解》)。

灼热明显伴疼痛者,酌加板蓝根、元胡、黄柏;大便干结酌加熟军、莱菔子。

（3）阴虚内热证

［证候］间歇发作,反复不愈;口干唇燥,午后微热;舌质红,舌苔薄黄,脉细数。

［治法］养阴清热解毒。

［方药］增液汤加减(清《温病条辨》)。

热盛者酌加板蓝根、马齿苋、石斛、生薏米。

问题四:本病例的中医外治法如何?

该病例的中医外治法可选用中药外用、三棱针点刺。

中药外用:以清热解毒、燥湿收敛为主。可选用如意金黄散蜂蜜调敷,或祛湿散、甘草油调敷(首都医科大学附属北京中医医院院内制剂),每天2~3次。

三棱针点刺:初起者,局部酒精消毒,用三棱针点刺放出疱液。

> **知识点 7**
>
> ### 单纯疱疹的中医外治法
>
> 1. 中药外用
> (1) 水疱未破,可用三黄洗剂外搽,每日2~3次。
> (2) 以糜烂、渗出为主者,以马齿苋煎水后外洗或湿敷,每次10~15min,每日2~3次。
> (3) 皮损干涸结痂者,以复方黄连膏、紫草膏外搽,每日2次。
> 2. 针刺　用三棱针点刺水疱处,放出疱液,可促进皮损干涸。

问题五:该患者的西医治疗和中西医结合治疗的思路。

该患者属于复发性单纯疱疹,治疗以抗病毒、缩短疗程、防止继发感染、减少复发为原则。根据全身情况选用抗病毒药物,继发感染时酌情使用抗生素治疗。局部治疗以抗病毒药物为主,继发感染时可用抗生素药膏外涂。

类似该病例的初期患者,早期可采用中西医结合治疗,给予清热解毒的中药,病情好转后以中药进行调理以巩固疗效。中医治疗在疾病的初期和缓解期均有一定的优势,通过中医辨证论治,可增强患者体质,减少复发。

> **知识点 8**
>
> ### 单纯疱疹的西医治疗
>
> 单纯疱疹的西医治疗原则以抗病毒、缩短病程、防止继发感染、减少复发为原则。
> 1. 全身治疗　根据全身情况选用抗病毒药物和免疫调节药物。有继发细菌感染时可酌情使用抗生素治疗。
> 2. 局部治疗　未溃破者可用抗病毒药物外涂患处。有糜烂渗液或有继发感染者,可用抗生素软膏。

问题六:单纯疱疹应如何预防与调护?

单纯疱疹患者的饮食宜清淡,忌辛辣炙煿、肥甘厚味之品。宜多饮水,多吃蔬菜、水果,保持大便通畅。保持局部清洁,促使干燥结痂,防止继发感染。对反复发作者,应避免诱发因素。每在月经前后发作的患者宜在月经前提早用中医或中西医结合的方法进行预防性治疗。

【临证备要】

1. 对于发于皮肤黏膜交界处的簇集性皮疹,以水疱为主者,要考虑单纯疱疹的可能。注意发病情况及皮疹分布特点,特征性皮肤表现,必要时完善疱液涂片等检查,需与带状疱疹、脓疱疮等疾病相鉴别。

2. 单纯疱疹以风热或湿热毒邪蕴于肌肤所致,治以疏风、清热、利湿、解毒之法,在初期以清利为主,反复发作者宜兼顾气阴。若涉及他脏腑,则兼而治之。外治法可选用中药外用、三棱针点刺等。

3. 该病的西医治疗以抗病毒、缩短疗程、防止继发感染、减少复发为原则。根据全身情况选用抗病毒药物和免疫调节药物,继发感染时酌情使用抗生素治疗。局部治疗以抗病毒药物为主,继发感染时可用抗生素药膏外涂。

4. 本病早期可采用中西医结合治疗,给予清热解毒的中药,病情好转后以中药进行调理以巩固疗效。中医治疗在疾病的初期和缓解期均有一定的优势,通过中医辨证论治,可增强患者体质,减少复发。

诊疗流程图

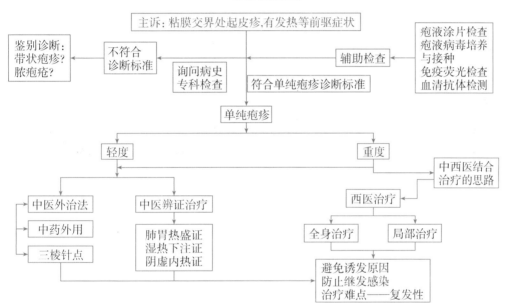

第三节　水　　痘

培训目标

1. 掌握水痘的定义、诊断、鉴别诊断和中医治疗。
2. 熟悉水痘的辅助检查和西医治疗。
3. 了解水痘的中西医临床诊疗思路。
4. 了解水痘的预防调护。

水痘(varicella),是由水痘带状疱疹病毒(VZV)引起的病毒感染性皮肤病。本病的病毒通过患者的鼻咽部分泌物飞沫传染,传染性强。其临床特点是:起病较急,可有前驱症状,在前驱症状后 1~2 天出现皮疹。皮损为针尖大的红色斑疹,迅速变成丘疹,水疱,中央有脐凹,周围绕以红晕。水疱干涸结痂后脱痂而愈。在发病的 2~4 天内,皮疹陆续分批发生,常在同一部位丘疹、水疱、结痂并见而具有特征性。本病好发于躯干,逐渐延及头面和四肢,呈向心性分布。本病中医亦名"水痘",《小儿卫生总微论方·疮疹论》中提出"其疮皮薄,如水泡,破即易干者,谓之水痘"(图7-3-1)。

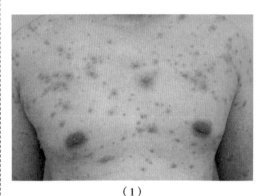

（1）

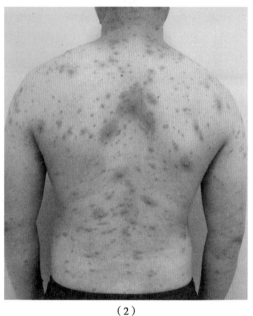

（2）

图7-3-1　水痘

【典型病例】

孙某,女,10岁。主诉:发热3天,周身起疹2天。

患者3天前无明显诱因自觉周身不适,伴头痛,发热,体温最高达38.5℃,服用退热药物后体温略有下降。2天前自躯干起红色丘疹,逐渐蔓延至面部和四肢,伴轻微瘙痒,遂来医院就诊。患者自发病以来,自觉发热,伴头痛咽痛,无咳嗽气短,无恶心呕吐,无腹痛腹泻,纳可,睡眠及二便正常。

既往史:体健。否认心脑血管及肝炎结核病史,否认手术及外伤史。

过敏史:否认药物及食物过敏史。

家族史:否认家族遗传病史。

体格检查:体温38.0℃,呼吸22次/min,脉搏96次/min,血压110/70mmHg。神清,精神一般。双侧扁桃体未见明显肿大。双耳后各触及1个黄豆大小肿大淋巴结,活动可,压痛(+)。余处浅表淋巴结未触及明显肿大。心肺腹查体未见异常。

皮肤科检查:躯干多见针尖至粟粒大红色斑疹、丘疹、绿豆大水疱,疱壁薄,疱液清,周围红晕。部分皮疹破溃后结痂。面部、四肢散在粟粒大红色丘疹,水疱。口腔软腭处见针尖大红色斑疹。

实验室检查:白细胞$3.05×10^9/L$↓,中性粒细胞35.4%↓,淋巴细胞48.6%↑。

四诊情况:皮疹色红,伴轻微瘙痒,自觉发热,头痛咽痛,无咳嗽气短,无恶心呕吐,无腹痛腹泻,纳可,睡眠及二便正常。舌质红,苔薄黄,脉浮数。

问题一:请归纳病史采集获得的临床信息。

思路:患者为儿童,皮疹出现前有周身不适,发热,头痛等症状,随后自躯干出现皮疹,迅速发展至面部及四肢,皮损表现为丘疹、水疱、结痂同时并见,伴有轻微瘙痒,首先需要考虑水痘。

问题二:根据患者的临床特点初步考虑什么诊断? 其诊断依据是什么? 应该与哪些疾病进行鉴别?

根据本病例以下临床特点:患者儿童,出疹前有前驱症状;皮疹自躯干迅速发展至面部、四肢,呈向心性分布;发热 1 日后出疹,皮损表现为丘疹、水疱、结痂同时并见;实验室检查:白细胞 3.05×10⁹/L,中性粒细胞 35.4%,淋巴细胞 48.6%,可诊断为水痘。

诊断参照《中医皮肤性病学》诊断标准,标准中均符合:①冬春季节多发,多见于儿童及青年;②皮损出现前有发热、头痛、咽痛、倦怠不适等前驱症状;③皮损自躯干迅速发展至面部、四肢,呈向心性分布,表现为丘疹、水疱、结痂同时并见;④可伴有耳后、枕后淋巴结肿痛,部分可出现口腔黏膜疹;⑤自觉不痒或微痒,可诊断。

本病例的鉴别诊断:从患者的疾病特点考虑水痘,需要与脓疱疮、丘疹性荨麻疹、天花等相鉴别。该患者出疹前有前驱症状,结合特征性皮疹及分布部位等特点,是主要的鉴别要点。

📋 **知识点 1**

水痘的临床表现

【临床表现】

1. 水痘的潜伏期　9~23 天,一般 14~17 天。起病较急,可有发热、头痛、咽痛、四肢酸痛,或恶心、呕吐、腹痛等前驱症状。发热 1~2 天后出现皮疹。

2. 本病的主要临床症状　皮疹呈向心性分布,首先发生于躯干,逐渐延及头面和四肢。躯干较多,面部和四肢较少,掌跖更少。初起表现为针头大小的斑疹,后迅速变成丘疹,绿豆大小水疱,呈椭圆形,周围绕以红晕,中央可见脐凹。疱液清,疱壁薄而易破。经 2~3 天干燥结痂,痂脱而愈,不留瘢痕。在发病 2~4 天内,皮损陆续分批发生,表现为丘疹、水疱、结痂同时并见。黏膜损害主要见于口腔,尤其是腭部。自觉局部瘙痒。

3. 本病病程　2~3 周,预后较好,终生免疫。少数患者皮疹可为大疱、坏死、出血。部分患者并发肺炎、肝炎、脑炎等。

📋 **知识点 2**

水痘的诊断标准

【诊断要点】

水痘的诊断主要根据病史、发病特点及临床表现,如冬春季节多发,多见于儿童及青年;皮损出现前有发热、头痛、咽痛、倦怠不适等前驱症状;皮损自躯干迅速发展至面部、四肢,呈向心性分布,表现为丘疹、水疱、结痂同时并见;可伴有耳后、枕后淋巴结肿痛,部分可出现口腔黏膜疹;自觉不痒或微痒,可诊断。必要时可作抗体检测,血常规检查。

 知识点3

水痘的鉴别诊断

【鉴别诊断】

本病常与天花、脓疱疮、丘疹性荨麻疹等疾病相鉴别。鉴别要点见表7-3-1。

表7-3-1　水痘鉴别诊断

	天花	脓疱疮	丘疹性荨麻疹
好发部位	离心性分布,多见于头面、四肢	面部、颈项和四肢等暴露部位	躯干、四肢伸侧
年龄	儿童、成人均可发病	2~7岁儿童	儿童、成人均可发病
皮疹特点	发病3~4天出现皮疹,皮疹较密较大,为圆形,中央微凹陷,多为脓疱,同一部位多为同类型皮疹,愈后留有瘢痕	初起为红斑及水疱,迅速发展为脓疱,粟粒至黄豆大小,疱壁薄而易破,破后露出潮红糜烂面,干燥后形成蜜黄色痂	绿豆或花生米大小略带纺锤形红色风团样损害,中心可有丘疱疹或水疱,黏膜不受累,瘙痒剧烈
全身症状	严重	轻或无	无
与患者接触史	有	无	无
预后	全身反应严重,预后不佳	预后良好,一般1周左右结痂而愈。新生儿抵抗力差者可导致危证	预后良好

 知识点4

水痘的辅助检查

【辅助检查】

1. 抗体检测　在水痘发疹后7~10天血清中可发现中和抗体及补体结合抗体,约在14天达高峰,持续数周后下降。

2. VZV抗原检测　刮取疱底组织涂片,免疫荧光染色可确定VZV抗原。

3. PCR检查　本法具有快速、方便的优点,特别适用于VZV性脑膜脑炎的快速诊断。

4. 血常规检查　白细胞总数或中性粒细胞可下降,淋巴细胞可升高。

问题三:本例中医病机和辨证思路如何? 如何辨证治疗?

中医四诊情况:皮疹色红,伴轻微瘙痒,自觉发热,头痛咽痛,无咳嗽气短,无恶心呕吐,无腹痛腹泻,纳可,睡眠及二便正常。舌质红,苔薄黄,脉浮数。

中医病机和辨证分析:患者外感风热时邪,湿毒内蕴,外发肌肤而致病。外感风热时邪,困阻肺卫,则见发热、咽痛、头痛等症状;时邪热毒,郁于肺脾,致湿热毒盛,发为水疱。结合舌脉,证属风热夹湿证。

中医辨病辨证:水痘(风热夹湿)。

中医辨证治疗:以疏风清热,解毒利湿为法,方选银翘散加减,药用金银花、牛蒡子、连翘、生地、竹叶、大青叶、生薏米、生甘草等。

知识点 5

水痘的中医病机

中医认为,水痘多为外感风热时邪,湿毒内蕴,外发肌肤所致。

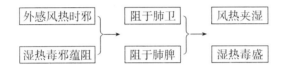

知识点 6

水痘的中医辨证分型治疗

水痘以外感风热时邪,湿毒内蕴,外发肌肤所致,治以疏风、清热、解毒、利湿之法,邪在肺卫宜宣散为主,避免邪气入内。湿毒壅盛则应着重清热解毒。若涉及他脏腑,则兼而治之。

(1) 风热夹湿证

[证候] 发病初期,红色斑疹、丘疹和水疱同见,向心性分布。疱液清,伴有瘙痒、发热、头痛、咽痛等;舌质红,舌苔薄黄,脉浮数。

[治法] 疏风清热,解毒利湿。

[方药] 银翘散加减(清《温病条辨》)。

水疱密集,继发感染者酌加板蓝根、蒲公英;发热咽痛者酌加生石膏、锦灯笼。

(2) 湿热毒盛证

[证候] 水疱多而大,基底潮红,疱液混浊或为脓疱,脓痂,伴发热,面赤,心烦,便干;舌质红,舌苔黄,脉滑数。

[治法] 清热利湿,凉血解毒。

[方药] 清瘟败毒饮加减(清《疫疹一得》)。

发热明显者酌加板蓝根、鱼腥草;大便干结者酌加熟军、莱菔子。

问题四:本病例的中医外治法如何?

该病例的中医外治法可选用中药外用。

中药外用:以清热解毒为主。可选用马齿苋、金银花、野菊花等清热解毒的中药水煎湿敷,随症加减。

知识点 7

水痘的中医外治法

1. 水疱未破　可用三黄洗剂外搽,每日 2~3 次。

2. 水疱已破,以糜烂、渗出为主者,以马齿苋煎水后外洗或湿敷,每次 10~15min,每日 2 次。

3. 继发感染者　以青黛散、甘草油(首都医科大学附属北京中医医院院内制剂)调糊外涂,每日 2 次。

4. 口腔黏膜损害者　用青吹口散外涂,每日 3 次。

问题五:该患者的西医治疗和中西医结合治疗的思路。

该患者诊断为水痘,治疗以抗病毒治疗、对症处理、防止继发感染为原则。根据全身情况选用抗病毒药物,高热时可选用退热药,继发细菌感染时酌情使用抗生素治疗。局部治疗以抗病毒药物为主,继发感染时可用抗生素药膏外涂。

类似该病例的初期患者,早期可采用中西医结合治疗,给予清热解毒的中药,病情好转后以中药进行调理以巩固疗效。中医治疗在疾病的初期和缓解期均有一定的优势,通过中医辨证论治,可增强患者体质。

 知识点 8

水痘的西医治疗

水痘的西医治疗原则以抗病毒治疗、对症处理、防止继发感染为原则。

1. 全身治疗　根据全身情况选用抗病毒药物,重症患者可给予干扰素治疗。有继发细菌感染时可酌情使用抗生素治疗。

2. 局部治疗　未溃破者可用抗病毒药物外涂患处。有糜烂渗液或有继发感染者,可用抗生素药物。

问题六:水痘应如何预防与调护?

冬春季节水痘流行,其传染性强,应少带小儿到公共场所活动。保持室内空气流通。发现水痘患者应立即隔离治疗至脱痂为止。患者的饮食宜清淡,忌辛辣、鱼腥之品。宜多饮水,多吃蔬菜、水果,保持大便通畅。保持局部清洁,避免搔抓,防止继发感染。衣被要注意清洁消毒。

【临证备要】

1. 水痘是一种急性、具有高度传染性的病毒性发疹性疾病。对于出疹前有发热等前驱症状,皮疹以躯干为主,呈向心性分布,同一部位丘疹、水疱、结痂同见者,要考虑水痘的可能。注意发病情况及皮疹分布特点,特征性皮肤表现,必要时完善抗体检测、血常规等检查,需与天花、脓疱疮、丘疹性荨麻疹等疾病相鉴别。水痘虽有自限性,但一般来说发病年龄愈大其症状愈重,应及时、合理治疗和护理,可明显减轻症状,减少并发症。

2. 水痘由外感风热时邪,湿毒内蕴,外发肌肤所致,治以疏风、清热、解毒、利湿之法。邪在肺卫,宜宣散为主,避免邪气入内;湿毒壅盛则应着重清热解毒。若涉及他脏腑,则兼而治之。外治法可选用中药外用。

3. 水痘的治疗以抗病毒治疗、对症处理、防止继发感染为原则。根据全身情况选用抗病毒药物,重症患者可给予干扰素治疗。有继发细菌感染时可酌情使用抗生素治疗。局部治疗以抗病毒药物为主,继发感染时可用抗生素药膏外涂。本病早期可采用中西医结合治疗,给予清热解毒的中药,病情好转后以中药进行调理以巩固疗效。中医治疗在疾病的初期和缓解期均有一定的优势,通过中医辨证论治,可增强患者体质。

诊疗流程图

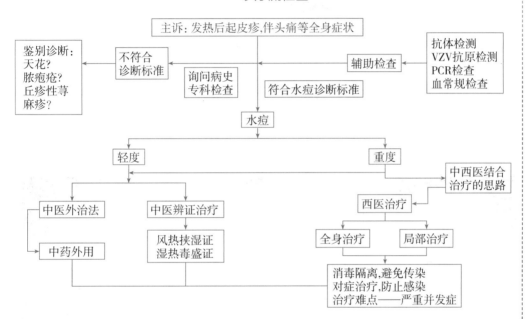

第四节　疣

培训目标

1. 掌握疣的定义、分类、诊断、鉴别诊断。
2. 熟悉疣的西医外治法。
3. 了解疣的预防调护。

疣(verruca)是发生于皮肤浅表的良性赘生物,是一种常见的病毒性皮肤病,主要包括寻常疣、掌跖疣、扁平疣、传染性软疣。其中寻常疣、掌跖疣、扁平疣,由人类乳头瘤病毒(human papilloma virus,HPV)感染皮肤黏膜所引起;传染性软疣由传染性软疣病毒引起。本病传染源为患者和健康携带病毒者,主要经直接或间接接触传播,人群普遍易感,免疫功能低下及外伤者更加易患。中医因其发病部位和皮损形态不同而命名各异,如发于手背、手指、头皮等处,形态如菜花状者,称千日疮、疣目或瘊子,发于颈周围及眼睑部,呈丝状突起者,称丝状疣或线瘊,以上两种疣相当于西医的寻常疣(图7-4-1);发于手掌或足跖部,形态为角化性丘疹者,称跖疣,相当于西医的掌跖疣(图7-4-2);发于颜面、手背、前臂等处,形态扁平者,称扁瘊,相当于西医的扁平疣(图7-4-3);发于躯干部,也可见于颜面、四肢,有脐窝的赘疣,称鼠乳,相当于西医的传染性软疣(图7-4-4)。

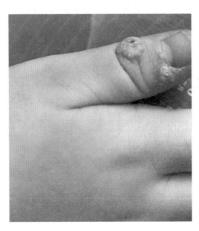
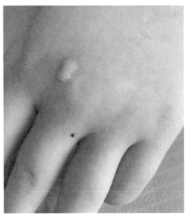

图7-4-1 寻常疣

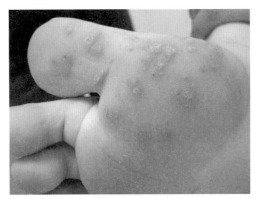
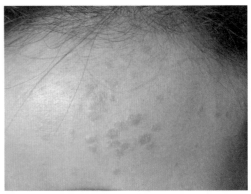

图7-4-2 掌跖疣　　　　　　　　　　　图7-4-3 扁平疣

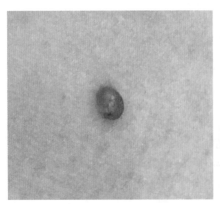
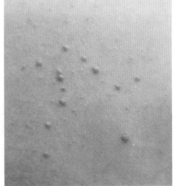

图7-4-4 传染性软疣

【典型病例】

病例一：患者周某，男，16岁。主诉："左手拇指及右手背丘疹2年余"。

患者2年前于左手拇指指节侧缘处发现一皮色小丘疹，表面粗糙，突出于皮肤，皮损逐渐增大，并于左手拇指指甲旁、右手手背处出现相似皮损。现患者皮损为灰褐色、黄豆大小丘疹，表面粗糙，呈花蕊状，质地坚硬，时有压痛，周围无红肿，刮破可见出血，无糜烂无渗出。饮食正常，睡眠尚可，二便正常，舌红，苔薄，脉弦数。

病例二：患者，孙某，男，48岁。主诉："右足跖角化性丘疹，有压痛，半年余"。

患者半年前发现右足跖部长出5~6个麦粒大、略高起皮肤、稍有发亮的淡黄色丘疹，不疼不痒，未予重视，因患处常受摩擦、挤压等刺激，1个月后发现皮损明显增大，数目增多。现患者右足跖部出现数个黄豆大小的圆形角化性丘疹，表面粗糙不平，部分皮损可见散在的黑色出血点，有压痛。患者饮食正常，睡眠正常，二便正常。

病例三：患者，赵某，女，22岁。主诉："左侧额头黯褐色大小不一扁平丘疹1年余"。

患者1年前于左侧额头处发现两个黯褐色扁平丘疹，表面光滑，微痒，患者时常搔抓患处，半年后发现皮疹数目逐渐增多，且形状、大小不等。现患者左侧额头数个黯褐色扁平丘疹，米粒大小，簇集成群。患者饮食正常，睡眠正常，二便正常，舌黯红，苔薄白，脉沉弦。

病例四：患者，李某，男，12岁，学生。主诉："背部多个半球形丘疹3个月"。

患者3个月前于后背部出现一小丘疹，表面有光泽，经常自行触碰、搔抓，随后陆续增多，患处周围逐渐出现相似皮损。现患者背部散在半球形丘疹，皮损蜡样光泽，部分中心凹陷如脐窝，无明显痒痛感。患者饮食正常，睡眠尚可，二便正常。

问题一：以上四个病例，根据患者的临床特点初步考虑什么诊断？其诊断依据是什么？是否需要辅助检查？

病例一：患者手指部皮损为灰褐色如黄豆大小的丘疹，表面粗糙呈花蕊或刺状，质地较硬，伴有压痛，刮破出血，周围无炎症，无糜烂，无渗出。可诊断为寻常疣。

病例二：患者足底前部出现数个麦粒大小的圆形角化性丘疹，随后患处皮损因摩擦、挤压，逐渐增多、增大，且表面粗糙不平，里面可见散在的黑色出血点，有压痛。可诊断为掌跖疣。

病例三：患者额头数个黯褐色扁平丘疹，数量逐渐增多，大小不一，表面光滑。可诊断为扁平疣。

病例四：患者背部出现半球形丘疹，部分中心凹陷如脐窝，质地柔软，蜡样光泽，无痒痛感，并于半年内逐渐增多。可诊断为传染性软疣。

以上四个病例，患者都有皮损逐渐增多，且新发皮疹形态相似的共同点，这类疾病在临床中要首先考虑是否具有自体接种的特性，进而逐一排除相关疾病，依据皮损典型表现，最终确定诊断。

辅助检查：一般无需辅助检查，对不典型者可行皮肤镜、皮肤CT检查。

问题二:上述疾病应分别与哪些疾病进行鉴别?

寻常疣应与皮肤肿瘤进行鉴别;掌跖疣应与胼胝、鸡眼进行鉴别;扁平疣应与脂溢性角化症进行鉴别;传染性软疣应与角化棘皮瘤、胸背部粉刺进行鉴别。

主要鉴别要点为病因、好发部位、易感人群、皮损形态、数目多少、有无瘙痒、疼痛及压痛。

 知识点 1

疣的临床表现

【临床表现】

1. 寻常疣(verruca vulgaris)　是一种常见的病毒性赘生物。初起为针尖至豌豆大小,半圆形或多角形的扁平丘疹,表面粗糙,角化明显,触之略硬,呈灰黄、污褐或正常肤色,乳头样增生,表面多呈花蕊或刺状,周围无炎症,摩擦或撞击时容易出血。初发多为单个,可因自身接种而逐渐增多。偶尔数个损害融合成片。多见于儿童及青少年,无自觉症状,偶有压痛。好发于手、足及足缘等处。若发生于甲缘处,称为甲周疣,有触痛,易致皲裂而感染。由于疣生长形态不同,因此有特殊类型,有丝状疣和指状疣。丝状疣好发于颈部、眼睑部,为单个细软的丝状突起,呈自然肤色或棕灰色;指状疣为在同一柔软基础上发生参差不齐的多个指状突起,数目多少不等。

2. 掌跖疣(verruca plantaris)　可发生于足底的任何部位,但以足部压力点,特别是跖骨的中部区域为多。外伤、摩擦、足部多汗等均可促进其发生。皮损初起为细小发亮丘疹,可逐渐增大至黄豆大或更大,因受压而形成淡黄或褐黄色胼胝样斑块或扁平丘疹,表面粗糙,界限清楚,边缘绕以稍高的角质环,去除角质层后,其下方有疏松的角质软芯,称为镶嵌疣。患者常自觉疼痛,也可无任何症状。

3. 扁平疣(verruca plana)　是一种较常见的病毒性赘生物。典型皮损为米粒至黄豆大小的扁平隆起性丘疹,圆形或椭圆形,表面光滑,正常肤色或淡褐色,多骤然出现,数目较多且密集,好发于颜面、手背及前臂,抓后皮损可呈串珠排列,为自体接种现象。病程慢性,可自行消退,少数患者可复发。

4. 传染性软疣(molluscum contagiosum)　有轻度的接触传染性,皮肤直接接触是主要的传播方式,亦可通过性接触或公共设施(如游泳池)传播。本病多累及儿童。潜伏期1周至半年。皮损可发生在任何部位,儿童好发于手背、四肢、躯干及面部,典型皮损为直径3~5mm大小的半球形丘疹,呈灰色或珍珠色,表面有蜡样光泽,中央有脐凹,内含乳白色干酪样物质即软疣小体,数目不定,散在或密集,孤立不相融合,无明显自觉症状或微痒。

知识点 2

疣 的 诊 断

本类疾病根据典型临床表现即可确诊,对不典型者可结合皮肤镜、皮肤 CT 检查,必要时可结合组织病理学检查来明确诊断。

知识点 3

疣的鉴别诊断

【鉴别诊断】

1. 掌跖疣常与鸡眼、胼胝相鉴别 鉴别要点可见表7-4-1。

表7-4-1 掌跖疣与鸡眼、胼胝的鉴别表

	掌跖疣	鸡眼	胼胝
形态	圆或类圆形灰黄或褐色斑块	黄色圆锥形角质	黄色角质斑片
部位	足跖足缘	足跖压迫感	掌跖
数目	多发大小不一	单发或数个	少数
表面	中心粗糙	中心处皮纹消失光滑	皮纹清楚
压痛	明显	很明显	不明显
病因	病毒	挤压或长期摩擦	长期压迫摩擦

2. 扁平疣常与脂溢性角化症相鉴别 鉴别要点见表7-4-2。

表7-4-2 扁平疣与脂溢性角化症鉴别表

	扁平疣	脂溢性角化症
形态	扁平隆起性丘疹,数目较多且多发密集,抓后皮损可呈串珠排列	散在,损害可单发
部位	病毒感染	皮脂溢出部位
颜色	肤色或淡褐色	淡褐色或深褐色
发病年龄	青年男女多见	老年人多见
表面	光滑	光滑或呈乳头瘤样变
病因	病毒感染所致	尚不明确,一般认为与常染色体显性遗传有关

知识点 4

疣的辅助检查

【辅助检查】

在皮肤镜下,寻常疣可见乳头样增生,乳头中央有较大的红色点状或线状出血,周围可见晕周;掌跖疣可见疣状黄色无结构区,少量不规则分布的出血点;扁平疣可见亮褐色至黄白色背景及红色点状出血。还可通过皮肤CT或组织病理检查协助确诊。

笔记

问题三:以上四个病例均属于疣,疣的中医病机和辨证思路如何?

中医四诊情况:本病以望诊为主,重视局部辨证,依据皮损形态结合四诊情况,从而明确诊断疾病。

中医病机和辨证分析:疣多由风热毒邪搏于肌肤而生;或痰瘀互结所致,或怒动肝火,肝旺血燥,筋气不荣,肌肤不润而生。

中医辨证治疗:本病以清热解毒,软坚散结为主要治法。

📋 知识点 5

疣的中医病机

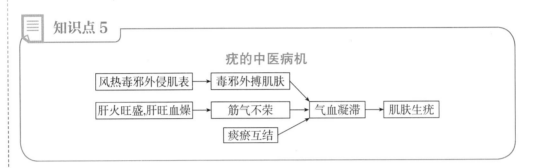

📋 知识点 6

疣的辨证论治

疣的治疗要重视三个环节:"毒""瘀""痰",故治疗时要以解毒、软坚、散结为主要治法。疾病的早期应以解毒为主,日久则重在活血化瘀。泛发的寻常疣、扁平疣宜内外结合标本兼治,其余疣多采用外治为主。

(1) 风热毒蕴证

[证候] 突然发病或病程较短,皮损渐增,色红或正常皮肤,伴轻度瘙痒,舌质红,苔薄黄,脉浮数。

[治法] 疏风清热,解毒散结。

[方药] 普济消毒饮加减(金《东垣试效方》)。

发生于颜面者,加桑叶、菊花;发于手背者,加桑枝;发于下肢者,加牛膝;瘙痒明显者,加荆芥、防风、蝉蜕。

(2) 痰瘀互结证

[证候] 病程较长,皮疹较硬,大小不一,其色黄褐、污黄或黯红,不痒不痛。舌红或黯红,苔薄白,脉沉弦。

[治法] 活血化瘀,解毒散结。

[方药] 桃红四物汤(清《医宗金鉴》)合马齿苋合剂(中国中医研究院广安门医院经验方)加减。

皮损硬,颜色黯明显者,加三棱、莪术、夏枯草,浙贝母等。

问题四:以上四个病例的中医外治法如何?

病例一:寻常疣治疗可采用推疣法、火针等方法祛除疣体,也可用鸦胆子外涂法:先用热水浸洗患部,用刀刮去表面的角质层,然后将鸦胆子仁5粒捣烂敷贴,用玻璃纸及胶布固定,3 天换药 1 次。

　　病例二:掌跖疣,可用艾灸法,也可采用火针疗法治疗。

　　病例三:扁平疣,治疗可采用中医外治法,火针治疗,1 周 1 次。配合鸦胆子油点涂。

　　病例四:传染性软疣,可采用挑刺法、刮疣法或火针祛除疣体内白色乳酪样物质。

知识点 7

疣的中医外治法

　　1. 中药外洗　各种疣均可选用木贼草、板蓝根、紫草、马齿苋、香附、苦参、白鲜皮、薏苡仁等中药,煎汤趁热洗涤患处,每天 2~3 次,每次 20~30min,可使部分疣体脱落。

　　2. 推疣法　在寻常疣疣体的根部,用刮匙头部,与皮肤呈 30°,向前用力推,疣体脱落后压迫止血,用纱布包扎。

　　3. 药物点涂法　寻常疣和掌跖疣用五妙水仙膏、鸦胆子油等,点涂于疣体上,但要注意保护周围的皮肤,2~3 日外涂 1 次,直至疣体完全脱落。

　　4. 刮除法　对于传染性软疣,可用刮匙刮除疣体,或用镊子夹破疣体,然后外涂碘伏。

　　5. 寻常疣和掌跖疣可用艾灸法　艾灸绒搓成锥状,基底与疣一样大小,置于疣上点燃,一般 1~2 次,可燃至疣后用镊子夹除,涂 2%龙胆紫液。

　　6. 结扎法　丝状疣可用线结扎疣体根部,数日后疣可自行脱落。

　　7. 火针　各种疣均可用火针疗法,如果 1 次未祛除者,可于 1 周后重复进行,直至脱落。

知识点 8

疣的西医治疗

　　1. 寻常疣　主要为局部治疗,可根据不同情况选择以下方法。

　　少数孤立者:①药物法:干扰素 0.1~0.2ml,1 次局部注射。②外用药涂贴:用热水将疣浸软后,用小刀削平,并用小片橡皮膏剪一小洞贴于患处,保护疣周围皮肤,使疣由小洞露出,然后涂 5%氟尿嘧啶软膏。③其他:用液氮冷冻、电烧灼或二氧化碳激光或外科手术切除法均可。

　　2. 掌跖疣

　　(1) 局部疗法与寻常疣相同。

　　(2) 对顽固难治者可用 0.1%争光霉素生理盐水注入损害中心,每周 1 次,连用 2~3 次,如表面胼胝样角质层较厚,应先用 20%水杨酸火棉胶或软膏去除后再注射,或用液氮冷冻或二氧化碳激光。

3. 扁平疣

（1）对少数散在者可用5-氟尿嘧啶软膏点涂疣体（但常遗留色素沉着，面部不用为宜）。

（2）对数目较多或久治不愈者，可选用内服乌洛托品，每次0.3~0.5g，每日3次。

4. 传染性软疣　可用镊子夹除后，消毒，外用干扰素。

问题五：疣应如何预防与调护？

1. 所有疣类均应避免搔抓、挤压、揉搓，以防止感染或自体接种。

2. 所有疣类均应早期、及时治疗。

3. 患者的日常洗浴用品及衣物，要定期消毒。

【临证备要】

疣的种类及诊断要点是本节关键点。

1. 寻常疣

（1）多见于儿童及青少年。相当于中医的疣目。

（2）好发于手足背、手指、足缘或甲廓等处。

（3）皮损初为粟粒至绿豆大小半球状角化性丘疹，逐渐增大至豌豆或更大，灰褐色或黄褐色，或正常皮色，表面呈乳头瘤状增生，质硬，表面粗糙。数目不定。

（4）大多无自觉症状，触碰时有疼痛或出血。

（5）丝状疣：多见于中老年人。好发于颈部及眼睑。皮损为单个细软的丝状突起，褐色或正常肤色，可自行脱落，不久又有新的皮损生长。

2. 扁平疣

（1）多见于青年男女，相当于中医的扁瘊。

（2）好发于颜面、手背。

（3）皮损为针头至粟粒大或稍大的扁平丘疹，呈圆形或椭圆形，表面光滑，淡褐色或正常肤色，数目不定。散在或密集，可互相融合，亦可因搔抓呈线状排列。

（4）一般无自觉症状，偶有瘙痒。

3. 掌跖疣

（1）多见于多汗体质之人，相当于中医的跖疣。

（2）好发于足跖前后受压处及趾部。

（3）初起为小的发亮丘疹，逐渐增大，表面粗糙角化，灰黄或污灰色，圆形，周围绕以增厚的角质环。除去角质后可见疏松的角质软芯，里面可见黑色出血点，此为掌跖疣的特征性损害。

（4）局部压痛明显。

4. 传染性软疣

（1）多见于儿童。相当于中医的鼠乳。

（2）好发于躯干、面部及四肢。

（3）皮损为半球形丘疹,米粒至黄豆大小;中央有脐凹,表面有蜡样光泽,挑破顶端可挤出白色乳酪样物质;数目不等,散在或簇集性分布,孤立不相互融合。

（4）无明显自觉症状或微痒。

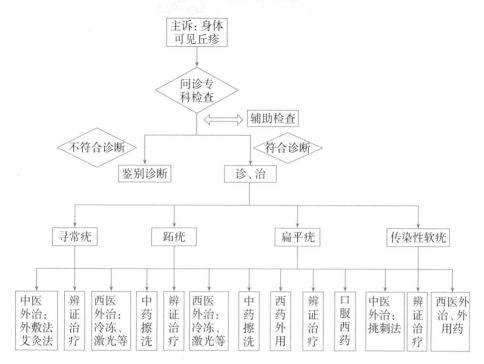

诊疗流程图

第五节 毛 囊 炎

 培训目标

1. 掌握毛囊炎的定义、诊断、鉴别诊断和中医治疗。

2. 熟悉毛囊炎的辅助检查和西医治疗。

3. 了解毛囊炎的预防调护。

毛囊炎(folliculitis)是整个毛囊细菌感染而发生的化脓性炎症。其病原菌主要为金黄色葡萄球菌,有时亦可分离出表皮葡萄球菌。不清洁、搔抓及机体抵抗力低下可为本病的诱因。本病初起为与毛囊口一致的红色充实性丘疹或由毛囊性脓疱,后迅速发展成丘疹性脓疱,中间贯穿毛发,四周红晕有炎症,继而干燥结痂,约经1周可痂脱而愈,但亦常反复发作。多发于后枕部、臀部,男性汗毛多发处如腿部。本病相当于中医的"疖"(图7-5-1)。

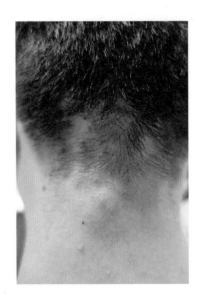

图 7-5-1　毛囊炎

【典型病例】

彭某,男,29 岁。主诉:"后枕部皮疹反复发作 2 年余,加重 2 天"。

患者后枕部皮疹反复发作 2 年余,每年发作 4~5 次,每次散发 3~4 个红色丘疹,呈毛囊性,伴瘙痒,数天后可形成黄色痂皮,愈后不留瘢痕。2 天前,症状反复,患者本次发病以来,无发热,无恶心呕吐,无胸闷心悸,无腹痛腹泻,近期体重无明显减轻。

问题一:请归纳病史采集获得的临床信息。为进一步明确诊断和中医证型,需要补充哪些病史内容和实验室检查?

思路:29 岁男子,2 年余来后枕部皮疹反复发作,近 2 天加重,皮疹特点为散在的毛囊性红色丘疹,可自形成黄色痂皮,愈后不留瘢痕。首先需要考虑毛囊炎。

为了进一步诊疗,需要补充以下资料。

1. 询问既往史、个人史、过敏史。

2. 完善体格检查及皮肤专科检查。

3. 收集中医望闻问切四诊内容。

4. 完善脓液细菌培养检查。

完善资料如下:

既往史:否认高血压、糖尿病等内科疾病史。否认外伤、手术、输血史。否认传染病史。

个人史:否认疫区接触史。平素喜食辛辣。

过敏史:否认药物、食物过敏史。

体格检查:体温 37.0℃,呼吸 17 次/min,脉搏 72 次/min,血压 124/78mmHg。一般情况良好,各系统查体未见明显异常。

皮肤专科检查:后枕部散在数十个红色充实性丘疹,呈米粒大小,周围绕以红晕,中心有毛发贯穿,部分顶端有黄色小脓疱,伴瘙痒,部分搔抓后结痂。丘疹处有轻压痛。

实验室检查:脓液细菌培养:金黄色葡萄球菌感染。

四诊情况:后枕部散在红色毛囊性丘疹,伴瘙痒及轻压痛。胃纳可,大便调,小便偏黄,夜寐安。舌质微红,苔黄,脉弦。

　　问题二:根据患者的临床特点初步考虑什么诊断? 其诊断依据是什么? 应该与哪些疾病进行鉴别?

　　思路:后枕部散在数十个红色充实性丘疹,呈米粒大小,周围绕以红晕,中心有毛发贯穿,部分顶端有黄色小脓疱,伴瘙痒,部分搔抓后结痂。丘疹处有轻压痛。脓液细菌培养为金黄色葡萄球菌感染。且既往发病时,数天后可自形成黄色痂皮,愈后不留瘢痕。可诊断为毛囊炎。

　　诊断:本病好发于成人多毛部位,如头部、颈项部、臀部及外阴部等,初起为粟粒大毛囊性炎性丘疹,逐渐形成脓疱,中心有毛囊贯穿,周围有炎性红晕、脓疱破损后,可排出少量脓血,结成黄痂,痂脱即愈。皮疹大多分批出现,互不融合,自觉轻度痒痛。脓液细菌培养为金黄色葡萄球菌感染。

　　鉴别诊断:从患者的疾病特点需要考虑与西医学的疖与疖病、痈、蜂窝织炎相鉴别。患者皮疹形态、发展及脓液细菌检查等特征,是主要鉴别点。

 知识点 1

毛囊炎的诊断要点

【诊断要点】

　　好发于成人多毛部位,如头部、颈项部、臀部及外阴部等,初起为粟粒大毛囊性炎性丘疹,逐渐形成脓疱,中心有毛囊贯穿,周围有炎性红晕、脓疱破损后,可排出少量脓血,结成黄痂,痂脱即愈。皮疹大多分批出现,互不融合,自觉轻度痒痛。

 知识点 2

毛囊炎的鉴别诊断

【鉴别诊断】

本病需与西医学的疖与疖病、痈、蜂窝织炎相鉴别。鉴别要点可见表7-5-1。

表 7-5-1　毛囊炎的鉴别诊断

鉴别要点	毛囊炎	疖与疖病	痈	蜂窝织炎
好发部位	好发于头皮、颈部、胸背部及外阴或臀部	头面颈及臀部,偶可发生于四肢	颈项、背部、腰部、臀部及大腿等处	四肢、颜面、外阴、肛周等部位
皮损特点	初起为粟粒大毛囊性炎性丘疹,逐渐形成脓疱,中心有毛囊贯穿,周围有炎性红晕、脓疱破损后,可排出少量脓血,结成黄痂,痂脱即愈	初起为毛囊性炎性丘疹,增大形成坚硬结节,中心可化脓	初起为弥漫炎性斑块,表面紧张发亮,向四周深部发展,继而化脓坏死,表明出现多个脓头,呈蜂窝状	弥漫性斑块,红斑表明显著凹陷性水肿,严重者可发生水疱和深在性脓肿

续表

鉴别要点	毛囊炎	疖与疖病	痈	蜂窝织炎
皮损境界	孤立散在,互不融合	患部浸润	患部浸润明显,境界不清	浸润,境界不清
化脓情况	毛囊口化脓性炎症	中心可形成脓栓	有多个脓头	深在性脓肿
自觉症状	瘙痒、疼痛	灼痛及压痛	自觉剧痛	疼痛及压痛
全身情况	一般无明显全身症状,可有局部淋巴结肿大	局部淋巴结肿大,严重者可有发热等全身症状	局部淋巴结炎,可有高热,寒战等全身症状,并发毒血症和败血症	常伴有淋巴结炎、淋巴管炎,急性期常伴高热、寒战和全身不适

本病还需与马拉色菌毛囊炎相鉴别。鉴别要点可见表 7-5-2。

表 7-5-2 毛囊炎与马拉色菌毛囊炎的鉴别诊断

鉴别要点	毛囊炎	马拉色菌毛囊炎
好发部位	好发于头皮、颈部、胸背部及外阴或臀部	好发于胸背部、颈肩部、上臂、腰腹部
皮疹形态	毛囊炎性丘疹、小脓疱,无光泽	半球状红色丘疹,有光泽
皮损分布	孤立散在	较密集但不融合,数十至数百个,可间杂有小脓疱或黑头粉刺
自觉症状	瘙痒、疼痛	瘙痒
实验室检查	可取脓血直接涂片,革兰染色镜检查见细菌	镜下见孢子,含油培养基上长出酵母样菌落

知识点 3

毛囊炎的辅助检查

【辅助检查】

脓液直接涂片革兰染色可查见病原微生物,顽固病例需作细菌培养和药敏实验。

问题三:本例中医病机和辨证思路如何? 如何辨证治疗?

中医四诊情况:后枕部散在红色毛囊性丘疹,伴瘙痒及轻压痛。胃纳可,大便调,小便偏黄,夜寐安。舌质微红,苔黄,脉弦。

中医病机和辨证分析:患者内蕴湿火又外感风邪,两相搏结,蕴阻肌肤故见后枕部散发红色丘疹。血热生风,故见瘙痒。热毒郁于下焦,故见小便偏黄。舌脉亦为佐证。

中医辨病辨证:疖(热毒蕴结证)。

中医辨证治疗:以清热解毒为法,方选五味消毒饮加减,药用金银花、蒲公英、野菊花、紫花地丁、紫背天葵等。

📋 **知识点 4**

毛囊炎的中医病机

本病多因患者内蕴湿火又外感风邪,两相搏结,蕴阻肌肤而致;或因夏秋季节外感暑湿热毒而生;或因天气闷热,汗出不畅,暑湿蕴蒸肌肤,引起痱子,复经搔抓,破伤染毒而成。

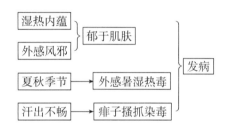

📋 **知识点 5**

毛囊炎的中医辨证分型治疗

治疗以清热解毒为主。夏秋发病者应兼清暑化湿;疖多为虚实夹杂,治疗宜扶正固本与清热解毒并施,应坚持治疗以减少复发;对伴有消渴病等慢性病的患者,必须积极治疗原发病。对症状轻微的疖可单纯应用外治法治疗。

(1) 热毒蕴结证

[证候] 好发于背部、项后发际、臀部。轻者疖肿只有一两个,多则可散发全身,或簇集一处,或此愈彼起;可伴口渴、发热、便秘、溲赤;苔黄,脉数。

[治法] 清热解毒。

[方药] 五味消毒饮(清《医宗金鉴》)加减。

伴大便秘结者,可加生大黄;热毒盛者,可加栀子、黄连;疖肿难化者,可加浙贝母、僵蚕。

(2) 暑湿浸淫证

[证候] 发于夏秋季节,小儿、产妇多见。局部皮肤出现红肿结块,灼热疼痛,范围局限,根脚浅;可伴口干、发热、便秘、溲赤等;苔薄腻,脉滑数。

[治法] 清暑化湿解毒。

[方药] 清暑汤(清《外科全生集·卷四》)加减。

伴大便秘结者,可加枳实、生大黄;疖发于头面部者,可加防风、野菊花;疖发于身体下部者,可加苍术、黄柏。

（3）体虚毒恋，阴虚内热证

［证候］疖肿常不断发生，此愈彼起。或固定发于一处，或散发于全身，若疖肿较大，则易转变为有头疽；常伴有口干、唇燥；舌红，苔薄，脉细数。

［治法］清热解毒养阴。

［方药］仙方活命饮（明《校注妇人良方》）合增液汤（清《温病条辨·卷二》）加减。

伴口干唇燥者，可加芦根。

（4）体虚毒恋，脾胃虚弱证

［证候］疖肿泛发于全身各处，成脓及收口时间较长，脓液稀薄；常伴有神疲乏力，面色萎黄，胃纳少，大便溏；舌淡，或边有齿痕，苔薄，脉濡。

［治法］清热化湿，健脾和胃。

［方药］五神汤（清《辨证录·卷十三》）合参苓白术散（宋《太平惠民和剂局方》）加减。

若脓成而溃迟，可加川芎、皂角刺。

问题四：本病例可运用什么外治法？

该病例的中医外治法可选用三黄洗剂外搽或千捶膏盖贴，也可用蒲公英、鲜野菊花叶、败酱草、芙蓉叶、丝瓜叶、龙葵中的一种，洗净捣烂后敷于患处，每天 1~2 次，或水煎后每日外洗 2 次。

知识点 6

毛囊炎的中医外治法

1. 初起小者用三黄洗剂（广东省中医院经验方）外搽或千捶膏盖贴；大者用金黄散或玉露散，以金银花露或菊花露调成糊状敷于患处，或紫金锭水调外敷；也可用蒲公英、鲜野菊花叶、败酱草、芙蓉叶、丝瓜叶、龙葵中的一种，洗净捣烂后敷于患处，每天 1~2 次，或水煎后每日外洗 2 次。

2. 脓成后宜切开排脓，用九一丹、太乙膏盖贴；病灶深者可用药线引流。脓尽后用生肌散、白玉膏收口。

3. 蝼蛄疖宜十字形切开，若出血，可用棉垫加多头带捆扎，以压迫止血。若有死骨，需待松动时用镊子钳出。可配合使用垫棉法，使皮肉粘连以愈合。

问题五：该患者的西医治疗思路。

可酌情选用抗生素，局部用莫匹罗星软膏、夫西地酸软膏、1%新霉素软膏或2%碘酊外涂，亦可外用抗菌离子膜或试用紫外线照射。

因患者反复发作，可试用多价葡萄球菌菌苗或自家菌苗。

问题六：毛囊炎应如何预防与调护？

1. 注意个人卫生，勤修指甲，勤理发，勤洗澡，勤换衣服。

2. 少食肥甘厚腻之物及辛辣炙烤助火之品,发作时忌食鱼腥发物,保持排便通畅。

3. 既往消渴病等应及时治疗。体虚者应积极进行锻炼以增强体质。

【临证备要】

1. 对于与毛囊口一致的红色充实性丘疹,或由毛囊性脓疱疮开始迅速发展演变成丘疹性脓疱的,应考虑毛囊炎。脓液直接涂片革兰染色和细菌培养可帮助诊断。应注意与西医学的疖与疖病、痈、蜂窝织炎相鉴别。

2. 毛囊炎的中医辨证治疗以清热解毒为主,夏秋发病者应兼清暑化湿,并坚持治疗以减少复发。对症状轻微的疖可单纯应用外治法治疗。外治法可选药物外用、切开排脓等。

3. 可酌情选用抗生素,亦可外用抗菌离子膜或试用紫外线照射。对于反复发作的患者,可试用多价葡萄球菌菌苗或自家菌苗。

诊疗流程图

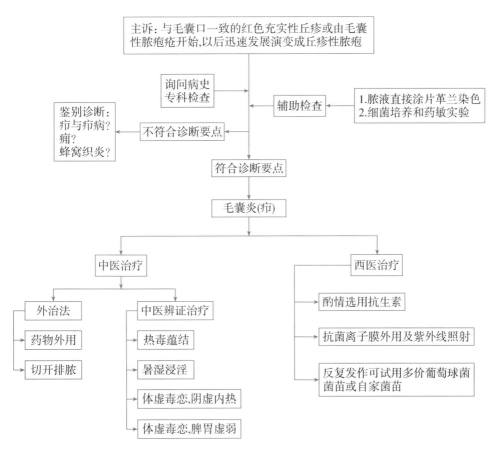

第六节 脓 疱 疮

培训目标

1. 掌握脓疱疮的定义、诊断、鉴别诊断和治疗。
2. 熟悉脓疱疮的辅助检查。
3. 了解脓疱疮的预防调护。

脓疱疮(impetigo)是一种急性化脓性皮肤病,具有接触传染和自体接种感染的特性。易在儿童中流行,病原菌主要为凝固酶阳性的金黄色葡萄球菌或乙型溶血性链球菌单独或混合感染。常见于夏秋季节,损害好发于面部等暴露部位。相当于中医的"黄水疮"(图 7-6-1)。

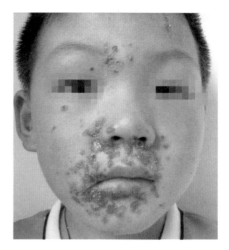

图 7-6-1 脓疱疮

【典型病例】

李某,男,5 岁。面部红斑水疱,伴瘙痒 3 天。患儿 3 日前从幼儿园上课回家后,口周出现水疱,疱周围绕有红晕,水疱逐渐变为脓疱,疱壁薄而易破,流出黄水,露出糜烂创面,伴有瘙痒,脓液流到之处即发新疱,皮损逐渐增多,轻微发热。饮食欠佳,嗜睡,舌红,苔薄黄,脉弦滑。

问题一:请归纳病史采集获得的临床信息,为求进一步明确诊断,应进一步补充哪些病史内容? 需要完善哪些实验室检查?

思路:患者儿童,皮损发生于暴露部位,疱壁薄而易破,流出黄水,有自体接种特点,轻微发热,应首先考虑脓疱疮。

为了进一步确定诊断,需补充以下资料。

1. 进一步询问病史,发病有无规律,是否与类似病症有接触史?

2. 应完善以下实验室检查:血细胞分析、C反应蛋白、尿常规。

完善资料如下:

现病史补充:发病于夏季,患者接触的儿童中,有类似病症的患者。

实验室检查:白细胞 10.6×10^9/L↑,中性粒细胞 78.1%↑,淋巴细胞 14.3%↓。尿常规(-)。

问题二:根据患儿的临床表现,初步考虑什么诊断?其诊断依据是什么?应该与哪些疾病进行鉴别?

思路:根据该病例以下临床特点:患儿夏季发病,于暴露部位发生脓疱,疱壁薄而易破,脓液所到之处皆生新疮,辅助检查:白细胞升高,中性粒细胞升高;可诊断为脓疱疮。

诊断:依据患儿夏季发病,有传染性,皮损发于暴露部位,血常规提示细菌感染,可诊断。

鉴别诊断:从患儿的疾病特点考虑,需要与水痘相鉴别,该患者具有暴露部位出现脓疱,有自体接种特点及传染性,发热,血常规提示细菌感染,是主要的鉴别要点。

知识点 1

脓疱疮的临床表现

【临床表现】

初起红斑,上现水疱,小如豌豆,大如蚕豆,初疱液透明,后变浑浊,终变脓疱,四周红晕,疱壁薄而易破,脓疱较大者疱壁由紧张渐变迟缓,由于体位关系,疱内脓液沉积为脓清及脓渣两层,形成"半月状"坠积性脓疱,破后糜烂湿润,渗流黄水,结成脓痂,痂盖四边翘起,自觉瘙痒,一般1周左右脱痂而愈,但若反复搔抓,则缠绵难愈,一般无全身症状,或有轻度发热,重者可见恶寒发热,局部淋巴结肿大。

知识点 2

脓疱疮的诊断标准

【诊断要点】

脓疱疮的诊断主要根据临床表现,结合实验室检查,本病诊断不难。

知识点 3

脓疱疮的鉴别诊断

【鉴别诊断】

本病常与水痘、脓疱疮等疾病相鉴别,鉴别要点可见表7-6-1。

表 7-6-1 脓疱疮的鉴别诊断

	脓疱疮	水痘	脓窝疮
好发部位	头面、四肢等暴露部位,也可蔓延全身	先发于躯干,逐渐至头面、四肢	由其他皮肤病,继发感染而致
年龄	儿童多见	儿童多见	可发于任何年龄
皮疹特点	初起红斑、水疱,疱液由透明渐变浑浊,终成脓疱,疱壁薄而易破,脓疱较大者可形成半月状坠积性脓疱,渗流黄水,结脓痂	初起为红色小丘疹,数小时后变成绿豆大小圆形或椭圆形水疱,疱液清稀,3~5天后疱疹呈脐样凹陷,疱壁薄而易破,数日后水疱结痂	初起红斑丘疹,很快变成黄豆大脓疱,灼热疼痛,疱壁厚,不易破裂,破后凹陷成窝,上有脓液,结干黄痂
瘙痒	轻微痒感	瘙痒	无痒感
预后	无瘢痕	大多无瘢痕	有瘢痕

知识点 4

脓疱疮的辅助检查

【辅助检查】

血常规检查白细胞总数及中性粒细胞增高,部分患儿尿常规可见白细胞、红细胞、蛋白或各种细胞管型。疱液细菌培养可见金色葡萄球菌感染,或乙型溶血性链球菌感染。

问题三:该病例中医病机和辨证思路如何? 如何辨证治疗?

中医四诊情况:头面部脓疱,疱壁薄而易破,露出糜烂创面,周围红晕,伴有瘙痒,脓液流到之处即发新的水疱,饮食欠佳,嗜睡,舌红,苔薄黄,脉弦滑。

中医病机和辨证分析:夏秋季节气候炎热,湿热交蒸,暑湿热邪郁于肌表,以致气机不畅,疏泄障碍,熏蒸皮肤而成。尤以小儿,皮肤娇嫩,汗多腠理不密,暑湿之邪外袭,更易发生本病,可相互传染。

中医辨病辨证:黄水疮(暑湿热蕴证)。

中医辨证治疗:清暑汤加减。

外治:三黄洗剂外洗,青黛散麻油调搽。

知识点 5

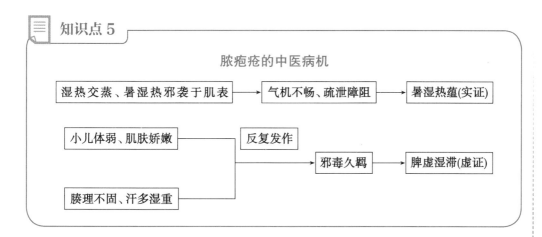

脓疱疮的中医病机

湿热交蒸、暑湿热邪袭于肌表 → 气机不畅、疏泄障阻 → 暑湿热蕴(实证)

小儿体弱、肌肤娇嫩 ┐
　　　　　　　　　├ 反复发作 → 邪毒久羁 → 脾虚湿滞(虚证)
腠理不固、汗多湿重 ┘

知识点 6

脓疱疮的中医辨证分型治疗

本病以清暑利湿为主要治法。实证以祛邪为主,虚证以健脾为主。

（1）暑湿热蕴证

[证候] 皮疹多而脓疱密集,色黄,四周有红晕,疱破后糜烂面鲜红,伴附近臀核肿大;或有发热,多有口干、便干、小便黄等;舌红、苔滑腻,脉濡细。

[治法] 清暑利湿解毒

[方药] 清暑汤(清《外科全生集》)加减。

常用金银花、连翘、淡竹叶、黄芩等。

若发热者,加黄连、栀子;面目浮肿者,加桑白皮、猪苓、金钱草。

（2）脾虚湿滞证

[证候] 皮疹少而脓疱稀疏,色淡黄或淡白,四周红晕不显,破后糜烂面淡红,多伴食少,面色无华,大便溏薄;舌淡,苔薄微腻,脉濡细。

[治法] 健脾渗湿。

[方药] 参苓白术散(宋《太平惠民和剂局方》)加减。

常用白术、砂仁、苍术、茯苓、泽泻、鸡内金等。

问题四:本病的中医外治法如何?

局部治疗原则为清热解毒、燥湿、收敛。

1. 脓疱较大者,消毒后用注射器挑破或抽取脓液,注意避免脓液接触正常皮肤。

2. 脓液多者选用马齿苋、蒲公英、野菊花、千里光等适量煎水湿敷或外洗。

3. 渗出少者用三黄洗剂外搽,每天 3~4 次;青黛散外扑,每天 2~3 次;或颠倒散洗剂外擦,每天 4~5 次。

4. 局部干燥者用麻油或甘草油外搽,每天 2~3 次。

5. 痂皮多者选用复方黄柏液涂剂稀释外敷,再外搽麻油或甘草油。

知识点7

脓疱疮的西医治疗

早期系统地使用抗生素。抗生素一般选用敏感的耐青霉素酶的半合成新型青霉素或广谱半合成青霉素,对青霉素过敏者可选用大环内脂类抗生素。

问题五:脓疱疮应如何预防与调护?

1. 病变处禁止水洗,如清洗脓痂,可用10%黄柏溶液擦洗。
2. 炎夏季节每天洗澡1~2次,浴后扑痱子粉,保持皮肤干燥清洁。
3. 病变部位应避免搔抓,以免病情加重及传播。
4. 幼儿园在夏季应对儿童做定期检查,发现患儿应立即严格隔离治疗,患儿接触过的衣服物品要进行消毒处理。

【临证备要】

1. 儿童多见,发于夏秋季节,多暴露部位先发。
2. 典型皮损初为水疱,内含透明液体,逐渐变浑浊,形成半月状坠积性脓疱。
3. 血常规检查提示细菌感染,疱液细菌培养可见金黄色葡萄球菌感染,或乙型溶血性链球菌感染。
4. 有传染性及自体接种特点。
5. 本病以清暑利湿为主要治法,实证以祛邪为主,虚证以健脾为主。

诊疗流程图

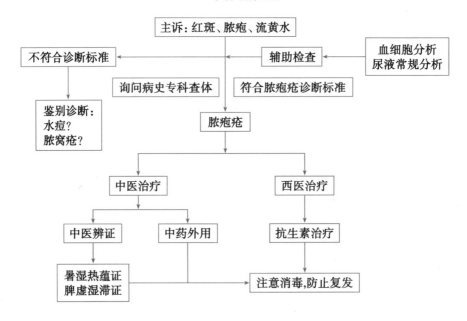

第七节　丹　　毒

培训目标

1. 掌握丹毒的定义、诊断、鉴别诊断和中医治疗。
2. 熟悉丹毒的辅助检查和西医治疗。
3. 了解丹毒的预防调护。

丹毒(erysipelas)又称网状淋巴管炎,是一种累及真皮浅层淋巴管的急性感染性疾病,主要致病菌为 A 组 β 型溶血性链球菌。β 型溶血性链球菌从皮肤、黏膜的细小伤口处入侵而致发病。其临床特点为起病突然,发热恶寒,局部皮肤突然变赤,色如丹涂脂染,焮热肿胀,边界清楚,迅速扩大,数日内可逐渐痊愈,但易复发。本病发无定处,中医根据其发病部位的不同有不同的病名,如生于头面部者,称为"抱头火丹";发于躯干部者,称为"内发丹毒";发于小腿足部者,称为"流火";新生儿多发于臀部,称为"赤游丹毒"(图 7-7-1)。

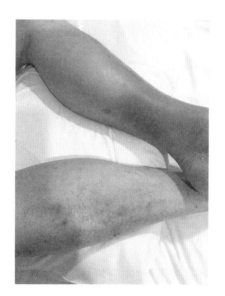

图 7-7-1　丹毒

【典型病例】
马某,男,48 岁。主诉:"左小腿红肿胀痛 7 天,加重 2 天"。
患者平素好食肥甘酒肉,形体肥胖,运动量少。7 天前无明显诱因下突然出现左小腿肿胀疼痛,未予重视,近 2 天症状加重,左小腿肿甚,小腿内侧中下 1/3 处发红、肤肿光亮、境界清楚,站立、走路时小腿胀痛加重。患者自发病以来,无过敏物及刺激物接触史,无皮肤瘙痒,无化脓,无神昏谵语,无恶心呕吐。

问题一:请归纳病史采集获得的临床信息。为进一步明确诊断和中医证型,需要补充哪些病史内容和实验室检查?

思路:48 岁中年男子,7 天前突然出现左小腿肿胀疼痛,皮色发红,肤肿光亮、境界清楚,近两日加重,首先需要考虑丹毒。

为了进一步诊疗,需要补充以下资料。

1. 询问既往史、过敏史。

2. 完善体格检查及皮肤专科检查。

3. 收集中医望闻问切四诊内容。

4. 完善血常规(重点关注白细胞总数及中性粒细胞比例)及足趾间皮屑真菌学检查。

完善资料如下:

既往史:患者既往有足癣病史,未曾用药。否认外伤史,否认传染病史。

过敏史:否认药物、食物过敏史。

体格检查:体温 37.3℃,脉搏 80 次/min,呼吸 22 次/min,血压 160/100mmHg。各淋巴结未及明显肿大,心肺腹查体未及异常。

皮肤专科检查:左小腿内侧中下 1/3 处见大片红色斑疹,范围约 4×5cm,肤肿光亮、境界清楚,触之局部灼热,按之压痛明显,按压后有明显凹陷性水肿。

辅助检查:血常规:白细胞 $12.1×10^9/L$↑,中性粒细胞百分比 72%↑。足趾间皮屑真菌学检查:(+)。

四诊情况:左小腿内侧中下 1/3 处见大片红色斑疹,范围约 4cm×5cm,肤肿光亮、境界清楚,触之局部灼热,按之压痛明显,按压后有明显凹陷性水肿。发热,伴神疲乏力。胃纳欠佳,二便尚调,夜寐欠安。舌淡红胖大,苔黄厚略腻,脉滑数。

问题二:根据患者的临床特点初步考虑什么诊断,其诊断依据是什么? 应该与哪些疾病进行鉴别?

思路:根据本病例以下临床特点:无明显诱因下突然出现左小腿肿胀疼痛,皮色发红,肤肿光亮、境界清楚,触之局部灼热,按之压痛明显,按压后有明显凹陷性水肿。既往有足癣病史。体温 37.3℃。白细胞 $12.1×10^9/L$↑,中性粒细胞百分比 72%↑。足趾间皮屑真菌学检查:(+)。可诊断为丹毒。

诊断:发病急骤,初起往往先有恶寒发热、全身不适等症状。继则局部见小片红斑,迅速蔓延成大片鲜红斑,略高出皮肤表面,边界清楚,压之皮肤红色稍退,放手后立即恢复,表面紧张光亮,肤温升高,肿胀、触痛明显。实验室检查白细胞、中性粒细胞升高。

鉴别诊断:本病需要考虑与接触性皮炎、蜂窝织炎相鉴别。患者发热,无过敏物及刺激物接触史,无皮肤瘙痒,皮肤红肿境界清楚,无化脓等特征,是主要鉴别点。

知识点 1

丹毒的临床表现

【临床表现】

起病急剧,常先有发热、恶寒、头痛、恶心、呕吐等前驱表现。婴儿有时可发生惊厥。继而在患部出现水肿性红斑,境界清楚,焮热肿胀,表皮紧张,迅速向四周扩大,有时损害处可发水疱。自觉灼热疼痛,局部淋巴结可及肿大,白细胞总数及中性粒细胞增多,好发于小腿及头面部,婴儿好发于腹部,其他任何部位亦可发生。多呈急性经过,皮损和全身症状一般在 4~5 天到达高峰,若不积极治疗,尤其婴儿及年老体弱者,常可发生皮下脓肿、肾炎及败血症等并发症。皮疹消退时,局部可留有轻度色素沉着和脱屑。

临床上根据其表现不同,有各种不同的名称。如在红斑肿胀处发生水疱者,称水疱性丹毒;形成脓疱者,称脓疱性丹毒;炎症深达皮下组织引起皮肤坏疽的,称坏疽性丹毒;皮损连续扩大且呈岛屿状蔓延的,称游走性丹毒。

本病常有在原部位反复再发的倾向。复发时,症状常较前一次减轻。由于反复发作,皮肤淋巴管受损而易被阻塞,日久可继发象皮肿,尤见于小腿。若发于颜面部,可形成慢性淋巴水肿样改变。此种反复再发者称慢性复发性丹毒。

知识点 2

丹毒的诊断

【诊断要点】

诊断标准根据《临床诊疗指南-皮肤病与性病分册》(中华医学会编著,人民卫生出版社):

1. 急性发病。

2. 局部红肿性斑,表面皮温增高,可出现水疱,迅速扩展。

3. 伴有高热及局部疼痛。

知识点 3

丹毒的鉴别诊断

【鉴别诊断】

本病应与蜂窝织炎、接触性皮炎、类丹毒相鉴别。鉴别要点可见表 7-7-1。

表 7-7-1　丹毒的鉴别诊断

鉴别要点	丹毒	蜂窝织炎	接触性皮炎	类丹毒
病因	溶血性链球菌感染	病原菌感染	有明确接触史	猪丹毒杆菌感染,多有接触畜、禽及鱼类肉皮等并有外伤史

续表

鉴别要点	丹毒	蜂窝织炎	接触性皮炎	类丹毒
好发部位	好发于小腿、颜面部	四肢、颜面、外阴、肛周等部位	主要在接触部位	多局限于手部
皮损特点	略高出皮面的水肿性红斑,表面紧张发亮,肤温高,严重者可发生水疱、脓疱、皮肤坏疽	弥漫性斑块,红斑表面显著凹陷性水肿,严重者可发送水疱和深在性脓肿	红斑、水疱、糜烂、渗液,形态单一,局部肿胀,表面无紧张发亮感	初起为红斑,后扩大为黯红色水肿性斑块,不溃破,偶可发生水疱
皮损境界	边界较清楚	浸润,境界不清	边界清楚,与接触物范围大致相当	边界清楚
化脓情况	严重者表面可见脓疱	深在性脓肿	一般无	无
自觉症状	压痛明显	疼痛及压痛	瘙痒、灼热或疼痛	局部症状轻,瘙痒、疼痛
全身症状	局部淋巴结肿大,畏寒、发热等全身症状	常伴有淋巴结炎、淋巴管炎,急性期常伴高热、寒战和全身不适	无	一般无,少数可有全身症状

知识点 4

丹毒的辅助检查

【辅助检查】
1. 伤口及破损处的拭子革兰氏染色涂片和细菌培养。
2. 链球菌溶血素 O(ASO)和血白细胞。
3. 下肢丹毒应行足趾间皮屑真菌学检查;面部丹毒应行鼻旁窦放射线检查。

问题三:本例中医病机和辨证思路如何? 如何辨证治疗?

中医四诊情况:左小腿内侧中下 1/3 处见大片红色斑疹,范围约 4cm×5cm,肤肿光亮、境界清楚,触之局部灼热,按之压痛明显,按压后有明显凹陷性水肿。发热,伴神疲乏力。胃纳欠佳,二便尚调,夜寐欠安。舌淡红胖大,苔黄厚略腻,脉滑数。

中医病机和辨证分析:患者平素好食肥甘酒肉,形体肥胖,运动量少,素体偏热,加之足癣肌肤破损处有湿热火毒之邪乘隙侵入,郁阻肌肤而发病,出现小腿红肿、局部灼热压痛。湿热困阻三焦,气机不畅,上扰清窍,故见神疲乏力,舌淡红胖大。湿热漫蒸上焦,肺卫不和故见发热,阻滞中焦故见胃纳不佳。苔黄厚略腻,脉滑数是湿热郁而化火的表现。

中医辨病辨证:丹毒(湿热毒蕴证)。

中医辨证治疗:以利湿清热解毒为法,方选五神汤合萆薢胜湿汤加减,药用金银花、茯苓、牛膝、车前子、紫花地丁、萆薢、土茯苓、薏苡仁、鱼腥草、滑石、泽泻、牡丹皮、防风、黄柏、通草、蝉蜕等。

知识点5

丹毒的中医病机

中医认为,本病由血热火毒为患。素体血分有热,或在肌肤破损处(如鼻腔黏膜、耳道皮肤或头皮等破伤,脚湿气糜烂,毒虫咬伤,臁疮等)有湿热火毒之邪乘隙侵入,郁阻肌肤而发。凡发于头面部者,多夹风热;发于胸腹腰胯部者,多夹肝脾郁火;发于下肢者,多夹湿热;发于新生儿者,多由胎热火毒所致。

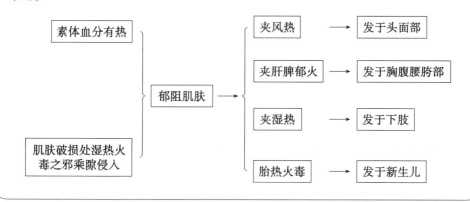

知识点6

丹毒的中医辨证分型治疗

治疗以凉血清热、解毒化瘀为主。发于头面者,应兼以散风清火;发于胸腹腰胯者,应兼以清肝泻脾;发于下肢者,应兼以利湿清热。

(1) 风热毒蕴证

[证候] 发于头面部,皮肤焮红灼热,肿胀疼痛,甚则发生水疱,眼胞肿胀难睁;伴有发热恶寒,头痛;舌红,苔薄黄,脉浮数。

[治法] 疏风清热解毒。

[方药] 普济消毒饮(全《东垣试效方·卷九》)加减。

伴大便干结者,可加生大黄、芒硝;伴咽痛者,可加生地。

(2) 肝脾湿火证

[证候] 发于胸腹腰胯部,皮肤红肿蔓延,摸之灼手,肿胀疼痛;伴有口干口苦;舌红,苔黄腻,脉弦滑数。

[治法] 清肝泻火利湿。

[方药] 柴胡清肝汤(明《外科正宗》)、龙胆泻肝汤(清《医方集解》)或化斑解毒汤(明《外科正宗》)加减。

(3) 湿热毒蕴证

[证候] 发于下肢,局部红赤肿胀、灼热疼痛,或见水疱、紫斑,甚至结毒化脓,或皮肤坏死,或反复发作,可形成大脚风;伴有发热,胃纳不香;舌红,苔黄腻,脉滑数。

[治法] 利湿清热解毒。

[方药] 五神汤(清《辨证录·卷十三》)合萆薢渗湿汤(清《疡科心得集》)加减。

肿胀甚者,或形成大脚风者,可加赤小豆、防己、鸡血藤、丝瓜络等。

(4) 胎火蕴毒证

[证候] 发于新生儿,多见于臀部,局部红肿灼热,常呈游走性;或伴壮热烦躁,甚则神昏谵语、呕吐。

[治法] 凉血清热解毒。

[方药] 犀角地黄汤(唐《外台秘要》)合黄连解毒汤(东晋《肘后备急方》)加减。

壮热烦躁,甚则神昏谵语者,可加服安宫牛黄丸或紫雪丹;舌绛苔光者,可加麦冬、玄参、石斛等。

问题四:本病例可运用什么外治法?

该病例的中医外治法可选用外敷法。

中药外用:玉露散或金黄散,以冷开水或鲜丝瓜叶捣汁或金银花露调敷。或用鲜蒲公英、鲜荷花叶、鲜地丁全草、鲜冬青树叶、鲜马齿苋等捣烂湿敷。干后调换,或用冷开水时时湿润。

知识点 7

丹毒的中医外治法

1. 外敷法 用玉露散或金黄散,以冷开水或鲜丝瓜叶捣汁或金银花露调敷。或用鲜蒲公英、鲜荷花叶、鲜地丁全草、鲜冬青树叶、鲜马齿苋等捣烂湿敷。干后调换,或用冷开水时时湿润。

2. 砭镰法 将患处消毒后,用七星针或三棱针叩刺患部皮肤,放血泄毒。此法只适用于下肢复发性丹毒,禁用于赤游丹毒、抱头火丹患者。

3. 若流火结毒成脓者,可在坏死部位做小切口引流,掺九一丹,外敷红油膏。

问题五：该患者的西医治疗和中西医结合治疗的思路?

该患者西医诊断为丹毒,应将患肢抬高,局部用 0.1% 依沙吖啶溶液外敷,全身治疗可用青霉素,并积极治疗足癣。

对于反复发作的丹毒患者,可采用中西医结合治疗,病情缓解后以中药进行调理以巩固疗效。中医治疗在急性发作期和缓解期均有一定的优势,通过中医辨证论治,可增强患者体质,减少复发。

 知识点 8

丹毒的西医治疗

1. 全身治疗　以青霉素疗效最好,一般用药 2~3 天后体温常能恢复正常,但仍需持续用药 2 周左右。如青霉素过敏者可用红霉素、克林霉素或磺胺类药。

2. 局部治疗　患肢抬高,可用 0.1% 依沙吖啶溶液冷敷。

3. 物理治疗　波长 810mm 的半导体激光,治疗功率 350~400mW,照射距离 2~3cm,光斑直径 10cm,每天 1 次,7 天为一疗程。

问题六：丹毒应如何预防与调护?

1. 患者应卧床休息,多饮水,床边隔离。

2. 应抬高患肢 30°~40°。

3. 有肌肤破损者应及时治疗,以免感染毒邪而发病。因脚湿气导致下肢复发性丹毒患者应彻底治愈脚湿气,可减少复发。

【临证备要】

1. 对于急性发病,伴有高热及局部疼痛、皮温增高的局部红肿性斑片应考虑丹毒。伤口及破损处的拭子革兰氏染色和细菌培养、链球菌溶血素 O 和血白细胞检查、足趾间皮屑真菌学检查及鼻旁窦放射线检查可帮助诊断。注意与蜂窝织炎、接触性皮炎、类丹毒相鉴别。

2. 丹毒的中医辨证治疗以凉血清热、解毒化瘀为主。发于头面者,应兼以散风清火;发于胸腹腰胯者,应兼以清肝泻脾;发于下肢者,应兼以利湿清热。外治法可选用外敷法、砭镰法等。

3. 该病应将患肢抬高,局部用 0.1% 依沙吖啶溶液冷敷,全身治疗可用青霉素类,并积极治疗足癣、鼻炎等诱发因素。对于反复发作的丹毒患者,可采用中西医结合治疗,病情缓解后以中药进行调理以巩固疗效。

诊疗流程图

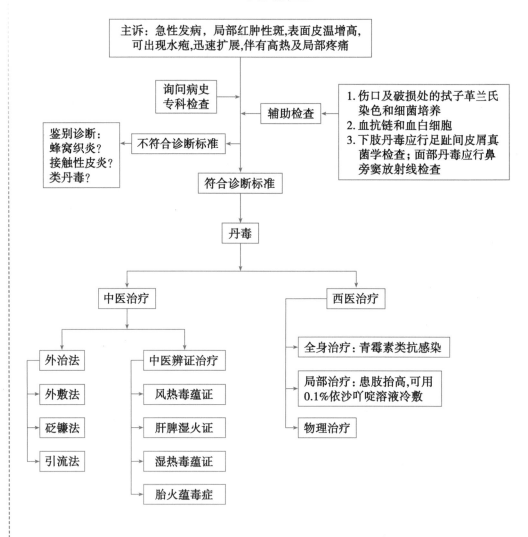

主诉：急性发病，局部红肿性斑，表面皮温增高，可出现水疱,迅速扩展,伴有高热及局部疼痛

询问病史
专科检查

辅助检查

1. 伤口及破损处的拭子革兰氏染色和细菌培养
2. 血抗链和血白细胞
3. 下肢丹毒应行足趾间皮屑真菌学检查；面部丹毒应行鼻旁窦放射线检查

鉴别诊断：
蜂窝织炎？
接触性皮炎？
类丹毒？

不符合诊断标准

符合诊断标准

丹毒

中医治疗

西医治疗

外治法

中医辨证治疗

全身治疗：青霉素类抗感染

外敷法

风热毒蕴证

局部治疗：患肢抬高,可用0.1%依沙吖啶溶液冷敷

砭镰法

肝脾湿火证

物理治疗

引流法

湿热毒蕴证

胎火蕴毒症

第八节　癣　病

 培训目标

1. 熟悉癣病的辅助检查和中西医治疗。
2. 了解癣病的预防调护。

　　癣病是指发生在表皮、毛发、指（趾）甲的浅部真菌性皮肤病。本病发生部位不同,名称各异。临床常见的癣病有发于头部的头癣,中医称为白秃疮、肥疮；发于手部的手癣,中医称为鹅掌风；发于足部的足癣,中医称为脚湿气；发于指趾甲的甲癣,中医称为灰指甲；发于面、颈、躯干、四肢的体癣、股癣、花斑癣,中医称为圆癣、阴癣等（图7-8-1）。

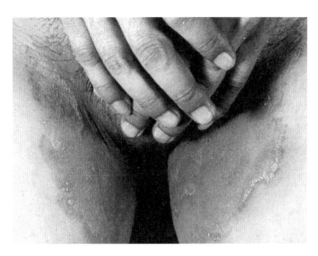

图 7-8-1　股癣

【典型病例】

王某,男,21 岁,主诉:"腹股沟红斑丘疹伴瘙痒反复 3 年,加重 1 周"。

患者 3 年前因运动出汗出现双腹股沟红斑,伴瘙痒,自行外涂皮炎平霜,皮损消退,但每于夏季发作,外涂药膏好转。1 周前,因天气潮湿,运动后皮损再次发作,外涂刺激性药膏好转不明显,且皮损扩大,潮红,伴有痒痛,舌红,苔黄稍腻,脉弦。

问题一:请归纳病史采集获得的临床信息。为了进一步明确诊断和中医证型,需要补充哪些病史内容和实验室检查?

思路:发生在腹股沟处,每于运动或夏季发作,首先应考虑皮肤癣病。

为了进一步诊疗,需要补充以下资料:

询问有无足癣病史。

进行仔细的专科检查。

收集四诊内容。

完善实验室检查。

完善资料如下:

既往史:有足癣病史。

皮损检查:双侧腹股沟见界限清楚的红斑,边缘有堤状隆起,红斑周围散在的红色丘疹。

实验室检查:查真菌涂片(+)。

问题二:根据患者的临床特点初步考虑什么诊断? 其诊断依据是什么? 应该与哪些疾病进行鉴别?

思路:根据本病例以下临床特点:年轻男性;发生于腹股沟;界限清楚的红斑;好发于夏季,潮湿季节;可以诊断股癣。

本病的鉴别诊断:本病应与皮炎、湿疹相鉴别。本病查真菌(+)就可与之鉴别。

知识点 1

癣 病 分 类

【分类】

根据发病部位：

发生在头部，根据菌种不同，分为：白癣、黄癣、黑点癣、脓癣。

发生于躯干部：体癣、股癣、花斑癣。

发生于手足部：手癣、足癣、甲癣。

知识点 2

癣病的临床表现

【临床表现】

1. 白癣　相当于中医的白秃疮，是头癣的一种，多见于学龄儿童，男性多于女性。皮损特征是在头皮有圆形或不规则的覆盖灰白鳞屑的斑片。病损区毛发干枯无泽，常在距头皮0.3~0.8cm处折断而参差不齐。头发易于脱落且不疼痛，病发根部包绕有白色鳞屑形成的菌鞘。自觉瘙痒。发病部位以头顶、枕部居多，但发缘处一般不被累及。青春期可自愈，秃发也能再生，不遗留瘢痕。

2. 黄癣　相当于中医的肥疮，为头癣中最常见的一种，俗称"黄癞"，多见于农村，好发于儿童。皮损多从头顶部开始，渐及四周，可累及全头部。初起红色丘疹，或有脓疱，干后结痂蜡黄色。其特征是有黄癣痂堆积，癣痂呈蜡黄色，肥厚，富黏性，边缘翘起，中心微凹，上有毛发贯穿，质脆易粉碎，有特殊的鼠尿臭味。除去黄癣痂，其下为鲜红湿润的糜烂面，病变部位可相互融合，形成大片黄痂。病变区头发干燥，失去光泽。久之毛囊被破坏而成永久性脱发。当病变痊愈后，则在头皮留下广泛、光滑的萎缩性瘢痕。病变四周1cm左右头皮不易受损。

本病多由儿童期染病，延至成年始趋向愈，甚至终生不愈。少数糜烂化脓，常致附近出现臖核肿痛。

3. 手癣　相当于中医的鹅掌风，以成年人多见，男女老幼均可染病。多数为单侧发病，也可波及双手。夏天起水疱病情加重，冬天则枯裂疼痛明显。

皮疹特点是初起为掌心或指缝水疱或掌部皮肤角化脱屑、水疱，水疱多透明如晶，散在或簇集，瘙痒难忍。水疱破后干涸，迭起白屑，中心向愈，四周继发疱疹，并可延及手背、腕部。若反复发作后，致手掌皮肤肥厚，枯槁干裂，疼痛，屈伸不利，宛如鹅掌。损害若侵及指甲，可使甲板被蛀蚀变形，甲板增厚或萎缩翘起，色灰白而成灰指甲(甲癣)。鹅掌风病程为慢性，反复发作。

4. 脚癣　相当于中医的脚湿气，以足部糜烂瘙痒而有特殊臭味而得名。若皮损处感染邪毒，足趾焮红肿痛，起疱糜烂渗液而臭者称"臭田螺""田螺疮"。我国南方地区气温高，潮湿，发病率高。多发于成年人，儿童少见。夏秋病重，多起水疱、糜烂；冬春病减，多干燥裂口。

脚癣主要发生在趾缝,也见于足底。以皮下水疱,趾间浸渍糜烂,渗流滋水,角化过度,脱屑,瘙痒等为特征。分为水疱型、糜烂型、脱屑型,但常以1~2种皮肤损害为主。

(1) 水疱型:多发在足弓及趾的两侧,为成群或分散的深在性皮下水疱,瘙痒,疱壁厚,内容物清澈,不易破裂。数天后干燥脱屑或融合成多房性水疱,撕去疱壁可显示蜂窝状基底及鲜红色糜烂面。

(2) 糜烂型:发生于趾缝间,尤以3、4趾间多见。表现为趾间潮湿,皮肤浸渍发白。如将白皮除去后,基底呈鲜红色。剧烈瘙痒,往往搓至皮烂疼痛、渗流血水方止。此型易并发感染。

(3) 脱屑型:多发生于趾间、足跟两侧及足底。表现为角化过度,干燥、粗糙、脱屑、皲裂。常由水疱型发展而来,且老年患者居多。

水疱型和糜烂型常因抓破而继发感染,致小腿丹毒、红丝疗或足丫化脓,局部红肿,趾间糜烂,渗流腥臭滋水,胯下臀核肿痛,并可出现形寒发热、头痛骨楚等全身症状。

5. 甲癣　相当于中医的灰指甲,趾甲比指甲感染更常见,趾甲的甲癣通常继发于足癣,而指甲的甲癣常继发于手足癣、头癣或体癣。甲癣可累及单个或多个指甲或趾甲,甚至全部指(趾)甲均受感染,第1趾及第5趾较常受累,可能因穿鞋袜引起甲的损伤所致,而指甲的感染开始多为单侧的。开始为白色黄色,从甲游离缘出现,缓慢发展,可扩展到整个甲板,表现为甲粗糙、混浊、变厚、失去光泽,最后可致甲板与甲床分离、萎缩、脱落。轻者只有1、2个指趾甲受累,重者10个手指甲及10个脚趾甲全部受累。

6. 体癣　相当于中医的圆癣,因皮损多呈钱币状、圆形,故名圆癣,亦称铜钱癣。发于股胯、外阴等处者,称阴癣(股癣)。以青壮年男性多见,多发于夏季,好发于面部、颈部、躯干及四肢近端。圆癣初起为丘疹或水疱,逐渐形成边界清楚的钱币形红斑,其上覆盖细薄鳞屑。病灶中央皮疹消退,呈自愈倾向,但向四周蔓延,有丘疹、水疱、脓疱、结痂等损害。圆癣的皮损特征为环形或多环形、边界清楚、中心消退、外围扩张的斑块。斑块一般为钱币大或更大,多发时可相互融合形成连环形。若发于腰间,常沿扎裤带处皮肤多汗潮湿处传播,形成带状损害。

股癣发于胯间与阴部相连的皱褶处,向下可蔓延到阴囊,向后至臀间沟,向上可蔓延至下腹部。由于患部多汗潮湿,易受摩擦,故瘙痒明显,发展较快,皮肤损害基本同体癣,股癣中医又称为阴癣。

自觉瘙痒,搔抓日久皮肤可呈苔藓样变,病情多在夏季发作或扩大,入冬痊愈或减轻。

7. 花斑癣　相当于中医的紫癜风,俗称汗斑,常发于多汗体质青年,可在家庭中互相传染。

皮损好发于颈项、躯干,尤其是多汗部位以及四肢近心端,为大小不一、边界清楚的圆形或不规则的无炎症性斑块,色淡褐、灰褐至深褐色,或轻度色素减退,或附少许糠秕状细鳞屑,常融合成片。有轻微痒感,常夏发冬愈,复发率高。

知识点 3

癣病的辅助检查

【辅助检查】

1. 真菌直接镜检　将取得的病变部鳞屑或分泌物,用氢氧化钾涂片镜检,方法简单、快速,较易掌握。但镜检仅能确定菌丝和孢子的有无,阳性表示真菌存在,且一次阴性不能完全否定。

2. 真菌培养　可将取得的病变部鳞屑或分泌物作鉴定菌种的培养。常用培养基为沙堡培养基,培养阳性后可转种到特殊培养基,根据形态、生化等特性进行菌种鉴定。深部真菌病需作病变组织的病理学检查。

3. 头癣也可通过滤过紫外线检查。

 知识点 4

癣病的鉴别诊断(表 7-8-1,表 7-8-2)

表 7-8-1　头癣鉴别表

	头癣	头皮银屑病	头部湿疹
瘙痒	有	有/无	有
头发	断发	簇状发	有渗液
查真菌	+	-	-

表 7-8-2　手足癣鉴别表

	手足癣	手足湿疹	掌跖角化症
发病部位	单侧发病	双侧发病	双侧发病
查真菌	+	-	-

甲癣应与甲营养不良相鉴别;甲营养不良可以出现甲变色或变形,但查真菌(-)可以鉴别
体癣、股癣应与湿疹、皮炎类疾病相鉴别,后者真菌检查(-)可以鉴别

问题三:本例中医病机和辨证思路如何? 如何辨证治疗?

中医四诊情况:皮疹鲜红,渗出,瘙痒剧烈,心烦,大便偏干,小便正常。舌质红,苔黄稍腻,脉弦。

中医病机和辨证分析:患者夏季感受风湿热之邪,加上运动,劳者伤脾,脾胃虚弱,运化不足,风湿热之邪郁于肌肤而发病,出现皮疹鲜红、渗出和瘙痒;热扰心神,故心烦,舌红,苔黄稍腻,脉弦为风湿热邪之象。

中医辨病辨证:股癣(风湿热蕴肤)。

中医辨证治疗:以清热利湿杀虫为法,方选消风散加减,药用防风、苦参、川木通、生地、知母、当归、苍术、蝉蜕、石膏、甘草等。

知识点 5

癣病的病因病机

中医认为,由于生活、起居不慎,外感湿、热、虫、毒,或相互接触传染,感染浅部真菌,诸邪相合,郁于腠理;淫于皮肤所致。发于上部者,多兼风邪,而发为白秃疮、肥疮、鹅掌风等;发于下部者,多为湿盛,而发为脚湿气等。风热偏盛者,则多表现为发落起疹、瘙痒脱屑;湿热盛者,则多渗液流滋、瘙痒结痂;郁热化燥,气血失和,肌肤失养,则皮肤肥厚、燥裂、瘙痒。

知识点 6

癣病的中医辨证分型治疗

(1) 风湿毒聚证

[证候] 头癣、手癣、足癣,症见皮损泛发,蔓延浸淫,或大部分头皮毛发受累,黄痂堆积,毛发脱而头秃;或手如鹅掌,皮肤粗糙,或皮下水疱;或趾丫糜烂、浸渍剧痒;苔薄白,脉濡。

[治法] 祛风除湿,杀虫止痒。

[方药] 消风散加减(明《外科正宗》)。

瘙痒加地肤子、白鲜皮、威灵仙,或苦参汤加白鲜皮、威灵仙。

(2) 湿热下注证

[证候] 足癣伴抓破染毒,症见足丫糜烂,渗流臭水或化脓,肿连足背,或见红丝上窜,胯下臖核肿痛;甚或形寒高热;舌红,苔黄腻,脉滑数。

[治法] 清热化湿,解毒消肿。

[方药] 湿重于热者,用萆薢渗湿汤(清《疡科心得集》);湿热兼瘀者,用五神汤(清《辨证录》);湿热并重者,用龙胆泻肝汤(明《医方集解》)。

知识点 7

癣病的中医外治法

1. 头癣 采用拔发疗法。其方法为剪发后每天以 0.5% 明矾水或热肥皂水洗头,然后在病灶处敷药(敷药宜厚),可用 5% 硫黄软膏或雄黄膏,用薄膜盖上,包扎或戴帽固定。每天如上法换药 1 次。敷药 1 周病发比较松动时,即用镊子将病发连根拔除(争取在 3 天内拔完)。拔发后继续薄涂原用药膏,每天 1 次,连续 2~3 周。

2. 手癣、足癣

水疱型:可选用 1 号癣药水、2 号癣药水、复方土槿皮酊外搽;二矾汤熏洗;鹅掌风浸泡方或选用藿香 30g,黄精、大黄、皂矾各 12g,醋 1kg 浸泡。

糜烂型:可选1:1 500高锰酸钾溶液、3%硼酸溶液、二矾汤或半边莲60g煎汤待温,浸泡15min,次以皮脂膏或雄黄膏外搽。

脱屑型:可选用以上软膏外搽,浸泡剂浸泡。如角化增厚较剧,可选以10%水杨酸软膏厚涂,外用油纸包扎,每晚1次,使其角质剥脱,然后再用抗真菌药物,也可用市售治癣中成药。

3. 甲癣　每日以小刀刮除病甲变脆部分,然后用棉花蘸2号癣药水或3%冰醋酸浸涂。或用鹅掌风浸泡方浸泡,白凤仙花捣烂敷病甲上,或采用拔甲方法。

4. 体癣、股癣　可选用1号癣药水、2号癣药水、复方土槿皮酊等外搽。但注意股癣由于患部皮肤薄嫩,不宜选用刺激性强的外用药物,若皮损有糜烂痒痛者,宜选用青黛膏外涂。

5. 花斑癣　用密陀僧散,用茄子片蘸药涂搽患处,或用2号癣药水,或1%土槿皮酊外搽,每天2~3次。治愈后,继续用药1~2周,以防复发。

知识点8

癣病的西医治疗

1. 甲癣及顽固的手癣、足癣、体癣、股癣和严重的头癣可内服抗真菌药,如伊曲康唑、特比萘芬、氟康唑等。但肝功能不良者慎用。头癣严重的也可口服抗真菌药。

2. 皮损较广泛者,选外用药物同时可选水杨酸苯甲酸酊、复方雷琐辛搽剂、10%冰醋酸溶液、1%~2%咪唑类霜剂或溶液、1%特比萘芬软膏等。每日1~2次,疗程2周以上。皮肤干燥甚至较裂者,用软膏剂,局部封包疗效更好。

3. 花斑癣皮损面积广泛者,也可内服伊曲康唑等。外用可选5%~10%硫黄软膏、50%丙二醇、咪唑类及丙烯胺类霜剂或溶液,1~2次/d,连用2周。

问题四:癣病如何预防和护理?

1. 加强癣病基本知识的宣传,对预防和治疗要有正确的认识。

2. 注意个人、家庭及集体卫生。对幼儿园、学校、理发室、浴室、旅店等公共场所要加强卫生管理。

3. 对已有患者要早发现,早治疗,坚持治疗,巩固疗效。对患癣病的动物也要及时处理,以消除传染源。

4. 要针对不同癣病传染途径做好消毒灭菌工作。头癣患者要注意理发工具及患者梳、帽、枕巾等的灭菌;足癣患者要注意保持足部干燥,勿与他人共用洗脚盆、浴巾、鞋袜等,鞋袜宜干爽透风,并经常洗涤、曝晒;体癣、股癣、花斑癣患者的内衣、裤、床单等要常洗换、曝晒,并宜煮沸消毒。

5. 不要用激素类药外涂。

【临证备要】

癣病是皮肤科常见病,根据部位不同分为头癣,体癣,甲癣;根据真菌镜检可以确诊,本病以杀虫止痒为主要治法,必须彻底治疗。癣病以外治为主,若皮损广泛,自觉症状较重,或抓破染毒者,则以内治、外治相结合为宜。抗真菌西药治疗有一定优势,可中西药合用,减少复发。

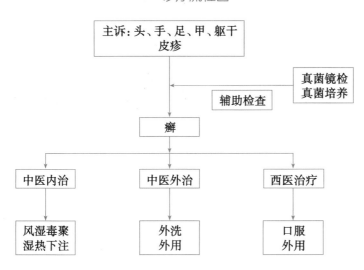

诊疗流程图

第九节　花　斑　癣

📖 培训目标

1. 掌握花斑癣的定义、诊断、鉴别诊断和西医治疗。

2. 熟悉花斑癣的中医治疗和辅助检查。

3. 了解花斑癣的预防调护。

花斑癣(tinea versicolor,pityriasisversicolor)又名花斑糠疹、汗斑,是由糠秕马拉色菌侵犯皮肤角质层所引起的浅表感染性疾病,病程慢性,夏重冬轻,好发于汗腺丰富部位,如胸骨区与胸部两侧、颈部、腹部、耻部、间擦区。其皮疹表现为色素减退或色素沉着的鳞屑性斑,呈圆形或椭圆形,相邻皮损可融合成不规则片状,一般无自觉症状,偶有轻痒。相当于中医的"紫白癜风"(图7-9-1)。

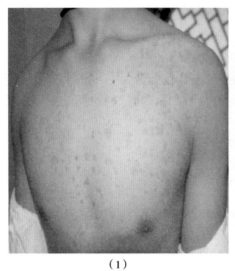
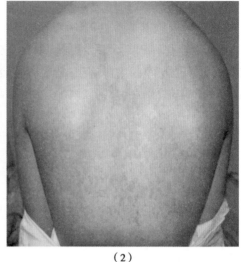

（1）　　　　　　　　　　　　　　（2）

图7-9-1　花斑癣

【典型病例】

患者刘某,男,20岁。主诉:"躯干反复出现淡褐色斑3年"。

患者3年前在腋窝、胸前及背部出现色素减退斑及淡褐色色素沉着斑,上覆轻度鳞屑,无痒痛不适感,病情反复发作,时轻时重,初起皮疹呈点状,斑片逐渐增大,相邻皮损相互融合成不规则片状,上覆细小糠秕状鳞屑。患者饮食睡眠可,易出汗,二便正常,舌红,苔黄,脉弦滑。

问题一:请归纳病史采集获得的临床信息,为求进一步明确诊断,应进一步补充哪些病史内容? 需要完善哪些实验室检查?

思路:青壮年男性,病程长,病情反复发生,皮疹集中在腋下、前胸后背等汗腺丰富部位,无明显痛痒感,首先应考虑花斑癣。

为了进一步确定诊断,需补充以下资料。

1. 进一步询问病史,发病有无规律,有无季节性? 病情轻重变化是与用药有关还是与其他因素相关?

2. 应完善以下实验室检查:皮损处鳞屑直接镜检、Wood 灯检查。

完善资料如下:

现病史补充:患者皮损轻重变化主要与季节相关,夏日加重,入冬后减轻,曾自行口服"氯雷他定片",外用"皮炎平软膏",病情未见好转,皮损面积进一步扩大。

实验室检查:皮损处鳞屑镜检:镜下可见短粗的菌丝和许多大小不等的孢子纠缠结合在一起。Wood 灯下皮损呈淡黄色荧光。

问题二:根据患者的临床表现,初步考虑什么诊断? 其诊断依据是什么? 应该与哪些疾病进行鉴别?

思路:根据本病例以下临床特点:在汗出较多部位出现淡褐色色素沉着斑,上覆轻度鳞屑,斑片逐渐增大,相互融合成不规则片状,偶有痒感,病情反复发作,冬轻夏重,实验室检查提示真菌(+),Wood 灯下皮损呈淡黄色荧光;可诊断为花斑癣。

　　诊断:参照本病的临床表现,汗出部位出现淡褐色色素沉着斑以及实验室检查真菌(+),可诊断。

　　鉴别诊断:从患者的疾病特点考虑,需要与玫瑰糠疹相鉴别,该患者具有发病部位为多汗部位,无母斑、无长轴与皮纹平行的椭圆形斑、Wood 灯下皮损呈淡黄色荧光、镜下可见菌丝及孢子,是主要的鉴别要点。

 知识点 1

花斑癣的临床表现

【临床表现】

　　1. 本病多累及青壮年,男性多于女性,以面部、颈肩、胸背、腋下等汗腺丰富的部位多发。

　　2. 一般皮损初起为边界清楚的点状斑疹,可为褐色、淡白色、淡红色等,面积逐渐扩大,邻近皮损可融合成片状,表面附着极易剥离的糠秕状鳞屑,一般无自觉症状,偶有瘙痒。

　　3. 皮疹颜色与病情发展程度相关,当病情发展时多呈褐色,当病情稳定或减轻时呈色素减退斑,冬季皮损减轻或消失,夏季可复发,病程较长。

 知识点 2

花斑癣的诊断标准

【诊断要点】

　　根据典型临床表现,刮取皮屑做真菌直接镜检,可见菌丝和孢子。皮损在 Wood 灯下呈淡黄色或淡褐色荧光,可明确诊断。

 知识点 3

花斑癣的鉴别诊断

【鉴别诊断】

本病常与白癜风、玫瑰糠疹等疾病相鉴别,鉴别要点可见表7-9-1。

表 7-9-1　花斑癣的鉴别诊断

	花斑癣	白癜风	玫瑰糠疹
好发部位	胸背、腋下等汗腺丰富部位	发无定处	多发于躯干部及四肢近端
年龄	多发于青壮年	可发于任何年龄	可发于任何年龄
皮疹特点	初起斑片,大小不等,上覆细小鳞屑,冬轻夏重	斑点或斑片,边界清楚,周边色素常反见增加,患处毛发可变白	初发时有母斑,长轴与皮纹一致,上有糠秕状鳞屑,继则分批出现子斑

续表

	花斑癣	白癜风	玫瑰糠疹
瘙痒	轻微痒感	无痒感	不同程度的瘙痒
皮疹颜色	褐色、淡红色、淡白色	白色或瓷白色	玫瑰红色
有无遗传倾向	无	有一定遗传倾向	无
预后	预后良好,但可反复发作	慢性病程,不易痊愈	有一定自限性,一般4~6周可自行消退,亦有持续2~3个月或更久者

知识点 4

花斑癣的辅助检查

【辅助检查】

1. 皮损处鳞屑镜检　镜下可见短粗的菌丝和许多大小不等的孢子纠缠结合在一起。需要注意的是镜检阳性表示真菌存在,一次性阴性结果不能完全否定真菌的存在。

2. Wood 灯下皮损呈淡黄色或淡褐色荧光。

问题三:本例中医病机和辨证思路如何? 如何辨证治疗?

中医四诊情况:皮损为淡褐色色素沉着斑,无痒痛不适感,病情反复发作,时轻时重,初起皮疹呈点状,以毛囊口为中心,斑片逐渐增大,相邻皮损融合成不规则片状,上覆细小糠秕状鳞屑。饮食睡眠可,易出汗,二便正常,舌红,苔黄,脉弦滑。

中医病机和辨证分析:患者为青壮年男性,素体偏热,汗出较多,又复感风、湿、热邪外袭,郁于腠理,淫于皮肤所致,出现色素减退及色素沉着,上覆糠秕状鳞屑,舌红,苔黄,脉弦滑。

中医辨病辨证:紫白癜风病(湿热证)。

中医辨证治疗:以清热利湿为法,方选龙胆泻肝汤加减,药用龙胆、栀子、黄芩、柴胡、车前子、泽泻、生地、当归、苦参、地肤子、白鲜皮、甘草等。

外治法:10%土槿皮酊,每日 2~3 次。

知识点 5

花斑癣的中医病机

本病由生活起居不慎,体虚,风湿热邪外袭,留于腠理而成,亦有因汗衣湿潮,淹渍皮肤,复受日晒,暑湿浸滞毛窍所致。

知识点 6

花斑癣的中西医治疗方法

花斑癣以外用药治疗为主。

1. 中医治疗 10%土槿皮酊,每日2~3次。或用百部,蛇床子,硫黄,土槿皮,地肤子,苦参等量煎水外洗。

2. 西医治疗 抗真菌外用制剂,如1%~3%克霉唑软膏外用,2%咪康唑霜外用,或者1%联苯苄唑酊外用,也可用紫外线照射患处。对于皮损广泛,经常复发者,可口服抗真菌药,如口服伊曲康唑胶囊。

问题四:花斑癣应如何预防与调护?

1. 做好个人卫生工作,勤洗澡、换衣,坚持治疗。

2. 为了防止传染和复发,患者所着汗衫短裤宜煮沸消毒。

【临证备要】

1. 对于发生于汗腺丰富部位的色素减退斑及淡褐色色素沉着斑,要考虑花斑癣的可能,注意皮疹上有无鳞屑,有无夏重冬轻的规律,结合实验室检查,确定诊断。

2. 本病以外用药物治疗为主,若皮损泛发,且外用药物疗效欠佳时可联合口服药物治疗。

3. 嘱患者做好防护工作,注意卫生,积极配合治疗,避免复发。

诊疗流程图

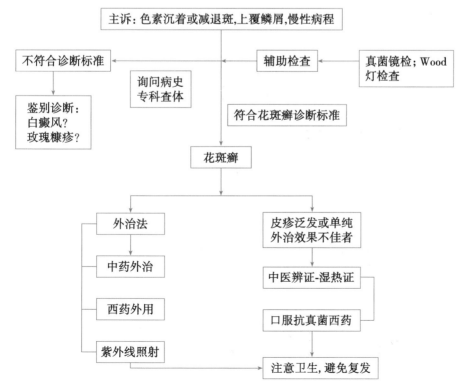

第十节　疥　疮

1. 掌握疥疮的定义、诊断、鉴别诊断和治疗。
2. 掌握疥疮的传染途径和预防调护。
3. 熟悉疥疮患者的中西医临床诊疗思路。
4. 了解疥疮的实验室检查。

疥疮(scabies)是由疥螨(Sarcoptes scabiei)属中人型疥螨寄生于皮肤引起的传染性皮肤病。本病为接触传染,常见于集体宿舍、土著居民社区及人员密切接触的社区如居家养老护理机构等,同睡床铺、共用衣被甚至握手等行为均可传染。疥螨易侵入皮肤薄嫩处,皮损多对称,表现为丘疹、丘疱疹及隧道。瘙痒剧烈,夜间尤甚。本病相当于中医的"癞疮""湿疥""虫疥"等(图7-10-1)。

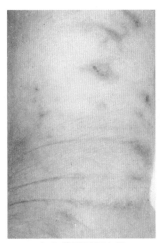

（1）前臂屈侧皮损

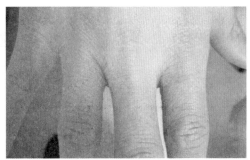

（2）指缝皮损

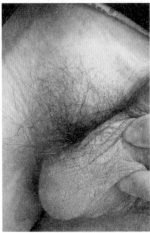

图 7-10-1　疥疮

（3）阴囊部皮损

【典型病例】

患者,男,31岁。主诉:"右上臂皮疹伴瘙痒1个月"。

患者1个月前外出旅游后出现右臂内侧瘙痒,夜间尤甚,当时患者未予重视。右臂内侧逐渐出现散发粟粒样丘疹,色淡红,部分皮疹顶端可见水疱,周围有红晕。至社区医院就诊,诊断为"丘疹性荨麻疹",予口服西替利嗪片,外用糠酸莫米松乳膏、炉甘石洗剂等药物治疗,无明显好转。其后皮疹逐渐扩散至指缝、左上肢、双大腿内侧、胸腹部及阴囊处,瘙痒加剧,部分皮损变为水疱样,阴囊部可见红褐色绿豆大小硬结节。因患者搔抓剧烈,可见少量脓疱及糜烂面。患者本次发病以来,无发热,无胸闷心悸,无呼吸困难,无关节疼痛,无恶心呕吐,无腹痛腹泻,近期体重无明显减轻。

问题一:请归纳病史采集获得的临床信息。为了进一步明确诊断和中医证型,需要补充哪些病史内容和实验室检查?

思路:患者皮损分布在指缝、四肢屈侧、胸腹部、阴囊;形态多为丘疹、丘疱疹,阴囊部可见红褐色绿豆大小硬结节;瘙痒剧烈,夜间尤甚。予抗组胺药物、皮质类固醇药膏治疗无效。

为了进一步诊疗,需要补充以下资料。

1. 询问既往史、个人史和家族史。

2. 进行详细体格检查和皮肤专科检查。

3. 收集中医望闻问切四诊内容。

4. 应完善皮损处皮肤镜检。

完善资料如下:

既往史:否认内科疾病史,否认肝炎结核病史,否认手术外伤史。

过敏史:否认药物、食物过敏史。

个人史:曾于学校接触过疥疮患者。

家族史:患者父亲有类似症状。

体格检查:体温36.7℃,呼吸18次/min,脉搏78次/min,血压121/72mmHg。一般情况良好,各系统查体未见明显异常。

皮肤科检查:全身皮肤干燥、少量鳞屑。躯干、四肢可见大量散在粟粒大小红色丘疱疹,伴见少量脓疱,部分伴有糜烂、抓痕、血痂,阴囊部可见红褐色绿豆大小硬结节。

辅助检查:指间、腋下、下腹部、阴囊部等多处皮损皮肤镜检提示疥螨(+)。

四诊情况:皮疹泛发全身,多为疱疹,色红,瘙痒剧烈。胃纳尚可,小便调,大便偏干,夜不能寐。舌红,苔黄腻,脉滑。

问题二:根据患者的临床特点初步考虑什么诊断,其诊断依据是什么? 应该与哪些疾病进行鉴别?

思路:皮肤柔嫩部位有丘疹、水疱、隧道;阴囊有瘙痒性结节;夜间瘙痒加剧;家庭成员中有类似表现患者。辅助检查皮肤标本中找到疥螨;可诊断为疥疮。

诊断:本病有传染性。主要的表现为瘙痒剧烈,夜间尤为严重。疥螨易侵犯皮肤较为薄弱与柔软部位,如手指指缝、前臂屈侧、肘窝、腋下、乳房、下腹部、臀部、股部、阴部等处。皮疹表现为丘疹、水疱、结节、隧道等。可在皮肤标本中找到疥螨或椭圆形、淡黄色的薄壳虫卵。

鉴别诊断：从患者的疾病表现特点需与痒疹、皮肤瘙痒症、虱病、丘疹性荨麻疹、湿疹等进行鉴别。该患者皮损表现为隧道、结节，家庭成员中有类似患者，皮肤镜检中找到疥螨或虫卵，是主要的鉴别要点。

📄 知识点 1

疥疮的临床表现

【临床表现】

1. 本病常发于 16~30 岁的男女青壮年，与季节无关，在潮湿温暖的南方多见。本病为接触传染，容易在集体单位和家庭中引起流行。

2. 本病主要的表现为瘙痒剧烈，夜间尤为严重。疥螨易侵犯皮肤较为薄弱与柔软部位，如手指指缝、前臂屈侧、肘窝、腋下、乳房、下腹部、臀部、股部、阴部等处。头面部、掌跖除婴儿以外，大多数不被累及。

3. 本病的皮疹表现为丘疹、水疱、结节、隧道等。丘疹呈淡红色，几乎每个患者都可见到，数目不定，可疏散分布或密集成群。水疱如粟粒至绿豆大。结节损害往往在阴股部，特别是阴囊，阴茎等处尤为常见。隧道是该病显著的特征，对诊断具有重要意义。隧道多发于指间、腕部屈侧或男性外生殖部位。为细小弯曲略呈"S"形，长 3~12mm 的灰色或浅黑色线纹，开端覆有薄痂，末端为小水疱，疱内可找到浅黄色虫点。隧道为疥螨钻入皮肤角层深部向前啮吃形成，内有卵、幼虫、稚虫、成虫以及分泌物和虫粪。除上述皮疹以外，患者因瘙痒而常发生继发疹，如抓痕、血痂、脓疱，重者还可发生湿疹样改变或继发其他化脓性皮肤病。

【分类】

1. 婴幼儿疥疮　好发于头面部，皮疹形态不典型，很难找到隧道和疥螨，隧道色淡而浅，隐约如线状，基底轻度炎症而粉红色，多见于掌跖部。可透过角质层窥见虫点，呈白色小点状突起。凡是婴儿全身性发疹，皮疹类似湿疹，且夜间躁动、哭闹不安，首先要考虑本病。

2. 结节性疥疮　多见于阴囊、臀、腹及股部。呈红棕色结节，奇痒。病程长，数月到 1 年以上才逐渐消退。临床上常常被误认为其他皮肤病。

3. 挪威疥疮(Norwegian scabies)　本型为 Dabielsen 于 1848 年首先在挪威报告的一种疥疮的异型，又称痂皮性疥疮，是一种免疫异常反应。多发于体弱、精神病、免疫缺陷和大量应用皮质类固醇的患者。表现为皮肤干燥、结痂，出现角化过度的红斑鳞屑性斑块，鳞屑及结痂内含有大量疥虫。还可出现糜烂、脓疱、恶臭，毛发干枯脱落、指甲变厚变扭曲、全身淋巴结肿大。病情重，传染性极强。

4. 动物传染型疥疮　动物所患疥疮也可能传染给人类，其中多数来源于犬。其特点是潜伏期短，皮损处很难找到隧道，病程自限，患者如不再接触患病的动物可自愈。

知识点 2

疥疮的诊断标准

【诊断要点】

1. 疥疮接触史　疥疮具有传染性;任何年龄均可发病。疥疮患者周围多有其他疥疮患者,或者近期有外出史。

2. 好发部位　好发于皮肤薄嫩处及皱褶部位,以指缝、下腹、腹股沟、外阴部为多见;婴儿可累及掌跖甚至面部。

3. 皮疹特点　丘疹、水疱或脓疱。典型皮疹可见疥虫隧道,用针挑破可见疥虫或其残骸。疥疮结节是疥疮独有的特征,多在阴囊、阴茎、会阴或乳房下出现黄豆大小的硬疙瘩。瘙痒剧烈,夜间尤甚。

4. 皮肤镜检　在皮肤标本中找到疥螨或椭圆形、淡黄色的薄壳虫卵,即可确诊。

知识点 3

疥疮的鉴别诊断

【鉴别诊断】

本病常需与痒疹、皮肤瘙痒症、虱病、丘疹性荨麻疹、湿疹鉴别。鉴别要点可见表 7-10-1。

表 7-10-1　疥疮的鉴别诊断

鉴别要点	疥疮	痒疹	皮肤瘙痒症	虱病	丘疹性荨麻疹	湿疹
病因	有明确的接触传染史	不明,多认为与变态反应有关	病因复杂,包括内因或外因或兼而有之	虱感染	可能为某些昆虫如臭虫、螨等叮咬所致	各种内外因,包括过敏原
好发部位	好发于皮肤薄嫩部位,如指缝、腕部、下腹部、外生殖器等处	好发于躯干及四肢伸侧	可全身泛发或局限于某一部位	头部、躯干、阴毛部等处	腰背、臀部、四肢等处	任何部位,也可以局限在一定区域性,如头皮、面、耳、手、小腿等
皮损特点	针头大小丘疹、丘疱疹或小水疱,灰白色或浅灰色隧道,疥疮结节	原发疹较小较多,如帽针头大小至扁豆大小风团样斑块及丘疱疹,继以坚实丘疹,间有小水疱及结痂	无原发性损害,仅有继发改变,如抓痕、苔藓样变等	虱叮咬处有红斑丘疹,常伴有抓痕及血痂	纺锤形或圆形红色风团样丘疹,直径 1~2cm 大小,中央常有小水疱或大疱	多形性,对称分布,有渗出倾向

续表

鉴别要点	疥疮	痒疹	皮肤瘙痒症	虱病	丘疹性荨麻疹	湿疹
自觉症状	自觉剧痒,尤以夜间为甚	剧烈瘙痒	阵发性瘙痒	剧烈瘙痒	瘙痒	瘙痒
实验室检查	阳性标本可找到疥虫或椭圆形、淡黄色的薄壳虫卵	阴性	阴性	可找到虱或虱卵	阴性	阴性

📖 知识点 4

疥疮的辅助检查

【辅助检查】

在皮肤标本中找到疥螨或椭圆形、淡黄色的薄壳虫卵,即可确诊。

1. 寻找隧道的方法   用蓝墨水滴在可疑隧道皮损上,再用棉签揉擦 30s~1min,然后用酒精棉球清除表面黑迹,可见染成淡蓝色的隧道痕迹。

2. 针挑法   在指侧,掌腕皱纹及水疱、脓疱等处找到疥虫隧道,并仔细找到隧道的末端发现白色虫点,此处最易查出疥螨或虫卵。选用 6 号注射针头,持针与皮肤平面成 $10°~20°$,针口斜面向上。在隧道末端虫点处,距离虫点约 1mm 垂直于隧道长轴进针,直插至虫点底部并绕过虫体,然后放平针干稍加转动,疥虫即落入针口孔槽内,缓慢挑破皮肤出针。移至有水或 10% 氢氧化钾、生理盐水的玻片上,然后在显微镜下检查。

3. 滤过性紫外线灯   先于隧道皮损处涂 0.1% 四环素液,干后用蒸馏水棉球拭净,然后放在紫外线灯下照射,若隧道内呈亮绿色荧光则阳性。

问题三:本例中医病机和辨证思路如何? 如何辨证治疗?

中医四诊摘要:皮疹泛发全身,多为疱疹,色红,瘙痒剧烈。胃纳尚可,小便调,大便偏干,夜不能寐。舌红,苔黄腻,脉滑。

中医病机和辨证分析:患者曾有疥虫接触史,兼感湿热之邪,郁于肌肤,故见皮肤水疱多,丘疱疹泛发,壁薄液多,破流脂水,浸淫湿烂;搔破染毒,湿热毒聚则见脓疱迭起。舌红,苔黄腻,脉滑均为湿热毒聚之象。

中医辨病辨证:疥疮(湿热毒聚证)。

中医辨证治疗:以清热化湿解毒为法,方选黄连解毒汤合五味消毒饮加减,药用黄连、黄芩、黄柏、栀子、金银花、野菊花、蒲公英、紫花地丁、紫背天葵、荆芥、防风、地肤子、桑叶、苦参、连翘、丹皮、萆薢等。

知识点 5

疥疮的中医病机

中医学认为疥疮的形成除了与接触"虫"有关,还与风湿热蕴结有关。《医宗金鉴》提到"疥疮干湿虫砂脓,各经蕴毒风化成",指出因各经蕴毒日久生火,兼受风湿蕴结而成。现代医家总结疥疮多因湿热内蕴,虫毒侵袭,郁于皮肤所致。若治疗不当,久久不愈,瘙痒无度,则为湿热未清。

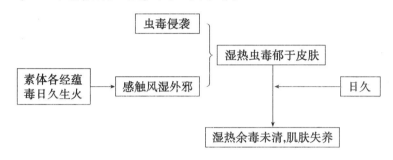

知识点 6

疥疮的中医辨证分型治疗

本病一般不需内服中药。若继发感染者,可治以散风清热利湿。

湿热毒聚证

[证候] 皮肤水疱多,丘疱疹泛发,壁薄液多,破流脂水,浸淫湿烂;或脓疱迭起,或起红丝,瘰核肿痛;舌红,苔黄腻,脉滑数。

[治法] 清热化湿解毒。

[方药] 黄连解毒汤(东晋《肘后备急方》)合五味消毒饮(清《医宗金鉴》)加减。

如瘙痒明显可加地肤子、防风祛风止痒。

问题四:本病例的中医外治法如何?

该病例中医外治法可选用中药煎汤外洗配合硫黄软膏涂搽全身。

用法:川椒 15g,白鲜皮、地肤子各 30g,煎水,洗净全身。选用 5%～20% 浓度的硫黄软膏涂搽全身,每天早、晚各 1 次,连续 3 天。第 4 天洗澡,换洗衣物、被褥,此为 1 个疗程。治疗 1～2 个疗程。完全停药后观察 1 周。

知识点 7

疥疮的中医外治法

以杀虫止痒为主要治疗原则。

1. 硫黄软膏(霜)　硫黄为古今治疗疥疮的特效药物,目前临床上常用 5%～

20%的硫黄软膏。小儿用 5%~10% 浓度,成人用 10%~15% 浓度。若患病时间长,可用 20% 浓度,但浓度不宜过高,否则易产生接触性皮炎。

用法:先用川椒 15g,白鲜皮、地肤子各 30g,煎水外洗,或用温肥皂水洗涤全身,再搽药。一般先搽好发部位,再搽颈部以下全身,每天早、晚各 1 次,连续 3 天,期间不更换衣物和洗澡。第 4 天洗澡,换洗衣物、被褥,此为 1 个疗程。一般治疗 1~2 个疗程,停药后观察 1 周左右,如无新的皮损出现,即为痊愈。

2. 其他药物 可选用 10%百部酊、雄黄膏、一扫光等外搽,用法同上。

3. 脓疥 可用青黛膏合九一丹外搽。

问题五:该患者的西医治疗和中西医结合治疗的思路?

该患者可仅局部外用药物,西医常用有效杀虫药物有:10%硫黄软膏、5%扑灭司林乳膏、25%苯甲酸苄酯乳剂、1% γ-666 霜。对于**重症型疥疮**,除外用杀虫药物和系统使用抗生素外,还可配合中药内服以期提高疗效,可选用黄连解毒汤等。

 知识点 8

疥疮的西医治疗

疥疮治疗以外用药物为主,对瘙痒严重者可辅以镇静止痒药物,睡前服用。继发感染者,可同时局部或系统应用抗生素。

1. 外用药物治疗 外用药物治疗应从颈部(婴儿包括头面)涂擦全身,不要遗漏皮肤皱襞处、肛门周围和指甲的边缘及甲襞。用药期间不洗澡,不更换衣物,以保持药效。一个疗程未愈者,需间隔 1~2 周后再次治疗。常用药物有:

(1) 10%硫黄软膏(Sulfur)(婴幼儿用 5%):先用热水和肥皂洗澡后用药,自颈部以下涂布全身,每天 1~2 次,连续 3~4 天为一疗程。硫黄软膏毒性小,是儿童患者的首选药物。

(2) 5%三氯苯醚菊酯霜(permethrin,扑灭司林,苄氯菊酯):是合成除虫菊酯,可杀死疥螨,是目前最有效的疥疮治疗药物。对人毒性极低。外用后 8~10 小时后洗去,通常一次即可以治愈。有必要可在 7~14 天后重复一次。妊娠期及哺乳期女性推荐使用。

(3) 25%苯甲酸苄酯乳剂:杀虫力强,刺激性低,每天外用 1~2 次,共 2~3 天。

(4) 1% γ-666 霜(Lindane,林丹乳膏):本品与疥螨体表直接接触后,透过体壁进入体腔和血液,引起神经系统麻痹而致死。无臭味,但有毒性,成人用量不超过 30g,24h 后用温水洗澡。首次治疗 1 周后,如未痊愈,可进行第 2 次治疗。皮肤破损面积大者不宜使用,儿童及孕妇禁用。

(5) 阴囊、外阴处的疥疮结节难以消退,可外用或结节内注射糖皮质激素,也可液氮冷冻或手术切除结节。

2. 系统药物治疗　伊维菌素(ivermectin)：是一种口服的半合成大环内酯药物,国外报道治疗疥疮安全有效。剂量为 200μg/kg 单次口服。适于免疫力低下者(如 HIV 患者)、治疗常规外用药物无效的疥疮、结痂性疥疮、大范围流行或重复感染的疥疮。

问题六:疥疮应如何预防与调护?

1. 日常护理

(1) 注意个人卫生,勤洗澡,勤换内衣裤,经常洗晒被褥。

(2) 发现患者应及时隔离并彻底治疗。疗程结束后,应观察 1 周,未出现新的皮疹才算治愈。

(3) 家庭和集体宿舍发现患者,应同时治疗,才能避免互相传染而使病情反复。

(4) 接触疥疮患者或衣物后,应用肥皂或硫黄皂洗手,以免传染。疥疮患者用过的衣服、被褥、床单、枕巾、毛巾等均须煮沸消毒,或在阳光下充分曝晒,以便杀灭疥螨及虫卵。

2. 预防传播要点

(1) 疥疮患者应避免进入游泳池及公共浴室等公共场所,以免传染他人。

(2) 患者的衣物、被褥用开水烫洗或曝晒灭虫。疥螨在离开宿主后仅可存活 36h。50℃水中浸泡 10min 即可达到灭虫的目的。不能烫洗者可放置于阳光下曝晒 1~2 日后再用。健康者不能使用患者用过的衣物、被褥等。

(3) 应避免与患者性接触,以防不洁性交导致疥疮传播。

(4) 人与动物间可互相传染,故家中有疥疮患者时,应预防宠物发病。如家里宠物患疥疮,除及时治疗外,还要预防传染家里的人而致发病。

【临证备要】

1. 对于皮肤柔嫩部位有丘疹、水疱,瘙痒剧烈,且家庭成员中有类似表现者,需考虑本病。皮肤标本中找到疥螨或虫卵,即可确诊。本病需与痒疹、皮肤瘙痒症、虱病、丘疹性荨麻疹、湿疹等进行鉴别。

2. 疥疮以局部外治法为主,常用药物有 10% 硫黄软膏、5% 扑灭司林乳膏。对于重症型疥疮,可配合中药内服,以散风清热,利湿解毒为主要治则。疗程结束后应该观察 1 周,无再发才为治愈。

3. 本病具有传染性,若发现患者应及时隔离并彻底治疗,家庭和集体宿舍同居者应同时接受治疗。疥疮患者用过的衣服、被褥等均须煮沸消毒或充分曝晒,以杀灭疥螨及虫卵。接触疥疮患者或衣物后,应用肥皂或硫黄皂洗手,避免传染。

诊疗流程图

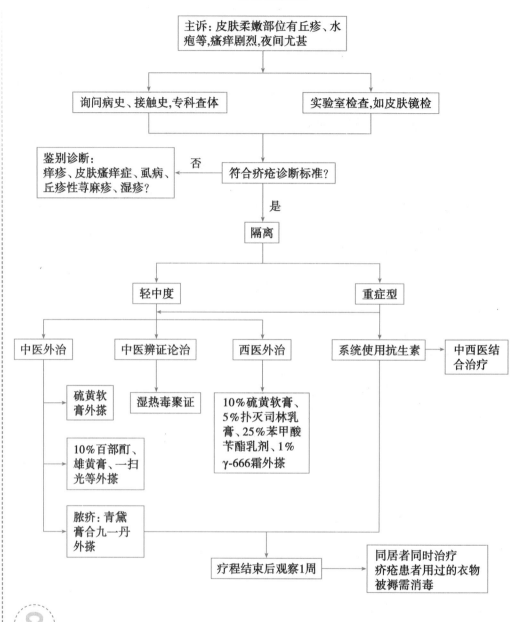

主诉：皮肤柔嫩部位有丘疹、水疱等,瘙痒剧烈,夜间尤甚

询问病史、接触史,专科查体 ｜ 实验室检查,如皮肤镜检

鉴别诊断：痒疹、皮肤瘙痒症、虱病、丘疹性荨麻疹、湿疹？ ←否— 符合疥疮诊断标准？

是

隔离

轻中度 ｜ 重症型

中医外治 ｜ 中医辨证论治 ｜ 西医外治 ｜ 系统使用抗生素 → 中西医结合治疗

硫黄软膏外搽

湿热毒聚证

10%硫黄软膏、5%扑灭司林乳膏、25%苯甲酸苄酯乳剂、1%γ-666霜外搽

10%百部酊、雄黄膏、一扫光等外搽

脓疥：青黛膏合九一丹外搽

疗程结束后观察1周 → 同居者同时治疗 疥疮患者用过的衣物被褥需消毒

扫一扫,
测一测

复习思考题

1. 带状疱疹和单纯疱疹如何鉴别？

2. 水痘中医如何辨证分型论治？

3. 简述扁平疣的临床表现。

4. 简述掌跖疣与鸡眼、胼胝的鉴别诊断。

5. 毛囊炎的中医病机是什么？

6. 简述脓疱疮的鉴别诊断。

7. 砭镰法和引流法治疗丹毒的适用证各是什么？

8. 发于头面部的丹毒常辨什么中医证型？应采用什么治法？常用方剂是什么？

9. 癣病按部位分类,有哪些疾病？

10. 足癣分几型？各型的临床特点是什么？

11. 简述花斑癣的鉴别诊断。

12. 简述疥疮的临床诊断标准。

13. 病例题

（1）李某,女,26岁。主诉:右侧鼻孔周围起皮疹伴痒痛2天。患者5天前受凉后感冒,伴发热,体温最高达38.0℃,服用退热药物后体温正常。2天前右侧鼻孔周围起水疱,伴轻微痒痛及灼热感,遂来医院就诊。半年前患者感冒后在相同部位也起过相似的皮疹。患者自发病以来,口干口苦,心烦易怒,纳可,睡眠正常,大便偏干,小便黄。皮肤科检查:右侧鼻孔周围针头至粟粒大小簇集成群的水疱,疱壁薄,疱液清,周围皮肤色红。请结合该病例的临床特点,作出该病的诊断？

（2）陈某,女,8岁。主诉:发热2天,周身起疹1天。患者2天前无明显诱因自觉周身不适,伴发热,体温最高达38.5℃,服用退热药物后体温略有下降。1天前自躯干起红色丘疹,逐渐蔓延至面部和四肢,伴轻微瘙痒,遂来医院就诊。患者自发病以来,自觉发热,伴咽痛,无咳嗽,无恶心呕吐,无腹痛腹泻,纳可,睡眠及二便正常。皮肤科检查:躯干多见粟粒大红色斑疹,丘疹,绿豆大水疱,疱壁薄,疱液清,周围红晕。部分皮疹破溃后结痂。面部、四肢散在少数粟粒大红色丘疹。口腔软腭处见针尖大红色斑疹。实验室检查:血常规:白细胞 $3.15×10^9/L$,中性粒细胞33.4%,淋巴细胞47.6%。请结合该病例的临床特点,作出该病的诊断。

（李红毅　曲剑华　杨岚　宋瑜　杨素清）

第八章

变态反应性皮肤病

第一节　特应性皮炎

 培训目标

1. 掌握特应性皮炎的定义、诊断、鉴别诊断和中医治疗。
2. 熟悉特应性皮炎的辅助检查和西医治疗。
3. 了解重症特应性皮炎患者的中西医临床诊疗思路。
4. 了解特应性皮炎的预防调护。

特应性皮炎（atopic dermatitis）又名特应性湿疹、遗传过敏性湿疹，是一种慢性、瘙痒性、炎症性皮肤病，与遗传过敏素质有关，最常发生于儿童，也累及成人。其皮疹表现为皮肤干燥、红斑、渗出、结痂及苔藓样变等多形性皮疹。本病特点为瘙痒，常伴有哮喘、过敏性鼻炎等过敏性疾病的特应性病史。本病相当于中医学中的"胎敛疮""奶

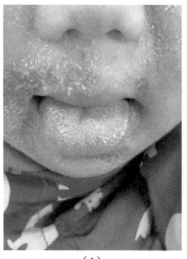

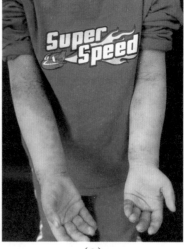

（1）　　　　　　　　　　　（2）

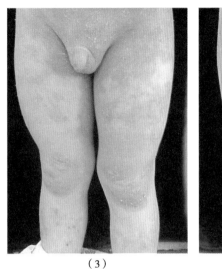
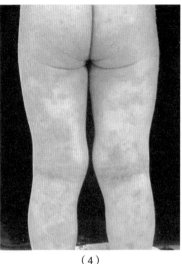

（3）　　　　　　　　　　　（4）

图 8-1-1　特应性皮炎

癣""湿疮""浸淫疮""血风疮""四弯风"（图 8-1-1）。

【典型病例】

黄某，男，4 岁。主诉："全身反复起多形皮疹伴瘙痒 4 年，加重 2 周"。

患儿出生后 1 月开始面部出现红斑、丘疹、糜烂、渗液伴瘙痒，症状反复，后逐渐出现颈部、肘窝、腘窝等部位皮疹，瘙痒，曾至多家医院就诊，曾口服扑尔敏、酮替芬、西替利嗪片和外用丁酸氢化可的松乳膏等药物治疗，症状反复。近 2 年在我院门诊口服中药治疗，病情稳定，但皮肤干燥，搔抓后局部粗糙、脱屑，皮疹以颈部、肘窝、腘窝为甚。近期上幼儿园后 2 周皮疹加重，范围扩大至全身，皮疹鲜红、面颈部渗出结痂，瘙痒明显，故为求进一步治疗而收治住院。患儿自发病以来，发育智力正常，无发热，无心悸，无关节疼痛，无腹痛腹泻，二便正常。

问题一：请归纳病史采集获得的临床信息。为了进一步明确诊断和中医证型，需要补充哪些病史内容和实验室检查？

思路：4 岁幼儿，幼年发病，慢性反复瘙痒，以颈部、肘窝、腘窝等部位皮疹为突出表现，近期加重，全身皮肤干燥，首先需要考虑特应性皮炎。

为了进一步诊疗，需要补充以下资料。

1. 询问既往史、个人和家族遗传过敏性疾病史。

2. 进行详细体格检查和皮肤专科检查。

3. 收集中医望闻问切四诊内容。

4. 应完善血常规（重点关注血嗜酸性粒细胞计数）和血清 IgE 检查，并可考虑在皮疹渗出部位行分泌物检查排除感染，过敏原检查寻找过敏的诱发因素。

完善资料如下：

既往史：患儿平素体质较差，经常感冒，有过敏性鼻炎病史。无肝炎结核病史，无外伤史。

过敏史:否认药物过敏史。有鸡蛋、牛奶、海鲜等食物过敏史。

家族史:父母体健。患儿父亲有过敏性鼻炎病史。

体格检查:体温 36.8℃,呼吸 24 次/min,脉搏 120 次/min,血压 104/64mmHg。患儿形体偏矮小,颈部可触及数个肿大淋巴结,蚕豆大小,活动度可,无压痛。余心肺腹查体未见异常。

皮肤科检查:全身皮肤干燥、脱屑,面部、躯干、四肢散在较多红斑、斑丘疹,部分融合成片,上覆白色脱屑。面颈部可见散在红斑、糜烂、渗出结痂。皮疹面积接近体表面积80%。白色划痕症阳性。

辅助检查:血常规:嗜酸性粒细胞计数:$1.5×10^9$/L↑。过敏原:尘螨 IgE 阳性(5级),鸡蛋、牛奶、海鱼 IgE 阳性(4级)。总 IgE>2 500↑。皮损渗出部位分泌物培养提示金黄色葡萄球菌。

四诊情况:皮疹鲜红、渗出,瘙痒剧烈,心烦,容易发脾气,胃纳一般,大便偏干,小便正常,睡眠差。舌质淡,舌尖红,苔薄白,脉细数。

问题二:根据患儿的临床特点初步考虑什么诊断?其诊断依据是什么?应该与哪些疾病进行鉴别?

思路:根据本病例以下临床特点:幼年发病;全身皮肤干燥,皮疹分布部位以颈部、肘窝、腘窝为主;近期皮疹面积接近体表面积 70%。辅助检查提示血嗜酸性粒细胞增高,总 IgE 升高。过敏原对尘螨、鸡蛋、牛奶、海鲜过敏;可诊断为特应性皮炎。

诊断:参照 Williams 诊断标准,标准中均符合:①屈侧皮肤受累史;②个人过敏性鼻炎史;③全身皮肤干燥史;④可见的屈侧皮炎;⑤2 岁前发病(适用于大于 4 岁者),可诊断。

鉴别诊断:从患儿的疾病特点需要考虑特应性皮炎、湿疹、婴幼儿脂溢性皮炎相鉴别,该患儿具有早年发病、干皮症、皮疹分布部位等特征,并有本人或家属遗传过敏史,是主要的鉴别要点。

📄 知识点 1

特应性皮炎的临床表现

【临床表现】

1. 特应性皮炎好发于婴幼儿、儿童,也累及成人。大约 60% 在 1 岁以内发病。可分为婴儿期(0~2 岁)、儿童期(2~12 岁)、青少年成人期(12 岁以上)。

2. 本病临床的主要症状是瘙痒和慢性复发性皮炎。皮疹好发于肘窝、腘窝等屈侧部位。皮肤干燥是本病的一个典型特征,提示皮肤屏障功能障碍,看似正常的皮肤亦存在一定程度的亚临床炎症。在不同年龄阶段的临床表现稍有不同。

3. 本病还可以出现耳根裂纹、鱼鳞病、掌纹症、毛周角化症、皮肤感染倾向、非特异性手足皮炎、乳头湿疹、唇炎、复发性结合膜炎、旦尼-莫根眶下褶痕、眶周黑晕、苍白脸、白色糠疹、颈前皱褶、白色划痕/延迟发白等特征性的皮损。

知识点 2

特应性皮炎的诊断标准

【诊断要点】

特应性皮炎的诊断主要根据临床表现。血嗜酸性粒细胞、IgE 水平和过敏原检查对诊断有一定参考价值,皮肤组织病理对特应性皮炎的诊断价值不大。

目前国内外有多种诊断标准,包括 Hanifin 和 Rajka 标准、Williams 标准、康克非标准、张氏标准等。临床上可选用比较简明、可操作性强的国外 Williams 诊断标准和 2016 年国内张建中教授提出的张氏标准。

1. Williams 诊断标准 诊断必须具有皮肤瘙痒史及以下 3 条或 3 条以上标准:

(1) 屈侧皮肤受累史,包括肘窝、腘窝、踝前或围绕颈周(10 岁以下儿童包括颊部)。

(2) 个人哮喘或过敏性鼻炎史(或一级亲属 4 岁以下儿童发生 AD 病史)。

(3) 全身皮肤干燥史。

(4) 可见的屈侧皮炎(或 4 岁以下儿童颊部/前额和远端肢体湿疹)。

(5) 2 岁前发病(适用于大于 4 岁者)。

2. 张氏诊断标准(2016 年国内张建中教授提出) 病程大于 6 个月的对称性湿疹患者,符合以下 2 条中的 1 条或 1 条以上:

(1) 特应性个人史和/或家族史。

(2) 血清总 IgE 升高、过敏原特异性 IgE(+)、嗜酸性粒细胞升高。

注:

1) 病程大于 6 个月:病程持续或反复发作超过 6 个月。

2) 特应性个人史:曾经或现在患有过敏性鼻炎、哮喘或过敏性结膜炎等特应性疾病。

3) 特应性家族史:三代以内的亲属中有湿疹/AD、过敏性鼻炎、过敏性哮喘或过敏性结膜炎等病史。

需除外药疹、恶性嗜酸性粒细胞增多、高 IgE 综合征、皮肤感染、结缔组织病及肿瘤性疾病等。

 知识点 3

特应性皮炎的鉴别诊断

【鉴别诊断】

本病常与婴儿脂溢性皮炎、湿疹、神经性皮炎等疾病相鉴别。鉴别要点可见表 8-1-1。

表 8-1-1 特应性皮炎的鉴别诊断

	特应性皮炎	婴儿脂溢性皮炎	湿疹	神经性皮炎
好发部位	肘窝、腘窝等屈侧部位	面部和头皮	无一定好发部位	项部、颈部、肘部、骶尾部等摩擦部位
年龄	好发于婴幼儿、儿童,可分为婴儿期、儿童期、青少年成人期	婴儿,多为出生后第 3~4 周开始发病	可发于任何年龄	多见于中青年
皮疹特点	慢性复发性皮炎,表现与湿疹类似,但可出现干皮症、鱼鳞病、毛周角化症、皮肤感染倾向、眶周黑晕、苍白脸、白色糠疹、颈前皱褶、白色划痕/延迟发白等特征性的皮损	红斑和油性鳞屑,累及局部或整个头皮、亦可累及眉部、鼻唇沟、耳后、颈部等处	皮疹多形、对称,渗出倾向,分急性期、亚急性期和慢性期	皮肤肥厚、苔藓样变、脱屑
瘙痒	不同程度	轻度	不同程度	阵发性剧烈瘙痒
个人或家族遗传病史	有	无	无	无
预后	婴幼儿发病一般在 2 岁以内逐渐好转痊愈,部分迁延至儿童、青少年和成人期	预后良好,往往于数月之内可痊愈	慢性	慢性

> 知识点 4

特应性皮炎的辅助检查

【辅助检查】

1. 血清 IgE 特应性皮炎患者血总 IgE 或特异性 IgE 明显升高,特别是在 AD 伴有呼吸道过敏的个人和/或家族史。IgE 的增高与 AD 的皮损严重程度有一定关系。

2. 血嗜酸性粒细胞计数 特应性皮炎患者血液中和皮损组织中的嗜酸性粒细胞计数常增多,与 AD 的皮损严重程度有一定关系。

3. 微生物检查 皮损可行细菌(常见为金黄色葡萄球菌)和真菌(马拉色菌、白色念珠菌等)的涂片和培养检查,病毒(如单纯疱疹病毒 I 型等)的 PCR 检测排除局部继发感染。

4. 过敏原检查 可行食入物、吸入物的 IgE 检测、点刺试验和斑贴试验寻找可能的过敏原。

问题三:本例中医病机和辨证思路如何? 如何辨证治疗?

中医四诊情况:皮疹鲜红,渗出,瘙痒剧烈,心烦,容易发脾气,胃纳一般,大便偏干,小便正常,睡眠差。舌质淡,舌尖红,苔薄白,脉细数。

中医病机和辨证分析:患儿先天禀赋不耐,素体偏热,加上脾胃虚弱,运化不足,风湿热之邪郁于肌肤而发病,出现皮疹鲜红、渗出和瘙痒;热扰心神,故心烦,容易发脾气,见舌尖红,脉数;热邪伤津,肠道运化失常,故见大便干结;胃纳一般,舌质淡为脾虚的表现。"小儿脾常不足,心常有余",可考虑该病脾虚为本,心火为标。

中医辨病辨证:四弯风(心火脾虚)。

中医辨证治疗:以培土清心为法,方选培土清心方加减,药用太子参、怀山药、薏米、白鲜皮、生地、连翘、淡竹叶、灯心花、白鲜皮、钩藤、蝉衣、防风、牡蛎、甘草等。

知识点 5

特应性皮炎的中医病机

中医认为,先天禀赋不耐的特应性体质是本病的发病基础。孕母过食肥甘辛辣,遗热胎儿,先天禀赋不耐,腠理不密,卫外功能不固;易感风湿热等外来邪气,聚结肌肤;或素体脾胃虚弱,后天喂养不当,恣食辛辣刺激等物,化热生湿,浸淫肌肤而发。病久则伤阴耗血,生风生燥,肌肤失养;或脾失健运,湿从内生,湿性黏腻而缠绵难愈。特应性皮炎急性期多表现为风、湿、热,亚急性、慢性期多表现为脾虚、肾虚。特应性皮炎多发于儿童和青少年,小儿生理特点"脾常不足、心常有余""诸痛痒疮,皆属于心""诸湿肿满,皆属于脾",故常表现出心火脾湿交织的病机。

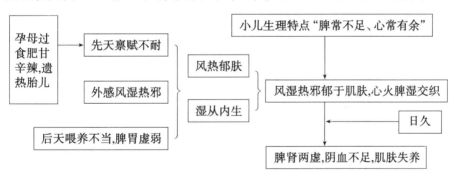

知识点 6

特应性皮炎的中医辨证分型治疗

特应性皮炎以心火脾虚为主导病机,治以清心培土,在急性期清心健脾为主,慢性缓解期健脾为主,兼以清心。若涉及其他脏腑,则兼而治之。

(1) 心脾积热证

[证候]　脸部红斑、丘疹、脱屑或头皮黄色痂皮,伴糜烂渗液,有时蔓延到躯干和四肢,哭闹不安,可伴有大便干结,小便短赤。指纹呈紫色达气关或脉数。本型常见于婴儿期。

[治法] 清心导赤。

[方药] 三心导赤饮(徐宜厚经验方)加减。

面部红斑明显酌加黄芩、白茅根、水牛角(先煎),瘙痒明显酌加白鲜皮,大便干结酌加火麻仁、莱菔子,哭闹不安酌加钩藤、牡蛎。药物用量可参照年龄和体重酌情增减。

(2)心火脾虚证

[证候] 面部、颈部、肘窝、胭窝或躯干等部位反复发作的红斑、水肿,或丘疱疹、水疱,或有渗液,瘙痒明显,烦躁不安,眠差,纳呆,舌尖红,脉偏数。本型常见于儿童反复发作的急性期。

[治法] 清心培土。

[方药] 清心培土方(陈达灿经验方)加减。

皮损鲜红酌加羚羊角骨(先煎)或水牛角(先煎)、栀子、牡丹皮,瘙痒明显酌加苦参、白鲜皮、地肤子,眠差酌加龙齿(先煎)、珍珠母(先煎)、合欢皮。药物用量可参照年龄和体重酌情增减。

(3)脾虚湿蕴证

[证候] 四肢或其他部位散在的丘疹、丘疱疹、水疱,倦怠乏力,食欲不振,大便溏稀,舌质淡,苔白腻,脉缓或指纹色淡。本型常见于婴儿和儿童反复发作的稳定期。

[治法] 健脾渗湿。

[方药] 小儿化湿汤(朱仁康经验方)加减。

皮损渗出酌加萆薢、茵陈、马齿苋,纳差酌加鸡内金、谷芽、山药;腹泻酌加伏龙肝、炒黄连。药物用量可参照年龄和体重酌情增减。

(4)血虚风燥证

[证候] 皮肤干燥,肘窝、胭窝常见苔藓样变,躯干、四肢可见结节性痒疹,继发抓痕,瘙痒剧烈,面色苍白,形体偏瘦,眠差,大便偏干,舌质偏淡,脉弦细。本型常见于青少年和成人期反复发作的稳定期。

[治法] 养血祛风。

[方药] 当归饮子(宋《重订严氏济生方》)加减。

皮肤干燥明显酌加沙参、麦冬、石斛,情绪急躁酌加钩藤、牡蛎(先煎),眠差酌加龙齿(先煎)、珍珠末(冲服)、百合。药物用量可参照年龄和体重酌情增减。

问题四:本病例的中医辨证处方和外治法如何?

思路:该病例的中医外治法可选用中药外用和小儿推拿。

中药外用:可选以金银花、荆芥、马齿苋、黄柏、黄精、地骨皮、甘草等清热利湿、养阴润燥的中药水煎湿敷和泡浴,随症加减。可选用紫草油、甘草油、复方蛇脂软膏、消炎止痒霜(广东省中医院经验方)、复方尿素软膏(广东省中医院经验方)、青鹏软膏、除湿止痒乳膏或外用。

小儿推拿选穴:急性期可辨证选用清天河水、清肺平肝、清补脾经、分手阴阳等,患儿大便不通,可加用逆运内八卦、推下七节骨、揉腹等,随症加减。

 知识点 7

特应性皮炎的中医外治法

1. 中药外用 急性期可辨证选用马齿苋、黄柏、苦参、金银花、荆芥、白鲜皮等中药疏风清热利湿,慢性期可选用黄精、地骨皮、当归、桃仁等养阴润燥止痒进行中药泡浴和湿敷。

2. 小儿推拿 适用于 12 岁以下儿童,多按培土清心法辨证选穴。选择主穴和配穴。疗程:一般每日 1 次,重症每日 2 次,直至急性病痊愈;一般慢性病每 7~10 天为 1 个疗程,2 个疗程间可间隔 2~3 天。

3. 针刺 慢性期选穴主选血海、足三里、脾俞。用补法,每天一次,10 天为一个疗程,可健脾养血、增强体质、减少复发。

4. 敷脐疗法 把中药消风散研成粉末混合,过 80 目筛后,装瓶备用。用时取药末 2 匙填脐,外用纱布、绷带固定,每 2 日换药一次,连用 3 次为一疗程。

5. 梅花针、火针、划痕疗法、吹烘疗法 可用于局部肥厚性皮损。

问题五:该患儿的西医治疗和中西医结合治疗的思路是什么?

该患儿属于重度儿童期特应性皮炎,可外用润肤基础保湿治疗,并根据炎症程度选用不同强度的糖皮质激素药膏,面颈部可选用钙调磷酸酶抑制剂外用。如有感染可根据药敏选用抗感染治疗。

类似该病例的急性、泛发性、重症特应性皮炎患者,早期可采用中西医结合治疗,病情缓解后以中药进行调理以巩固疗效。中医治疗在急性发作期和缓解期均有一定的优势,通过中医辨证论治,可增强患者体质、减少复发。

 知识点 8

特应性皮炎的西医治疗

特应性皮炎的西医治疗原则是避免诱发因素、修复皮肤屏障和抗炎止痒。

1. 治疗时应仔细查找相关诱发和加重因素,进行慢性病管理和健康宣教,以减少病情反复。

2. 外用药治疗原则可参考湿疹外治原则。常用药物有外用的保湿润肤剂、糖皮质激素、钙调神经磷酸酶抑制剂等。

3. 治疗采用阶梯治疗方案。治疗前评估病情的严重程度。轻度可采用保持润肤基础治疗,中重度可配合外用抗炎药物和光疗、免疫抑制剂环孢素、甲氨蝶呤等系统治疗,注意监测药物不良反应。继发细菌、病毒感染者可给予抗感染治疗。可予抗组胺药物、复方甘草酸苷、硫代硫酸钠等对症止痒减少搔抓。

问题六:特应性皮炎应如何预防与调护?

对患者要精心护理,避免加重皮疹的各种因素,加强润肤保湿治疗。做到合理喂养,注意蛋白质食物过敏;调整胃肠功能,纠正腹泻或便秘;衣服要清洁,柔软宽大,不宜穿着毛、丝、化纤内衣裤,穿着不宜过暖,以免加剧瘙痒;合理洗浴,避免热水,肥皂烫洗,沐浴后立即使用保湿润肤剂;尽量避免搔抓;病情缓解期宜注意健脾,可用党参、怀山药、炒扁豆、大枣等煲汤或煮粥作为食疗,适当锻炼,增强体质,减少复发。

【临证备要】

1. 对于幼年发病的慢性瘙痒性皮疹,要考虑特应性皮炎的可能。注意皮疹分布特点,有无特应性皮炎特征皮疹表现,有无个人和家族遗传过敏史,必要时完善血常规和 IgE 检查,需与婴儿脂溢性皮炎、湿疹、神经性皮炎等疾病相鉴别。

2. 特应性皮炎以中医辨证治疗以心火脾虚为主导病机,治以清心培土,在急性期清心健脾为主,慢性缓解期健脾为主,兼以清心。若涉及其他脏腑,则兼而治之。外治法可选用中药外用、小儿推拿等。

3. 该病以外用润肤基础保湿为基础治疗,中重度患者可采用中西医结合治疗,根据炎症程度选用不同强度的糖皮质激素药膏和钙调磷酸酶抑制剂。如有感染可根据药敏选用抗感染治疗。中医治疗在急性发作期和缓解期均有一定的优势,通过中医辨证论治,可增强患者体质,减少复发。

诊疗流程图

```
                    ┌─────────────────────────────┐
                    │ 主诉:多形皮疹、瘙痒、慢性病程  │
                    └─────────────────────────────┘
                                  │
┌──────────────┐  ┌──────────┐  ┌──────┐   ┌──────────────┐
│ 鉴别诊断:    │  │ 不符合诊 │  │询问病史│←─│辅助检查│←─│血IgE、血嗜酸性│
│ 湿疹?        │←─│ 断标准   │←─│专科查体│   │粒细胞、过敏原 │
│ 脂溢性皮炎?  │  └──────────┘  └──────┘   │检查、分泌物微 │
│ 神经性皮炎?  │              符合AD诊断标准  │生物检查       │
└──────────────┘                            └──────────────┘
                                  │
                         ┌────────────────┐
                         │  特应性皮炎(AD) │
                         └────────────────┘
                          │              │
                      ┌──────┐        ┌──────┐
                      │ 轻中度│        │ 重度 │───┐
                      └──────┘        └──────┘   │ ┌──────────────┐
                      │      │          │        └→│中西医结合     │
                                                    │治疗的思路     │
              ┌─────────┐ ┌─────────┐ ┌────────┐  └──────────────┘
              │中医外治法│ │中医辨证治疗│ │西医治疗 │
              └─────────┘ └─────────┘ └────────┘
                │           │            │
           ┌────────┐   ┌────────┐  ┌──────────┐
           │中药外用 │   │心脾积热证│  │阶梯式治疗方案│
           └────────┘   │心火脾虚证│  └──────────┘
           ┌────────┐   │脾虚湿蕴证│       │
           │敷脐     │   │血虚风燥证│  ┌──────────────────────┐
           └────────┘   └────────┘  │修复皮肤屏障、抗炎止痒,必要时抗感染│
           ┌────────┐               └──────────────────────┘
           │小儿推拿 │                     │
           └────────┘              ┌──────────────┐
           ┌────────┐              │慢病管理       │
           │针刺、火针、│             │避免诱发因素   │
           │梅花针等  │             │治疗难点——瘙痒和复发│
           └────────┘              └──────────────┘
```

第二节　湿　疹

培训目标

1. 掌握湿疹的皮损特点、辨证论治及外用方法。
2. 熟悉湿疹的鉴别诊断和西医治疗。
3. 了解湿疹的预防调护。

　　湿疹是由多种内外因素引起的常见的过敏性、炎症性皮肤病。本病皮损对称分布，多形损害，剧烈瘙痒，易成慢性。可根据病程分为急性期、亚急性期、慢性期。急性期以丘疱疹为主，有渗出倾向，慢性期以苔藓样变为主。依据皮损特点、发病部位，中医有不同的命名。若泛发全身，浸淫遍体者，称"湿疮""浸淫疮"；以身起红粟，瘙痒出血为主者，称"血风疮"或"粟疮"；发于耳部者，称"旋耳疮"；发于乳头者，称"乳头风"；发于手部者，称"㾦疮"；发于脐部者，称"脐疮"；发于阴囊者，称"肾囊风"或"绣球风"（图8-2-1）。

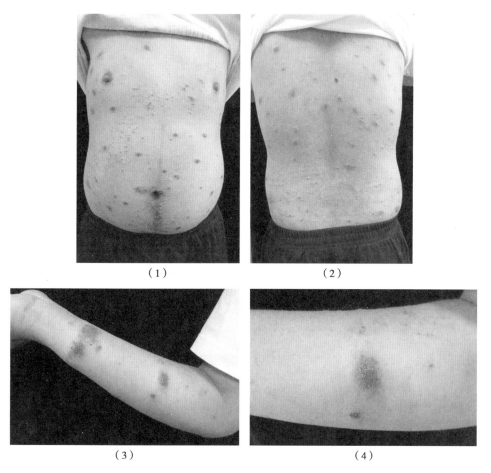

（1）　　　　　　　　　　（2）

（3）　　　　　　　　　　（4）

图 8-2-1　湿疹

【典型病例】

刘某,男,28岁,因"全身反复起红斑、丘疱疹、渗液伴瘙痒3个月"就诊,患者3个月前手背初起丘疹伴瘙痒,皮疹继而渐向全身泛发。曾在院外用扑尔敏、维生素C、强的松等治疗,病情略有控制。而近1个月原病灶区相继出现红斑、丘疹、丘疱疹等皮疹,日渐加重。专科检查:在手背、躯干均可见大小不等的红斑、丘疹、丘疱疹、水疱,部分皮疹渗出、糜烂,舌红,苔黄微腻,脉濡。

问题一:根据上述描述,还需要了解哪些相关病史资料?进行哪些体检?需做哪些辅助检查?

思路:青年男性,反复起多形皮疹、渗出伴瘙痒,皮疹对称,原因不明,首先需要考虑湿疹。

为了进一步诊疗,需要补充以下资料。

1. 询问既往史、个人和家族遗传过敏性疾病史。

2. 进行详细体格检查和皮肤专科检查。

3. 收集中医望闻问切四诊内容。

4. 应完善血常规(重点关注血嗜酸性粒细胞计数检查),并可考虑在皮疹渗出部位行分泌物检查排除感染,过敏原检查寻找过敏的诱发因素。

完善资料如下:

既往史:无高血压、糖尿病、肾病病史,无肝炎、结核病史,无外伤史。

过敏史:否认药物过敏史。

家族史:父母体健。否认家族史。

体格检查:体温36.8℃,呼吸20次/min,脉搏85次/min,血压114/74mmHg。心肺腹查体未见异常。

皮肤科检查:在手背、躯干均可见大小不等的红斑、丘疹、丘疱疹、水疱,有部分皮疹呈现渗出、糜烂,皮疹对称。

辅助检查:血常规:嗜酸性粒细胞计数:0.9×10^9/L↑。皮损渗出部位分泌物培养提示金黄色葡萄球菌。

四诊情况:皮疹鲜红、渗出,时有瘙痒,胃纳一般,二便正常,睡眠差。舌红,苔黄微腻,脉濡。

知识点 1

湿疹的诊断要点

【诊断要点】

根据皮疹多形,有渗出倾向,对称分布,瘙痒剧烈,反复发作的临床特点可诊断。根据病程可分为急性、亚急性、慢性湿疹,不同分期临床特点不同。

1. 急性湿疹　急性湿疹在红斑基础上针头到粟粒大小的丘疹、丘疱疹,严重时有小水疱,常融合成片,境界不清楚。搔抓后形成点状糜烂面,有明显的浆液性渗出。

2. 亚急性湿疹 湿疹在急性发作后,红肿及渗出减轻,进入亚急性阶段,可有丘疹及少量丘疱疹,呈黯红色,可有鳞屑及轻度浸润。

3. 慢性湿疹 慢性湿疹常由急性及亚急性期迁延而成。患部皮肤肥厚,表面粗糙,呈苔藓样变,黯红斑上有丘疹、抓痕及鳞屑等。

知识点 2

湿疹的鉴别诊断

【鉴别诊断】

本病常与接触性皮炎、神经性皮炎、手足癣等疾病相鉴别。鉴别要点可见表8-2-1。

表 8-2-1 湿疹的鉴别诊断

	湿疹	接触性皮炎	手足癣	神经性皮炎
好发部位	无一定好发部位	无一定好发部位	手足	项部、颈部、肘部、骶尾部等摩擦部位
年龄	可发于任何年龄	可发于任何年龄	可发于任何年龄	多见于中青年
皮疹特点	皮疹多形、对称,渗出倾向。分急性期、亚急性期和慢性期	发病前接触史,局限于接触部位,皮疹多单一,境界清楚	皮损境界清楚,局部可见叶状鳞屑附着,夏季加重,常并发指(趾)间糜烂	皮肤肥厚、苔藓样变、脱屑
瘙痒	不同程度,常剧烈瘙痒	不同程度,有瘙痒和灼热感	不同程度,可不痒	阵发性剧烈瘙痒
预后	慢性	预后良好,去除病因后,多易治愈	预后良好,可治愈	慢性

问题二:该患者如何进行辨证论治? 可以使用什么外治方法?

中医四诊情况:皮疹鲜红、渗出,时有瘙痒,胃纳一般,二便正常,睡眠差。舌红,苔黄微腻,脉濡。

中医病机和辨证分析:患者因禀赋不耐,感受风湿热邪,故发红斑、丘疹、丘疱疹、水疱,湿盛则渗液不止、瘙痒,舌红,苔黄微腻,脉濡均为湿热浸淫之证。

中医辨病辨证:湿疮(湿热浸淫)。

中医辨证治疗:清热利湿。方选萆薢渗湿汤。中药处方:萆薢、薏苡仁、赤茯苓、黄柏、丹皮、泽泻、滑石、通草。

外用:以10%黄柏溶液湿敷,外用植物油调青黛散。

知识点 3

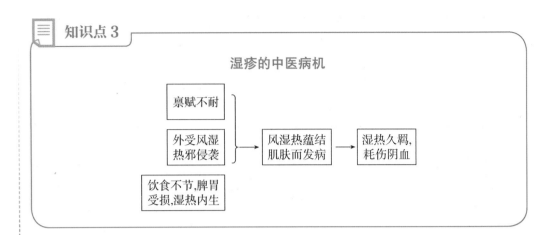

湿疹的中医病机

知识点 4

湿疹的中医辨证分型治疗

湿疹慢性病程,反复发作,辨证治疗常结合皮损和分期治疗;急性湿疹或急性发作期治以清热利湿解毒,亚急性者治以健脾利湿,慢性者治以养血润肤,祛风止痒。

1. 风热蕴肤证

[证候] 发病迅速,以红色丘疹为主,泛发全身,瘙痒,渗液不多,舌红苔薄白,脉弦数。

[治法] 疏风清热

[方药] 消风散(明《外科正宗》)加减。

瘙痒剧烈,加钩藤、全蝎息风止痒,夹湿,加土茯苓、茵陈。

2. 湿热蕴肤证

[证候] 发病快,病程短。皮损鲜红灼热,丘疹、丘疱疹、水疱,渗液淋漓,浸淫成片;瘙痒剧烈,伴心烦口渴,身热不扬,大便干,小便短赤;舌质红,苔黄腻,脉滑数。

[治法] 清热利湿。

[方药] 萆薢渗湿汤(清《疡科心得集》)加减。

渗液多者,加马齿苋、滑石、茵陈;红肿明显者,加丹皮、赤芍;瘙痒重者,加白鲜皮、地肤子、苦参;出现脓疱加银花、连翘、黄连。热象不重者,去龙胆、栀子。

3. 脾虚湿蕴证

[证候] 发病较缓,皮损淡红色、水肿、丘疹或丘疱疹、结痂、鳞屑,自觉瘙痒,搔抓后糜烂渗出;伴纳少,疲倦,腹胀便溏,舌质淡胖,苔白或腻,脉濡缓。

[治法] 健脾除湿。

[方药] 除湿胃苓汤(清《医宗金鉴》)加减。

渗液多者,加马齿苋、滑石、茵陈;红肿明显者,加丹皮、赤芍;瘙痒重者,加白鲜皮、地肤子、苦参;出现脓疱加银花、连翘、黄连。热象不重者,去龙胆、栀子。

4. 血虚风燥证

[证候] 病程迁延,反复发作,皮损粗糙肥厚,脱屑,表面有抓痕、血痂,颜色黯红或色素沉着,阵发性瘙痒,夜间加重;伴有口干不欲饮,纳差,腹胀;舌质淡,苔白,脉弦细。

[治法] 养血润肤祛风。

[方药] 四物消风散(清《医宗金鉴》)加减。

瘙痒甚者,加钩藤、刺蒺藜祛风止痒;夜间瘙痒剧烈,影响睡眠者加龙骨、珍珠母重镇安神,息风止痒。

知识点 5

湿疹的中医外治法

1. 急性湿疮　初起以清热安抚、避免刺激为原则。以红斑、丘疹为主,水疱较少,无渗出时,用三黄洗剂外搽;或选用苦参、黄柏、地肤子、荆芥等煎汤,待凉后外洗,每日 2～3 次。中期流滋多,以收敛清热止痒为原则。水疱糜烂、渗出明显时,选用黄柏、生地榆、马齿苋、苦参等煎汤冷湿敷;或用 10% 黄柏溶液湿敷;每次 20～30min,每日 2～3 次。后期流滋少、结痂时,以保护皮损、避免刺激为原则。用青黛散加甘草油或植物油调,外涂患处。结痂较厚时,选用黄连膏、青黛膏涂搽。

2. 亚急性湿疹　以清热、止痒、干燥、收敛为原则。选用三黄洗剂、青黛散加甘草油或植物油调、黄连锌氧油、5% 黑豆馏油软膏外搽。

3. 慢性湿疹　以祛风止痒、促进恢复为原则。选用青黛膏、湿毒膏、润肌膏、10%～20% 黑豆馏油软膏等涂搽,加中药熏洗、封包吹烘疗法效果更好。中药熏洗可选用蛇床子、威灵仙、紫草、当归等祛风活血利湿止痒药物。

4. 敷脐疗法　把中药消风散混合研末,过 80 目筛后,装瓶备用。用时取药末 2～4g 填脐,外用纱布、绷带固定,每两天换药一次,连用 3 次为一疗程。

知识点 6

湿疹的西医治疗

1. 局部治疗　急性期糜烂、渗出较多时,选用溶液冷湿敷,药物可选用 3% 硼酸溶液、0.1% 依沙吖啶溶液等;亚急性期糜烂、渗出较少时,外用氧化锌油糊剂、糖皮质激素乳膏,无糜烂、渗出时,可选炉甘石洗剂、糖皮质激素药膏。慢性期皮疹肥厚苔藓样变时,可应用糖皮质激素软膏、硬膏、乳膏、酊剂等,或外用角质松解剂,如 20%～40% 尿素软膏、5%～10% 水杨酸软膏等。

2. 系统治疗　根据患者情况给予抗组胺类药物口服和钙剂、硫代硫酸钠、复方甘草酸苷针等静脉注射抗过敏止痒,合并感染时可使用敏感抗生素治疗。糖皮质激素一般不主张常规使用,对急性水肿、泛发性湿疹、红皮病等可酌情短时间应用,病情控制后可逐渐减量,注意其不良反应及病情反跳。免疫抑制剂适用于其他治疗无效的患者,注意监测其骨髓抑制及肝肾毒性。

3. 物理疗法　紫外线包括 UVA、UVB 照射对慢性顽固性湿疹具有一定疗效。

问题三:应如何指导湿疹患者的预防与调护?

1. 避免接触可诱发湿疹的各种因素、如甲醛、染料、汽油、油漆、花粉、洗衣粉、洗洁精、塑料等。

2. 避免各种外界刺激,如热水烫洗、暴力搔抓、过度洗拭,尽量不穿化纤的贴身内衣。

3. 避免导致敏和刺激的食物,如鱼虾、浓茶、咖啡、酒类等。避免精神紧张和过度劳累,可参加一些体育活动以促进身心健康。

【临证备要】

1. 对于皮疹多形,有渗出倾向,对称分布,瘙痒剧烈,反复发作者,要考虑湿疹。需与接触性皮炎、湿疹、神经性皮炎、手足癣等疾病相鉴别。

2. 湿疹中医辨证治疗在急性期以清热利湿解毒为主,亚急性以健脾渗湿为主,慢性期以养血润燥为主。外治法可选用中药外用、湿敷、热烘、敷脐等。

3. 西医以抗炎抗过敏为原则,对于急性泛发性湿疹或合并感染时,可中西医结合治疗;对于亚急性、慢性湿疹和病情缓解期,建议以中医药治疗为主,中医药对于稳定病情,减少复发有一定的优势。

诊疗流程图

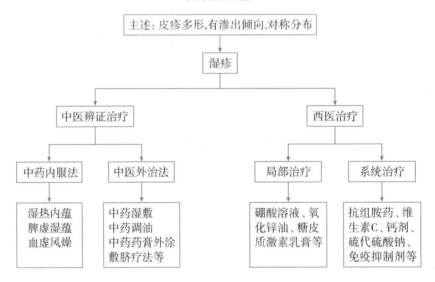

第三节　荨　麻　疹

培训目标

1. 掌握荨麻疹的定义、诊断、鉴别诊断和中医治疗。
2. 熟悉荨麻疹的辅助检查和西医治疗。
3. 了解荨麻疹的预防调护。

荨麻疹是一种皮肤出现红色或苍白色风团,时隐时现的瘙痒性、过敏性皮肤病。其特征皮肤上出现瘙痒性风团,发无定处,时隐时现,退后无痕迹,但反复发生新的皮疹,迁延数日至数月,且伴有剧痒。严重者可伴有发热、腹痛、腹泻、气促等症状。本病的病因和发病机制复杂,根据风团持续发生的时间 6~12 周为界限,可分为急性和慢性两型。本病相当于中医学中的"瘾疹"(图 8-3-1)。

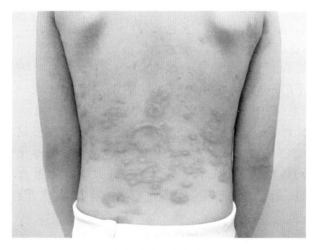

图 8-3-1　荨麻疹

【典型病例】

张某,女,28 岁。主诉:"全身反复风团瘙痒 2 月余"。

患者 2 个月前户外郊游后全身突然出现泛发红色风团,瘙痒剧烈,曾在当地社区门诊就诊,予口服扑尔敏、开瑞坦等药物,皮疹可暂时消退,消退后不留痕迹,但停药后皮疹仍反复。发作时无发热恶寒,无胸闷呼吸困难,无腹痛腹泻。专科检查:全身水肿性红斑,大小不一,以躯干为主,皮肤划痕征阳性,未见丘疹、水疱、糜烂、渗液。舌红,苔黄,脉弦略数。

问题一:根据患者的临床特点初步考虑什么诊断? 其诊断依据是什么? 应该与哪些疾病进行鉴别?

思路:临床特点

1. 损害为大小不等、形态不一的鲜红色或白色风团。

2. 突然发生,数小时后又迅即消退,一般不超过 24h,成批发生,有时一天反复发生多次。消退后不留痕迹。

3. 剧痒。

4. 本病例病程达 2 月以上。

5. 皮肤划痕征,部分病例呈阳性反应。

诊断:根据皮疹特点,结合患者反复发作每周至少两次,并连续 6 周以上,可以诊断为慢性荨麻疹。

鉴别诊断:本病应与丘疹性荨麻疹和荨麻疹性血管炎相鉴别。一是从风团持续时间上,二是从诱因上可以鉴别。

 知识点 1

荨麻疹的临床表现

【临床表现】

荨麻疹一般分为急性、慢性和特殊类型的荨麻疹。急性荨麻疹整个病程小于 6 周。多数能治愈,并能找到病因,如感染、药物、食物、接触过敏等;慢性荨麻疹病程超过 6 周,反复发作,常难以找到病因。

1. 急性荨麻疹

(1) 皮疹为大小不等的风团,色鲜红,也可为苍白色,孤立散在或融合成片,数小时内风团减轻,变为红斑而渐消失。但不断有新的风团出现。

(2) 病情严重者可有烦躁、心慌、恶心、呕吐等症状,甚至血压下降,发生过敏性休克样症状;有的可因累及胃肠道黏膜而出现腹痛、恶心、呕吐、腹泻,有的甚似急腹症,有的因食管水肿有进食困难;累及喉头黏膜时,可出现喉头水肿、呼吸困难,甚至窒息。如有高热、寒战等全身中毒症状,应注意有无严重感染的可能。大约有 90% 的急性荨麻疹在 2~3 周后症状消失,不复发。

2. 慢性荨麻疹 全身症状一般较轻,风团时多时少,反复发生,病程在 6 周以上。大多数患者不能找到病因,有约 50% 的患者在 5 年内病情减轻。约 20% 患者病程可长达 20 年以上。

3. 特殊类型荨麻疹

(1) 皮肤划痕症:亦称人工荨麻疹。用钝器划或用手搔抓皮肤后,沿着划痕发生条状隆起,并有瘙痒,不久即消退。

(2) 寒冷性荨麻疹:较常见。可分为家族性(较罕见)和获得性两种。好发于面部、手背等暴露部位,在接触冷物、冷空气、冷风或食冷物后,发生红斑、风团,有轻到中等度瘙痒。如户外游泳或冷水浴可全身泛发。多合并血管性水肿,遇热后风团可很快消退。皮损泛发者可有面部潮红、头痛、寒战、心动过速、消化道症状,甚至呼吸困难、意识丧失等。

获得性寒冷性荨麻疹具有某些基础疾病,如传染性单核细胞增多症、冷球蛋白血症、阵发性冷性血红蛋白尿症梅毒、冷纤维蛋白原血症,冷溶血素症等。

（3）胆碱能性荨麻疹：即小丘疹状荨麻疹。在热水浴、进食辛辣的食物饮料、饮酒、情绪紧张、工作紧张、剧烈运动等刺激后数分钟发生风团。风团直径为1~3mm，周围有轻重不等的红晕。可于20~60min内消退，亦可长达3h。泛发者可伴有乙酰胆碱的全身反应，如头痛、脉缓、流涎、瞳孔缩小及痉挛性腹痛、呕吐、腹泻等。重者可致晕厥、低血压等过敏性休克症状。

（4）日光性荨麻疹：较少见。皮肤日光照后发生红斑和风团，伴痒或痛，光激发试验能诱发皮损。风团除发生于暴露日光部位的皮肤外，也可发生于非暴露部位。严重时可发生弥漫性皮肤水肿，并可伴有全身反应，如畏寒、头痛、乏力、腹痛，甚至晕厥。有时透过玻璃的日光亦可诱发。

（5）压迫性荨麻疹：身体受压部位如臀部、上肢、掌跖等处受一定压力后4~8h，局部发生肿胀性斑块，累及真皮和皮下组织，多数有痒感，或灼痛、刺痛等。一般持续8~12h后可消退。

 知识点 2

荨麻疹的诊断标准

【诊断要点】

1. 根据皮损为风团，发生及消退迅速，消退后不留痕迹等，再根据各型荨麻疹特点，诊断不难。

2. 病因诊断较为困难。急性荨麻疹多由饮食、药物或感染引起。慢性荨麻疹的病因需行全面调查，包括详问病史，全面体格检查，相应的实验室检查，再行全面综合分析，以求明确其病因。

 知识点 3

荨麻疹的鉴别诊断

【鉴别诊断】

1. 丘疹性荨麻疹　以梭形风团样丘疹为主要皮损表现，持续时间长，伴有剧烈瘙痒，皮损无速起速消，无消退后不留痕迹的特点。与荨麻疹可以相鉴别。

2. 荨麻疹性血管炎　风团持续4~6h以上无消退，风团消退后遗留色素沉着或鳞屑，伴有关节痛、腹痛、血沉增快，病理为坏死性血管炎，对抗组胺药物无效。

 知识点 4

荨麻疹的辅助检查

【辅助检查】

1. 血沉、抗核抗体与血清补体测定对补体活化参与所致的荨麻疹诊断有帮助。

2. 测定冷球蛋白、冷纤维蛋白原、冷溶血素和冰块试验对冷荨麻疹诊断有帮助。

3. 全血分析、末梢血异形淋巴细胞、血原虫、丝虫、尿常规和培养、大便找虫卵或寄生虫、阴道涂片找霉菌或滴虫、鼻旁窦、齿、胸、胃肠道、泌尿系的 X 线片等相关检查对感染因素引起的荨麻疹诊断有帮助。

问题二:本例中医病机和辨证思路如何? 如何辨证治疗?

中医四诊情况,皮疹红色风团,伴有瘙痒,舌红,苔薄黄脉弦略数。

中医病机和辨证分析:患者户外活动,外感风热之邪,郁于肌肤之上,内不得通,外不得泄,故全身出现风团,风热郁肤感瘙痒,舌红苔薄黄脉弦略数均为风热之象。

中医辨证:瘾疹(风热蕴肤证)。

中医辨证治疗:祛风清热为法,选消风散加减:药用生地、防风、蝉蜕、知母、苦参、荆芥、牛蒡子、当归等。

知识点 5

荨麻疹的中医病机

中医认为本病是由于先天禀赋不耐,或平素体虚,卫表不固,风寒或风热之邪外袭,客于肌表,是营卫失调而发病;或饮食不节,胃肠积热,复感外邪,郁于肌表而发;也可因久病体虚,气血不足,血虚化燥生风,复感外邪而发。

知识点 6

荨麻疹的中医辨证分型治疗

荨麻疹治疗的重要步骤是查找和去除病因,消除各种发病的因素。一般急性瘾疹多属实证,治以祛风、清热、散寒、凉血、解毒或以清肠胃湿热积滞为主;慢性瘾疹多属虚证,治以益气固表、养血祛风为主。

(1) 风热犯表证

[证候] 风团呈红色,相互融合成片,状如地图,扣之有灼热感,自觉瘙痒难忍,遇热则剧,得冷则缓;伴有微热恶风,心烦口渴,咽弓充血;舌质红,苔薄黄或少苔,脉浮数。

[治法] 疏风清热、退热止痒。

[方药] 消风散(明《外科正宗》)加减。

大便干结加紫草、冬瓜仁;心烦者加地骨皮、珍珠母;咽痛者加板蓝根、山豆根。

(2) 风寒束表证

[证候] 风团色泽淡红,或者色如瓷白,风吹或接触冷水后,风团和痒感加重,得暖则减;伴恶风畏寒,口不渴;舌质淡红,苔薄白,脉浮紧。

　　[治法]　疏风散寒。

　　[方药]　桂枝汤或麻黄桂枝各半汤(汉《伤寒论》)加减。

　　阳虚遇寒加重者:去荆芥,加仙灵脾、白术、黄芪;手足冰冷者加当归、鹿角胶(另烊);易出汗着风即起者:去麻黄,加龙骨(先煎)、麻黄根。

　　(3)肠胃湿热证

　　[证候]　风团色泽鲜红,风团出现与饮食不节有关,多伴腹痛腹泻或呕吐胸闷,大便稀烂不畅,舌红苔黄腻,脉数或濡数。

　　[治法]　清肠利湿,祛风止痒。

　　[方药]　防风通圣散(明《奇效良方》)加减。

　　有虫积者上方加使君子肉、乌梅肉、槟榔;便秘者加大黄(后下)。

　　(4)血虚风燥证

　　[证候]　皮疹色黯不鲜,反复发作,迁延日久不愈,且多于午后或夜间发作。伴心烦、易怒、口干,舌红少苔或舌质淡,脉沉细。

　　[治法]　养血祛风止痒。

　　[方药]　当归饮子(宋《重订严氏济生方》)加减。

　　伴心烦、心悸者加麦门冬,太子参;伴盗汗者加浮小麦;夜寐梦多者加酸枣仁。

　　问题三:本病的外治法如何?

　　该病例可选用中医外用和针灸治疗。中药外用:可选用中药外洗如炉甘石洗剂外用,丹皮酚软膏外用。针灸:可针血海,足三里等。

知识点 7

荨麻疹的中医外治法

　　1. 中药外治　用1%薄荷三黄洗剂、炉甘洗剂、肤康止痒水外搽皮损。慢性期用荆芥30g,防风30g,川芎20g,干姜皮15g,飞扬草30g,蛇床子30g煎水外洗皮损。

　　2. 针灸　风邪善犯阳经,取大椎、血海、足三里;湿邪善犯脾经取脾俞、曲池、足三里;血燥生风易犯肝经,取三阴交、血海、行间。

　　3. 自血疗法　抽取自身静脉血3~5ml,即刻肌注,隔天1次,5次为一疗程。适用于治疗慢性荨麻疹。

　　问题四:该患者西医治疗和中西医结合思路。

　　该患者主要以口服抗组胺药物治疗,外用炉甘石洗剂。

　　如果该患者出现急性发作,皮损增多,伴有喉头水肿,呼吸困难等症状,应该以西医治疗为主。

知识点 8

荨麻疹的西医治疗

荨麻疹的西医治疗原则为去除病因,抗过敏和对症治疗。

1. 系统药物治疗

(1) 急性荨麻疹:首选镇静作用较轻的第二代 H1 受体拮抗剂治疗。维生素 C 及钙剂可降低血管通透性,与抗组胺药有协同作用;伴腹痛可给予解痉药物(如普鲁本辛、6542、阿托品等);脓毒血症或败血症引起者应立即使用抗生素控制感染,并处理感染病灶。

(2) 慢性荨麻疹:首选第二代 H1 受体拮抗剂,一种抗组胺药无效时,可 2~3 种联用或交替使用。也可视病情联合应用第一代 H1 受体拮抗剂、H2 受体拮抗剂(如雷尼替丁)或曲尼司特等白三烯受体拮抗剂,还可酌情选用利血平、氯喹、雷公藤等口服。给药时间应根据风团发生的时间进行调整,如晨起较多则应临睡前给予稍大剂量,如临睡时多则晚饭后给予稍大剂量;对已经控制的慢性荨麻疹,可采用逐步减量以至停药的服法,以维持缓解。

(3) 物理性荨麻疹和特殊类型荨麻疹:在抗组胺药基础上,根据不同类型荨麻疹可联合使用不同药物。如皮肤划痕症可用酮替芬;寒冷性荨麻疹可用酮替芬、赛庚啶、多塞平等;胆碱能性荨麻疹可用西替利嗪、酮替芬、阿托品、普鲁本辛(溴丙胺太林);日光性荨麻疹可用羟氯喹;压力性荨麻疹可用羟嗪。

(4) 其他治疗:因感染引起者可适当选用抗生素;免疫抑制剂(如环孢素 A、硫唑嘌呤等)多用于治疗自身免疫性荨麻疹。

2. 外用药物治疗　夏季可选止痒液、炉甘石洗剂等,冬季则选有止痒作用的乳剂(如苯海拉明霜);对日光性荨麻疹还可局部使用遮光剂。

知识点 9

过敏性休克的处理方法

在急性荨麻疹中出现喉头水肿,呼吸困难或血压过低,晕厥者,为过敏性休克应立即进行抢救,方法为:①0.1%肾上腺素 0.5~1ml 皮下注射或肌内注射,必要时可重复使用,心脏病或高血压患者慎用;②糖皮质激素肌内注射或静脉注射,可选用地塞米松、氢化可的松或甲基泼尼松龙等,但应避免长期使用;③支气管痉挛严重时可静脉注射氨茶碱;④喉头水肿呼吸受阻时可行气管切开,心跳呼吸骤停时,应进行心肺复苏术。

问题五:荨麻疹如何预防和调护?

1. 避免接触可诱发荨麻疹的各种因素:如化学刺激物,吸入物(花粉、屋尘、动物皮屑、汽油、油漆、杀虫喷雾剂、农药、煤气等)。

2. 注意气候变化增减衣物,如因冷热刺激而发病者,不宜过分避免,相反宜逐步接触,渐渐延长时间以求适应。

3. 有寄生虫感染者应驱虫治疗,对药物有过敏反应者,用药时应尽量避免使用。

4. 注意卫生,避免昆虫叮咬。

5. 患者应尽量避免精神刺激和过度劳累,注意培养积极乐观的人生观,工作上注意劳逸结合。

【临证备要】

1. 荨麻疹以风邪为主要致病原因的一种疾病,急性者多属实证,慢性者多属虚症,西医治疗以抗组胺药物为主。

2. 慢性荨麻疹以中医辨证论治为主,辅以西药控制病情。如出现过敏性休克症状者以西医治疗为主,待病情控制后再根据具体情况采用中西医结合治疗。

诊疗流程图

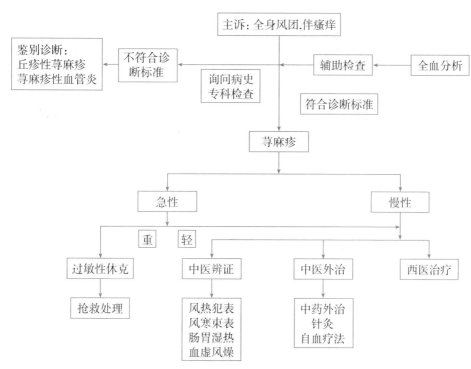

第四节　接触性皮炎

1. 掌握接触性皮炎的定义、诊断、鉴别诊断和中医治疗。

2. 熟悉接触性皮炎的辅助检查和西医治疗。

3. 了解接触性皮炎的预防调护。

接触性皮炎(contact dermatitis)是因皮肤或黏膜接触某些外界致病物质所引起的皮肤急性或慢性炎症反应,皮肤炎症的轻重和发病快慢与接触物质的刺激性、浓度和接触时间的长短有密切关系。原发性刺激又可分为两种,一种是由刺激性强的接触物引起,接触后在短时间内发病,如强酸、强碱等化学物质所引起的皮炎;另一种是由刺激较弱的接触物引起,接触较长时间后发病,如肥皂、有机溶剂等所引起的皮炎。中医文献中没有统一的病名来概括接触性皮炎,而是根据接触物质的不同及其引起的症状特点而有不同的名称,如因漆引起者,称为"漆疮";因贴膏药引起者,称为"膏药风"。其临床特点是发病前均有明显的接触某些物质的病史,发病部位为接触部位,脱离接触致敏物质经治疗痊愈后不会复发(图 8-4-1,图 8-4-2)。

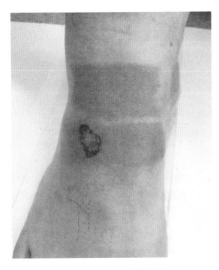

图 8-4-1　接触性皮炎

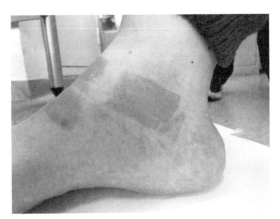

图 8-4-2　接触性皮炎(侧面观)

【典型病例】

韩某,男,35 岁。主诉:"右足红斑瘙痒 5 天"。

患者 5 天前因右足扭伤贴敷药膏(药名不详)后内踝、足背突发水肿性红斑,边界清楚,瘙痒剧烈。自行口服氯雷他定分散片,外用卤米松乳膏后肿胀消退,瘙痒稍有缓解。平素烦躁易怒,纳眠可,大便黏腻,小便调,舌红、舌体胖大边有齿痕,舌苔厚腻,脉弦滑。

专科检查:右足内踝、足背见 3 处界限清楚的红斑,局部见指甲大小糜烂面,边缘结痂。

问题一:根据患者的临床特点初步考虑什么诊断? 其诊断依据是什么?

思路:青年男性,有膏药接触史;接触部位出现皮损,伴瘙痒;皮损以界限清楚的红斑、糜烂的炎症反应为主。首先需要考虑接触性皮炎。

问题二:本病该与哪些疾病相鉴别?

思路:从患者的疾病特点需要考虑与急性湿疹、丹毒相鉴别。

急性湿疹发疹为多形性、对称性,以红斑、丘疹、丘疱疹为主,皮疹中央明显,逐渐向周围散开,境界不清,弥漫性,有渗出倾向。病程不规则,常反复发作,瘙痒剧烈。接触性皮炎有明确的接触史,病变局限于接触部位,皮疹多单一形态,易引起大疱,境界清楚,病程短。

丹毒局部红肿灼热疼痛而无瘙痒,常伴有发热、头痛、恶心等症状,无接触史。

 知识点 1

接触性皮炎的病因

【病因】

能引起接触性皮炎的物质很多,主要有动物性、植物性、化学性三种。

1. 动物性　动物的毒素、昆虫的毒毛,如斑蝥、毛虫等。

2. 植物性　有些植物的叶、茎、花、果等或其产物可引起接触性皮炎。常见者漆树、荨麻、橡树、银杏、补骨脂、猫眼草、某些菊科合报春花属、少数瓜果、蔬菜、花粉等。

3. 化学性　这是接触性皮炎的主要病因,多属于变态反应性,少数属于原发刺激。品种繁多,主要有金属及其制品如铬、镍;日常生活用品如肥皂、洗衣粉、清洁养护产品、皮革、塑料及橡胶制品等;化妆品如化妆油彩、染发水、唇膏等;外用药物如汞剂、磺胺剂、抗生素软膏、清凉油等;杀虫剂及除臭剂;各种化工原料如汽油、油漆、机油、染料等。这些化学物质中,有些是直接接触其原料而发生,但多数是人们用其制成品而致敏发病,有些物质接触后需要日光照射后而致敏,致光敏感性接触性皮炎。

 知识点 2

接触性皮炎的临床表现

【临床表现】

1. 接触性皮炎　是皮肤或黏膜单次或多次接触外源性物质后,在接触部位甚至以外的部位发生的炎症反应,表现为红斑、肿胀、丘疹、水疱甚至大疱。根据其发病机制可分为刺激性和变态反应两种。

接触性皮炎的临床表现可以根据病程分为急性、亚急性和慢性。

(1) 急性接触性皮炎:起病较急。皮损多局限于接触部位,少数可蔓延或累及周边部位。典型皮损为境界清楚的红斑,其上有丘疹和丘疱疹,严重者红肿明显并出现水疱和大疱,内容清亮,破溃后呈糜烂面。自觉瘙痒或灼痛,搔抓后可将致病物质带到远隔部位并产生类似皮损。少数病情严重的患者可有全身症状。去除接触物后经积极处理,一般1~2周内可痊愈,遗留暂时性色素沉着,交叉过敏、多价过敏及治疗不当易导致反复发作、迁延不愈或转化为亚急性和慢性。

（2）亚急性和慢性接触性皮炎：如接触物的刺激性较弱或浓度较低，皮损开始可呈亚急性，表现为轻度红斑、丘疹，境界不清楚。长期反复接触可导致局部皮损慢性化，表现为皮损轻度增生及苔藓样变。

2. 系统性接触性皮炎　是当某一过敏原致患者过敏后，又发生全身性再暴露（通过肌内注射、静脉注射、口服、直肠内或阴道内给药等），导致这些化学物质被机体吸收，可出现"系统性接触性皮炎"，这种情况虽然并不常见，但应引起重视。

常见的临床表现有下列几种：

（1）既往接触部位的皮炎复发：曾患有皮炎的部位，在摄入接触过敏原后，此部位的皮炎复发。或摄入过敏原后既往斑贴试验阳性部位又出现皮疹。

（2）水疱性手部湿疹（汗疱疹或出汗不良性湿疹）：表现为复发性掌、跖和手指侧面深在性水疱、瘙痒，偶有红斑。如远端指背受累，则指甲发生横嵴。

（3）泛发性非特异性斑丘疹、水疱：对称性分布于肘窝、腋窝、眼睑、颈侧和外阴部，或肘和膝屈侧皮炎。

（4）狒狒综合征：发生在股内侧、阴囊、腹股沟。皮疹为紫红色至淡红色斑，境界清楚。

（5）血管炎样损害：皮损表现为非特异性斑丘疹，可为紫癜性丘疹。

全身症状可有头痛不适、关节痛、腹泻和呕吐。

3. 变应性接触性皮炎　接触物多是无刺激的，少数人在接触该物质致敏后，再次接触该物质，经12~48h，在接触部位及其附近发生皮炎。

变应性接触性皮炎皮损多发生于暴露部位，以后常向周围蔓延，非接触部位亦可发病，高度敏感者可波及与接触无关的远隔部位，严重者可泛发全身。急性损害初期时表现为水肿性红斑，继之出现丘疹、水疱，疱破后出现糜烂、渗液、结痂，自觉瘙痒或烧灼感。

知识点3

接触性皮炎的诊断标准

【诊断要点】

主要根据发病前接触史和典型临床表现进行诊断；去除病因后经适当处理皮损很快消退也提示本病。斑贴试验是诊断接触性皮炎最简单可靠的方法。

知识点4

接触性皮炎的鉴别诊断

【鉴别诊断】

刺激性接触性皮炎与变应性接触性皮炎相鉴别。鉴别要点可见表8-4-1。

表 8-4-1　接触性皮炎的鉴别诊断

	刺激性接触性皮炎	变应性接触性皮炎
危险人群	任何人	遗传易感性
应答机制	非免疫性	迟发型超敏反应
接触物特性	有机溶剂,肥皂	低分子量半抗原
接触物浓度	通常较高	可以较低
起病方式	随着表皮屏障的丧失而逐渐加重	接触后 12~48h,一旦致敏通常迅速发病
分布	边界常不明显	准确地与接触物对应
诊断方法	试验性脱离致敏原	试验性脱离致敏原(或)斑贴试验
治疗	保护,减少接触机会	完全避免

问题三:本例中医病机和辨证思路如何? 如何辨证治疗?

中医四诊情况:皮疹色红,局部糜烂,瘙痒明显,平素烦躁易怒,纳眠可,大便黏腻,小便调,舌红、舌体胖大边有齿痕,舌苔厚腻,脉弦滑。

中医病机和辨证分析:患者素体禀赋不足,加之烦躁易怒,肝郁化火;肝旺乘脾,致脾失健运,出现大便黏腻,舌体胖大边有齿痕;脾不能运化水湿,则湿气内生,加之外用膏药刺激下,外毒引发内在湿热火毒,外蕴肌肤而发病。

中医辨病辨证:漆疮(湿毒蕴肤)。

中医辨证治疗:以清热祛湿,凉血解毒为法。方选龙胆泻肝汤加减。药用:龙胆、栀子、黄芩、生地、车前草、泽泻、当归、防风、荆芥、苦参、白鲜皮、黄连、柴胡、茯苓、炒白术。

知识点 5

接触性皮炎的中医病机

素体禀赋不耐、皮毛腠理不密,感受风湿热毒邪,久而成毒,风湿热毒诸邪与气血相搏结发为本病。

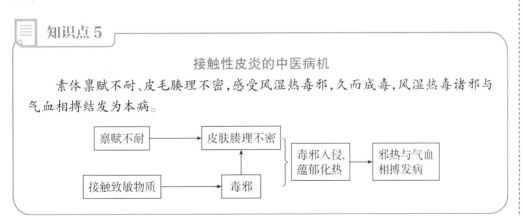

知识点 6

接触性皮炎的中医辨证分型治疗

本病治疗的重要步骤是寻找病因,迅速脱离接触物,避免再接触。治疗可分期辨证,内、外治结合。急性期以清热利湿解毒为主,慢性期以清热祛湿、养阴润燥为主。

(1) 湿毒蕴肤证

[证候] 起病急骤,皮损鲜红肿胀,其上有水疱或大疱,水疱破裂后则糜烂渗液,自觉灼热,瘙痒,伴发热,口渴,大便干结,小便黄短。舌红,苔微黄,脉弦滑数。

[治法] 清热祛湿,凉血解毒

[方药] 化斑解毒汤合龙胆泻肝汤(清《医宗金鉴·外科心法要诀》)加减。

若口渴加玄参、天花粉以清热生津止渴;渗液明显加苦参、青黛以清热敛湿。

(2) 血虚风燥证

[证候] 病情反复发作,皮损肥厚干燥,有鳞屑,或呈苔藓样变,瘙痒剧烈,有抓痕及结痂。舌淡红,苔薄,脉弦细数。

[治法] 清热祛风,养血润燥,

[方药] 当归饮子(宋《重订严氏济生方》)加减。

加减法:瘙痒甚者,加僵蚕、紫荆皮、徐长卿。药物用量可参照年龄和体重酌情增减。

问题四:本病例的中医外治法如何?

思路:本例患者可选用中药外用和针灸进行治疗。

中药外用:以 10%黄柏溶液进行湿敷,外用青黛油。

针灸选穴:因在下肢可选用血海、委中等穴,根据患者证型可选用三阴交、太冲以疏肝健脾化湿。

 知识点 7

接触性皮炎的中医外治法

1. 中药外用 皮损以潮红、丘疹为主者,可选用三黄洗剂外搽,或青黛散(《赵炳南临床经验集》)冷开水调涂;伴大量渗出、糜烂,选用绿茶、马齿苋、黄柏、羊蹄草、石韦、蒲公英、桑叶等煎水湿敷以清热利湿,或 10%黄柏溶液湿敷;糜烂、结痂者,选用青黛油、3%黑豆馏油外涂;皮损肥厚粗糙,有鳞屑,或呈苔藓样变者,选用 10%硫黄软膏、普连软膏(《赵炳南临床经验集》)、青黛膏等外搽。

2. 针刺 皮损在上肢、头面部,选穴主选曲池、尺泽、合谷;皮损在躯干、下肢,选穴主选血海、委中。用泻法,每天 1 次,10 天为一疗程。

知识点 8

接触性皮炎的西医治疗

首先要找出病因,去除致敏物,并给予对症处理。局部治疗根据皮损炎症情况,选择适当的外用药剂型和内服药物。

1. **急性期**　红肿明显时选用炉甘石洗剂外搽,渗出时用 3% 硼酸溶液湿敷。全身治疗视病情给予糖皮质激素和抗组胺药。

2. **亚急性期**　有少量渗出时用湿敷剂或糖皮质激素糊剂,氧化锌油;无渗液时用糖皮质激素霜剂等。有感染时加用抗生素,如新霉素、莫匹罗星。

3. **慢性期**　选用软膏。如继发感染明显者可酌情加用口服抗生素。

如患者皮疹较严重、渗出明显,无应用糖皮质激素禁忌证,可给予泼尼松 20~40mg/d,一般 3~5 天,待渗出明显减轻可停用。

问题五:接触性皮炎如何预防与调护?

1. 明确病因,避免继续接触致敏物或含有致敏物的物质;致敏物未明者可以通过标准筛选过敏原系列斑贴试验查找致敏物。

2. 与职业有关者,应更换工作环境改进工序,加强防护措施。

3. 发病期间,不宜用热水或香皂、沐浴露洗澡,避免搔抓刺激,禁用强刺激性外用药。

4. 多饮水,忌食辛辣、鱼腥、牛肉、竹笋、酒类等发物。

【临床要点】

1. 首先一定有明确的接触史,在皮肤黏膜接触部位发生急性或慢性炎症反应;典型皮损边界清楚,轻者可见红斑、丘疹,重者可有水疱、大疱、渗液及结痂;皮疹与接触部位一致;局部有瘙痒或烧灼、刺痛感,多无全身症状;斑贴试验可明确其诊断。

2. 接触性皮炎有外邪辛热之毒或接触某物质,因禀赋不耐,皮毛腠理不密,毒热蕴于肌肤而发病。所以在治疗时要兼顾风、热、湿三种外淫,并注意内在脏腑功能。在外要清热祛湿,在内要清肝健脾。

诊疗流程图

```
        ┌────────────────────────┐
        │ 主诉:境界清楚的红斑,瘙痒 │
        └────────────────────────┘
             │                    │
     ┌───────────┐          ┌───────────┐
     │  询问病史  │          │  体格检查  │
     └───────────┘          └───────────┘
         │                        │
 ┌───────────────┐      ┌──────────────────┐
 │ 有明确的接触史,接触某 │      │ 境界清楚的红斑、丘疹、丘疱 │
 │ 种物质后发生与接触部 │      │ 疹、重者出现水疱、大疱及糜 │
 │ 位一致或超出原有部位 │      │ 烂、渗出,或肥厚、苔藓化,瘙 │
 │               │      │ 痒明显              │
 └───────────────┘      └──────────────────┘
         │                        │
         └──────┐    ┌────────────┘
              ┌──────────┐
              │ 接触性皮炎 │←
              └──────────┘
                   │
                   ↓
```

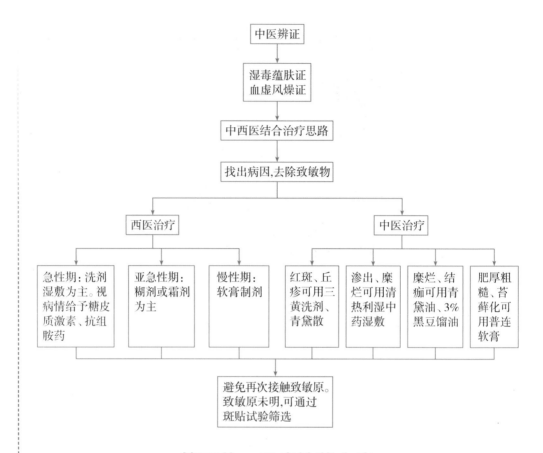

第五节　丘疹性荨麻疹

 培训目标

1. 掌握丘疹性荨麻疹的定义、诊断、鉴别诊断和中医治疗。
2. 熟悉丘疹性荨麻疹的西医治疗。
3. 了解丘疹性荨麻疹的预防调护。

丘疹性荨麻疹(papular urticaria)是根据皮损特点命名,指节肢动物叮咬后发生的局部皮肤过敏和炎症反应,从病因上应属于虫咬皮炎(insectbitedermatitis)。虫咬皮炎可由螨虫、蚊、蠓、臭虫、跳蚤、蜂等昆虫叮咬或毒汁刺激引起,共同特点是皮损处可见针尖大小咬痕,自觉瘙痒,严重程度与昆虫种类、数量和患者敏感性相关。本病相当于中医学中的"水疥"(图 8-5-1)。

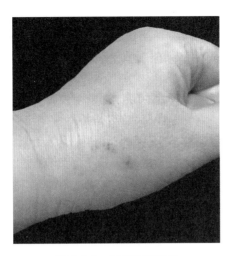

图 8-5-1　丘疹性荨麻疹

【典型病例】

张某,女,62 岁。主诉"左手背红色丘疹伴痒 3 天"。

患者 3 天前于郊外烧烤被蚊虫叮咬,左手背出现红色皮疹伴有瘙痒,自行外用炉甘石洗剂,症状未缓解,后因食螃蟹后皮疹扩展至左上肢,多发数个孤立的绿豆大小红色丘疹,瘙痒明显。因反复搔抓,部分丘疹破溃、结痂。现症见:患者自觉皮损处瘙痒,平时纳可,夜间多梦,大便黏滞不爽,小便调。舌红、苔薄黄,脉数。

专科检查:左上肢、左手近虎口处数个孤立米粒至绿豆大小风团样丘疹,丘疹色红,部分丘疹破溃、结痂,部分丘疹顶端有小水疱。

问题一:根据患者的临床特点初步考虑什么诊断? 其诊断依据是什么?

思路:中年女性,有外出郊游史,皮疹发生在暴露部位,风团样丘疹,局部破溃、结痂,其上有小水疱,瘙痒明显。首先考虑丘疹性荨麻疹。

知识点 1

常见致病昆虫及其临床表现

【临床表现】

1. 螨虫皮炎(mite dematitis)　皮损为水肿性风团样丘疹、丘疱疹或瘀斑,其上有小水疱,偶尔为大疱,常伴有抓痕与结痂。严重者可出现头痛、关节痛、发热、乏力、恶心等全身症状,个别患者可发生哮喘、蛋白尿,血中嗜酸性粒细胞增高。

2. 蚊虫叮咬(mosquito sting)　被蚊虫叮咬后可毫无反应,或在皮肤上出现瘀点、风团、丘疹或瘀斑,自觉剧痒。婴幼儿被叮咬后可发生血管性水肿,包皮、手背、面部等暴露部位易受累。严重者发生即刻过敏反应、延迟过敏反应甚至全身反应。初到疫区者常发生风团样丘疹,可延续 1 周左右。

3. 蠓叮咬(heleidae bite) 发生在皮肤暴露处,被叮咬后出现局部瘀点或水肿性红斑、风团样丘疹及水疱,奇痒难忍,甚至引起全身性过敏反应。

4. 臭虫叮咬(cimicosis) 叮咬后数小时可出现风团样丘疹和瘙痒,皮损中央有针尖大小瘀点、水疱、大片红斑或紫癜,伴有剧烈痛痒和疼痛。臭虫可在一晚上多次叮咬,形成线状损害,常因搔抓而致色素沉着。

5. 跳蚤叮咬(flea sting) 跳蚤一般在人体停留数分钟至数小时,在吸血处形成带出血点的红色斑丘疹,损害常成群分布。对蚤唾液过敏者可有水疱、红斑或紫癜等表现。

6. 蜂蜇伤(bee sting) 蜂蜇伤后局部立即明显疼痛烧灼感及痒感,很快出现红肿,中央有一瘀点,甚至形成水疱、大疱损害,偶可引起组织坏死。被多数蜂蜇伤时,可产生大面积肿胀,少数有恶心、呕吐、畏寒、发热等全身症状。由于组胺作用可产生肿胀性红斑、风团、血管性水肿,严重者因发生过敏性休克,蜇伤后7~14天可发生血清病样迟发型过敏反应(如发热、耳麻疹及关节痛)。

虫咬超敏反应常见于特异体质的人,说明可能有潜在的肥大细胞增生。虫咬超敏反应约有1/4与昆虫特别是膜翅类昆虫的叮咬有关,依次为:蜜蜂、黄蜂、大胡蜂和蚁类,与它们含有的复合成分毒液(蚁酸、激肽合蛋白类过敏原)有关。养蜂人有发生慢性关节病,可能与反复被蜇咬有关。如有以下情况应予关注,如蜂蜇伤后可没有过敏性损害而产生房性心律失常;遭受杀人蜂攻击可出现肌红蛋白或血红蛋白尿及急性肾小管坏死。

知识点 2

丘疹性荨麻疹的诊断标准

【诊断要点】

1. 多发生于夏秋季节。

2. 好发于面、颈、躯干、四肢等暴露部位。

3. 皮损表现为少数散在水肿性红斑、风团样丘疹、瘀点或瘀斑,有时表面有水疱、大疱。

4. 皮损中央可见叮咬的痕迹。

5. 自觉刺痛、灼痛、奇痒。

知识点 3

丘疹性荨麻疹的鉴别诊断

【鉴别诊断】

本病常与水痘、荨麻疹相鉴别。水痘好发于躯干、四肢近侧及头面部,口腔黏膜常被累及,损害未见风团样皮疹,自觉不痒或轻痒,但患者往往有低热等全身症状。荨麻疹是时起时消,无丘疹及水疱,消退后不留痕迹,与年龄、季节无关。

问题二:本例中医病机和辨证思路如何? 如何辨证治疗?

中医四诊情况:风团样丘疹,丘疹色红,部分丘疹破溃、结痂,部分丘疹顶端有小水疱。平时纳可,夜间多梦,大便黏滞不爽,小便调。舌红、苔薄黄,脉数。

中医病机和辨证分析:患者先天禀赋不耐,年过半百,卫外不固,易受外邪侵袭,蚊虫叮咬后邪正相争,正不胜邪而发病。加之饮食不节,损伤脾胃,运化失常,出现大便黏滞不爽。舌红、苔薄黄,脉数是风热证表现。

中医辨病辨证:水疥(风热搏结证)。

中医辨证治疗:以疏风清热,利湿止痒为法。方选消风散加减。药用:荆芥、防风、牛蒡子、蝉蜕、苦参、苍耳子、知母、生地黄、白鲜皮、茯苓、薏苡仁。

知识点 4

丘疹性荨麻疹的中医病机

人体皮肤被昆虫叮咬,接触其毒液,或接触虫体的有毒毛刺,邪毒侵入肌肤,与气血相搏而发病。或内蕴湿热,湿热与虫毒蕴阻肌肤而发病;禀性不耐,高度过敏者,感染虫毒后正邪交争剧烈,毒邪入于营血,或侵蚀筋脉,或累及脏腑,则皮损严重,并有全身中毒反应。

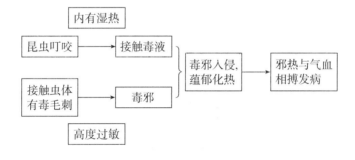

知识点 5

丘疹性荨麻疹的中医辨证分型治疗

本病以预防为主,发病后以外治为主,轻者外治可愈,重者需要内、外合治。治法主要为清热解毒止痒。

(1) 风热搏结证

[证候] 疹块色红,大小不等,散在分布,疹块中央少见水疱,偶见血疱;好发于上半身,尤以上肢伸侧、腰部为多,往往成批出现,此起彼伏,自觉瘙痒。舌质红,苔薄黄,脉数。

[治法] 疏风清热止痒。

[方药] 消风散(明《外科正宗》)加减。

痒甚者,配皂刺,重用白鲜皮、白蒺藜;若有血疱者,加牡丹皮、紫草、地榆炭。

(2) 热毒蕴结证

［证候］皮肤大片红色风团、肿块,或有水疱、瘀斑,灼热疼痛;伴恶寒发热,头痛、胸闷、恶心、呼吸困难等;舌质红,苔黄,脉数。

［治法］清热解毒,消肿杀虫。

［方药］五味消毒饮(清《医宗金鉴》)合黄连解毒汤(晋《肘后备急方》)加减。

若因饮食不当而发病者,加炒麦芽、焦三仙;若因肠道寄生虫而诱发者,加苦楝子、使君子;若伴有继发感染者,加银花、连翘、地丁。

问题三:本病例的中医辨证处方和外治法如何?

思路:该病例的中医外治法可选用中药外用、针灸疗法。

中药外用:重楼解毒酊或除湿止痒乳膏外搽。针灸选择外关、曲池进行针刺,1天1次,7次为1疗程。

 知识点 6

丘疹性荨麻疹的中医外治法

1. 中药外用　初起红斑、丘疹、风团等皮损,可选择1%薄荷三黄洗剂(即三黄洗剂加薄荷脑1g)或重楼解毒酊外搽。生于毛发处者,剃毛后外搽50%百部酊杀虫止痒。感染邪毒,水疱破后糜烂红肿者,可用马齿苋煎汤湿敷,再用青黛散油剂涂搽。松毛虫、桑毛虫皮炎可用橡皮膏粘去毛刺,外涂5%碘酒。

2. 针灸疗法　可选择祛风止痒的穴位进行针刺,如曲池、风池、外关等。

知识点 7

丘疹性荨麻疹的西医治疗

1. 去除病因,灭蚊、除虫,及时晾晒衣被,清洁居住环境。

2. 各种丘疹性荨麻疹症状轻微者,局部外用糖皮质激素霜,内服抗组胺药物止痒即可;皮损泛发、瘙痒严重者,可短期小剂量口服糖皮质激素。如局部继发感染,应及时给予抗感染。局部慢性皮损可用2%利多卡因稀释的5mg/ml确炎舒松悬液局部封闭。

3. 蜂蜇后应立即将毒刺拔除并挤出毒液,局部用水冲洗,冰块冷湿敷。伴发过敏性休克者应积极抢救,0.1%肾上腺素0.5ml皮下或肌内注射,必要时重复。随即给予甲泼尼龙60~100mg加入5%葡萄糖溶液500ml中静脉滴注,待症状缓解后逐渐减量。对无尿和少尿患者,按急性肾衰竭处理。继发细菌感染选择敏感抗生素治疗。

问题四:丘疹性荨麻疹如何预防与调护?

1. 保持环境清洁卫生,消灭害虫。

2. 衣服、被褥应勤洗勤晒,防虫藏身。

3. 儿童户外玩耍,要涂防虫叮咬药物。

4. 发病期间忌海鲜鱼腥发物,多饮水,多吃蔬菜、水果,保持大便通畅。

【临证备要】

1. 丘疹性荨麻疹又称虫咬性皮炎,是节肢动物门昆虫纲中的蚊、蠓、白蛉、跳蚤、臭虫等叮咬皮肤后引起的局部毒性反应和/或过敏反应。大多表现为丘疹、风团、瘀点,有时见水疱,个别敏感者可见大片红斑,明显水肿,甚至起大疱,自觉刺痛或灼痛,多有奇痒。搔抓引起继发性感染及局部淋巴结炎、淋巴结肿大。治疗多糖皮质激素及中药外用,内服抗组胺药物及中药汤剂。

2. 丘疹性荨麻疹夏季最为多发,这一时期,由于暑湿下迫,地湿上蒸,人处气交之中,常易感受暑湿之邪而发病。

诊疗流程图

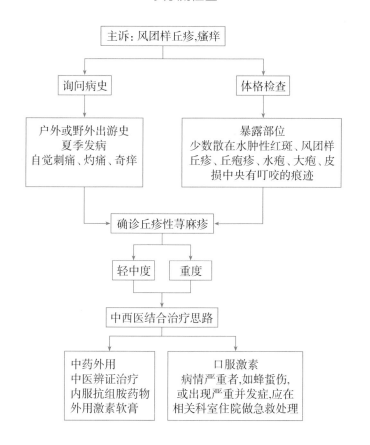

扫一扫,
测一测

? 复习思考题

1. 特应性皮炎中医如何辨证分型论治?

2. 湿疹中医如何辨证分型论治?

3. 荨麻疹的中医辨证分型有哪些? 治疗原则是什么?

4. 接触性皮炎与哪些疾病相鉴别?

5. 丘疹性荨麻疹的诊断要点是什么？

6. 病例题

(1) 李某，女，8岁。主诉：全身反复出现多形皮损伴瘙痒6年余，加重1周。现病史：患儿素体瘦弱，皮肤干燥。6年前冬季开始皮肤出现较严重的脱屑、瘙痒，并伴散在红斑、丘疹，易抓破出现流滋渗液，曾予抗过敏治疗后病情好转，但此后患儿每遇饮食不节或季节转换时易反复发作，皮肤颜色逐渐变黯，局部粗糙、肥厚呈苔藓样变。1周前气候突然转冷，上症加重，瘙痒难忍，无法入睡，影响学习，故就诊求治。既往史：有"哮喘"病史4年。家族史：父亲患有"过敏性鼻炎"。请归纳该病例的临床特点，诊断是什么？诊断依据如何？

(2) 陈某，男，35岁。主诉：全身反复出现多形皮损伴瘙痒1年余，加重3天。现病史：患者1年余前开始皮肤出散在红斑、丘疹、丘疱疹，易抓破出现糜烂、渗出，曾予抗过敏治疗后病情好转，饮食不节食时加重，反复发作，局部皮疹肥厚，呈苔藓样变。3天前食海鲜后上症加重，瘙痒难忍，影响睡眠，故就诊求治。既往史、家族史无特殊。请归纳该病例的临床特点，诊断是什么？诊断依据如何？

(3) 患者，男，20岁。因咽痛肌注青霉素一针。约10min后自感胸闷、气紧、头晕、心悸、手足发麻，全身布红色风团，伴痒。继之面色苍白，四肢厥冷，脉细弱，血压下降。考虑诊断什么诊断？如何治疗？

(4) 患者刘某，20岁，因右踝、右足背红肿、水疱，伴瘙痒2天就诊，2天前，患者因右踝扭伤，外擦红花止痛药水后，局部皮肤红肿更甚，伴有瘙痒，后足背起鸡蛋般大的水疱，有灼热感，舌红，苔微黄，脉滑数。本病例如何辨证论治，简析病机、立法、方药。

(5) 患儿，9岁，因蚊虫叮咬后右手出现成片的红肿，且有较大的水疱，伴瘙痒、发热、口干、头痛、舌红、苔黄、脉数。该病例的中医诊断是什么？治法如何？方药是什么？

（陈达灿　林颖　李红毅　白彦萍）

第九章

红斑鳞屑性皮肤病

PPT 课件

09章PPT

第一节　银　屑　病

> **培训目标**
>
> 1. 掌握银屑病的定义、诊断、鉴别诊断和中医治疗。
> 2. 熟悉银屑病的辅助检查和西医治疗。
> 3. 了解特殊类型银屑病患者的中西医临床诊疗思路。
> 4. 了解银屑病的预防调护。

　　银屑病是一种常见的慢性炎症性皮肤病,以浸润性红斑上覆以多层银白色糠秕状鳞屑,刮去鳞屑有薄膜现象和点状出血为临床特征;病程长,反复发作。银屑病在白种人中患病率高,其次为黄种人,黑种人较少。本病的发生,男女老幼皆可罹患,但以青壮年为多,男性略多于女性,具有一定的遗传倾向。本病相当于中医学中的"白疕""松皮癣""干癣""蛇虱""白壳疮"(图9-1-1~图9-1-3)。

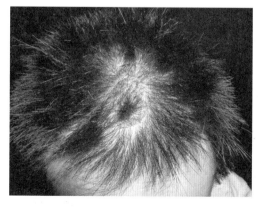

图 9-1-1　银屑病束状发

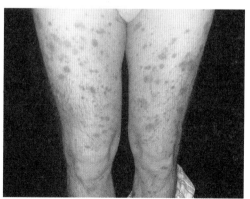

图 9-1-2　下肢点滴状银屑病

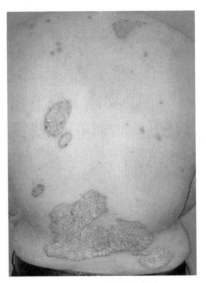

图 9-1-3　斑块型银屑病

【典型病例】

李某,男,27 岁,职工,主诉:"头身反复起红斑脱屑 5 年,加重 3 周"。

5 年前患者外感后出现头、身起疹,痒轻,脱屑,未经系统诊治,皮损逐渐增多,遂于外院就诊,诊为"银屑病",皮损外用药膏治疗,效可,冬重夏轻,病情时轻时重,未完全消退,后间断于多家医院就诊,内服中药,效可,曾于我院行光疗、药浴等中药治疗,效可,皮损可暂时缓解。3 周前起居不慎,外感风寒致鼻塞流涕,咽干咽痒,咳嗽,后出现病情反复,皮损再发。

问题一:请归纳病史采集获得的临床信息。为了进一步明确诊断和中医证型,需要补充哪些病史内容和实验室检查?

思路:患者男性,27 岁,外感后出现头、身起疹,痒轻,脱屑,冬重夏轻,病情时轻时重。3 周前起居不慎,外感风寒致鼻塞流涕,咽干咽痒,咳嗽,后出现病情反复,皮损再发。考虑银屑病。

为了进一步诊疗,需要补充以下资料:

1. 询问既往史、个人和家族遗传性疾病史。

2. 进行详细体格检查和皮肤专科检查。

3. 收集中医望闻问切四诊内容。

4. 可完善血常规、抗链"O"及组织病理学检查。

完善资料如下:

既往史:否认其他慢性病史。

过敏史:否认食物、药物过敏史。

家族史:父母体健。患者父亲有寻常型银屑病。

体格检查:体温 36.8℃,呼吸 20 次/min,脉搏 87 次/min,血压 124/87mmHg。咽红,双侧扁桃体Ⅰ度肿大。心肺腹查体未见异常。

皮肤科检查:头皮、前额、躯干、四肢伸屈侧多数黯红色点滴至硬币大小浸润性斑疹、斑片,上覆干燥白色鳞屑,剥除鳞屑见薄膜现象及点状出血,皮损于双下肢、腰骶部融合成片,四肢、双手背间见点滴鲜红色新生皮疹,双下肢皮损干燥肥厚,指甲浑浊,束状发。

辅助检查:血尿常规无异常。

四诊情况:皮疹黯红,脱屑多,不痒,纳可,口干、咽干,喜饮,眠安,心烦易怒,大便干燥,小便黄赤。舌质红,苔薄黄,脉弦数。

问题二:根据患者的临床特点初步考虑什么诊断?其诊断依据是什么?应该与哪些疾病进行鉴别?

思路:根据患者青年男性,外感后出现头、身起疹,痒轻,脱屑,冬重夏轻,病情时轻时重。可诊断为寻常型银屑病。

诊断依据:①患者青年男性,有家族史。②上呼吸道感染病史:咽红,双侧扁桃体Ⅰ度肿大。③头皮、前额、躯干、四肢伸屈侧多数黯红色点滴至硬币大小浸润性斑疹、斑片,上覆干燥白色鳞屑,剥除鳞屑见薄膜现象及点状出血,皮损于双下肢、腰骶部融合成片,四肢、双手背间见点滴鲜红色新生皮疹,双下肢皮损干燥肥厚,指甲浑浊,束状发。

鉴别诊断:应与风热疮、慢性湿疮、面游风等相鉴别。

 知识点 1

银屑病的临床表现

【临床表现】

本病好发青壮年,男性多于女性,有一定遗传倾向;大多数冬季发病或加重,夏季减轻,数年后与季节变化关系不明显。

根据银屑病的临床特征,可分为寻常型、脓疱型、关节型、红皮病型四种类型。

1. 寻常型银屑病 本病的绝大多数是寻常型。皮损初起为针头大小的丘疹,逐渐扩大为绿豆、黄豆大小的淡红色或鲜红色丘疹或斑丘疹,可融合成形态不同的斑片,边界清楚,表面覆盖多层干燥银白色鳞屑,刮除鳞屑则露出发亮的半透明薄膜,再刮除薄膜,出现多个筛状出血点。发生在头部,其发呈束状,但毛发正常,无脱落;发生在指甲,则甲板呈顶针状;发生在黏膜,则口腔为灰白色斑片,四周红晕,基底浸润;发生在龟头为光滑、干燥性红斑,边界清楚,刮之有白色鳞屑。

皮损可发生于身体各处,对称分布。初发时多在头皮、肘膝关节等处。临床上可见点滴状、钱币状、斑块状、地图状、蛎壳状、混合状等多种形态。

病程缓慢,易反复发作。大部分患者病情冬重夏轻,少数夏季加重。病程一般可分为三期:

(1)进行期:新皮疹不断出现,原皮疹不断扩大,颜色鲜红,鳞屑较多,针刺、摩擦、外伤处可出现皮疹,即"同形反应"阳性。

(2)静止期:病情稳定,基本无新疹出现,原皮疹色黯红,鳞屑减少,既不扩大,也不消退。

（3）退行期：皮损缩小，颜色变淡，鳞屑减少，或从中心开始消退，遗留暂时性的色素减退斑或色素沉着斑。

2. 脓疱型　银屑病临床上较少见，一般可分为泛发型和掌跖型两种。

（1）泛发性脓疱型：皮疹初发多为炎性红斑，或在寻常型银屑病的皮损上，出现密集针尖到粟粒大，黄白色浅在的小脓疱，表面覆盖少量鳞屑，2周左右消退，再发新脓疱。严重者可急性发病，全身出现密集脓疱，并融合成脓湖，可伴有发热，关节肿痛，全身不适。

（2）掌跖性脓疱型：皮损仅限于手、足部，掌跖出现对称性红斑，其上密集针尖至粟粒大小脓疱，不易破溃，2周左右干枯、结痂、脱皮，脓疱常反复发生，顽固难愈。

3. 关节型银屑病　临床上较少见。

有寻常型银屑病的基本皮肤损害，又有关节的酸痛、肿胀，活动受限，甚至变形。多侵犯指（趾）末端关节，严重时累及大关节。关节红肿热痛，可见骨质破坏，可伴有发热等全身症状。

4. 红皮病型银屑病　常因寻常型银屑病发展而成；或由于治疗不当；或外用刺激性很强的药物；或长期大量应用激素后，突然停药引起。全身皮肤弥漫性潮红、肿胀、浸润，大量脱屑，掌跖角化，指（趾）甲增厚甚至脱落。伴有发热、畏寒、浅表淋巴结肿大等全身症状。

以上三型可合并发生或相互发生转化。

知识点2

寻常型银屑病的诊断标准及临床分期标准

【诊断要点】

1. 寻常型银屑病的诊断标准　本病皮肤损害以红色炎性丘疹、斑丘疹及大小不等的斑片为主，上覆多层银白色鳞屑，刮除鳞屑可见一层光亮的薄膜，薄膜下可有点状出血（Auspitz征）。

皮疹形式可有点滴状、钱币状、地图状、混合状等多种类型，但境界明显。

皮疹可发生在身体表面各处。发生头皮处者，毛发呈束状；发于甲板（指、趾）者，可有点状凹坑呈顶针状或甲板不平整、变黄增厚。可伴有不同程度的瘙痒。病程慢，易复发。

2. 临床分期标准

（1）进行期：发病急，新疹多且不断有新发疹出现，可见同形反应（Koebner现象）。

（2）静止期（稳定期）：病情稳定，暂时停止发展，炎症减轻，无新发皮疹。

（3）恢复期（退行期）：皮损变薄，炎症基本消退，皮肤颜色转淡，鳞屑明显减少，直至皮损消退，留有淡褐色色素沉着斑或淡白色色素脱失斑。

知识点 3

银屑病的鉴别诊断

【鉴别诊断】

本病常与玫瑰糠疹、慢性湿疹、脂溢性皮炎等疾病相鉴别,鉴别要点可见表9-1-1。

表 9-1-1　银屑病鉴别诊断

	银屑病	慢性湿疹	玫瑰糠疹	脂溢性皮炎
中医病名	白疕	慢性湿疮	风热疮	面游风
部位	泛发全身,初发多在头皮、肘、膝关节等处	全身均可发病,常见于手足、小腿、肘窝、乳房、外阴、肛门等处,及四肢屈侧	多见于躯干及四肢近端	多见于头、面、胸背部、会阴部
年龄	青壮年	青年及成年人	青年及成年人	成人及婴儿
性别	男性多于女性	无性别差异	无性别差异	无性别差异
分布特点	对称分布	对称分布	对称分布,先于躯干部出现母斑	多发于头面部
皮疹特点	浸润性丘疹、斑丘疹、斑片	皮损肥厚,苔藓化,有色素沉着	玫瑰红色斑疹,圆形或椭圆形,长轴与皮纹一致	红斑边界不清
鳞屑	较厚银白色鳞屑,可见蛎壳状	较少鳞屑	少量糠秕状细碎鳞屑	油腻性鳞屑
束状发	有	无	无	无
脱发	无	无	无	有
薄膜及筛状出血现象	有	无	无	无
自觉症状	瘙痒剧烈	瘙痒剧烈	瘙痒程度不等	轻度瘙痒

问题三:该病例需要做哪些检查?

思路:该病例可完善血常规、抗链球菌溶血素"O"及组织病理学检查。

知识点 4

银屑病的辅助检查

1. 常见血白细胞增高及血沉加快。

2. 脓疱皮损行细菌培养阴性。

3. 组织病理

（1）寻常型银屑病组织病理改变：主要为显著角化不全，可见 Munro 脓肿，颗粒层变薄或消失，棘层肥厚，表皮突延长，深入真皮。真皮乳头呈杵状向表皮内上伸，真皮浅层血管周围淋巴细胞浸润。关节型银屑病皮损组织病理改变同寻常型银屑病。

（2）脓疱型银屑病组织病理改变：表皮内海绵状脓疱，疱内多数中性粒细胞。脓疱多位于棘细胞上层，真皮浅层血管扩张，周围有淋巴细胞和组织细胞及少量中性粒细胞浸润。

（3）红皮病型：除银屑病的病理特征外，其变化与湿疹相似。

4. 关节型银屑病

（1）实验室检查：类风湿因子阴性，血沉增快。

（2）X 线检查见：风湿关节炎的骨关节破坏。

问题四：本病例中医辨证思路是什么？如何辨证治疗？

思路：中医四诊情况：皮疹黯红，脱屑多，不痒，纳可，口干、咽干、喜饮，眠安，心烦易怒，大便干燥，小便黄赤。舌质红，苔薄黄，脉弦数。

中医辨证分析：患者病史久，且有家族史，禀赋不耐，素体内热，又外感风寒之邪，入里化热，郁结化火，入于血分，外发肌肤而致病。血热风燥，肌肤失养，故见头身多数红色斑疹、斑片；风燥则见层层鳞屑；病久阴血被耗，肌肤气血失和，化燥生风，肌肤失于濡养，故见皮损融合成片，肥厚干燥；风寒之邪客表，上袭肺卫，故见咽红、咽干。血热内蕴，故症见心烦易怒，大便干燥，小便黄赤。结合舌脉，证属血热内蕴证。

中医辨病辨证：白疕（血热内蕴证）。

中医辨证治疗：清热凉血，解毒消斑。方药犀角地黄汤加减：羚羊角粉、生地、丹皮、赤芍、大青叶、板蓝根、白茅根、山豆根、金银花、连翘、生大黄。

知识点 5

银屑病的中医病因病机

中医认为，初因内有蕴热，外感风寒、风热之邪，阻于肌肤，蕴结不散而发；机体蕴热偏盛，或性情急躁，心火内生，或外邪入里化热，或恣食辛辣肥甘及荤腥发物，伤及脾胃，郁而化热，内外之邪相合，蕴于血分，血热生风而发；素体虚弱，气血不足，或病久耗伤营血，阴血亏虚，生风化燥，肌肤失养而成；病程日久，气血运行不畅，以致经脉阻塞，气血瘀结，肌肤失养而反复不愈；热蕴日久，生风化燥，肌肤失养，或流窜关节，痹阻经络，或热毒炽盛，气血两燔而发。

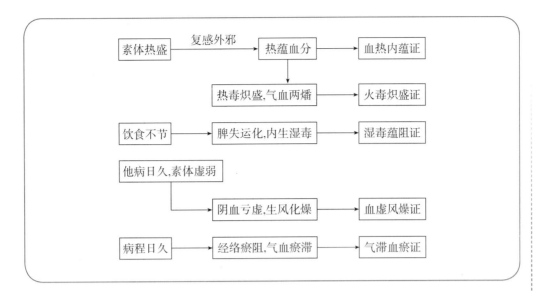

📋 **知识点 6**

银屑病的中医辨证分型治疗

（1）血热内蕴证

[证候] 皮疹多呈点滴状,发展迅速,颜色鲜红,层层银屑,瘙痒剧烈,抓之有点状出血,伴口干舌燥,咽喉疼痛,心烦易怒,大便干燥,小便黄赤;舌质红,苔薄黄,脉弦滑或数。

[治法] 清热凉血,解毒消斑。

[方药] 犀角地黄汤(犀角已禁用,可水牛角代,此处羚羊角粉更佳)(唐《外台秘要》)。

咽喉肿痛者,加板蓝根、山豆根、玄参;因感冒诱发者,加金银花、连翘;大便秘结者,加生大黄。

（2）血虚风燥证

[证候] 病程较久,皮疹多呈斑片状,颜色淡红,鳞屑减少,干燥皲裂,自觉瘙痒;伴口干舌燥;舌质淡红,苔少,脉沉细。

[治法] 养血滋阴,润肤息风。

[方药] 当归饮子(宋《重订严氏济生方》)。

脾虚者,加白术、茯苓;风盛瘙痒明显者,加白鲜皮、刺蒺藜、全蝎。

（3）气滞血瘀证

[证候] 皮损反复不愈,皮疹多呈斑块状,鳞屑较厚,颜色黯红;舌质紫黯有瘀点、瘀斑,脉涩或细缓。

[治法] 活血化瘀,解毒通络。

[方药] 桃红四物汤(清《医宗金鉴》)。

病程日久,反复不愈者,加土茯苓、白花蛇舌草、全蝎、蜈蚣;皮损肥厚色黯者,加三棱、莪术;月经色黯,经前加重者,加益母草、泽兰。

（4）湿毒蕴阻证

[证候] 皮损多发生在腋窝、腹股沟等皱褶部位，红斑糜烂，痂屑黏厚，瘙痒剧烈；或掌跖红斑、脓疱、脱皮；或伴关节酸痛、肿胀、下肢沉重；舌质红，苔黄腻，脉滑。

[治法] 清利湿热，解毒通络。

[方药] 萆薢渗湿汤（清《疡科心得集》）。

脓疱泛发者，加蒲公英、紫花地丁、半枝莲；关节肿痛明显者，加羌活、独活、秦艽、忍冬藤；瘙痒剧烈者，加白鲜皮、地肤子。

（5）火毒炽盛证

[证候] 全身皮肤潮红、肿胀、灼热瘙痒，大量脱皮，或有密集小脓疱；伴壮热，口渴，头痛，畏寒，大便干燥，小便黄赤；舌红绛，苔黄腻，脉弦滑数。

[治法] 清热泻火，凉血解毒。

[方药] 清瘟败毒饮（清《疫疹一得》）。

寒战高热者，加生玳瑁；大量脱皮，口干燥热者，加玄参、天花粉、石斛；大便秘结者，加生大黄。

问题五：本病例外治法如何？

思路：该患者辨证为血热证，可予马齿苋、黄柏等煎水，以纱布浸湿后贴敷患处，每次20~40min，每日1~2次。湿敷后外用清爽膏、芩柏软膏、复方黄连膏或白凡士林软膏。亦可选择中药浸浴，但要避免刺激，药物选择以清热解毒，凉血止痒之品为主，如黄柏、马齿苋、白鲜皮、地肤子等。

知识点 7

银屑病的中医外治法

1. 中药软膏或中药油　清爽膏、芩柏软膏、复方黄连膏、甘草油等适用于血热证患者；黑豆馏油软膏等适用于血瘀证患者。外用患处，每日2次。肥厚皮损可使用封包方法。

2. 中药湿敷　适用于血热证，皮损色红者。马齿苋、黄柏等煎水，以4~6层纱布浸湿后贴敷患处，每次20~40min，每日1~2次。

3. 中药浸浴　主要适用于血燥证、血瘀证，皮损色黯或淡，静止或趋于消退者。

归藤洗剂（北京中医医院经验方）：当归、鸡血藤、首乌藤、白蒺藜、透骨草、白鲜皮、地肤子、大皂角、楮桃叶各60g，生艾叶30g。煎汤浸浴或熏蒸，每次20~40min，每日或隔日1次。加减：瘙痒著加苦参60g；皮损肥厚加红花60g、蛇床子60g；皮损红加槐花60g、龙胆60g、白茅根60g。

血热证患者可选择中药浸浴，但要避免刺激，药物选择以清热解毒，凉血止痒之品为主，如黄柏、马齿苋、白鲜皮、地肤子、楮桃叶、生侧柏等。

4. 中医其他疗法

（1）针刺（毫针）疗法：可辨证选择风池、曲池、支沟、血海、印堂、合谷、迎香、百会、足三里、三阴交、大椎、肺俞、膈俞、肝俞等穴，并根据皮损部位选择组穴，分别用捻转泻法、迎随泻法、平补平泻，强刺激捻转，留针 30～60min，隔日或每日 1 次，10 次 1 疗程，间隔 10 天再行第二疗程。

（2）艾灸疗法：将艾条一端点燃，在距离患处皮肤 1 寸左右进行熏灼局部，灸至皮肤红晕为度，每日 1～2 次，每次 15～20min，10 次为 1 疗程。

（3）耳针疗法：主穴：肺俞、神门、内分泌；配穴：心、大肠。留针 20～30min，隔日 1 次，10 次为 1 疗程。

（4）皮肤针疗法：用右手持针柄均匀有力地弹叩皮损，先轻后重至皮肤潮红或微量出血为度。隔日 1 次，10 次为 1 疗程。

（5）放血疗法：取患者第 1 至第 12 胸椎两侧各旁开 0.5～1.5 寸处摩擦数次，充分暴露反应点，常规消毒，以三棱针挑破挤出血 1～2 滴，以消毒棉签擦去血液，隔日 1 次，1 周为 1 疗程。

（6）埋线疗法：取穴以背部为主，配用四肢穴位。方法：穴位皮肤常规消毒，做普鲁卡因埋线点局麻，将三角针穿线后用热盐水清洗，第 1 次从大锥穴进针至第 3 胸椎棘突出针；第 2 次从第 4 胸椎棘突进针至第 7 胸椎棘突出针；第 3 次从第 9 胸椎棘突进针至第 11 胸椎棘突出针，剪断肠线，针口消毒后用 2cm 纱布固定，第 4 次从大杼穴进针经风门、肺俞、膈俞。

（7）拔罐疗法：主穴配大椎、陶道、双侧肝俞或脾俞，配穴曲池、三阴交。方法：蘸有 95% 酒精的棉花棒点燃，在罐内绕 1 周抽出，然后迅速将罐子按在所选部位上，隔日 1 次，15 次为 1 疗程。

问题六：该患者的西医治疗和中西医结合治疗的思路是什么？

思路：本病治疗方法虽多，一般只能暂时缓解，很难防止复发。治疗中应注意寻找和去除可能使银屑病复发、加重的因素，根据分型、分期、皮损严重程度及部位选择合适的治疗方法。

类似该病例的急性、泛发性、其他类型银屑病患者，各阶段均可采用中西医结合治疗。中医治疗在急性发作期和缓解期均有一定的优势，通过中医辨证论治，可增强患者体质，减少复发。

📄 知识点 8

银屑病的西医治疗

1. 去除病因和一般治疗　　如由上呼吸道感染、扁桃体炎或咽炎诱发或加剧者，给予合适的抗生素。如与精神因素有关，治疗中可辅以心理疗法或镇静剂。如患者瘙痒重，可予抗组胺药口服以止痒。此外还可以予维生素 A、维生素 C、维生素 D_2 等口服补充维生素治疗。

2. 外用药治疗　急性期一般宜用温和保护剂和糖皮质激素制剂,不宜使用刺激性强的药物,静止期和消退期可选用作用较强的药物,但宜从低浓度开始逐步增加。

外用药以角质还原剂、角质剥脱剂、细胞抑制剂为主,包括焦油制剂、维甲酸、水杨酸、卡泊三醇、他卡西醇、他克莫司等。顽固单个或特殊部位皮损可短期使用糖皮质激素制剂。

3. 内服西药治疗　难治性寻常型银屑病患者和特殊类型的银屑病必要时可选择系统使用维甲酸、免疫抑制剂、雷公藤多苷、环孢素 A 类药物治疗,但应严格选择适应证。如红皮病型、脓疱型可酌情选用维甲酸,关节病型可选用免疫抑制剂如甲氨蝶呤,脓疱型、关节病型可选用环孢素 A。一般不主张应用糖皮质激素,仅在病情危重时使用,如其他疗法不能控制的红皮病型、关节病型或泛发性脓疱型银屑病患者。

4. 物理治疗　光疗(UVB)和光化学疗法(PUVA)适用于静止期的寻常型银屑病。此外还有焦油浴、矿泉浴和药浴等沐浴疗法。

问题七:银屑病如何预防与调护?

思路:1. 预防感染和外伤,在秋冬及冬春季节交替之时,要特别注意预防感冒、咽炎、扁桃体炎。对反复发作的扁桃体炎合并扁桃体肿大者,可考虑手术摘除。

2. 忌食辛辣腥膻发物,戒烟酒,多食新鲜蔬菜和水果。

3. 避免过度紧张劳累,生活要有规律,保持情绪稳定。

4. 急性期或红皮病型不宜用刺激性强的药物,忌热水洗浴。

【临证备要】

1. 临床表现　在红斑上有松散的银白色鳞屑,抓之有薄膜及露水珠样出血点。病程长,反复发作,不易根治。寻常型:病程一般可分为三期:①进行期;②静止期;③退行期。脓疱型、关节型、红皮病型,以上三型可合并发生或相互转化。

2. 血热内蕴证治以清热凉血,解毒消斑。血虚风燥证治以养血滋阴,润肤息风。湿毒蕴阻证治以清利湿热,解毒通络。气滞血瘀证治以活血化瘀,解毒通络。火毒炽盛证治以清热泻火,凉血解毒。

3. 常选用抗生素、维生素类、维甲酸类、免疫抑制剂、免疫调节剂、静脉封闭疗法及物理疗法。预防感染和外伤,季节交替预防上呼吸道感染。注意饮食,戒烟酒,多食新鲜蔬菜和水果。避免过度紧张劳累,保持情绪稳定。急性期或红皮病型不宜用刺激性强的药物,忌热水洗浴。

诊疗流程图

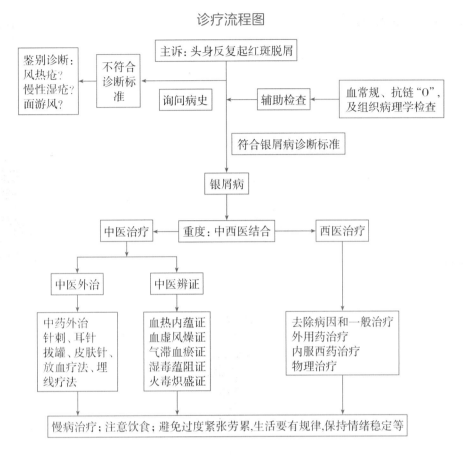

第二节　玫　瑰　糠　疹

 培训目标

1. 掌握玫瑰糠疹的定义、诊断、鉴别诊断和中医治疗。
2. 熟悉玫瑰糠疹的西医治疗。
3. 了解玫瑰糠疹患者的中西医临床诊疗思路。
4. 了解玫瑰糠疹的预防调护。

玫瑰糠疹是一种斑疹色红如玫瑰、脱屑如糠秕的急性自限性皮肤病。其临床特点是初发时多在躯干部先出现玫瑰红色母斑，其长轴与皮纹一致，上有糠秕样鳞屑，继则分批出现较多、形态相仿而较小的子斑。好发于春秋季节，多见于青壮年。有自限性，一般4~6周可自行消退，但也有少数患者病程长达2~3个月，甚至更长时间。本病相当于中医学中的"风热疮"（图9-2-1~图9-2-3）。

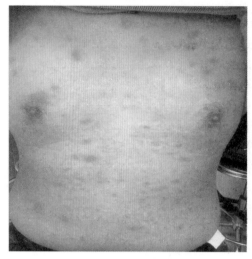

图9-2-1 胸部玫瑰糠疹

图9-2-2 胁肋部玫瑰糠疹

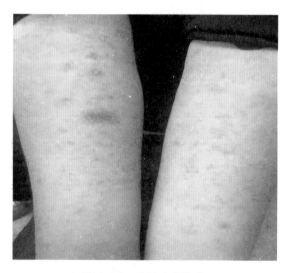

图9-2-3 上肢玫瑰糠疹

【典型病例】

罗某,男性,26岁。主诉"躯干部紫红色鳞屑斑10天"。

患者10天前不明诱因胸、背部出现数个鲜红色的鳞屑斑,伴瘙痒,未重视。6天后,皮损数目增多,但较前小,呈黄红色,瘙痒较前加剧,到当地门诊就诊,诊断为"汗斑",经治疗(具体不详)无效。

问题一:请归纳病史采集获得的临床信息。为了进一步明确诊断和中医证型,需要补充哪些病史内容和实验室检查?

思路:患者男性,26岁。不明诱因胸、背部出现数个鲜红色的鳞屑斑,伴瘙痒。

为了进一步诊疗,需要补充以下资料:

1. 询问既往史、个人和家族遗传过敏性疾病史。

2. 进行详细体格检查和皮肤专科检查。

3. 收集中医望闻问切四诊内容。

完善资料如下：

既往史：否认。

过敏史：否认食物药物过敏史。

家族史：否认家族病史。

体格检查：体温：36.6℃，呼吸 17 次/min，脉搏 78 次/min，血压 128/79mmHg。心肺腹查体未见异常。

皮肤科检查：胸、背、腹、四肢近端分布约指盖大小的圆形或椭圆形的淡红、黯红色斑片，长轴与皮纹方向一致，表面有细小鳞屑，伴有抓痕、血痂。

辅助检查：无。

四诊情况：皮损主要分布于胸、背、腹、四肢近端，皮损以黄红色鳞屑斑为主，有些大斑呈黯红色，细查斑片，长轴与皮纹方向一致。表面有细小鳞屑，伴有抓痕、血痂。舌红，苔少，脉弦数。

问题二：根据患者的临床特点初步考虑什么诊断？其诊断依据是什么？应该与哪些疾病进行鉴别？

思路：根据本病例的临床特点：胸、背部出现数个鲜红色的鳞屑斑，伴瘙痒。皮损数目增多，但较前小，呈黄红色，长轴与皮纹方向一致。初步考虑玫瑰糠疹。

诊断：①好发于青中年。②皮损好发于胸、背、腹、四肢近端、颈部，尤以胸部两侧多见。③皮损最先在躯干或四肢近端某处出现，为一个约如指盖大小或稍大的圆形或椭圆形的淡红色或黄红色鳞屑斑，称为原发斑或母斑，母斑出现 1~2 周后，即在躯干及四肢近端出现多数与母斑相似而形状较小的红斑，称为子斑或继发斑。皮损或横或斜，椭圆形，长轴与皮纹走行一致。

鉴别诊断：本病应当与扁平苔藓、体癣、银屑病等相鉴别。该患者皮疹发于胸、背、腹、四肢近端、存在子母斑现象、皮损长轴与皮纹方向一致为鉴别要点。

 知识点 1

玫瑰糠疹的临床表现

【临床表现】

1. 好发于青中年，以春秋季多见。

2. 皮损好发于胸、背、腹、四肢近端、颈部，尤以胸部两侧多见。

3. 皮损最先在躯干或四肢近端某处出现，为一个约如指盖大小或稍大的圆形或椭圆形的淡红色或黄红色鳞屑斑，称为原发斑或母斑，这种母斑易被患者忽视。母斑出现 1~2 周后，即在躯干及四肢近端出现多数与母斑相似而形状较小的红斑，称为子斑或继发斑。皮损或横或斜，椭圆形，长轴与皮纹走行一致，中心略有细微皱纹，边缘不整，略似锯齿状，表面附有少量糠秕状细小鳞屑，多数孤立不相融合。子斑出现后，母斑颜色较为黯淡。斑疹颜色不一，自鲜红至褐色、褐黄或灰褐色不等。

4. 有不同程度的瘙痒，部分患者初起可伴周身不适，头痛，咽痛，轻度发热，颈或腋下臖核肿大等全身症状。

5. 本病预后良好，一般经 4~6 周可自然消退；亦有迁延 2~3 个月，甚至更长一段时间才痊愈者。愈后一般不复发。

知识点 2

玫瑰糠疹的鉴别诊断

【鉴别诊断】

本病常与玫瑰糠疹、扁平苔藓、银屑病、体癣等疾病相鉴别，鉴别要点可见表 9-2-1。

表 9-2-1　玫瑰糠疹鉴别诊断

	玫瑰糠疹	扁平苔藓	银屑病	体癣
中医病名	风热疮	紫白癜风	白疕	圆癣
年龄	青年及成年人	成年人	青壮年	任何年龄
部位	多见于躯干及四肢近端，对称分布，先于躯干部出现母斑	四肢多于躯干，四肢屈侧多于伸侧可对称分布	可泛发全身，初发多在头皮、肘、膝关节等处对称分布	皮疹多局限，间擦部位多见，非对称分布
皮疹特点	玫瑰红色斑疹，圆形或椭圆形，上覆鳞屑，长轴与皮纹一致	紫红色或紫蓝色多角形扁平丘疹，境界清楚，有蜡样光泽，Wickham 纹阳性	红色浸润性丘疹、斑丘疹、斑片，可融合成斑块	中心有自愈倾向，逐渐向外，匍行性发展，呈环形
鳞屑	少量糠秕状，细碎鳞屑	少许脱屑	较厚银白色鳞屑，可见蛎壳状	少许脱屑
薄膜及筛状出血现象	无	无	有	无
自觉症状	瘙痒程度不等	瘙痒或无明显自觉症状	瘙痒剧烈	瘙痒
病程	一般 4~6 周，可自然消退	病程较长	较长	较短
好发季节	春秋季	无	冬季	无

问题三：本病例中医辨证思路是什么？如何辨证治疗？

中医四诊情况：皮损主要分布于胸、背、腹、四肢近端，皮损以黄红色鳞屑斑为主，有些大斑呈黯红色,细查斑片,长轴与皮纹方向一致。表面有细小鳞屑,伴有抓痕、血痂。舌红,苔少,脉弦数。

中医病机和辨证分析:皮疹主要在胸背部且瘙痒加剧,为风邪所致;皮疹色黯红,抓痕、血痂明显,表面有细小鳞屑,为血热化燥,肌肤失养,结合舌脉,辨证应为风热血燥证。

中医辨病辨证:风热疮(风热血燥证)。

中医辨证治疗:清热凉血,养血润燥。方药凉血消风散加减:生地,当归,蝉蜕,苦参,生石膏,知母,白蒺藜,水牛角粉,牡丹皮,石斛,地肤子等。

知识点 3

玫瑰糠疹的中医病因病机

中医认为,过食辛辣炙煿,或情志抑郁化火,导致血分蕴热,热伤阴液而化燥生风,复感风热外邪,内外合邪,风热凝滞,郁闭肌肤,闭塞腠理而发病。《医宗金鉴》称"血疳",说:"此证由风热闭塞腠理而成,形如紫疥,痛痒时作,血燥多热。"

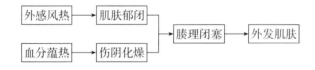

知识点 4

玫瑰糠疹的中医辨证分型治疗

本病以疏风清热止痒为主要治法。初期以疏风清热为主;后期以养血活血为主。

(1) 风热蕴肤证

[证候] 发病急骤,皮损呈圆形或椭圆形淡红色斑片,中心有细微皱纹,表面有少量糠秕状鳞屑;伴心烦口渴,大便干,尿微黄;舌红,苔白或薄黄,脉浮数。

[治法] 疏风清热止痒。

[方药] 消风散(明《外科正宗》)加减。

痒甚者,加白鲜皮、紫荆皮、地肤子。

(2) 风热血燥证

[证候] 皮疹为鲜红或紫红色斑片,鳞屑较多,皮损范围大,瘙痒较剧,伴有抓痕、血痂等;舌红,苔少,脉弦数。

[治法] 清热凉血,养血润燥。

[方药] 凉血消风散(朱仁康临床经验方)加减。

血热甚者加水牛角粉、牡丹皮。

问题四:本病例的中医外治法如何?

外治:可予黄连膏外涂。

 知识点 5

玫瑰糠疹的中医外治法

1. 皮损早期用三黄洗剂外搽,中后期外涂黄连膏,每天 2~3 次。

2. 苦参 30g,蛇床子 30g,黄柏 30g,生大黄 30g,生甘草 10g 煎汤外洗患处。

3. 针刺:取穴合谷、曲池、大椎、肩髃、肩井、血海、足三里,宜泻法,留 10~15min,每日 1 次,10 次为 1 疗程。

问题五:该患者的西医治疗和中西医结合治疗的思路?

该患者若瘙痒明显可口服抗组胺药物,外用炉甘石洗剂等止痒药物。

若病情迁延日久的玫瑰糠疹患者,早期可采用中西医结合治疗,通过中医辨证论治,可增强患者体质,减少复发。

 知识点 6

玫瑰糠疹的西医治疗

瘙痒明显可口服抗组胺药物,外用炉甘石洗剂等止痒药物,UVB 照射可明显缩短病程。

问题六:玫瑰糠疹应如何预防与调护?

1. 注意皮肤清洁卫生,避免风邪外袭。多饮水,保持大便通畅。

2. 忌食辛辣、鱼腥发物。皮肤忌用热水烫洗,避免搔抓,外用药避免浓度过高。

【临证备要】

1. 初发时多在躯干部先出现母斑,长轴与皮纹一致,上有糠秕样鳞屑,继则分批出现较小的子斑;好发于春秋季节,多见于青壮年;有自限性;应考虑玫瑰糠疹。临床需与体癣、扁平苔藓、银屑病鉴别。

2. 初期以疏风清热为主;后期以养血活血为主。风热蕴肤证治以疏风清热止痒。风热血燥证治以清热凉血,养血润燥。

3. 瘙痒明显可口服抗组胺药物,外用炉甘石洗剂等止痒药物,UVB 照射可明显缩短病程。

4. 注意皮肤清洁卫生,避免风邪外袭。多饮水,保持大便通畅。忌食辛辣、鱼腥发物。皮肤忌用热水烫洗,避免搔抓,外用药避免浓度过大。

诊疗流程图

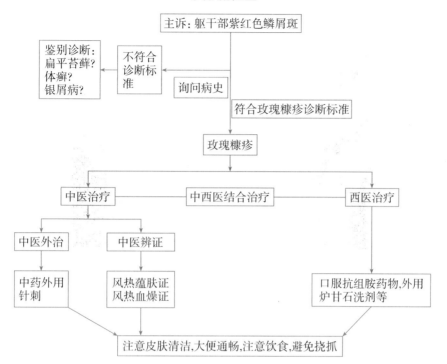

第三节　多形红斑

培训目标

1. 掌握多形红斑的定义、诊断、鉴别诊断和中医治疗。
2. 熟悉多形红斑的辅助检查和西医治疗。
3. 了解重症多形红斑的中西医临床诊疗思路。
4. 了解多形红斑患者的预防调护。

　　多形红斑是一种以靶形或虹膜状红斑为主，兼有丘疹或疱疹等多形性损害的急性炎症性皮肤病。其临床特点是起病急骤，皮损为红斑、丘疹，水疱等多形性损害，典型皮损有虹膜样特征性红斑，常累及口腔、二阴等黏膜处，严重者可致内脏损害。多发于冬春季节，女性多于男性。本病相当于中医学中的"猫眼疮"（图9-3-1，图9-3-2）。

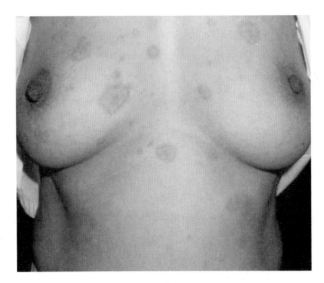

图 9-3-1　胸腹部多形红斑

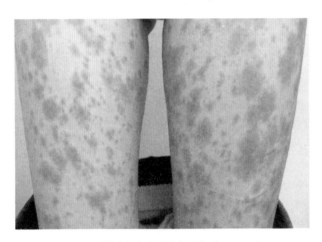

图 9-3-2　下肢多形红斑

【典型病例】

葛某,女性,54 岁。主诉:"全身起红斑、水疱伴痒痛 5 个月,复发加重 3 天"。

患者 5 个月前手足、四肢、躯干出现红斑、水疱,伴瘙痒、疼痛,曾就诊于当地医院,行皮肤病理检查,诊断为"多形红斑",给予"强的松 25mg,每日 1 次",药物治疗 1 个月后皮疹消退。患者近日自觉低热,伴有头痛、关节肌肉疼痛,倦怠、食欲不振等症状,3 天前躯干及四肢起疹,自觉瘙痒、灼热疼痛。今为求中医治疗于我科就诊。

问题一:请归纳病史采集获得的临床信息。为了进一步明确诊断和中医证型,需要补充哪些病史内容和实验室检查?

思路:患者,女,54 岁。急性病程。躯干及四肢可见多发、界限清楚的指甲至钱币大小水肿性红斑,颜色鲜红,中央部位略凹陷,色泽紫红色,部分皮疹出现水疱,边缘潮红,形如猫眼,成虹膜状或靶形,皮疹呈虹膜状改变。自觉瘙痒、灼热疼痛,伴发热、恶寒、头痛、下肢关节疼痛等全身症状。首先需要考虑多形红斑。

1. 询问既往史、个人和家族遗传性疾病史。

2. 进行详细体格检查和皮肤专科检查。

3. 收集中医望闻问切四诊内容。

4. 应完善血常规和血细胞沉降及 C 反应蛋白检查。

完善资料如下:

既往史:否认其他慢性病史。

过敏史:否认食物药物过敏史。

家族史:否认家族中有类似病患者。

体格检查:体温 36.5℃,呼吸 19 次/min,脉搏 80 次/min,血压 130/80mmHg。患者面色潮红、神情紧张,体形略胖,扁桃体Ⅱ度肿大,心肺腹查体未见异常。舌体胖大,舌尖边红有齿痕,舌根苔略黄腻;脉滑。

皮肤科检查:躯干及四肢可见多发、界限清楚的指甲至钱币大小水肿性红斑,颜色鲜红,中央部位略凹陷,色泽紫红色,部分皮疹出现水疱,边缘潮红,形如猫眼,虹膜状或靶形,皮疹呈虹膜状改变。口腔、外阴无皮疹。

辅助检查:红细胞沉降率 24mm/h↑,C 反应蛋白 35mg/L↑,血常规检查:白细胞计数:$10×10^9$/L↑,嗜酸性粒细胞数 1.5×10^9/L↑。

四诊情况:全身可见多个钱币大小圆形水肿性红斑及水疱,自觉瘙痒、灼热疼痛。下肢关节疼痛,伴发热、恶寒、头痛、关节痛等全身症状。舌质红、苔黄,脉滑数。

问题二:根据患者的临床特点初步考虑什么诊断? 其诊断依据是什么? 应该与哪些疾病进行鉴别?

思路:根据本病例以下临床特点:急性病程;躯干及四肢可见多发、界限清楚的指甲至钱币大小水肿性红斑,颜色鲜红,中央部位略凹陷,色泽紫红色,部分皮疹出现水疱,边缘潮红,形如猫眼,虹膜状或靶形,皮疹呈虹膜状改变。自觉瘙痒、灼热疼痛,伴发热、恶寒、头痛、下肢关节疼痛等全身症状;可诊断为多形红斑。

诊断:①中年女性,起病急。②皮损全身分布,呈水肿性红斑、水疱,成虹膜状或靶形损害。③皮疹自觉瘙痒、灼热疼痛。④伴发热、恶寒、头痛、下肢关节疼痛等全身症状。⑤红细胞沉降率增快,C 反应蛋白阳性,血常规检查白细胞计数及嗜酸性粒细胞数增高。

鉴别诊断:本病应当与冻疮、药疹(多形性红斑型)、疱疹样皮炎等相鉴别。该患者皮损全身分布,呈水肿性红斑、水疱、大疱、血疱、糜烂、渗出等,有高热、咽痛、腹痛等不适。红细胞沉降率增快,C 反应蛋白阳性,血常规检查白细胞计数及嗜酸性粒细胞数增高是主要的鉴别要点。

知识点 1

多形红斑的临床表现

【临床表现】

1. 多见于冬春两季,女性多于男性。

2. 前驱症状可见头痛、咽痛、发热恶寒、四肢倦怠、食欲不振、关节肌肉疼痛等。

3. 轻者以青年女性多见。皮损以红斑、丘疹为主,亦可见水疱、大疱、紫癜或风团。初起为水肿性圆形红斑或淡红色扁平丘疹,皮疹呈远心性扩展,1~2 天内直径可达 1~2cm。特征性皮损为红斑中央略凹陷,颜色较深,有时为水疱、紫癜或坏死区,边缘为一轻度的水肿环,周围绕以鲜红色晕,称为靶形或虹膜状红斑。伴轻度瘙痒,无明显全身症状。多对称分布于手足背、前臂、踝部、颜面、颈部,黏膜损害较轻或不累及。病程 2~4 周,但易于复发。

4. 重者多见于儿童,男性多于女性。起病急,前驱症状明显。皮损广泛分布于全身,呈水肿性红斑、水疱、大疱、血疱、瘀斑等。自觉疼痛。黏膜损害发生早且重,可广泛累及口腔、鼻咽、眼、尿道、肛门或呼吸道黏膜,发生大片糜烂和坏死,其中眼损害可导致视力下降,甚至失明。可伴有支气管炎、肺炎、消化道溃疡、心肌炎及肝肾损害等。病程 3~6 周,死亡率 5%~15%。

5. 红细胞沉降率增快,抗"O"值增高,C 反应蛋白阳性,血常规检查白细胞计数及嗜酸性粒细胞数增高。若累及肾脏可出现蛋白尿、血尿、尿素氮增高。10%~30% 病例可见肺部炎症变化。

知识点 2

多形红斑的鉴别诊断

【鉴别诊断】

本病常与多形红斑、冻疮、药疹及疱疹样皮炎等疾病相鉴别,鉴别要点可见表 9-3-1。

表 9-3-1　多形红斑鉴别诊断

	多形红斑	冻疮	药疹 (多形性红斑型)	疱疹样皮炎
季节	春秋季	冬季	有明确服药史, 发病无季节性	碘化钾试验阳性
病程	急	急	急	病程反复呈慢性
分布部位	多见于手足背、前臂、踝部、颜面、颈部	肢体末端显露部位	无一定好发部位	躯干及四肢近端

续表

	多形红斑	冻疮	药疹 (多形性红斑型)	疱疹样皮炎
黏膜损害	可伴黏膜损害	黏膜无损害	可伴严重黏膜损害	黏膜较少累及
皮疹特点	皮疹中心虹膜样改变	红斑浸润显著,皮疹中心无虹膜样改变	可表现为多形红斑型药疹	簇集性的成群小水疱为主常排列成环状
瘙痒程度	可伴瘙痒	自觉瘙痒,遇热尤甚	瘙痒较著	瘙痒剧烈

问题三:该病例需要做哪些检查?

该患者可进一步完善抗链"O"试验,肾功能检查及尿常规,明确有无肾损害,必要时行胸部X线或者胸部CT检查。

 知识点3

多形红斑的辅助检查

【辅助检查】

1. 红细胞沉降率加快。
2. 抗链"O"值增高,C反应蛋白阳性。
3. 血常规检查白细胞计数及嗜酸性粒细胞数增高。
4. 若累及肾脏可出现蛋白尿、血尿、尿素氮增高。
5. 10%~30%病例可见肺部炎症变化。

问题四:本病例中医辨证思路是什么? 如何辨证治疗?

中医四诊情况:全身可见多个钱币大小圆形水肿性红斑及水疱,自觉瘙痒、灼热疼痛。下肢关节疼痛,伴发热、恶寒、头痛、关节痛等全身症状。舌质红、苔黄,脉滑数。

中医病机和辨证分析:素体湿热内蕴,复感毒邪,热毒内蕴,燔灼营血,以致火毒炽盛,蕴结肌肤。热邪燔灼营血,故见皮肤红斑,颜色鲜红;湿热熏蒸,则皮肤见水疱等皮损。舌质红、苔黄、脉滑数均为火毒炽盛之象。

中医辨病辨证:猫眼疮(湿热蕴结证)。

中医辨证治疗:祛风清热,解毒利湿。方药消风散合龙胆泻肝汤加减:龙胆、黄芩、栀子、泽泻、车前子、生地黄、防风、知母、苦参等。

知识点 4

多形红斑的中医病因病机

中医认为,多由先天禀赋不耐,腠理不密,感受不耐之物,搏于肌肤而发;阳气不足,卫外不固,风寒、风热之邪侵袭肌肤而发;因过食辛辣肥甘,损伤脾胃,湿浊内生,蕴久化热,湿热蕴阻肌肤而发;素体湿热内蕴,复感毒邪,热毒内蕴,燔灼营血,以致火毒炽盛,蕴结肌肤而发;此外,亦可因感染病灶、药物、鱼、虾、蟹类食物过敏等引起。

知识点 5

多形红斑的中医辨证分型治疗

多形红斑临床表现复杂,根据病机和临床表现,中医临床辨证分为寒湿阻络证、湿热蕴结证、火毒炽盛证三型。

（1）寒湿阻络证

[证候] 好发于冬春季节,多于气候寒冷潮湿时发作或加重。多见于四肢远端,黏膜累及较为少见,皮疹呈黯红或紫红,痒痛相兼,畏寒肢冷,遇冷加重,水肿明显。发于颜面或手足时,形如冻疮。伴恶风,腹痛便溏,小便清长。舌质淡,苔薄白,脉濡缓。

[治法] 温经散寒,活血通络。

[方药] 桂枝汤(东汉《伤寒论》)合当归四逆汤(东汉《伤寒论》)加减。

畏寒肢冷者,加附片、肉桂等温阳散寒;关节疼痛者,加羌活、独活、秦艽等祛湿通络止痛;水肿明显者,加防己、车前子、泽泻等利水消肿。

（2）湿热蕴结证

[证候] 多发于夏季,多于气候炎热潮湿时引发或加重。皮损鲜红,可见水疱、大疱,可有黏膜损害,痒痛明显。伴有发热咽干、关节酸痛、神倦乏力、纳少泛恶,溲赤便秘。舌质红,舌苔黄腻,脉弦滑。

[治法] 祛风清热,解毒利湿。

[方药] 消风散(明《外科正宗》)合龙胆泻肝汤(清《医方集解》)加减。

咽喉疼痛者,加板蓝根、玄参等清热解毒,凉血利咽;关节疼痛者,加秦艽、桑枝、鸡血藤等祛风除湿,活血通络;恶心犯呕者,加半夏、厚朴等降逆止呕;发热头痛者,加藿香、佩兰等解暑化湿;瘙痒甚者,加白鲜皮、蒺藜等祛风止痒。

（3）火毒炽盛证

[证候] 起病急骤,全身泛发红斑、水疱、大疱、糜烂、出血及黏膜损害。伴高热恶寒,头痛无力,咽干喉痛,恶心呕吐,关节疼痛,大便秘结,小便黄赤。舌质红,苔黄,脉滑数。

[治法] 清热凉血,解毒利湿。

[方药] 清瘟败毒饮(清《疫疹一得》)合导赤散(宋《小儿药证直诀》)加减。

高热、口干唇燥者,加玳瑁、天花粉等清热解毒生津;陈皮、竹茹等降逆止呕。

问题五:本病例的中医外治法如何?

外治:皮疹以红斑、丘疹、水疱为主者,用三黄洗剂外搽;有糜烂、渗出者,用马齿苋30g,黄柏30g,地榆30g煎水冷湿敷;口腔黏膜糜烂者,可以蒲黄含漱,并用青吹口散或锡类散吹口。

 知识点 6

多形红斑的中医外治法

1. 皮疹以红斑、丘疹、水疱、糜烂为主者　以清热、收敛、止痒为主。用三黄洗剂外搽,每日3~4次,并外涂黄连膏。

2. 水疱、大疱有渗出者　以清热、燥湿、消肿为主。用马齿苋30g,黄柏30g,地榆30g煎水冷湿敷,每次20min,每日3~5次。

3. 口腔黏膜糜烂者　可以蒲黄含漱,并用青吹口散或锡类散吹口,每日2~4次。

问题六:该患者的西医治疗和中西医结合治疗的思路是什么?

该患者属重症多形红斑,应尽早应用足量糖皮质激素,同时注意保持水、电解质平衡,保证热量、蛋白质及维生素的摄入,避免感染。

类似该病例的急性、泛发性、重症多形红斑患者,早期可采用中西医结合治疗,病情缓解后以中药进行调理以巩固疗效。中医治疗在急性发作期和缓解期均有一定的优势,通过中医辨证论治,可增强患者体质,减少复发。

 知识点 7

多形红斑的西医治疗

首先应去除可疑病因,如远离可疑过敏原,控制感染等,同时结合患者的病情进行对症治疗以减轻症状,缩短病程。

轻症患者可使用抗组胺药、钙剂、维生素C;重症多形红斑,应尽早应用足量糖皮质激素,同时注意保持水、电解质平衡,保证热量、蛋白质及维生素的摄入,若合并感染应及时予以抗感染治疗;皮损部位亦可采用CO_2激光照射或紫外线照射等物理疗法。

问题七:多形红斑应如何预防与调护?

1. 寒湿阻络证患者应注意保暖,避免感受风寒及冷水、冷风等寒冷刺激。湿热蕴结证患者则应避免炎热潮湿等外界因素干扰。寻找并去除病因,如控制感染或停用致敏药物等。

2. 发病期间忌食辛辣腥发之物、肥甘厚味之品,忌烟酒,多食含维生素的水果和蔬菜。重型患者出现皮肤大疱破溃、糜烂者,应加强护理,皮损处及时换药,注意衣服、床被等的消毒、更换,防止继发感染。

【临证备要】

1. 起病急骤，皮损为多形性损害，典型皮损有虹膜样特征性红斑，常累及口腔、二阴等黏膜处，严重者可致内脏损害。多发于冬春季节，女性多于男性。需考虑多形红斑。本病应与冻疮、药疹(多形性红斑型)、疱疹样皮炎鉴别。

2. 治疗上首先应去除可疑病因，控制感染等，对症治疗，缩短病程。寒湿阻络证，治以温经散寒，活血通络。湿热蕴结证治以祛风清热，解毒利湿。火毒炽盛证治以清热凉血，解毒利湿。

3. 西医治疗轻症患者可使用抗组胺药、钙剂、维生素 C；重症多形红斑，应尽早应用足量糖皮质激素，同时注意保持水、电解质平衡，保证热量、蛋白质及维生素的摄入，若合并感染应及时予以抗感染治疗。

诊疗流程图

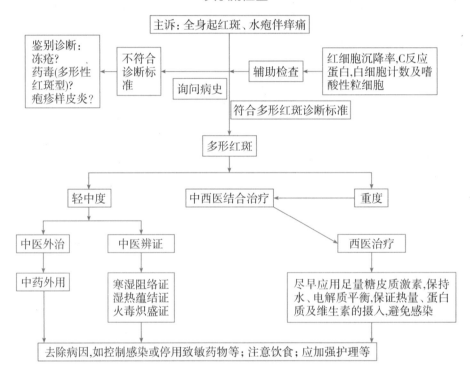

第四节 扁 平 苔 藓

 培训目标

1. 掌握扁平苔藓的定义、诊断、鉴别诊断和中医治疗。
2. 熟悉扁平苔藓的辅助检查和西医治疗。
3. 了解重症扁平苔藓患者的中西医临床诊疗思路。
4. 了解扁平苔藓的预防调护。

　　扁平苔藓(lichen planus,LP)是一种原因未明的慢性或亚急性炎症性皮肤病。病程慢,多见于成年人。其皮疹表现为扁平发亮的丘疹,粟粒至绿豆大或更大,多角形、圆形或类圆形,边界清楚,表面有蜡样光泽。皮损多为紫红色或紫蓝色,也可为黯红、红褐、污灰色或正常皮色。常伴有口腔黏膜的损害,好发于四肢屈侧。本病相当于中医学中的"紫癜风"(图9-4-1)。

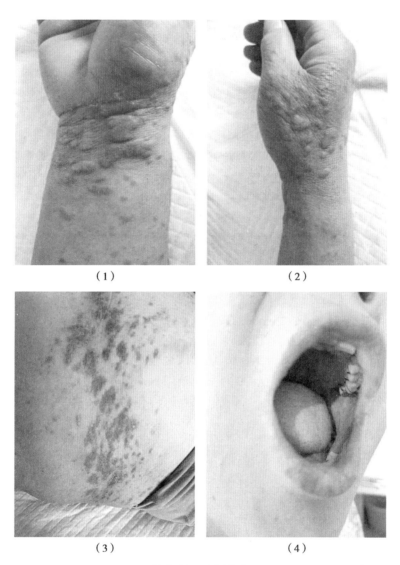

（1）　　　　　　　　　　　（2）

（3）　　　　　　　　　　　（4）

图9-4-1　扁平苔藓

【典型病例】

　　患者张某,男,48岁。初诊日期:2018年11月2日。

　　主诉:周身起紫红色扁平丘疹伴瘙痒半年。

　　现病史:患者半年前无明显诱因于肩部起散在分布的紫红色扁平丘疹,瘙痒明显,皮疹经搔抓后逐渐增多,延及胸、腹、背部及四肢,曾于"沈阳市某医院"就诊,诊断为"玫瑰糠疹",予"药膏"外用,具体成分不详,疗效不显。皮疹仍时有新起,痒重,夜难安睡,胸背部皮疹逐渐融合成片。为求进一步诊治来我院,门诊以"扁平苔藓"收治住院。患者自发病以来,发育智力正常。皮损情况:躯干、四肢泛发多角形扁平丘疹和斑块,口腔颊黏膜可见白色网状条纹,伴有瘙痒。无发热,无心悸,无关节疼痛,无腹痛腹泻,纳可眠差,大便略干,小便略黄赤。

问题一:请归纳病史采集获得的临床信息。为了进一步明确诊断和中医证型,需要补充哪些病史内容和实验室检查?

思路:48岁男性,中年发病,慢性反复瘙痒,皮疹以紫红色扁平丘疹和斑块为突出表现,口腔颊黏膜可见 Wickham 纹,首先需要考虑扁平苔藓。

为了进一步诊疗,需要补充以下资料。

1. 询问既往史、个人和家族遗传疾病史。

2. 进行详细体格检查和皮肤专科检查。

3. 收集中医望闻问切四诊内容。

4. 应完善皮肤组织病理检查。

完善资料如下:

既往史:患者平素体质一般,糖尿病病史2年。无肝炎结核病史,无外伤史。

过敏史:否认药物过敏史。

家族史:父母体健。

体格检查:体温36.2℃,呼吸20次/min,脉搏90次/min,血压137/93mmHg。患者一般情况良好,全身浅表淋巴结未触及肿大,心、肺、腹部检查无异常。

皮肤科检查:躯干、四肢皮疹泛发,可见紫蓝色或紫红色多角形扁平丘疹和斑块,表面有蜡样光泽,边缘清楚,部分融合成大斑块,并可见串珠状损害(同形反应),以四肢屈侧为主。口腔颊黏膜可见白色网状条纹(Wickham 纹)。

辅助检查:血、尿常规,肝、肾功能及血电解质均正常;血糖:6.42mmol/L↑;甲型肝炎病毒、乙型肝炎病毒、丙型肝炎病毒及戊型肝炎病毒抗体检测均为阴性。右下腹皮肤组织病理:表皮角化过度,颗粒层楔形增厚,棘层不规则增厚,表皮突呈锯齿状,基底细胞液化变性,真皮上部淋巴细胞呈带状浸润。

四诊情况:皮疹分布较广泛,伴有微恶风寒,无汗,偶有头痛,口微渴,瘙痒剧烈,大便略干,小便略黄赤。舌边尖红,苔薄白,脉浮数。

问题二:根据患者的临床特点初步考虑什么诊断?其诊断依据是什么?应该与哪些疾病进行鉴别?

思路:根据本病例以下临床特点:中年发病,全身皮疹泛发,紫红色多角形扁平丘疹和斑块,可见 Wickham 纹,皮疹分布以四肢屈侧为主,并可见串珠状损害(同形反应);辅助检查:皮肤组织病理提示:扁平苔藓;可诊断为扁平苔藓。

诊断:该病例符合:①中年发病;②紫红色多角形扁平丘疹,有蜡样光泽,口腔颊黏膜可见 Wickham 纹;③屈侧皮肤受累,可见同形反应;④瘙痒;⑤组织病理;可诊断。

鉴别诊断:从患者的疾病特点需要考虑与皮肤淀粉样变、神经性皮炎、银屑病相鉴别。依据患者中年发病、皮疹临床特点、同形反应、皮疹分布部位等特征及皮肤组织病理检查,是主要的鉴别要点。

知识点 1

扁平苔藓的临床表现

【临床表现】

1. 扁平苔藓在世界各地均有发病。其患病率占人群的 0.5%~2%，最常影响中年人（31~60 岁），男女发病率基本相等（或女性稍多）。

2. 本病临床的主要症状是瘙痒和慢性炎症性皮损。典型皮损为多角形紫红色扁平丘疹，表面有蜡样光泽。丘疹表面有灰白色小点及纵横交错的白色条纹（称为 Wickham 纹），搔抓后可出现串珠状损害（同形反应），丘疹散在或密集，或融合成大斑块，也可呈环状或带状排列，皮疹消退后遗留色素沉着。皮疹好发于四肢屈侧、腘窝、踝部、胫前、腰及臀等处。也可侵及阴茎、肛周、口腔及阴唇黏膜等处。

3. 特殊类型扁平苔藓

（1）肥大性扁平苔藓（又称疣状扁平苔藓）：损害为紫红或褐红色疣状斑块，消退后留有萎缩斑，常位于前踝部。

（2）环状扁平苔藓：皮疹排列呈环形，多见于龟头。

（3）线状扁平苔藓：常见皮疹聚集，沿某一血管或神经径路呈线状排列，以下肢后侧多见。

（4）萎缩性扁平苔藓：萎缩性斑片，其边缘有微高起而中央凹陷的多角形小丘疹。

（5）大疱性扁平苔藓：在丘疹、斑块基础上出现水疱或大疱。

此外，尚有糜烂溃疡性、光化性及毛囊性扁平苔藓等。

（6）黏膜损害：15%~35%患者发生黏膜受损，以口腔黏膜受累为多。其多见于白齿对面的颊黏膜，其次为舌、上牙龈和下唇，常对称性分布，表现为网状 Wickham 纹和糜烂，偶尔可见大疱性损害。舌部损害常有舌乳头萎缩。唇部损害可有糜烂、渗液及黏着性鳞屑，与红斑狼疮引起的唇部损害极相似。约 1% 口腔黏膜扁平苔藓可发生癌变。

（7）甲损害：6%~10%病例有甲损害。常在全身性扁平苔藓后 3~4 周出现。表现为纵嵴及表面粗糙不平。严重时甲板变薄、分裂。有不规则点状凹陷、褐色色素沉着及匙形甲，可发生甲胬肉、甲床萎缩、甲下角化过度或甲板脱落。少数仅有甲损害，而无皮肤黏膜改变。

知识点 2

扁平苔藓的诊断标准

【诊断要点】

扁平苔藓的诊断主要根据临床表现及皮肤组织病理，尤其皮肤组织病理是诊断的金标准。

临床诊断要点如下：

1. 男女均可发病，以30~60岁最多见。

2. 皮疹可发生于全身各处，但以四肢屈侧、腘窝、踝部、胫前、腰及臀等处多见，也可侵及阴茎、肛周、阴唇、口腔等处。

3. 典型皮损为紫红色的多角形扁平小丘疹，有蜡样光泽，边缘清楚。可见Wickham纹、同形反应等特征性皮损。

4. 病程慢性，易反复。

5. 常有阵发性剧痒，或痒感轻微。

6. 组织病理示：表皮角化过度，颗粒层楔形增厚，棘层不规则增厚，表皮突呈锯齿状，基底细胞液化变性，真皮上层以淋巴细胞为主的带状浸润。

 知识点 3

扁平苔藓的鉴别诊断

【鉴别诊断】

本病常与皮肤淀粉样变、银屑病、神经性皮炎等疾病相鉴别。鉴别要点可见表9-4-1。

表 9-4-1　扁平苔藓的鉴别诊断

	扁平苔藓	银屑病	皮肤淀粉样变	神经性皮炎
好发部位	四肢屈侧、腘窝、踝部、胫前、腰及臀等处多见，也可侵及阴茎、肛周、阴唇、口腔等处	头皮、背部、四肢伸侧及臀部	双小腿胫前，在前臂外侧、腰骶部、上背部亦可发生	项部、颈部、肘部、骶尾部等摩擦部位
年龄	多见于30~60岁中老年	可发于任何年龄	多见于中年人	多见于中青年
皮疹特点	紫红色的多角形扁平小丘疹，有蜡样光泽，边缘清楚。丘疹表面有灰白色小点及纵横交错的白色条纹（称为Wickham纹），搔抓后可出现串珠状损害（同形反应）	红色丘疹、斑丘疹或斑块，边缘明显，上覆银白色厚鳞屑，将鳞屑刮除后为一红色发亮的薄膜（薄膜现象），再刮之见点状出血（Auspitz征），并可见束状发、顶针甲	坚实性圆形或半圆形丘疹，表面粗糙，附有少许鳞屑，其顶端有黑色角栓，剥脱后留脐状凹陷，密集而不融合，可伴有色素沉着	皮肤肥厚、苔藓样变

续表

	扁平苔藓	银屑病	皮肤淀粉样变	神经性皮炎
瘙痒	阵发性剧烈瘙痒,或痒感轻微	不同程度	剧烈瘙痒	阵发性剧烈瘙痒
个人或家族遗传病史	扁平苔藓患者有阳性家族史者为1%~2%,甚至高达10.7%	多基因显性遗传	可能系常染色体显性遗传	无
预后	若不予治疗,皮疹在6~9月后自行消退,少数患者皮疹迁延不愈,口腔及生殖器部位尤其如此	治疗可使病情缓解,但不能防止复发	慢性	慢性

知识点 4

扁平苔藓的辅助检查

【辅助检查】

皮肤组织病理:表皮角化过度,颗粒层楔形增厚,棘层不规则增厚,表皮突呈锯齿状,基底细胞液化变性,真皮上层以淋巴细胞为主的带状浸润。

问题三:本病例中医病机和辨证思路如何? 如何辨证治疗?

中医四诊情况:皮疹分布较广泛,伴有微恶风寒,无汗,偶有头痛,口微渴,小便略黄赤,大便略干,瘙痒剧烈。舌边尖红,苔薄白,脉浮数。

中医病机和辨证分析:腠理不密,卫气不固,风邪乘虚而入,内不得疏通,外不得解表,郁久化热,阻滞经络,肌肤失于濡养形成风热相搏而发病。邪郁于表,气机不畅,阳气宣发受阻致体表阳气不足,出现微恶风寒;风邪初袭肺卫,蒸腾无力,故无汗;风热上攻故头痛;风热阳邪耗伤津液,出现口微渴,小便略黄赤,大便略干;风热与气血相搏结于肌肤,故瘙痒;邪在上焦,在表非里,鼓动气血,气血充塞,见舌边尖红,苔薄白,脉浮数。

中医辨病辨证:紫癜风(风热相搏证)。

中医辨证治疗:以疏风清热,活血止痒为法,方选消风散合桃红四物汤加减,药用牛蒡子、荆芥、蝉蜕、金银花、知母、生地黄、川芎、白芍、当归、桃仁、栀子、生甘草等。

知识点 5

扁平苔藓的中医病机

中医认为,先天禀赋不足或后天失养,风湿热邪侵袭肌肤,阻滞经络;肝郁气滞,郁而不畅,气滞血瘀;脾失健运,湿热火毒内生;肝肾阴虚,虚火上炎,内外因相合,蕴结肌肤、黏膜导致肌肤失养形成风热相搏证、血虚风燥证、肝肾阴虚证、气滞血瘀证等。

知识点 6

扁平苔藓的中医辨证分型治疗

扁平苔藓以风湿火毒为主导病机,治以疏风、祛湿、清火、解毒,在急性期祛风利湿、活血祛瘀为主,慢性缓解期养血疏风、滋补肝肾。若涉及他脏腑,则兼而治之。

(1) 风热相搏证

[证候] 发病初期,皮疹广泛,紫色扁平丘疹,瘙痒剧烈。舌边尖红,苔薄白,脉浮数。

[治法] 疏风清热、活血止痒。

[方药] 消风散(明《外科正宗》)合桃红四物汤(清《医宗金鉴·妇科心法要诀》)加减。

痛痒心烦酌加珍珠母、乌蛇;热盛酌加牡丹皮、紫草;瘙痒明显酌加地肤子、白蒺藜、白鲜皮。

(2) 血虚风燥证

[证候] 病程较长,皮疹较局限,皮色较黯红,皮疹融合成片状、线状、环状或疣状等,表面粗糙有糠状鳞屑,瘙痒难忍。舌质淡,苔薄,脉濡细。

[治法] 养血祛风、润燥活血。

[方药] 当归饮子(宋《重订严氏济生方》)加减。

皮损肥厚顽硬酌加炮山甲、石上柏。

(3) 肝肾阴虚证

[证候] 虚火上升则皮疹多发于口腔黏膜,皮疹为点状或网状条纹,甚至出现糜烂、溃疡,伴喉痛、咽干、口渴、性情急躁或情绪忧郁;若阴虚恋湿下注则皮疹多分布在阴部,表现为红而发亮、扁平多角形丘疹,可融合成环状,伴有小便短赤、尿道口刺痛等。舌质红,苔黄腻,脉滑数。

[治法] 补益肝肾、滋阴降火。

[方药] 知柏地黄汤(明《景岳全书》)加减。

皮损糜烂、结痂酌加苦参、生薏苡仁、生白术;虚火上升酌加生石膏、牛膝;阴虚恋湿下注酌加虎杖、龙胆、车前草;瘙痒剧烈酌加乌梢蛇、全蝎;咽喉干痛酌加玄参、黄芩;下阴发病者酌加龙胆、土茯苓。

（4）气滞血瘀证

[证候] 病程日久，复有新疹出现，皮疹融合成疣状肥厚斑片，色褐红或紫红色，瘙痒剧烈，伴有口干、便秘、溲赤。舌质紫或有瘀斑，苔黄，脉涩。

[治法] 活血化瘀、清热解毒。

[方药] 血府逐瘀汤（清《医林改错》）合丹栀逍遥散（明《校注妇人良方》）加减。

热毒重酌加白花蛇舌草、蒲公英、黄柏。

问题四：本病例的中医辨证处方和外治法如何？

思路：该病例的中医外治法可选用中药外用、敷脐疗法。

中药外用：可选以清热解毒、凉血止痒的三黄洗剂外涂。可选用紫草油、甘草油、复方蛇脂软膏、丹皮酚软膏、青鹏软膏、除湿止痒软膏外用。

敷脐疗法：将防风、蝉蜕、苦参、苍术、浮萍，上药共研细末，取适量温开水调敷于脐上，然后外用以医用胶布固定，每日换药1次。

知识点 7

扁平苔藓的中医外治法

1. 中药外用　可选以清热解毒、凉血止痒的三黄洗剂外涂。口腔黏膜损害者，可用金银花、大青叶、生甘草水煎漱口。口腔溃疡者，用锡类散、西瓜霜局部喷敷。

2. 针灸治疗　线状扁平苔藓可根据皮疹分布部位所属经络，循经取穴，针刺治疗。

3. 敷脐疗法：将消风散用温水调成糊状，直接填敷于脐部（神阙穴），然后用胶布固定，外敷4~6h，每日换药，7日为1个疗程。

4. 神阙穴拔火罐法　患者仰卧，将酒精棉球点燃迅速投入罐内，随即取出，乘势将罐扣在脐部（神阙穴），待3~5min后将火罐取下。连续拔罐3回合，1天治疗1次，3次为1个疗程。

5. 梅花针、火针、划痕疗法、吹烘疗法　可用于局部肥厚性皮损。

问题五：该患者的西医治疗和中西医结合治疗的思路。

该患者皮疹泛发，瘙痒较重，给予抗组胺药止痒，阿维A胶囊30mg/d口服，躯干、四肢皮损选用不同强度的糖皮质激素药膏外用，窄谱UVB照射治疗。

类似该病例的泛发性扁平苔藓患者，早期可采用中西医结合治疗，病情缓解后以中药进行调理以巩固疗效，中医治疗以祛风除湿、活血化瘀为主，当瘙痒特别剧烈时，配合口服抗组胺药物治疗。皮损肥厚时，可外用糖皮质激素制剂，配合紫外线照射、冷冻、激光等治疗。中医治疗在急性发作期和缓解期均有一定的优势，通过中医辨证论治，可增强患者体质，减少复发。

知识点 8

扁平苔藓的西医治疗

扁平苔藓的西医治疗原则是免疫抑制、抗炎、止痒。

1. 局部治疗 可外用糖皮质激素、0.1%维 A 酸制剂、5%~10%煤焦油制剂、5%水杨酸类外用药,皮损肥厚者可采用局部封闭治疗或强效糖皮质激素软膏外用。有口腔黏膜损害者,可用利多卡因漱口以缓解症状。面颈部可选用钙调磷酸酶抑制剂外用。

2. 系统治疗 抗组胺药可用于严重瘙痒者。系统治疗时,根据疾病的严重程度和患者的反应有所不同,维 A 酸类药物(如阿维 A 20~30mg/d),皮损减轻后逐渐减量;或糖皮质激素,一般从小剂量 10~20mg/d(相当于泼尼松剂量)到中等剂量 0.5mg/(kg·d),症状缓解或皮疹消退后逐渐减量。也可应用氯喹、羟氯喹、沙利度胺或氨苯砜(50~100mg/d,连用 3 个月);或酌情使用免疫抑制剂或免疫调节剂,如环孢素、雷公藤多苷片等。生物制剂如 TNF-a 抑制剂或 T 细胞调节剂(如阿法西普)可用来治疗顽固性扁平苔藓。

3. 物理治疗 可采用 PUVA 治疗或窄谱 UVB 治疗,疗效较好。疣状增生型可用 CO_2 激光治疗;液氮冷冻可用于口腔 LP 治疗。

问题六:扁平苔藓应如何预防与调护?

1. 保持心情舒畅,避免精神紧张、疲劳、忧虑、失眠,消除思想压力负担。
2. 忌服用可能引起本病的药物。
3. 积极治疗体内慢性感染病灶及其他疾病。
4. 忌用热水烫洗,避免过度搔抓,以免皮损产生同形反应而扩散。
5. 口腔黏膜受累者,避免辛辣饮食、吸烟、义齿等刺激。

【临证备要】

1. 对于慢性、亚急性瘙痒性皮肤与黏膜的疾病,出现皮疹为紫红色多角形扁平丘疹,有时伴有口腔黏膜损害时,要考虑扁平苔藓的可能。注意皮疹形态特点,有无扁平苔藓特征皮疹表现(如 Wickham 纹),必要时完善皮肤组织病理学检查,需与银屑病、皮肤淀粉样变、神经性皮炎等疾病相鉴别。

2. 扁平苔藓以风湿火毒为主导病机,治以疏风、祛湿、清火、解毒,在急性期祛风利湿、活血祛瘀为主;慢性缓解期养血疏风、滋补肝肾。若涉及其他脏腑,则兼而治之。外治法可选用中药外用、神阙穴拔火罐、针灸治疗等。

3. 糖皮质激素适用于治疗严重的急性泛发的顽固的病例,糜烂、溃疡性黏膜损害或进行性甲破坏或脱发,尤其对急性泛发性扁平苔藓有很好的疗效。其他药物如阿维 A 胶囊、环孢素、沙利度胺、抗组胺药、羟氯喹、免疫调节剂、雷公藤等均有效。外用药物可选用不同强度的糖皮质激素药膏,面颈部可选用钙调磷酸酶抑制剂外用。此外,还可以选择窄谱 UVB 照射治疗。中医治疗在急性发作期和缓解期均有一定的优势,通过中医辨证论治,可增强患者体质,减少复发。

诊疗流程图

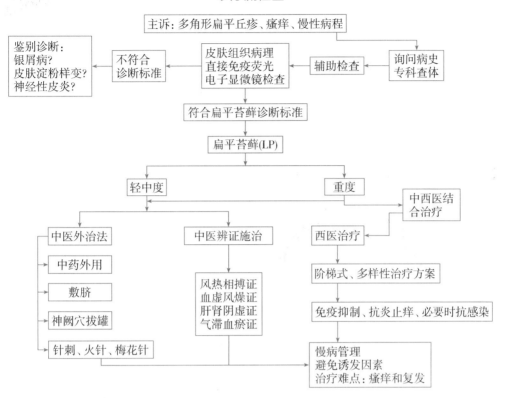

第五节　毛发红糠疹

培训目标

1. 掌握毛发红糠疹的定义、诊断、鉴别诊断和中医治疗。
2. 熟悉毛发红糠疹的辅助检查和西医治疗。
3. 了解毛发红糠疹患者的中西医临床诊疗思路。
4. 了解毛发红糠疹的预防调护。

　　毛发红糠疹(pityriasis rubra pilaris)是一种少见的慢性鳞屑性角化性炎症性皮肤病,尽管毛发红糠疹确切的病因和发病机制还不明确,但近几年的研究表明遗传因素、角化障碍、内分泌功能障碍和维生素缺乏、肿瘤、感染、药物等与其发病关系密切。其皮疹表现为黄红色鳞屑性斑片和角化性毛囊性丘疹。目前更广泛的按 Grifllths 分类法分为典型成人型、非典型成人型、典型幼年型、幼年局限型及非典型幼年型 5 种类型。本病相当于中医学中的"狐尿刺"(图 9-5-1)。

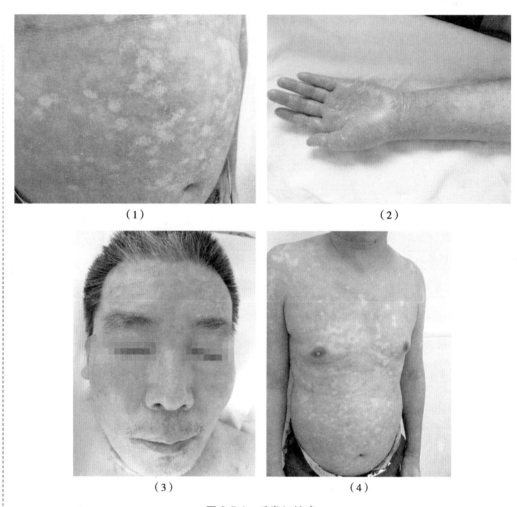

（1）　　　　　　　　　　　　（2）

（3）　　　　　　　　　　　　（4）

图 9-5-1　毛发红糠疹

【典型病例】

患者林某,男,50 岁。初诊日期:2018 年 7 月 19 日。

主诉:周身起毛囊角化性丘疹伴瘙痒 20 天。

现病史:患者 20 天前无明显诱因于前胸部起针尖至粟粒大小圆锥形毛囊角化性小丘疹,黄红色,丘疹干燥坚硬,顶端有一不易剥离的角质栓,中有一根细毛,伴瘙痒,搔抓后皮疹逐渐增多,延及整个躯干、手背、四肢伸侧、肘膝等处,自行外用"丁酸氢化可的松软膏"无好转,部分皮疹聚集成斑片,如鸡皮状,触摸粗硬碍手,基底红,边界清,上覆细薄鳞屑,头面部可见浸润性红斑,上有细小糠秕状干性鳞屑,瘙痒明显加重,为求进一步诊治收治住院。患者自发病以来小便黄,大便干结,舌质红,苔薄黄,脉弦滑。发育智力正常,无发热,无心悸,无关节疼痛,无腹痛腹泻。

问题一:请归纳病史采集获得的临床信息。为了进一步明确诊断和中医证型,需要补充哪些病史内容和实验室检查?

思路:中年男性,近日发病,急性阵发性瘙痒,以头面、躯干、四肢、肘膝、掌跖等部位皮疹为突出表现,皮疹表现为针尖至粟粒大小圆锥形毛囊角化性小丘疹,鳞屑性斑疹、掌跖角化过度,首先需要考虑毛发红糠疹。

为了进一步诊疗,需要补充以下资料。

1. 询问既往史、个人和家族遗传性疾病史。

2. 进行详细体格检查和皮肤专科检查。

3. 收集中医望闻问切四诊内容。

4. 应完善皮肤组织病理学检查。

完善资料如下:

既往史:患者平素体质尚可。无肝炎结核病史,无外伤史。

个人史:生于原籍,未在异地久居,否认烟酒等不良嗜好。

过敏史:否认药物过敏史。

家族史:父母体健。无遗传病史。

体格检查:体温 36.3℃,呼吸 20 次/min,脉搏 78 次/min,血压 138/76mmHg。患者一般情况良好,全身浅表淋巴结未触及肿大,心、肺、腹部检查无异常。

皮肤科检查:躯干、四肢、手足部见针尖至粟粒大小圆锥形毛囊角化性小丘疹,黄红色,丘疹干燥坚硬,顶端有一不易剥离的角质栓,中有一根细毛,皮疹聚集成斑片,如鸡皮状,触摸粗硬碍手,基底红,边界清,上覆细薄鳞屑,头面部可见浸润性红斑,上有细小糠秕状干性鳞屑,掌跖角化,指趾甲、口腔、外阴黏膜无异常。

辅助检查:血尿常规、肝肾功能、离子、血糖、血脂、心电图、胸部正侧位 DR 片均正常。

四诊情况:皮疹为浸润性红斑,基底部潮红,伴有瘙痒,口干,小便黄,大便干结。舌质红,苔薄黄,脉弦滑。

问题二:根据患者的临床特点初步考虑什么诊断?其诊断依据是什么?应该与哪些疾病进行鉴别?

思路:根据本病例以下临床特点:皮疹为针尖至粟粒大小圆锥形的黄红色毛囊角化性小丘疹,鳞屑性斑疹、掌跖角化过度,皮疹分布以头面、躯干、四肢伸侧、肘膝部为主;皮肤组织病理:角质层垂直及水平方向交替出现角化过度与角化不全,角化不全轻微。毛囊角栓,其中有毛干的残余。表皮程度不等的银屑病样增生,但表皮突短粗。真皮上部血管周围有轻度炎症细胞浸润,主要为淋巴细胞。病理结果提示毛发红糠疹,可诊断为毛发红糠疹。

诊断:该病例符合:①头面部见浸润性红斑,上有细小糠秕状干性鳞屑;②躯干、四肢伸侧、肘膝部见针尖至粟粒大小圆锥形毛囊角化性小丘疹;③掌跖角化;④皮肤组织病理示毛发红糠疹,可诊断。

鉴别诊断:从患者的疾病特点需要与扁平苔藓、银屑病、脂溢性皮炎相鉴别,该患者具有典型的皮疹表现、皮疹分布部位、皮肤组织病理检查等特征,是主要的鉴别要点。

知识点 1

毛发红糠疹的临床表现

【临床表现】

1. 毛发红糠疹可发生于任何年龄,在儿童时发病的常有家族发病史,故认为与遗传有关;而成人的发病可能与维生素 A 缺乏等因素有关。

2. 本病临床的主要症状是瘙痒和慢性复发性皮炎。皮疹好发于头面、躯干、手背、四肢伸侧、肘膝部位。掌跖角化是本病的一个典型特征。

3. 皮肤损害为圆锥形毛囊角化性小丘疹,粟粒大小,黄红色或褐黄色,干燥坚硬,顶端有一不易剥离的角质栓,中有一根细毛的特征性皮损。皮疹可融合成大小不一的片状红斑,表面覆有鳞屑,丘疹聚集成片,可呈"鸡皮"样外观,严重时可发展为红皮病,其间可见正常皮岛。

知识点 2

毛发红糠疹的诊断标准

【诊断要点】

毛发红糠疹的诊断主要根据临床表现和皮肤组织病理。

1. 好发于手指和肘、膝伸侧,其次为躯干和四肢伸侧。

2. 典型皮疹为黄红或棕红色毛囊角化性丘疹,丘疹融合成淡红色或橘红色的细鳞屑性斑片,头面部见干燥的鳞屑性斑片,掌跖角化过度。

3. 有轻度瘙痒,病程慢性。

4. 组织病理 角质层垂直及水平方向交替出现角化过度与角化不全,角化不全轻微。毛囊角栓,其中有毛干的残余。表皮程度不等的银屑病样增生,但表皮突短粗。真皮上部血管周围有轻度炎症细胞浸润,主要为淋巴细胞。

知识点 3

毛发红糠疹的鉴别诊断

【鉴别诊断】

本病常与脂溢性皮炎、扁平苔藓、银屑病等疾病相鉴别。鉴别要点可见表 9-5-1。

表 9-5-1 毛发红糠疹的鉴别诊断

	毛发红糠疹	脂溢性皮炎	扁平苔藓	银屑病
好发部位	头面、手指和肘、膝伸侧,其次为躯干和四肢伸侧	面部和头皮	四肢屈侧、腘窝、踝部、胫前、腰及臀等处多见,也可侵及阴茎、肛周、阴唇、口腔等处	头皮、背部、四肢伸侧及臀部

续表

	毛发红糠疹	脂溢性皮炎	扁平苔藓	银屑病
年龄	可发于任何年龄	婴儿,多为出生后第3~4周开始发病;以及青年人	多见于30~60岁中老年	可发于任何年龄
皮疹特点	慢性炎症性皮炎,可出现红斑鳞屑、毛囊角化性小丘疹,以及掌跖角化等特征性的皮损	红斑和油性鳞屑,累及局部或整个头皮,亦可累及眉部、鼻唇沟、耳后、颈部等处	紫红色的多角形扁平小丘疹,有蜡样光泽,边缘清楚,丘疹表面有灰白色小点及纵横交错的白色条纹(称为Wickham纹),搔抓后可出现串珠状损害(同形反应)	红色丘疹、斑丘疹,或斑块,边缘明显,上覆银白色厚鳞屑,将鳞屑刮除后为一红色发亮的薄膜(薄膜现象),再刮之见点状出血(Auspitz征),并可见束状发、顶针甲
瘙痒	不同程度	轻度	阵发性剧烈瘙痒,或痒感轻微	不同程度
个人或家族遗传病史	部分患者有	无	扁平苔藓患者有阳性家族史者为1%~2%,甚至高达10.7%	多基因显性遗传
预后	慢性	慢性	若不予治疗皮疹在6~9月后自行消退。少数患者皮疹迁延不愈,口腔及生殖器部位尤其如此	治疗可使病情缓解,但不能防止复发

知识点 4

毛发红糠疹的辅助检查

【辅助检查】

皮肤组织病理学检查:角质层垂直及水平方向交替出现角化过度与角化不全,角化不全轻微。毛囊角栓,其中有毛干的残余。表皮程度不等的银屑病样增生,但表皮突短粗。真皮上部血管周围有轻度炎症细胞浸润,主要为淋巴细胞。

问题三:本例中医病机和辨证思路如何? 如何辨证治疗?

中医四诊情况:头皮、面部、躯干皮疹色红,细碎脱屑,可见坚硬丘疹,自觉瘙痒,伴口干,小便短赤,大便干结。舌质红,苔薄黄,脉弦滑。

患者素禀血热体质,加之情志内伤,郁而化火,亦或嗜食辛辣肥甘而化火,火助蕴热,复感燥热之邪,出现皮疹色红、细碎脱屑、坚硬丘疹和瘙痒;热灼津伤,故口干;热结膀胱,故小便短赤;热邪伤津,肠道运化失常,故见大便干结。舌脉皆血热风燥之象。

中医辨病辨证:狐尿刺(血热风燥证)。

中医辨证治疗:以清热凉血,疏风润燥为法,方选凉血消风散加减,药用生地、当归、荆芥、蝉蜕、苦参、蒺藜、知母、生石膏、生甘草等。

> ### 知识点 5
>
> #### 毛发红糠疹的中医病机
>
> 中医认为,本病主要是由于患者素禀血热体质,脏腑积热,发于营血,毒热炽盛,气血燔灼,外发肌表;或平素脾胃虚弱、中气不足,后天失养,水谷精微不得濡养,复感外邪,致使精微不化、气血生化失职,肌肤无以荣养,且脾虚则运化失司,水湿内停,阻滞气机,毛窍壅塞不通,肌肤失养。毛发红糠疹急性期多表现为血热风燥,慢性期多表现为脾虚、血虚、血燥,故常表出血热、血虚、风燥、血燥交织的病机。

> ### 知识点 6
>
> #### 毛发红糠疹的中医辨证分型治疗
>
> 毛发红糠疹以气血失和,生风化燥为主导病机,在急性期凉血、疏风为主,慢性缓解期健脾、养血为主,兼以疏风。若涉及其他脏腑,则兼而治之。
>
> (1) 血热风燥证
>
> [证候] 病程短,头皮、面部或躯干皮疹色红、细碎脱屑,可见坚硬丘疹。自觉瘙痒,伴口干,小便短赤,大便干结,舌红或淡红,苔薄黄,脉弦或滑。
>
> [治法] 清热解毒,凉血疏风。
>
> [方药] 凉血消风散(《朱仁康临床经验集》)加减。
>
> 头皮白屑、瘙痒明显,酌加牛蒡子、蝉蜕;皮肤燥裂者,酌加何首乌、天冬、麦冬;心烦不宁,酌加炒酸枣仁、首乌藤;痒重,酌加蝉蜕、皂角刺。
>
> (2) 脾虚血燥证
>
> [证候] 病程日久,全身皮损干燥、脱屑,掌跖角化过度,指、趾甲增厚,可伴口唇干燥,皮肤发紧,便秘,少汗或无汗。舌质淡红,苔薄少,脉沉缓或细。
>
> [治法] 健脾燥湿,养血润肤。
>
> [方药] 健脾润肤汤(《简明中医皮肤病学》)加减。
>
> 伤阴者,酌加天冬、麦冬、生地黄;病久皮损难消,肌肤甲错,酌加桃仁、红花、川芎活血化瘀;内热烦躁,酌加黄芩、首乌藤。

问题四:本病例的中医辨证处方和外治法如何?

思路:该病例的中医外治法可选用中药外用法。

中药外用:选以生地黄、金银花、丹皮、蒲公英、败酱草、土茯苓、赤芍、荆芥、防风等清热解毒、凉血疏风的中药水煎湿敷和泡浴,随症加减。可选用青黛散以麻油调成糊状外用。可选用紫草油、普连膏(赵炳南经验方),或冰黄肤乐软膏等外用。

知识点 7

毛发红糠疹的中医外治法

1. 中药外用　急性期可辨证选用生地黄、金银花、牡丹皮、蒲公英、败酱草、土茯苓、赤芍、荆芥、防风等中药清热解毒、凉血疏风;慢性期可选用黄柏、苦参、白鲜皮、鱼腥草、金银花、紫苏、五味子、生地黄、全当归、鸡血藤、楮桃叶、侧柏叶、丹参等中药养血润燥、祛湿止痒,进行中药泡浴和湿敷。

2. 中药封包疗法　适用毛发红糠疹慢性期皮损较厚者,或各型毛发红糠疹皮损干燥脱屑者,或拒绝使用含有糖皮质激素类药膏的患者。取适量普连膏、紫连膏或青黛散油膏等均匀涂擦患处后,外用保鲜膜进行封包,松紧适度,1~2 次/日,夏季时可在保鲜膜上扎透气孔,封包时间约为 30min,以皮肤有潮热感为宜,利于药物的吸收。

3. 针刺　血热风燥证取大椎、曲池、外关、合谷、血海等;脾虚血燥证取足三里、三阴交、太溪等。血热风燥证用泻法,脾虚血燥证用补法,每日一次,10 日为一个疗程,可增强体质、减少复发。

4. 敷脐疗法　血热风燥证选用苦参、黄连、黄柏、荆芥、防风、马齿苋、白矾、金银花、地骨皮等量研末,用麻油调成糊状,敷于脐部,用纱布固定,每日换药 1 次,7 日为一疗程。脾虚血燥证选用白术、茯苓、荆芥、牛蒡子、蒺藜、胡麻仁、何首乌等量研末,用蜂蜜调成糊状,每晚敷脐,7 日为一疗程。

5. 刺血拔罐、火针、火罐疗法、淀粉浴、米糠浴、矿泉浴疗法　可用于局部肥厚性皮损。

问题五:该患者的西医治疗和中西医结合治疗的思路?

该患者皮疹泛发,瘙痒较重,给予抗组胺药止痒,阿维 A 胶囊 30mg/d 口服,外用润肤霜基础保湿治疗,并根据炎症程度选用不同强度的糖皮质激素药膏,面颈部可选用钙调磷酸酶抑制剂外用。

类似该病例的急性、泛发性、重症毛发红糠疹患者,早期可采用中西医结合治疗,迅速控制病情,病情缓解后以中药进行调理以巩固疗效。中医治疗在急性发作期和缓解期均有一定的优势,通过中医辨证论治,可增强患者体质,减少复发。

知识点 8

毛发红糠疹的西医治疗

毛发红糠疹的患者存在着不同程度的皮肤瘙痒、干燥,润肤剂可以缓解这些不适感和伴随症状,所以保湿润肤、修复皮肤屏障尤为重要。除此之外还需合理膳食,抗炎、抗角化、止痒治疗。

1. 治疗时应进行慢性病管理和健康宣教,嘱咐患者避免强烈搔抓及热水烫洗,善用保湿润肤剂,修复皮肤屏障,促进皮肤新陈代谢,以减少病情反复。

2. 重症患者可给予阿维A、维生素A、免疫抑制剂如环孢素A、甲氨蝶呤等系统治疗,也可配合光疗,可予抗组胺药、复方甘草酸苷等对症止痒治疗,注意监测药物的副作用。

3. 外用药治疗原则可参考寻常型银屑病外治原则。局部可应用维A酸类药物,有调节表皮细胞分化和增生以及减少炎症等作用,他扎罗汀被认为是一种有效的治疗局限型毛发红糠疹的药物,此外常用外用药物还有糖皮质激素、卡泊三醇、他卡西醇、钙调神经磷酸酶抑制剂等。

问题六:毛发红糠疹应如何预防与调护?

1. 避免加重皮疹的各种因素,如强烈搔抓及热水烫洗等,沐浴后立即使用保湿润肤剂;

2. 做到合理膳食,多食新鲜蔬菜水果和高蛋白、高维生素类饮食,忌食辛辣刺激饮食,忌饮酒;

3. 要穿纯棉、柔软宽大的内衣;

4. 适当锻炼身体,增强体质,保证充足的睡眠和精神情绪的稳定,减少复发。

【临证备要】

1. 对于慢性鳞屑性角化性炎症性皮疹,要考虑毛发红糠疹的可能。注意皮疹分布特点,有无毛发红糠疹特征皮疹表现,有无个人和家族遗传史,有无维生素A缺乏实验室检查,必要时完善皮肤组织病理学检查,需与扁平苔藓、脂溢性皮炎、银屑病等疾病相鉴别。

2. 毛发红糠疹的中医辨证治疗以气血失和、生风化燥为主导病机,在急性期凉血疏风为主,慢性缓解期养血为主,兼以疏风。若涉及其他脏腑,则兼而治之。外治法可选用中药外用、针刺、中药封包等。

3. 中重度患者可采用中西医结合治疗,系统应用阿维A胶囊、环孢素、甲氨蝶呤、抗组胺药、复方甘草酸苷、雷公藤等均有效。外用药物可选用不同强度的糖皮质激素药膏、他扎罗汀、卡泊三醇、他卡西醇、面颈部可选用钙调磷酸酶抑制剂。此外,还可以选择窄谱UVB照射治疗。中医治疗在急性发作期和缓解期均有一定的优势,尤其在疾病缓解期,以中药调理为主,扶正固本,增强患者的体质,减轻西药副作用,巩固疗效,减少复发。

诊疗流程图

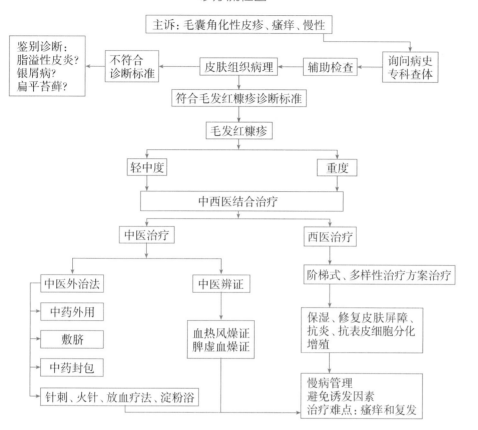

复习思考题

1. 请简述寻常型银屑病的临床表现。
2. 请简述寻常型银屑病的分期。
3. 银屑病可与哪些疾病鉴别？
4. 玫瑰糠疹的临床诊断要点是什么？
5. 玫瑰糠疹的中医辨证型有哪些？简述各证型治法及方药。
6. 多形红斑的特征性临床表现是什么？
7. 请简述多形红斑的中医内治法及外治法。
8. 扁平苔藓中医如何辨证分型论治？
9. 扁平苔藓的组织病理改变是什么？
10. 毛发红糠疹典型皮疹是什么？
11. 毛发红糠疹中医辨证分几型？每型的治则及代表方剂是什么？

（孙丽蕴　陈晴燕）

第十章

皮脂腺和毛发疾病

第 一 节　寻 常 痤 疮

 培训目标

1. 掌握寻常痤疮的定义、诊断、鉴别诊断和中医治疗。
2. 熟悉寻常痤疮西医的病因及发病机制和西医治疗。
3. 了解寻常痤疮的预防调护。

　　寻常痤疮(acne vulgaris)是一种毛囊皮脂腺的慢性炎症性疾病,具有一定的损容性。皮疹好发于颜面、前胸、后背等皮脂腺丰富的部位,临床表现为黑头粉刺、白头粉刺、炎性丘疹、结节及囊肿,部分皮疹消退后会遗留瘢痕。各年龄段人群均可患病,但以青春期男女发病率为高。本病相当于中医的"粉刺"(图 10-1-1)。

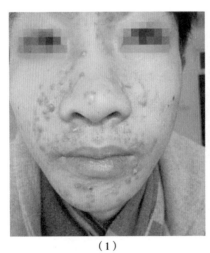
（1）

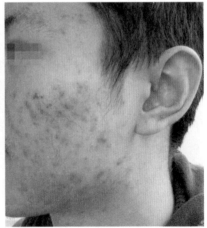
（2）

图 10-1-1　寻常痤疮

【典型病例】

徐某,男,17 岁。主诉:"面部反复发作丘疹、脓疱 4 年,近日加重"。

患者 13 岁起额部始起丘疹、脓疱,可以挤出白色碎米样粉汁,后逐渐增多,皮损延及面颊、口周、下颌、颈部及前胸后背,曾在当地及外地多家医院诊治,诊断为"寻常痤疮",给予中药(具体药方不详)及多种西药口服,西药曾服罗红霉素、克拉霉素、维胺脂胶囊,外用阿达帕林凝胶、夫西地酸乳膏等断续治疗,时轻时重。平时嗜食辛辣油炸食品,喜饮可乐等饮料。近期因高三学业压力大,时常熬夜(凌晨 1 点就寝),皮损增多,面部多发性丘疹、粉刺、脓疱、少量结节、囊肿,前胸后背满布丘疹、脓疱,大便 2~3 日一次,遂来寻求进一步治疗。

既往史:平素体质尚可。无肝炎结核病史,无外伤史。

过敏史:否认药物过敏史。

家族史:父母体健。患者父亲年轻时有痤疮病史。

体格检查:体温 36.8℃,呼吸 22 次/min,脉搏 70 次/min,血压 110/70mmHg。颈部未触及淋巴结,余心肺腹查体未见异常。

皮肤科检查:前额、面颊、口周、下颌、颈部多发丘疹、粉刺、脓疱,少量囊肿及结节,面部油腻,胸背部多发毛囊性丘疹及脓疱。

辅助检查:性激素正常。

四诊情况:面部、前胸背部丘疹、脓疱,少量结节及囊肿,皮肤油腻。口臭、大便偏干,小便偏黄。舌质红,苔黄腻,脉滑数。

问题一:根据患者的临床特点考虑什么诊断? 其诊断依据是什么? 应该与哪些疾病进行鉴别?

思路:根据本病例以下临床特点:面部、前胸背部丘疹、脓疱,少量结节及囊肿,皮肤油腻,对称分布,青春期发病,可以诊断为寻常痤疮。

1. 诊断依据　本病主要根据典型的皮损表现诊断。

2. 鉴别诊断　本病应注意与酒渣鼻、颜面播散性粟粒样狼疮进行鉴别。

知识点 1

寻常痤疮的临床表现

【临床表现】

皮损好发于颜面、胸、背、肩等皮脂腺分布丰富的部位,好发于青春期的男女。初发损害为毛囊性丘疹,顶端成黄白色或黑色,用手可挤出白色碎米样粉汁。皮损加重形成炎性丘疹,顶端上可见米粒至绿豆大小的脓疱。继续发展可形成大小不等的黯红色结节或囊肿,挤压时有波动感,破溃后常遗留瘢痕,其他皮损消退后可遗留暂时性色素沉着。本病一般无自觉症状,炎症明显可伴有疼痛。病程慢性,时轻时重,部分患者病情延至中年期。

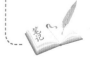

知识点 2

寻常痤疮的诊断标准

【诊断要点】

根据青年男女,发生在面部、前胸和背部,散在性的黑头粉刺、丘疹、脓疱、结节及囊肿,对称分布等特点可以诊断。

知识点 3

特殊类型的痤疮

1. 聚合型痤疮　属严重类型,表现为结节、囊肿、窦道及瘢痕,好发于男性青年。
2. 暴发性痤疮　患者病情突然加重,并出现发热、关节痛、贫血等全身症状。
3. 药物型痤疮　雄激素、糖皮质激素、卤素等所致的痤疮样损害。
4. 婴儿痤疮　婴儿期由于母体雄激素在胎儿期进入体内,婴儿面部的痤疮样皮损。
5. 化妆品痤疮　化妆品、洗面奶等刺激或堵塞引起的毛囊口炎症、粉刺等。

知识点 4

寻常痤疮的严重程度分类

痤疮的皮损严重程度分级方法有很多,目前常用国际改良分级法:

(1) 轻度(Ⅰ°):以粉刺为主,少量丘疹和脓疱,总病灶数少于 30 个;

(2) 中度(Ⅱ°):有粉刺,中等数量的丘疹和脓疱,总病灶数在 31~50 个之间;

(3) 中度(Ⅲ°):大量丘疹和脓疱,偶见大的炎性皮损,分布广泛,总病灶数在 51~100 个之间,结节少于 3 个;

(4) 重度(Ⅳ°):结节性、囊肿性或聚合性痤疮,伴疼痛并形成囊肿,易形成瘢痕,发生在上身部。病灶数多于 100 个,结节或囊肿多于 3 个。

知识点 5

寻常痤疮的鉴别诊断

本病常与酒渣鼻、颜面播散性粟粒样狼疮相鉴别。鉴别要点可见表 10-1-1。

表 10-1-1　寻常痤疮的鉴别诊断

	寻常痤疮	酒渣鼻	颜面播散性粟粒样狼疮
好发部位	面部、前胸及后背对称分布	鼻尖、两颊、额及颏部	眼睑、鼻唇沟及颊部

续表

	寻常痤疮	酒渣鼻	颜面播散性粟粒样狼疮
年龄	青少年	中年	成年人
皮疹特点	丘疹、粉刺、脓疱,囊肿及结节、瘢痕、色素沉着	毛细血管扩张、丘疹、脓疱,晚期鼻赘	暗红色或褐色柔软的半球形或扁平的丘疹、小结节
自觉症状	炎症明显时有疼痛	无	无
家族遗传病史	有	有	无

 知识点 6

寻常痤疮的辅助检查

女性患者可以检查性激素水平。月经不调者,可完善妇科 B 超检查排除多囊卵巢综合征。

问题二:本例中医病机和辨证思路如何? 如何辨证治疗?

中医的四诊情况:面部、前胸背部丘疹、脓疱,少量结节及囊肿,皮肤油腻。口臭、大便偏干,小便偏黄。舌质红,苔黄腻,脉滑数。

中医病机和辨证分析:患者素体阳热偏盛,平时饮食嗜食辛辣油炸食品,喜饮可乐等饮料,导致肠胃湿热互结,近期因高三学业压力大,时常熬夜(凌晨 1 点就寝),肝郁化火上蒸颜面及胸背而致丘疹、粉刺、脓疱,湿邪郁久化热,热灼津液,煎炼成痰,湿热痰瘀凝滞肌肤而致结节及囊肿。

中医辨病辨证:粉刺(肠胃湿热证)。

中医辨证治疗:清热除湿解毒。以茵陈蒿汤加减治疗。药用茵陈、栀子、黄芩、黄柏、生大黄(后下)、蒲公英、野菊花、枇杷叶、桑白皮、生甘草、丹参、蔓荆子等。

知识点 7

寻常痤疮的中医病机

【病因病机】

素体阳热偏盛,肺经蕴热,复受风邪,熏蒸面部;或过食肥甘厚味之品,湿邪内生,蕴而化热,循经上熏,壅于面部;或情志不遂,肝郁化火,火性炎上,熏蒸于面;久病则火热灼伤阴血,炼津成痰,湿热痰瘀凝结肌肤而成。

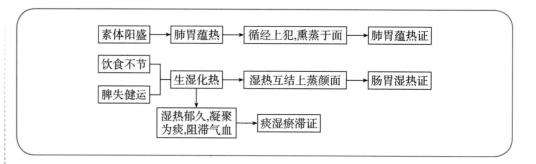

知识点 8

寻常痤疮的中医辨证分型治疗

本病以清热祛湿为基本治疗原则,或配合化痰散结、活血化瘀等法。

(1) 肺经风热证

[证候] 皮疹以粉刺为主,少量红色丘疹,或有痒痛,伴便干溲黄。舌红,苔薄黄,脉数。

[治法] 疏风清肺。

[方药] 枇杷清肺饮(清《医宗金鉴》)加减。

丘疹兼有疼痛者,加赤芍、地丁;皮肤油腻者加茵陈、山楂;伴口干喜饮者加生石膏、天花粉;大便秘结者加生大黄(后下);脓疱多者加地丁、白花蛇舌草;经前加重者加益母草。

(2) 肠胃湿热证

[证候] 皮疹以丘疹、脓疱、结节为主,红肿疼痛,皮肤油腻,或伴有口臭,便秘,尿黄。舌红,苔黄腻,脉滑数。

[治法] 清热利湿解毒。

[方药] 茵陈蒿汤(东汉《伤寒论》)加减。

脘腹胀满、大便稀溏、舌淡、苔白腻者,上方酌减栀子,加苍术、茯苓、陈皮、生山楂;脓疱较多者加金银花、野菊花、白花蛇舌草。

(3) 痰湿瘀滞证

[证候] 皮疹以结节和囊肿为主,色黯红或紫、或有疼痛,经久难愈。舌黯红,苔黄或腻,脉滑。

[治法] 除湿化痰,化瘀散结。

[方药] 二陈汤(宋《太平惠民和剂局方》)合桃红四物汤(清《医宗金鉴》)加减。

皮疹肿痛明显者加蒲公英、紫花地丁;大便干结者加酒大黄、桃仁;囊肿难消者加三棱、莪术、海藻。

问题三:本病例的外治法如何?

本病例可以选择黄芩、黄连、大黄、凌霄花、蒲公英等煎水外敷或洗,每日2~3次。也可以用淡茶水调颠倒散外敷患处,每日1次;囊肿结节可以选用金黄膏外涂,每日2次。

知识点 9

寻常痤疮的中医外治法

（1）外洗或外敷：对面部丘疹、脓疱多者，可选用黄芩、黄连、大黄、凌霄花、蒲公英等煎水外敷或洗，每日 2~3 次。

（2）外搽：①皮肤油腻者，茶调颠倒散外敷患处，每日 2 次或每晚 1 次，次晨洗去。②脓肿、囊肿及结节，外搽金黄膏，每日 2 次。

（3）火针疗法：常规消毒后，用烧红的火针快速点刺皮疹，稍加挤压，将皮损中脓栓、脓血清除干净。一般 1 周治疗 1 次。术后 24h 保持皮损处干燥。

（4）中药面膜疗法：以炎性皮疹及粉刺为主者，皮损选择黄芩、大黄、黄连、连翘等清热解毒类，以黯红斑为主选用桃仁、赤芍、冬瓜仁等凉血化瘀类研末，用蜂蜜调配，涂于面部，待药膜干燥后取下。或在中药上敷医用石膏，待石膏冷却后取下面膜，清洗面部。一般一周治疗 1 次。

（5）中药熏蒸：根据皮疹的表现选用黄芩、大黄、黄连、蒲公英等清热解毒类中药熏蒸，每周 1~2 次。

（6）针灸：选用曲池、支沟、丰隆、内庭、阿是穴。实证施泻法，虚实夹杂证施平补平泻法，以得气为度。每周 2 次。或用丹参注射液足三里穴位注射。

问题四：该患者的西医治疗和中西医结合治疗的思路。

该例患者属于中重度寻常痤疮患者，皮疹以炎性丘疹、脓疱、少量结节和囊肿为主，分布范围面部及胸背部，病程长，可在中医辨证论治的基础上适当配合西药抗生素类药物内服及外用治疗，以缩短疗程。

知识点 10

寻常痤疮的西医治疗

【西医治疗】

治疗原则主要为去脂、溶解角质、杀菌及调节激素水平。

1. 一般治疗　用清水洗脸，忌用手挤压，少用油膏类及粉质化妆品。饮食避免辛辣刺激食物，控制脂肪和糖类食物。劳逸结合，纠正便秘，禁用溴及碘类药物。

2. 外用药物治疗　根据患者的皮损表现可选用维 A 酸类药物、抗生素、过氧化苯甲酰、壬二酸、二硫化硒等药。

3. 系统药物治疗　可选用抗生素（常用药物如多西环素、米诺环素、红霉素等）、异维 A 酸（结节、囊肿和聚合性痤疮效果较好）、抗雄激素药物（如达英-35、螺内酯、西咪替丁）。对于严重型痤疮、聚合型痤疮、囊肿型痤疮和暴发型痤疮可以短期口服小剂量糖皮质激素（如泼尼松或地塞米松），对于严重的结节或囊肿型痤疮可选用皮损内注射糖皮质激素激素，但不宜长期反复使用，以免出现不良反应。

4. 光疗　联合红蓝光照射，对痤疮有效。

5. 痤疮瘢痕　萎缩性瘢痕行铒激光或超脉冲二氧化碳激光磨削术。增生性瘢痕可用泼尼松龙混悬液局部注射。

6. 辅助治疗　粉刺可用针清。

问题五:寻常痤疮如何预防与调护?

1. 生活规律,不熬夜。

2. 饮食忌高糖、高脂、奶制品及辛辣刺激食物,忌烟酒,少喝饮碳酸类饮料,多吃新鲜的蔬菜和水果。

3. 清水洗脸,尽量不用粉质类及油膏类化妆品。

4. 保持心情愉悦,消除精神紧张、焦虑、抑郁等不良情绪。

5. 保持消化道通畅,纠正便秘。

【临证备要】

1. 痤疮是一种临床多发病,好发于青少年的颜面部位,有损面部形象,对本病的防治日益受到关注。临证时注意与酒渣鼻及颜面播散性粟粒样狼疮相鉴别。

2. 中西医治疗痤疮各有所长。对于轻中度的痤疮一般采用中医中药治疗即可,中医辨证分肺经风热、肠胃湿热及痰湿瘀滞证施治。对于重症痤疮(如聚合型痤疮、囊肿型痤疮、暴发型痤疮等)采用中西医结合治疗方法,即在中医治疗的同时配合抗生素、维A酸、抗雄激素等药进行短期治疗,可以缩短疗程。

3. 预防痤疮的复发,主要是除药物治疗以外,还必须十分注意患者的精神情绪、饮食生活等的调理。

诊疗流程图

```
主诉:面部反复发生丘疹、脓疱4年
                    │
                    ├──── 病史、专科检查
                    │
鉴别诊断:         ┌─────────────┐    辅助检查:女性
酒渣鼻 ◀── 不符合诊断标准 ◀────  患者可以检查性
颜面粟粒            └─────────────┘    激素、妇科B超
样狼疮                   │
                   符合诊断标准
                        │
                    寻常痤疮
          ┌─────────────┴─────────────┐
       中医治疗                      西医治疗
   ┌──────┴──────┐          ┌────────────────────────┐
 中医外治    中医辨证治疗       系统用药治疗:抗生素、
                              异维A酸、抗雄激素疗法
┌──┬──┬──┬──┐  ┌→ 肺经风热证
外 外 面 针           局部用药:抗生素、维A
搽 敷 膜 灸   ├→ 肠胃湿热证    酸类、壬二酸等
      及
      其   └→ 痰湿瘀滞证     物理治疗及其他:红蓝光、
      他                    针清、瘢痕激光及注射等
```

第二节 玫 瑰 痤 疮

培训目标

1. 掌握玫瑰痤疮的定义、诊断、鉴别诊断和中医治疗。
2. 熟悉玫瑰痤疮的西医诊断及西医治疗。
3. 了解玫瑰痤疮的中西医临床诊疗思路。
4. 了解玫瑰痤疮的预防调护。

玫瑰痤疮(rosacea)曾称为酒渣鼻,是一种好发于面中部,主要累及面部毛细血管及毛囊皮脂腺单位的慢性炎症性疾病。临床主要表现为皮肤潮红、毛细血管扩张及丘疹、脓疱。多发于中年人,男女均可发病,以女性为多。相当于中医学中的"酒渣鼻"(图 10-2-1)。

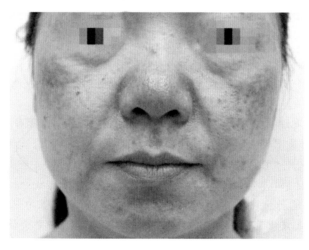

图 10-2-1 玫瑰痤疮

【典型病例】

王某,男,39 岁。主诉:"面中央发红,伴丘疹、脓疱 5 年,加重 1 月"。

现病史:患者 5 年前饮酒后鼻部发红,后逐渐延及双颊部,未曾治疗,时轻时重。1 月前因应酬多次食用辛辣食品及饮酒,后鼻部丘疹、脓疱增多,皮疹范围逐渐扩大至面颊、口周,伴口干,大便 3~4 日一次。遂来就诊。现患者面部潮红,红丝显露,鼻部、两颊、口周多发丘疹、脓疱,自觉面部灼热,伴口干、便秘。

既往史:平素体质尚可。否认肝炎、结核病史,否认外伤史。

过敏史:否认药物过敏史。

家族史:父母体健。其父亲有酒渣鼻病史。

体格检查:体温:36.8℃,呼吸 22 次/min,脉搏 75 次/min,血压 120/70mmHg。形体偏胖,颈部可触及 2~3 个肿大淋巴结,黄豆大小,活动度可,无压痛。余心肺腹查体未见异常。

皮肤科检查:面部潮红,红丝显露,鼻部、两颊、口周多发丘疹、脓疱。

辅助检查:镜检:蠕形螨阳性。

四诊情况:现患者面部潮红,红丝显露,鼻部、两颊、口周多发丘疹、脓疱,自觉面部灼热,伴口干、便秘。舌红,苔黄,脉略数。

问题一:根据患者的临床特点初步考虑什么诊断? 其诊断依据是什么? 应该与哪些疾病进行鉴别?

思路:本例患者有以下临床特点:5 年前发病,逐渐加重,现患者面部潮红,红丝显露,鼻部、两颊、口周多发丘疹、脓疱,自觉面部灼热,伴口干、便秘。鼻部脓疱镜检查到毛囊蠕形螨,诊断玫瑰痤疮。

诊断依据:主要根据鼻部及面中央部发生的典型皮损可以诊断。

本病需与痤疮、脂溢性皮炎、糖皮质激素依赖性皮炎相鉴别。

 知识点 1

玫瑰痤疮的临床表现

【临床表现】

本病常见于中年人,女性发病高于男性,病程缓慢,通常分为三期,但各期之间无明显的界限。

1. 红斑与毛细血管扩张期　鼻及鼻周的面中部为主对称分布的红斑,亦可累及面颊、前额及下颌。进食刺激性食物、外界温度骤然改变及精神兴奋时更为明显,自觉灼热。红斑初为暂时性,反复发作后可持久不退,并在局部逐渐出现毛细血管扩张,使面部持久潮红,常伴毛囊口扩张及皮脂溢出等。

2. 丘疹脓疱期　病情继续发展,在红斑与毛细血管扩张的基础上,出现针尖至绿豆大小的毛囊性丘疹、脓疱、结节。病情时轻时重,中年女性患者皮损常在月经前加重。

3. 鼻赘期　病情反复不愈,鼻部结缔组织及皮脂腺异常增生,致使鼻尖肥大,形成大小不等的紫红色隆起性结节,称为鼻赘,其表面凹凸不平,毛孔粗大,皮脂溢出明显,毛细血管显著扩张。严重者多见于 40 岁以上男性。

除以上皮损表现外,若眼部受累称为眼酒渣鼻。一般多见于绝经后的女性及鼻赘期的男性。临床表现为眼睛干燥、异物感、畏光、流泪、视力模糊等,甚至可发生视物模糊、失明。

 知识点 2

玫瑰痤疮的诊断标准

【诊断要点】

排除明显诱因如口服异维 A 酸、化学换肤或局部外用糖皮质激素引起皮肤屏障功能受损而导致的阵发性潮红或持久性红斑,以下必备条件加1条及以上次要条件即可诊断为玫瑰痤疮。

必备条件:面颊或口周或鼻部无明显诱因出现阵发性潮红,且潮红明显受温度、情绪及紫外线等影响,或出现持久性红斑。

次要条件:(1) 灼热、刺痛、干燥或瘙痒等皮肤敏感症状;

(2) 面颊或口周或鼻部毛细血管扩张;

(3) 面颊或口周或鼻部丘疹、丘脓疱疹;

(4) 鼻部或面颊、口周肥大增生改变;

(5) 眼部症状。

 知识点3

玫瑰痤疮的鉴别诊断

【鉴别诊断】

1. 寻常痤疮　皮疹虽都有丘疹、脓疱,但痤疮见于青春期,皮损好发于毛囊皮脂腺丰富的部位如颜面、前胸、肩背等处,不仅限于面中部,皮损表现为粉刺、丘疹、结节及囊肿,皮疹一般不累及眶周。

2. 脂溢性皮炎　表现为皮脂分泌旺盛部位的覆有油腻性鳞屑或痂的黯红色或黄红色斑片,可见渗出、糜烂和结痂并呈湿疹样表现,面部的好发部位也不同。

3. 糖皮质激素依赖性皮炎　长期使用含氟的糖皮质激素制剂,皮损比较稳定,无阵发性的加重及充血等特点。

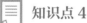 **知识点4**

玫瑰痤疮的辅助检查

【辅助检查】

毛囊蠕形螨的检查:部分患者毛囊蠕形螨镜检阳性。

问题二:本例中医病机和辨证思路如何? 如何辨证治疗?

中医四诊情况:现患者面部潮红,红丝显露,鼻部、两颊、口周多发丘疹、脓疱,自觉面部灼热,伴口干、便秘。舌红,苔黄,脉略数。

中医病机和辨证分析:患者平时饮酒及嗜食辛辣,导致脾胃湿热,上蒸于面鼻部,复遇风寒外束,凝结于肌肤,热郁化毒,伤及血分,热毒炽盛,故见面部中央弥漫性潮红,毛丝显露;湿热之毒发于肌肤,可见密集的丘疹、脓疱。辨病属酒渣鼻丘疹脓疱期,结合舌脉,证属热毒蕴肤证。

中医辨病辨证:酒渣鼻(热毒蕴肤证)。

中医辨证治疗:以清热解毒凉血为法,方选黄连解毒汤合凉血四物汤加减,药用黄芩、黄连、黄柏、栀子、当归、生地黄、赤芍、茯苓、陈皮、红花、大黄等。

知识点 5

玫瑰痤疮的中医病因病机

本病多因饮食不节,肺胃积热上蒸,复感风邪,血瘀凝结所致。

1. 素体血热,或嗜酒,或喜食肥甘厚味,肺胃积热,熏蒸颜面。

2. 肺胃积热蕴湿,日久化火,火毒燔灼营血,上蒸面部。

3. 热毒日久瘀阻鼻面,气滞血瘀,聚而不散。

本病早期肺胃积热,日久则为气血凝滞。

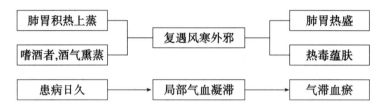

知识点 6

玫瑰痤疮的中医辨证分型治疗

本病临床以清泄肺胃、理气活血为主要治法。

（1）肺胃热盛证

[证候] 多见于红斑型。红斑多发于鼻尖或两翼,压之退色。常嗜酒,口干,便秘。舌红,苔薄黄,脉弦滑。

[治法] 清泻肺胃积热。

[方药] 枇杷清肺饮(清《医宗金鉴》)加减。

皮脂溢出多,舌苔腻者,加生薏米、生山楂、陈皮;红斑及毛细血管扩张明显者,加凌霄花、鸡冠花、玫瑰花等。

（2）热毒蕴肤证

[证候] 多见于丘疹脓疱型。在红斑上出现痤疮样丘疹、脓疱,毛细血管扩张明显,局部灼热。伴口干,便秘,舌红,苔黄,脉数。

[治法] 清热解毒凉血。

[方药] 黄连解毒汤(唐《外台秘要》)合凉血四物汤(清《医宗金鉴》)加减。

红斑、毛细血管扩张明显者,加紫草根、茜草根;脓疱明显者,加蒲公英、地丁、连翘。

（3）气滞血瘀证

[证候] 多见于鼻赘型。鼻部组织增生,呈结节状,毛孔扩大。舌略红,脉沉缓。

[治法] 活血化瘀散结。

［方药］　通窍活血汤(清《医林改错》)加减。

鼻赘明显者,可加三棱、莪术、夏枯草。

问题三:本病例的中医外治法如何?

本病例外用四黄膏外涂,每日 3~4 次。

知识点 7

玫瑰痤疮的中医外治法

1. 中药外用　鼻部有红斑、丘疹者,可用颠倒散以茶水或白开水调后外搽,每次 20min,每天 2 次。

鼻部有脓疱者,可选用四黄膏外涂,每天 2 次。

鼻赘形成者,可选用三棱针刺破放血,颠倒散外敷。

2. 针刺　主穴选印堂、素髎、迎香、地仓、承浆、颧髎。手法:轻度捻转,留针 20min,隔日 1 次。

3. 刺络拔罐放血　取大椎、脊柱两侧反应点。隔日 1 次或每周 2 次。

4. 局部放血疗法　局部毛细血管扩张明显处,针刺放血。每周 1 次。

5. 划痕及切割术　对毛细血管扩张及较小的鼻赘损害可以采用切割术治疗。

6. 切削术及切除术　对于巨大鼻赘(鼻瘤)损害,可采用切削术或切除术治疗。

问题四:该患者的中西医结合治疗的思路和玫瑰痤疮的西医治疗如何?

该患者面部潮红,面中央有多发的丘疹、脓疱,辅助检查有毛囊蠕形螨,可配合口服 B 族维生素及甲硝唑,以缩短病程。

知识点 8

玫瑰痤疮的西医治疗

1. 外用药物治疗　可以使用复方硫黄洗剂、2.5%二硫化硒洗剂,外用 1%甲硝唑霜可杀灭毛囊蠕虫,脓疱多时可使用抗生素制剂,如红霉素软膏或 1%的克林霉素。

2. 系统药物治疗　可口服 B 族维生素,阵发性潮红者可内服谷维素、地西泮等。镜检有毛囊蠕虫者可口服甲硝唑,炎症明显者可服用四环素。

问题五:玫瑰痤疮应如何预防与调护?

1. 饮食忌刺激食物,忌饮酒,少饮浓茶、咖啡,饮食宜清淡,多食蔬果。

2. 调整胃肠功能紊乱和内分泌失调,保持大便通畅。

3. 避免局部冷热刺激及剧烈的情绪波动等可能引起面部潮红的因素。避免接触有刺激性的物质、收敛剂、磨蚀剂,使用无皂清洁剂。

4. 生活规律,注意劳逸结合,避免长时间的日光照射。

【临证备要】

1. 对于面中央发生的对称性红斑、表浅树枝状毛细血管扩张、毛囊口扩大、皮脂溢出等皮损表现者,要考虑诊断玫瑰痤疮的可能。但需与寻常痤疮、脂溢性皮炎、糖皮质依赖性皮炎进行鉴别。

2. 玫瑰痤疮的中医病因病机初起以肺胃热盛证多见,病久以气滞血瘀证多见,治疗早期清肺胃积热,后期以凉血活血化瘀为主。

3. 该病中重度患者可采用中西医结合治疗,如伴毛囊虫感染者可配合甲硝唑口服,持久的毛细血管扩张可配合激光治疗,对于鼻赘期可采用外科手术治疗。中医在红斑期及丘疹脓疱期治疗均有一定的优势。

诊疗流程图

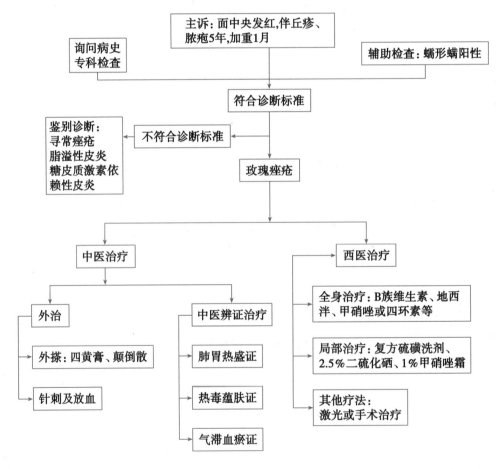

第三节 脂溢性皮炎

 培训目标

1. 掌握脂溢性皮炎的定义、诊断、鉴别诊断和中医治疗。
2. 熟悉脂溢性皮炎的西医治疗。
3. 了解脂溢性皮炎的预防调护。

脂溢性皮炎(seborrheic dermatitis)是一种发生在头皮及面部为主的慢性疾病,表现为头皮白屑层层飞扬,颜面皮肤多脂油腻,淡红色斑片,迭起白屑,脱去又生,以毛囊口棘状隆起,糠状鳞屑为特征,一般无自觉症状,或有轻度瘙痒,病程长,青壮年患者最多,或在乳儿期发生。相当于中医学中的"白屑风""面游风"(图 10-3-1)。

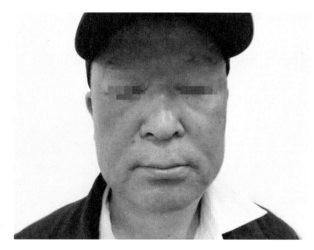

图 10-3-1 脂溢性皮炎

【典型病例】

吴某,男,49 岁。主诉:"头面部皮肤起疹伴瘙痒 3 年"。

患者 3 年前头面部起红斑,脱屑,瘙痒,平素喜饮酒及食辛辣食物。未经治疗。

问题一:请归纳病史采集获得的临床信息。为进一步明确诊断和中医证型,需要补充哪些病史内容和实验室检查?

思路:49 岁中年男子,病史 3 年余;头面部红斑,皮肤油腻,脱屑,瘙痒。首先考虑为脂溢性皮炎。

为了进一步诊疗,需要补充以下资料。

1. 询问既往史、过敏史。

2. 完善体格检查及皮肤专科检查。

3. 收集中医望闻问切四诊内容。

完善资料如下：

既往史：患者否认外伤史，否认传染病史。

过敏史：否认药物、食物过敏史。

体格检查：体温 37.0℃，脉搏 78 次/min，呼吸 21 次/min，血压 150/96mmHg。各淋巴结未及明显肿大，心肺腹查体未及异常。

皮肤科检查：头皮及面部皮肤有红斑，境界不清，上有少量油腻鳞屑，头皮有细小糠秕状鳞屑。

四诊情况：头面部红斑，皮肤油腻，脱屑，瘙痒，平素喜饮酒，食辛辣食物，大便干结。舌质红，苔薄黄，脉滑数。

问题二：根据患者的临床特点初步考虑什么诊断？其诊断依据是什么？应该与哪些疾病进行鉴别？

根据本病例以下临床特点：头面部红斑，皮肤油腻，脱屑，瘙痒，3 年余。可诊断为脂溢性皮炎。

诊断根据《临床诊疗指南——皮肤病与性病分册》（中华医学会编著，人民卫生出版社）：

（1）好发于成人及婴儿。

（2）在皮脂溢出基础上发生，头面部红斑，油腻性鳞屑。

（3）自觉瘙痒。

本病例的鉴别诊断：需要考虑与头皮银屑病、白癣、玫瑰糠疹等相鉴别。

该患者中年发病，头面部红斑、脱屑、瘙痒等特征，是主要的鉴别要点。

 知识点 1

脂溢性皮炎的临床表现

【临床表现】

　　本病好发于各个年龄段，以青年人及新生儿居多，好发于皮脂溢出部位，以头、面、胸及背部多见。油性皮脂溢出症，多见于青壮年，发生在头皮和颜面等处。皮肤表现为油腻发亮，手摸之有油黏的感觉，鼻部如涂上一层油，毛囊口扩大，能挤出黄白色的粉汁。头皮毛发油腻，或头屑多，20～40 岁最重。干性皮脂溢出症，多发于头皮部，头皮有堆叠飞起的油腻鳞屑，抓之如下雪样飘落。婴儿多发生在出生后的 3～10 周，在头皮、面部，包括眉弓、鼻唇沟、耳周以及褶皱部位出现油腻性细小的鳞屑性红色斑片，易结成淡黄色痂，有不同程度的瘙痒。本病多病程缓慢，但常有急性发作。

知识点 2

脂溢性皮炎的诊断标准

【诊断要点】

诊断标准根据《临床诊疗指南——皮肤病与性病分册》(中华医学会编著,人民卫生出版社):

1. 病史　本病多见于青壮年,好发于头皮和颜面等处,有红斑、脱屑,瘙痒。

2. 临床症状　皮肤表现为油腻发亮,手摸之有油黏的感觉,或头皮有堆叠飞起的油腻鳞屑,抓之如下雪样飘落。

 知识点 3

脂溢性皮炎的鉴别诊断

【鉴别诊断】

本病应与头皮银屑病、白癣、玫瑰糠疹等疾病相鉴别。

1. 头皮银屑病　头皮散在红斑,上有多层银白色鳞屑,搔抓后可见到露水珠样出血点,皮疹常超过发际线。病程慢性,易复发。

2. 白癣　多见于儿童,头部有灰白色鳞屑斑片,其上有长短不齐的断发,发根有白色菌鞘;真菌检查呈阳性,Wood 灯光下呈亮绿色荧光。青春期后可自愈,毛发可生长。

3. 玫瑰糠疹　好发于青壮年,四肢及躯干,先起一母斑,1 周后成批出现较小子斑,玫瑰红色,上有细小糠秕状鳞屑,痒感,病程自限,4~8 周可愈。

 知识点 4

脂溢性皮炎的辅助检查

【辅助检查】

部分患者头皮脱屑可检出芽生孢子菌。

问题三:本例中医辨证思路是什么? 如何辨证治疗?

中医四诊情况:头面部红斑,皮肤油腻,脱屑,瘙痒,平素喜饮酒,食辛辣食物,大便干结。舌质红,苔薄黄,脉滑数。

中医辨证分析:湿为重浊之邪,常夹风、热等,以热为多,湿热互结,循经上行,加之恣食肥甘油腻、辛辣之品,以致脾胃运化失常,化湿生热,湿热蕴阻肌肤而成。

中医辨病辨证:面油风(湿热蕴结)。

中医辨证治疗:以清热利湿,健脾和胃为法。方选龙胆泻肝汤加减。常用龙胆、生栀子、黄芩、茵陈、茯苓、柴胡、生山楂、生地黄、薏苡仁、薄荷、甘草。

知识点 5

脂溢性皮炎的中医病机

中医认为,本病主要因素体湿热内蕴,感受风邪所致。湿热上蒸,湿为重浊之邪,常夹风、热等,以热为多,湿热互结,循经上行,加之恣食肥甘油腻、辛辣之品,以致脾胃运化失常,化湿生热,湿热蕴阻肌肤而成。或因风热血燥,风热之邪外袭,郁久耗伤阴血,阴伤血燥;或平素血燥之体,复感风热之邪,血虚生风,风热燥邪蕴阻肌肤,肌肤失于濡养而致。

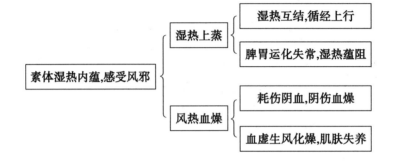

知识点 6

脂溢性皮炎的中医辨证分型治疗

根据本病皮疹干性与湿性的临床特点,干性者以养血润燥为主,湿性者以清热祛湿为主,内、外治相结合。

（1）湿热蕴结证

[证候] 皮损为潮红斑片,有油腻性痂屑,甚至糜烂、渗出;伴口苦口黏,脘腹痞满,小便短赤,大便臭秽;舌质红,苔黄腻,脉滑数。

[治法] 清热利湿,健脾和胃。

[方药] 龙胆泻肝汤(清《医方集解》)加减。

热盛者,加桑白皮、蒲公英。

（2）风热血燥证

[证候] 多发于头面部,为淡红色斑片,干燥、脱屑、瘙痒,受风加重,或头皮瘙痒,头屑多,毛发干枯脱落;伴口干口渴,大便干燥;舌质偏红,苔薄白或黄,脉细数。

[治法] 祛风清热,养血润燥。

[方药] 消风散(清《医宗金鉴》)合当归饮子(宋《重订严氏济生方》)加减。

皮损颜色较红者,加牡丹皮、金银花、青蒿;瘙痒较重者,加白鲜皮、刺蒺藜;皮损干燥明显者,加玄参、麦冬、天花粉。

问题四:本病例可运用外治法?

皮脂搽剂(江苏省中医院经验方),局部外搽,每日 2~3 次。

知识点 7

脂溢性皮炎的中医外治法

1. 干性皮损在头皮者 用白屑风酊外搽,每天 3 次。

2. 干性皮损在面部者 用皮脂搽剂外搽,每天 2 次。

3. 湿性皮损有少量渗出者 可用马齿苋、黄柏、大青叶、龙葵各 30g,或单味 30g,煎汤,放凉后外洗或湿敷患处,每次 30min,每日 2~3 次;湿敷后外搽青黛膏。或用脂溢洗方(苍耳子 30g,苦参 15g,王不留行 30g,明矾 9g)煎水洗头。

4. 针灸疗法 取合谷、曲池、大椎、血海、足三里,施泻法,隔日 1 次,10 次为 1 疗程。

问题五:该患者的西医治疗和中西医结合治疗的思路?

本病是临床上常见病、多发病,轻者可用中医辨证内服方药或口服 B 族维生素制剂及局部外治。中医认为本病以脾胃湿热,血热风燥为主要病机,治宜清热燥湿、凉血润燥;重者中西医并用综合治疗,可短期加用糖皮质激素治疗,待病情有效控制后减量、停用;继续中药辨证内服、外用。

知识点 8

脂溢性皮炎的西医治疗

1. 系统治疗 可口服 B 族维生素、抗组胺药物。有真菌感染或泛发性损害时可用伊曲康唑 100mg/d,连服 2~3 周;有细菌感染者可用四环素或红霉素;范围大、炎症明显,甚至有红皮病倾向者,在无禁忌证的情况下,可短期应用小剂量糖皮质激素,如泼尼松 15mg/d,并可短期加用雷公藤多苷片 20mg,每日 3 次。

2. 局部治疗 旨在减少脂溢、溶解皮脂、抗菌、抗真菌及止痒。常用的药物为含有抗真菌药的复方制剂,如复方咪康唑乳膏、复方益康唑霜,外用钙调磷酸酶抑制剂(如他克莫司、吡美莫司)等用于严重患者或低强度糖皮质激素治疗无效者;头皮部位可使用 2%酮康唑洗剂或二硫化硒洗剂。

问题六:脂溢性皮炎应如何预防与调护?

1. 忌食荤腥、油腻,少食甘甜、辛辣以及浓茶、咖啡、酒等,多食水果、蔬菜。

2. 生活规律,睡眠充足,保持大便通畅。

3. 避免搔抓、烫洗,不用刺激性强的肥皂外洗。

【临证备要】

1. 对于慢性的头面部红斑,皮肤油腻,脱屑,瘙痒,应为脂溢性皮炎。可做局部真菌镜检帮助诊断。注意与头皮银屑病、白癣、玫瑰糠疹等相鉴别。

2. 脂溢性皮炎的中医辨证治疗,根据皮疹干性与湿性的临床特点,干性者以养血润燥为主,湿性者以清热祛湿为主,内、外治相结合。外治法可选用外搽药、中药外洗及针灸疗法等。

3. 该病患者应注意饮食禁忌,外用含有抗真菌药的复方制剂或钙调磷酸酶抑制剂,必要时采用中西医结合治疗,配合口服 B 族维生素、抗组胺药物或抗真菌药或短期激素类等药。

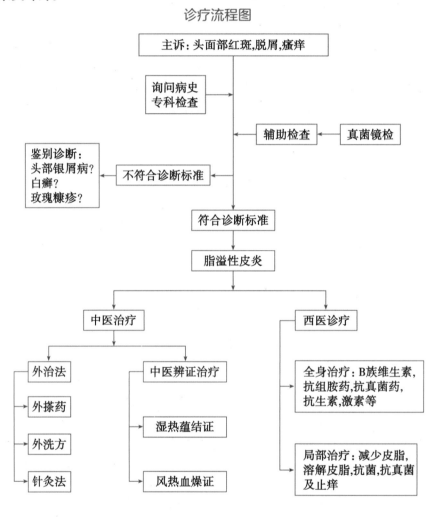

诊疗流程图

第四节　雄激素性脱发

 培训目标

1. 掌握雄激素性脱发的定义、诊断、鉴别诊断和中医治疗。
2. 熟悉雄激素性脱发的西医治疗。
3. 了解雄激素性脱发的预防调护。

雄激素性脱发(androgenetic alopeia,AGA)又名雄激素源性脱发,旧名脂溢性脱发。表现为头顶部毛发稀疏脱落,伴有皮脂溢出,头屑多,其特点是青壮年多见,可有瘙痒,也可没有任何症状,只是逐渐有头发的脱落。本病男女都可发生,但男性病情较为严重,最后可形成"谢顶"。这是一种常染色体显性遗传病,其遗传特性需在雄激素作用下才表现出来。与中医学文献中记载的"蛀发癣""白屑风"相似,中医称为"发蛀脱发"(图10-4-1)。

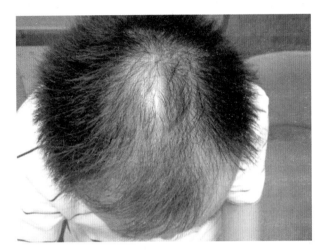

图 10-4-1　雄激素性脱发

【典型病例】

万某,男,29岁。主诉:"头发脱落7年余,加重4月"。

患者7年前头部开始脱发,以顶部为主,逐渐增多,当时因学习紧张及准备考研,每晚12点以后睡觉,入睡较难,平时喜食辛辣食物。曾去医院就诊,但未系统治疗。近4月又因工作压力大及晋升考试等因素,脱发增多。其父亲及叔伯有脱发。

问题一:请归纳病史采集获得的临床信息。为进一步明确诊断和中医证型,需要补充哪些病史内容和实验室检查?

思路:29岁青年男性,头发脱落7年余,加重4月,头发稀疏,头皮油腻,睡眠差,首先考虑为雄激素性脱发。

为了进一步诊疗,需要补充以下资料。

1. 询问既往史、家族史、过敏史。

2. 完善体格检查及皮肤专科检查。

3. 收集中医望闻问切四诊内容。

完善资料如下:

既往史:既往体健,否认心脏病、糖尿病等病史,否认外伤史,否认传染病史。

家族史:父亲及叔伯有脱发。

过敏史:否认药物、食物过敏史。

体格检查:T37.1℃,脉搏 68 次/min,呼吸 18 次/min,血压 120/80mmHg。各淋巴结未及明显肿大,心肺腹查体未及异常。

皮肤科检查:头顶部毛发稀疏,中部稀少明显,发质细软,前额部的发际线后移,头皮油腻。

四诊情况:头顶部毛发稀疏,头皮油腻,睡眠差,难以入眠,喜食辛辣食物,二便正常。舌质红,苔黄腻,脉弦滑。

问题二:根据患者的临床特点初步考虑什么诊断? 其诊断依据是什么? 应该与哪些疾病进行鉴别?

病例的临床特点:头顶部毛发稀疏,中部稀少明显,发质细软,前额部的发际线后移,头皮油腻。有家族脱发史。

本病例的初步诊断和依据:本病例可诊断为雄激素性脱发。

诊断根据:可根据《临床诊疗指南——皮肤病与性病分册》(中华医学会编著,人民卫生出版社)标准。

(1) 多发于 20~30 岁男性。

(2) 头顶部毛发稀疏,发际线后移。

(3) 有家族脱发史。

(4) 可因过劳、情绪波动、失眠多梦等加重。

本病例的鉴别诊断:

需要考虑与斑秃、干性脂溢性皮炎相鉴别。患者的疾病特点,20 余岁发病、毛发稀疏脱落及家族史等特征,是主要的鉴别要点。

 知识点 1

雄激素性脱发的临床表现

【临床表现】

多见于男性,先从前额两侧的鬓角部开始,头发逐渐细软、稀疏、脱落,开始时头皮油腻,秃发渐向顶部延伸,数年至数十年后,额上部和顶部的头发可完全脱光。皮肤光滑、毛孔缩小或遗留少量毳毛,而枕部及两侧颞部仍保留正常的头发。也有的从头顶部开始脱发。亦可见于成年女性,表现为头顶部头发稀疏,但前额部的发际线并不后移。

一般无明显自觉症状,有的患者可有头皮瘙痒,有些患者有紧张,晚睡或失眠多梦等。病程缓慢,可持续多年,且毛发越来越稀少。

 知识点 2

雄激素性脱发的诊断标准

【诊断要点】

根据中华医学会皮肤性病学分会毛发学组制定的中国雄激素性秃发诊疗指南(2014 年)。

1. 西医诊断标准

（1）男性脱发初始部位一般以前发际线或者头顶为主，女性脱发部位以头顶为主，毛发稀疏且柔软。

（2）脱发程度缓慢进行，逐步加重，脱发根数>100根/天。

（3）头皮瘙痒，头屑增多或不多。

（4）头皮、头发油腻或者干枯槁黄。

（5）排除其他脱发相关的疾病。

凡符合前两条中的任何一条及第五条标准可诊断为雄激素性脱发。

2. Hamilton-Norwood 分类标准

Ⅰ型：前发际线保持正常或基本正常。

Ⅱ型：额、颞部发际线向后推移，距离两外耳尖连线2cm以内，前额中部的头发未见明显稀疏。

Ⅲ型：额颞部发际线向后推移超过两耳尖连线2cm以外，局部头发明显稀疏。

Ⅳ型：前额发际线后退超过Ⅲ型，顶部毛发更加稀少甚至局部毛发缺如，但前额、头顶头发稀疏区有较为浓密的毛发带隔离。

Ⅴ型：前额及头顶部毛发稀疏区域进一步扩大，毛发隔离带进一步缩小，呈现马蹄状脱发雏形。

Ⅵ型：毛发隔离带消失，前额、头顶毛发稀疏区域连成一片。

Ⅶ型：脱发最严重的类型，除头顶、前额头发缺如，枕部、耳周毛发均有所掉落。

3. Ludwig 分类标准

Ⅰ型：冠状区前部头发稀疏，但前发际线基本正常，通过改变发型能够掩盖。

Ⅱ型：冠状区前部头发更加稀疏，难以通过改变发型加以掩盖。

Ⅲ型：头顶部头发基本脱落，但前额发际线基本保持完整。

 知识点3

雄激素性脱发的鉴别诊断

【鉴别诊断】

本病应与斑秃、干性脂溢性皮炎等疾病相鉴别。

1. 斑秃　可发生在头皮各处，头发斑块状脱落，经治疗毛发可生长。

2. 干性脂溢性皮炎　成年人多，发于头皮及面部，头皮糠秕状白屑，搔之白屑飞起，脱之又生，瘙痒，难愈。

知识点 4

雄激素性脱发的辅助检查

【辅助检查】

可做血清性激素检测,由于部分患者毛囊与皮脂腺的雄激素受体增多,对雄激素敏感性增加,可有雄激素水平增高。毛发镜检查见毛囊口稍有凹陷,周围绕以褐色色素沉着,部分患者可见过多的油脂分泌、黄点征、白点征、局部无毛症等。

问题三:本例中医辨证思路是什么? 如何辨证治疗?

中医四诊情况:头顶部毛发稀疏,头皮油腻,睡眠差,难以入眠,喜食辛辣食物。舌质红,苔黄腻,脉弦滑。

中医辨证分析:由饮食失节,过食肥甘厚味,损伤脾胃,脾胃运化失职,水谷内停为湿,湿郁化热,致使湿热上蒸巅顶,侵袭发根,发根渐被腐蚀,引起头发黏腻而脱落。

中医辨病辨证:发蛀脱发(脾胃湿热)。

中医辨证治疗:以健脾祛湿,清热护发为法。方选祛湿健脾汤加减。常用药物:白术、泽泻、猪苓、白鲜皮、干地黄、何首乌、赤石脂、苍术、羌活、川芎、山楂、虎杖、茵陈、生薏苡仁等。

知识点 5

雄激素性脱发的中医病机

中医认为本病初期往往以血热风燥为主,病久不愈,则可出现血虚风燥之证。此外,脾胃湿热,循经上壅也可导致本病的发生。

1. 血热风燥　血热偏亢,导致风胜则燥,进而耗伤阴血,阴血不能上注巅顶,荣养毛发,毛根干涸,故毛发先焦后脱落。

2. 脾胃湿热　饮食失节,过食肥甘厚味,损伤脾胃,脾胃运化失职,水谷内停为湿,湿郁化热,致使湿热上蒸巅顶,侵袭发根,发根渐被腐蚀,引起头发黏腻而脱落。

3. 禀赋不足　肝肾亏损,阴血不足,不能化生精血,毛根空虚,发无生长之源,即致头皮大片脱落。

综上所述,本病分为干性与湿性两大类:干性脱屑而痒,头发稀少干焦或枯黄,多为血热化风化燥;湿热脱屑而痒重,头发黏腻或如油涂水洗者,常由湿热上蒸所致。其病变在毛发,病位在脏腑,尤其与肝、脾、肾三脏关系密切。

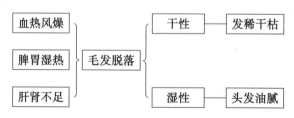

知识点 6

雄激素性脱发的中医辨证分型治疗

本病以健脾祛湿、凉血润燥为主要治法。急性者以清热利湿、凉血润燥为主;慢性者以滋肝补肾为主。

（1）血热风燥证

[证候] 头发干枯,略有焦黄,均匀而疏稀脱落,搔之则白屑飞扬,落之又生,自觉头部烘热,头皮瘙痒,舌质红,苔淡黄,脉细数。

[治法] 凉血消风,润燥护发。

[方药] 凉血消风散(《朱仁康临床经验集》)加减。

头部烘热者加地骨皮;烦躁易怒者加栀子;瘙痒者加白鲜皮。

（2）脾胃湿热证

[证候] 平素有恣食肥甘厚味习惯者居多。头发潮湿,状如擦油或水浸,甚则数根头发粘在一起,鳞屑油腻,舌质红,苔黄微腻,脉濡数。

[治法] 健脾祛湿,清热护发。

[方药] 除湿胃苓汤(清《医宗金鉴》)加减。

睡眠差者加夜交藤、合欢皮。

（3）肝肾不足证

[证候] 平素头发干枯焦黄,发病时头发常常大片而均匀脱落,伴有面色苍白,肢冷畏寒,头昏耳鸣,腰膝酸软,舌质淡红,苔少或无,脉沉细无力。

[治法] 滋肝补肾。

[方药] 七宝美髯丹(清《医方集解》)加减。

面白肢冷者加仙茅、仙灵脾;头晕耳鸣者加天麻;腰膝酸软者加杜仲、桑寄生。

问题四:本病例可运用什么外治法?

头发油腻、痒重时,用干洗方:滑石、川芎、王不留行、白芷、细辛、防风、羌活、独活。生发酊,每日 2 次,外搽。

知识点 7

雄激素性脱发的中医外治法

1. 头发油腻时,选用透骨草水洗剂或山豆根洗方外洗;头发干焦时,选用桑白皮洗方。

2. 头发油腻、痒重时,选用干洗方,有燥湿去垢、祛风止痒的功效。

3. 野菊花、金银花、川椒各30g,浸白酒,7 天后外用。

4. 针灸疗法　可用体针、耳针、梅花针叩刺等方法,有一定的疗效。

问题五:该患者的西医治疗和中西医结合治疗的思路?

本例患者为青年人,除头发稀疏脱落,还有头皮油腻,舌质红,苔黄腻,为湿热之象,治疗首先以清利湿热为主,待其湿热祛除以后再给予滋补肝肾之法治之。易早治疗、坚持治疗,可以配合西药非那雄胺片 1mg,口服,每日 1 次,外用米诺地尔酊,可以进一步促进毛发生长。

 知识点 8

雄激素性脱发的西医治疗

1. 系统治疗　非那雄胺,商品名为保法止,是到目前为止美国 FDA 唯一批准的应用于 AGA 临床治疗的 5-a 还原酶抑制剂,但非那雄胺不适用与女性患者。西咪替丁、安体舒通适用于女性患者。

2. 外用药治疗　米诺地尔是一种钾离子通道开放剂,可促使毛发生长。

3. 手术治疗　对于药物治疗不理想的患者,毛发重建也是一种治疗手段。

(1) 毛囊单位移植术:该术取患者供区头皮毛囊(主要是枕部),将所取头皮毛囊逐个分开,均匀地种植于前额及头顶头发区域。

(2) 头皮缩减术:直接去除秃发的头皮,将未脱发区域的头皮牵拉缝合以达到修复脱发的目的。需告知患者,雄激素性脱发持续终生,手术治疗后仍需要继续药物治疗或者日后根据具体情况进行毛囊补种以防其他未种植的脱发敏感区域再次落发。

问题六:雄激素性脱发应如何预防与调护?

1. 保证充足的睡眠,健康的生活作息,保持心情的舒畅,避免紧张、急躁等情绪。

2. 少食肥甘厚味,忌食辛辣油腻、烟酒等之品。

3. 洗头时可用含硫黄药皂(5%),祛脂止痒效果好,忌烫发、染发。

【临证备要】

1. 对于青中年,头发脱落稀疏,头皮油腻,伴睡眠差,渐进性加重应为雄激素性脱发。血清性激素检查睾酮等升高,毛发镜检查等可帮助诊断。注意与斑秃、干性脂溢性皮炎等相鉴别。

2. 雄激素性脱发的中医辨证治疗以健脾祛湿、凉血润燥为主要治法。急性者以清热利湿、凉血润燥为主;慢性者以滋肝补肾为主。外治法可选用外搽药、中药外洗及针灸疗法等。

3. 该病患者应保证充足的睡眠,健康的生活作息,心情及饮食,局部可用米诺地尔外搽,男性严重者可口服非那雄胺,采用中西医结合的治疗方法,并坚持治疗。

诊疗流程图

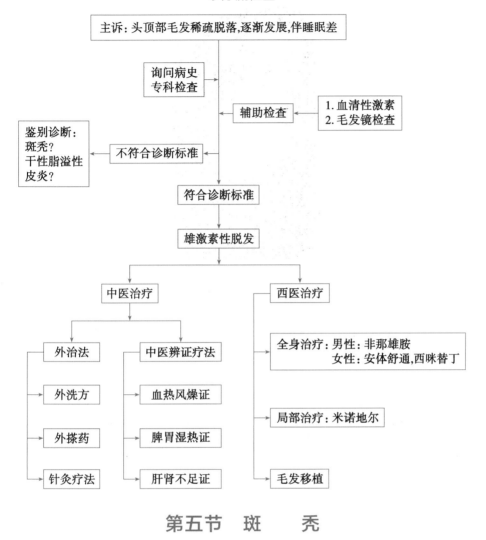

第五节　斑　秃

培训目标

1. 掌握斑秃的定义、诊断、鉴别诊断和中医治疗。
2. 熟悉斑秃的西医治疗。
3. 了解斑秃的预防调护。

斑秃（alopecia areata）是一种头发突然发生斑块状脱落的慢性皮肤病。因头发脱落之处头皮光亮而得名，临床特点是：突然发生斑片状脱发，脱发区皮肤变薄，多无自觉症状。可发生于任何年龄，多见于青年，男女均可发病。《外科正宗·油风》云："油风乃血虚不能随气荣养肌肤，故毛发根空，脱落成片，皮肤光亮，痒如虫行，此皆风热乘虚攻注而然。"本病相当于中医学中的"油风"，俗称"鬼舐头""鬼剃头"（图10-5-1）。

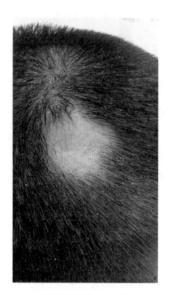

图 10-5-1　斑秃

【典型病例】

刘某,男,17 岁,学生。主诉:"发现头部脱发伴失眠 1 周"。

患者近来学习紧张,临近高考,每天看书学习到凌晨 1~2 点,1 周前发现后枕头皮出现一脱发斑,无自觉症状,伴心烦不安,失眠多梦,纳食不香。否认家族史。

问题一:请归纳病史采集获得的临床信息。为进一步明确诊断和中医证型,需要补充哪些病史内容和实验室检查?

思路:17 岁青少年男性,突然发生头部脱发,1 周,伴失眠,首先需要考虑斑秃。

为了进一步诊疗,需要补充以下资料。

1. 询问既往史、过敏史。

2. 完善体格检查及皮肤专科检查。

3. 收集中医望闻问切四诊内容。

完善资料如下:

既往史:患者否认外伤史,否认传染病史。

家族史:无。

过敏史:否认药物、食物过敏史。

体格检查:体温 36.9℃,脉搏 72 次/min,呼吸 20 次/min,血压 110/66mmHg。各淋巴结未及明显肿大,心肺腹查体未及异常。

皮肤科检查:后枕头皮出现一脱发斑,表面皮肤光滑,周围毛发附着不牢,易拔落。

四诊情况:后枕头皮突发脱发斑,伴心烦不安,失眠多梦,纳食不香。舌质红,苔薄,脉弦。

问题二:该患者的临床特点是什么? 初步考虑什么诊断? 其诊断依据是什么? 应该与哪些疾病进行鉴别?

根据本病例的临床特点:男性患者,17 岁,病史 1 周;后枕头皮出现一脱发斑,表面皮肤光滑,毛发附着不牢,易拔落。可诊断为斑秃。

诊断根据《临床诊疗指南——皮肤病与性病分册》(中华医学会编著,人民卫生出版社):

(1) 突然发生局限性脱发。

(2) 脱发区皮肤正常。

(3) 无自觉症状。

本病例的鉴别诊断:

需要考虑与雄激素性脱发、白癣、假性斑秃、拔毛癖等相鉴别。

该患者青少年发病、突发脱发斑等特征,是主要的鉴别要点。

知识点 1

斑秃的临床表现

【临床表现】

头发突然成片迅速脱落,脱发区皮肤光滑,边缘的头发松动,容易拔出,拔出时可见发根近端萎缩,呈上粗下细的感叹号(!)样。脱发区呈圆形、椭圆形或不规则形。数目不等,大小不一,可相互连接成片,或头发全部脱光而称全秃。严重者眉毛、胡须、腋毛、阴毛甚至毳毛等全身毛发脱落,称普秃。一般无自觉症状,多在无意中发现。常在过度劳累、睡眠不足、精神紧张或受刺激后发生。病程较长,可持续数月或数年,多数能自愈,但也有反复发作或边长边脱者。开始长新发时往往纤细柔软,呈灰白色毳毛,以后逐渐变粗变黑,最后恢复正常。

知识点 2

斑秃的诊断标准

【诊断要点】

西医诊断标准:诊断标准参照《临床皮肤病学》:

1. 突然或短期内头发片状脱落,单发或多发(斑秃),甚至头发全部脱落(全秃),眉毛、腋毛、阴毛、胡须及毳毛脱落(普秃);

2. 脱发区皮色正常,无明显炎症反应;

3. 脱发区皮肤未见萎缩及瘢痕。

临床分期:脱发区周围毛发轻拉试验阳性为进展期,如阴性则为稳定期。

知识点 3

斑秃的鉴别诊断

【鉴别诊断】

本病常与雄激素性脱发、白癣、假性斑秃、拔毛癖等疾病相鉴别。

1. 雄激素性脱发　头发呈稀疏、散在性脱落,脱发多从额角开始,延及前头及顶部;头皮覆有糠秕状或油腻性鳞屑;常有不同程度的瘙痒。

2. 白癣　好发于儿童,为不完全脱发,毛发多数折断,残留毛根,附有白色鳞屑和结痂;断发中易查到真菌。

3. 假性斑秃　继发于局限性硬皮病、盘状红斑狼疮、扁平苔藓等病,脱发区皮肤萎缩,脱发区境界清楚,毛发不能生长。

4. 拔毛癣　儿童多见,前发际及两侧毛发参差不齐,边缘不整齐,形状不规则,中有残留毛发,常合并咬甲癣。

 知识点 4

斑秃的辅助检查

【辅助检查】

有条件的可以做皮肤镜检查,观察毛发形态变化及黑点征等,严重性斑秃可做血液 T 细胞亚群、体液免疫、甲状腺功能等相关检查。

问题三:本例中医辨证思路是什么? 如何辨证治疗?

中医四诊情况:后枕头皮突发脱发斑,伴心烦不安,失眠多梦,纳食不香。舌质红,苔薄,脉弦。

中医辨证分析:由情志不遂,抑郁化火,损阴耗血,血热生风,风热上窜巅顶,毛发失于阴血濡养而突然脱落。

中医辨病辨证:油风(血热风燥)。

中医辨证治疗:以凉血息风,养阴护发为法。方选四物汤合六味地黄汤加减。

常用生地黄、当归、赤芍、川芎、丹皮、茯苓、泽泻、山萸肉、山药等。

 知识点 5

斑秃的中医病机

中医学认为,肝藏血,肾藏精,肝肾不足,精血亏虚为脱发的主要病因,同时与血热生风,肝郁血燥,气血两虚等相关。

1. 血热风燥　过食辛辣厚味,或情志不遂,抑郁化火,损阴耗血,血热生风,风热上窜巅顶,毛发失于阴血濡养而突然脱落。

2. 气滞血瘀　情志内伤,气机不畅,气滞血瘀致毛发失荣,及跌仆损伤,瘀血阻络,清窍失养致发脱不生。

3. 气血两虚　久病及产后致气血两虚,精血亏虚,毛发失养而脱。

4. 肝肾不足　肝肾亏损,精不化血,血不养发,肌腠失润,发无生长之源,毛根空虚而发落成片,甚至全身毛发脱落。

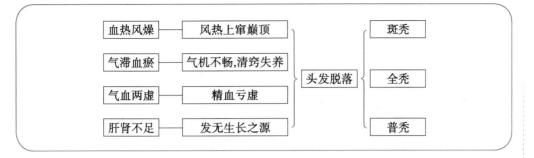

斑秃的中医辨证分型治疗

斑秃实证以清热通瘀为主,血热清则血循其经,血瘀祛则新血易生;虚证以补摄为要,精血得补则毛发易生。选用适当的外治或其他疗法能促进毛发生长。

(1) 血热风燥证

[证候] 突然脱发成片,偶有头皮瘙痒,或伴头部烘热;心烦易怒,急躁不安;舌质红,苔薄,脉弦。

[治法] 凉血息风,养阴护发。

[方药] 四物汤(宋《太平惠民和济局方》)合六味地黄汤(宋《小儿药证直诀》)加减。

若风热偏胜,脱发迅猛者,宜养血散风、清热护发,方用神应养真丹加减;瘙痒明显者加白鲜皮;头部烘热者加地骨皮;烦躁易怒者加栀子。

(2) 气滞血瘀证

[证候] 病程较长,头发脱落前先有头痛或胸胁疼痛等症;伴夜多噩梦,烦热难眠;舌质黯红,有瘀点、瘀斑,苔薄,脉沉细。

[治法] 通窍活血,祛瘀生发。

[方药] 通窍活血汤(清《医林改错》)加减。

头痛者,加白芷、藁本、天麻;胸胁疼痛者,加郁金、柴胡、延胡索;烦热难眠多梦者,加栀子、丹参。

(3) 气血两虚证

[证候] 多在病后或产后头发呈斑块状脱落,并呈渐进性加重,范围由小而大,毛发稀疏枯槁,触摸易脱;伴唇白,心悸,气短懒言,倦怠乏力;舌质淡,舌苔薄白,脉细弱。

[治法] 益气补血,养血生发。

[方药] 八珍汤(明《正体类要》)加减。

乏力气短明显者,加黄芪。

(4) 肝肾不足证

[证候] 病程日久,平素头发焦黄或花白,发病时呈大片均匀脱落,甚或全身毛发脱落;伴头昏,耳鸣,目眩,腰膝酸软;舌质淡,苔薄,脉细。

[治法] 滋补肝肾,养阴生发。

[方药] 七宝美髯丹(清《医方集解》)加减。

头晕耳鸣者,加天麻;腰膝酸软者,加杜仲、桑寄生。

问题四:本病例可运用什么外治法?

鲜毛姜(或生姜)切片,烤热后涂搽脱发区,每天数次。5%~10%斑蝥酊或10%补骨脂酊或10%辣椒酊外搽,每天数次。

 知识点7

斑秃的中医外治法

1. 鲜毛姜(或生姜)切片,烤热后涂搽脱发区,每天数次。

2. 5%~10%斑蝥酊或10%补骨脂酊或10%辣椒酊外搽,每天数次。

3. 针刺疗法 主穴取百会、头维、生发穴(风池与风府连线中点),配翳明、上星、太阳、风池、鱼腰透丝竹空。实证用泻法,虚证用补法。每次取3~5穴,每日或隔日1次。如病期延长,可在脱发区和沿头皮足太阳膀胱经循行部位用梅花针移动叩击,每天1次。

问题五:该患者的西医治疗和中西医结合治疗的思路是什么?

该患者为早期发病,治法以凉血息风,养阴护发为主。然而脱发治疗本身有一个过程,通常需服药3月左右毛发才可生长,想尽快促进毛发生长,也可加服复方甘草酸苷或B族维生素药物。

 知识点8

斑秃的西医治疗

1. 系统治疗 糖皮质激素是西医治疗斑秃的常用药物,具有抗炎、免疫抑制等作用,当前系统治疗短期口服泼尼松是一种常见的治疗方式。尤其针对重型斑秃及难治型效果较为显著。但是长期应用糖皮质激素会带来一系列副作用,包括糖尿病、高血压、骨质疏松以及痤疮等,且停药后易复发,一定程度上限制了该药的临床应用。复方甘草酸苷有较好的疗效,类似于糖皮质激素样作用,没有类固醇样副作用,不良反应很小。

2. 局部治疗 局部糖皮质激素注射对不同情况的患者往往疗效不同,成人局限性斑秃选择此方法疗效能够显著提高,但是病程长、面积大和发病快的患者则未能达到很好的疗效。米诺地尔外用治疗斑秃是临床较为常用的手段。

3. 其他疗法 氦氖激光是治疗斑秃的常用方法之一;光化学疗法是临床治疗斑秃的一种传统方法,先内服或者外用光敏剂,然后再使用长波紫外线(UVA)进行照射;此外还有308nm准分子激光及冷冻疗法。

问题六:斑秃应如何预防与调护?

1. 劳逸结合,保持心情舒畅,睡眠充足。避免烦躁、忧愁、动怒等。

2. 加强营养,多食富含维生素的食物,纠正偏食的不良习惯,忌食辛辣刺激性食物。

3. 注意头发卫生,加强头发护理,发病期间不烫发,不染发。

【临证备要】

1. 对于头部突然发生头发斑块状脱发,伴紧张、焦虑、睡眠差等症状应考虑为斑秃。行皮肤镜检查,严重性斑秃做血液 T 细胞亚群、体液免疫、甲状腺功能等相关检查可帮助诊断。注意与雄激素性脱发、白癣、假性斑秃、拔毛癖等相鉴别。

2. 斑秃的中医辨证治疗实证以清热通瘀为主,血热清则血循其经,血瘀祛则新血易生;虚证以补摄为要,精血得补则毛发易生。选用适当的外治或其他疗法能促进毛发生长,也可选用针灸等疗法。

3. 该病患者应注意劳逸结合,保持心情舒畅,睡眠充足,避免情绪波动等,严重斑秃可短期服用激素类药物,采用中西医结合治疗,待毛发生长以中药进行调理以巩固疗效。

诊疗流程图

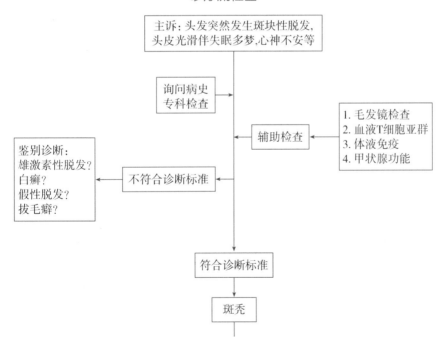

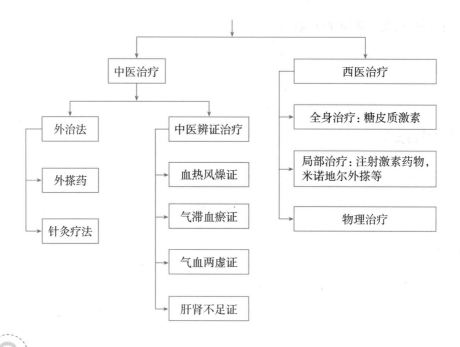

？ 复习思考题

1. 简述寻常痤疮中医的病因病机。

2. 简述玫瑰痤疮与寻常痤疮的鉴别。

3. 雄激素性脱发中医如何辨证论治？

4. 雄激素性脱发需与哪些疾病相鉴别？

5. 斑秃中医如何辨证论治？

6. 病例题

（1）男性患者，24岁，头面皮肤为潮红斑片2月，有油腻性痂屑，糜烂、渗出，伴口苦口黏，脘腹痞满，小便短赤，大便臭秽，舌质红，苔黄腻，脉滑数。诊断是什么？中医证型是什么？

（2）男性患者，22岁，头顶部毛发稀疏脱落5月，头皮油腻，脱屑，瘙痒，伴失眠，口苦，脘腹胀满，小便短赤，大便臭秽，舌质红，苔黄腻，脉滑数。其诊断是什么？中医证型是什么？

（3）男性患者，36岁，脱发2年，头部有散在脱发斑片，头发脱落前先有头痛、胸胁疼痛等，伴夜多噩梦，烦热难眠，舌质黯红，有瘀点、瘀斑，苔薄，脉沉细。其诊断是什么？中医证型是什么？

（吴晓霞　魏跃钢）

第十一章

色素性皮肤病

第一节　白　癜　风

培训目标

1. 掌握白癜风的定义、诊断、鉴别诊断和中医治疗。
2. 熟悉白癜风的辅助检查和西医治疗。
3. 了解白癜风的预防调护。

白癜风(vitiligo),是一种常见的后天性皮肤黏膜色素脱失性疾病。其主要临床表现为患处皮肤、黏膜色素脱失、变白,白斑大小不同,形态各异,境界明显,无自觉症状。肤色深的人群发病率高,易诊而难治。本病相当于中医的"白癜""白驳风"等(图 11-1-1)。

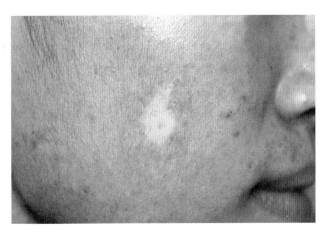

图 11-1-1　白癜风(局限型)

【典型病例】

　　黄某,男,24 岁。主诉:"面部白斑 2 年,扩大 2 月"。

　　患者两年前无明显诱因开始面部近口唇部位出现色素减退斑片,境界模糊不清,无明显不适症状,曾多家医院就诊,外用他克莫司软膏等药物治疗,效果不明显。近 2 月面部皮肤色素减退明显,白斑面积增大,颜色较之前明显变白,伴轻微瘙痒。患者自发病以来,无发热,无心悸,无关节疼痛,无腹痛腹泻,二便正常。

　　问题一:请归纳病史采集获得的临床信息。为进一步明确诊断和中医证型,需要补充哪些病史内容和实验室检查?

　　思路:24 岁青年男子,面部近口唇部位出现色素减退斑片 2 年,境界模糊不清,近 2 月面部皮肤色素减退明显,白斑面积增大,颜色较之前明显变白,伴轻微瘙痒,首先需要考虑白癜风。

　　为了进一步诊疗,需要补充以下资料。

　　1. 询问既往史、家族史。

　　2. 完善体格检查及皮肤专科检查。

　　3. 收集中医望闻问切四诊内容。

　　4. 完善 Wood 灯检查及皮肤镜检查。

　　完善资料如下:

　　既往史:既往体健。无肝炎结核病史,无外伤史。

　　过敏史;否认药物过敏史。

　　家族史:父母体健。患者奶奶有白癜风病史。

　　体格检查:体温:36.8℃,呼吸 18 次/min,脉搏 85 次/min,血压 104/64mmHg。浅表淋巴结无肿大。心、肺、腹查体未见异常。

　　皮肤科检查:面部近口唇部见片状白斑,境界较清楚。

　　辅助检查:Wood 灯检查见面部境界清楚白斑;皮肤镜检查见皮损区色素消失。

　　四诊情况:皮疹色白,境界欠清楚,轻微瘙痒,心烦,易怒,睡眠差。舌质淡,舌尖红,苔薄白,脉弦滑。

　　问题二:根据患者的临床特点初步考虑什么诊断? 其诊断依据是什么? 应该与哪些疾病进行鉴别?

　　思路:根据本病例以下临床特点:患者,男,24 岁;面部近口唇部位出现色素减退斑片,色白,境界清楚。辅助检查:Wood 灯检查见面部境界清楚白斑;皮肤镜检查见皮损区色素消失。可诊断为白癜风。

　　诊断:根据《中国临床皮肤病学》(第 2 版,赵辨,江苏凤凰科学技术出版社),黄褐斑与白癜风的诊疗标准(2010 版):

　　(1) 通常在儿童期或青年期发病,表现为大小和形状各异的脱色性白斑,周围颜色正常或有色素增加。

　　(2) 皮损好发于面部、颈部、手背和躯干;腔口黏膜及周围皮肤也易受侵犯,如眼、鼻、口、耳、乳头、脐、阴茎、女阴和肛门;亦常见于外伤部位;白斑部位的毛发通常也变白。

　　(3) 排除炎症后色素减退斑、斑驳病、特发性色素减退斑、白色糠疹、无色素痣和贫血痣等皮肤病。

（4）或者 Wood 灯下白斑区见亮白色荧光。

鉴别诊断：从患者的疾病特点需要与贫血痣、白色糠疹、花斑癣相鉴别，该患者具有面部近口唇部位白斑，境界清楚等特征，并有家族遗传史，是主要的鉴别要点。

知识点 1

白癜风的临床表现

【临床表现】

1. 白癜风全身任何部位均可发生，好发于易受摩擦及曝晒的暴露部位，以及皱褶部位，从婴幼儿至老年人均可发病。

2. 本病临床的主要症状是对称分布的白斑。皮损好发于颜面、颈部、腰腹部、手指背部等，白斑多对称分布，除皮肤外，口唇、阴唇、龟头及包皮内侧黏膜亦常累及。本病初发时为一片或几片圆形或椭圆形色素减退斑，境界不清，逐渐扩大为境界清楚的白斑，白斑中可出现散在的毛囊周围色素岛，患处无萎缩或脱屑等变化，白斑中毛发可变白。在病程进展期，机械刺激如压力、摩擦、外伤、感染后可出现继发白斑。

3. 根据发病部位分布形态及范围可分为两型、两类、两期。两型即寻常型和节段型：①寻常型包括单发或群集性白斑，大小不一，局限于某一部位；或散在多发，多对称分布；或泛发，累及体表面积 50% 以上；或发于肢端、末梢，如面部、指（趾）部等。②节段型为一片或数片白斑，沿某一皮神经节段支配的皮肤区域走向分布，呈节段性。两类：①完全性白斑：纯白或瓷白色，病变处黑素细胞消失，没有黑素生成能力，口服或者外涂药物无效。②不完全性白斑：脱色不完全，白斑中有色素点，病变处黑素细胞减少或功能减退，有黑素再生能力，药物治疗有效。两期：①进展期：近一年内白斑增多，原有白斑逐渐扩大、移行，境界模糊不清，易产生同形反应并加重病情。②稳定期：近 1 年内白斑停止发展，境界清楚，边缘色素加深。

4. 本病一般无自觉症状，少数患者在发病前或者进展期皮损局部有瘙痒感，患处曝晒后易出现潮红、疼痛、瘙痒甚至起疱。本病可出现眼内黑素细胞受累，出现脉络膜视网膜上皮局限性或弥漫性脱色或变性，色素分布不均、夜盲等，一般无视力障碍。

知识点 2

白癜风的诊断标准

【诊断要点】

白癜风的诊断主要根据临床表现，不难诊断。

参照国内黄褐斑与白癜风的诊疗标准（2010 版）：

（1）通常在儿童期或青年期发病，表现为大小和形状各异的脱色性白斑，周围颜色正常或有色素增加。

（2）皮损好发于面部、颈部、手背和躯干；口腔黏膜及周围皮肤也易受侵犯，如眼、鼻、口、耳、乳头、脐、阴茎、女阴和肛门；亦常见于外伤部位；白斑部位的毛发通常也变白。

（3）排除炎症后色素减退斑、斑驳病、特发性色素减退斑、白色糠疹、无色素痣和贫血痣等皮肤病。

（4）或者 Wood 灯下白斑区见亮白色荧光。

 知识点 3

白癜风的鉴别诊断

【鉴别诊断】

本病常与贫血痣、白色糠疹、斑驳病等疾病相鉴别。

1. 贫血痣　多单侧分布，出生时即有，白斑摩擦后周围皮肤充血发红而皮损处仍苍白，无遗传史。

2. 白色糠疹　多见于儿童，好发于面部，呈色素减退斑，周围无色素沉着环，表面覆以糠状鳞屑。

3. 斑驳病　发于额部中央，与生俱来，额部白发，白斑多呈双侧而不对称，白斑损害是静止稳定的，境界清楚，可伴有其他畸形。

 知识点 4

白癜风的辅助检查

【辅助检查】

1. Wood 灯　皮损颜色呈灰白色，边界欠清，Wood 灯下皮损面积大于目测面积，提示是进展期。皮损颜色呈白色，边界清，Wood 灯下皮损面积小于等于目测面积，提示是稳定期。

2. 皮肤镜　皮损色素减退或消失，损害区域颜色减退、变白，呈灰白色、乳白色或瓷白色；毛囊周围色素残留。

问题三：本例中医辨证思路是什么？如何辨证治疗？

中医四诊情况：皮疹色白，境界欠清楚，轻微瘙痒，心烦，易怒，睡眠差。舌质淡，舌尖红，苔薄白，脉弦滑。

中医辨证分析：患者青年男性，情志不畅、肝气郁结，复感风邪、夹湿搏于肌肤，以致气血失和、不能荣养肌肤而发为本病，出现面部白斑，肝气郁结故心烦易怒，肝郁化火，热扰心神，故见寐差，舌尖红，脉弦。

中医辨病辨证:白驳风(肝郁气滞型)。

中医辨证治疗:以疏肝解郁为法,方选逍遥散加减,药用柴胡、当归、白芍、茯苓、薄荷、生姜、郁金、香附、川芎、丹参等。

知识点 5

白癜风的中医病机

中医认为,本病是机体内外因素共同作用导致,内因由肝肾亏虚,多由肝血虚、肾阳虚、肾气不足导致机体阴阳失衡、气血失和,另外感"风、湿、热"邪乘虚而入,客入肌肤,经络血脉闭阻不畅,皮肤毛发失养而成白斑。

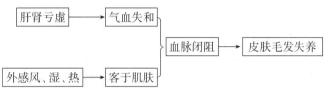

知识点 6

白癜风的中医辨证分型治疗

治疗以滋补肝肾为主,病情发展期以祛风、疏肝为主,病程日久应兼顾血瘀,治以活血化瘀。

(1) 肝郁气滞证

[证候] 病程短,白斑散在分布,无固定好发部位,可局限可散发,边界可不清;发病前可有精神刺激,心烦易怒,胸胁胀痛,夜眠不安,女子月经不调。舌淡,脉弦滑。

[治法] 疏肝解郁,活血祛风。

[方药] 逍遥散(宋《太平惠民和剂局方》)加减。

伴心烦易怒、口苦咽干加郁金、丹皮、栀子;胸胁胀满加川楝子、紫苏梗;发于头面加蔓荆子、菊花;发于躯干加郁金、枳壳;发于下肢,加木瓜、川牛膝。

(2) 肝肾不足证

[证候] 病程较长,白斑局限于一处或泛发各处,静止而不扩展,境界清楚,边缘整齐;伴头晕耳鸣,失眠健忘,腰膝酸软。舌淡无华,脉细无力。

[治法] 滋补肝肾,养血祛风。

[方药] 六味地黄丸(宋《小儿药证直诀》)加减。

伴神疲乏力者,加党参、黄芪、白术;腰膝酸软者,加杜仲、桑寄生、续断;妇女崩中下血者,加阿胶,男子遗精者加生龙骨、生牡蛎。

(3) 气滞血瘀证

[证候] 有外伤、跌扑史,病程久长,白斑局限一处或泛发全身,境界清楚,局部可有刺痛感。舌质紫黯有瘀点或瘀斑,脉涩滞。

[治法] 行气活血,疏风通络。

[方药] 通窍活血汤(清《医林改错》)加减。

有跌扑外伤史者加乳香、没药;局部刺痛者,加穿山甲、姜黄;病程持久者,加苏木、蒺藜、补骨脂。

问题四:本病例可运用什么外治法?

该病例的中医外治法可选用中药外用、梅花针叩刺、火针、艾灸疗法。中药外用主要起到活血化瘀,增加光敏作用;梅花针叩刺能激发经气,调整脏腑气血,扶正祛邪;火针疗法"引火助阳",激发经气,调节脏腑,疏通经络,调和气血;艾灸疗法能增强局部刺激,调整经络、脏腑、气血;外治法均适用于稳定期白癜风。

 知识点 7

白癜风的中医外治法

1. **中药外用** 可选取补骨脂、何首乌、乌梅、刺蒺藜、菟丝子等补益肝肾、祛风通络的中药任一种浸入75%酒精,1~2周后取液外擦,每日1~2次。也可选用复方卡力孜然酊、白灵酊、补骨脂酊、祛白酊外用。

2. **梅花针叩刺** 常规皮肤消毒后用一次性梅花针在白斑处叩刺,以皮肤微渗血为度;1次/d,7~10次为1个疗程。

3. **火针疗法** 常规皮肤消毒,点燃酒精灯,左手持酒精灯,右手持1寸毫针,酒精灯加热针体,直至针尖烧至红白,迅速浅刺、轻刺白斑区,密度0.2~0.3cm,直至白斑区布满刺点,刺后24h不沾水,以碘伏消毒,1次/周,10次为1个疗程。

4. **艾灸疗法** 将艾条点燃后对准白斑处,艾条与病灶之间保持一定距离。温度以患者能忍耐为宜,灸1次/d,10次为1个疗程。

问题五:该患者的西医治疗和中西医结合治疗的思路?

该患者属于进展期白癜风,可系统应用糖皮质激素,连服1~2个月,外用糖皮质激素软膏、他克莫司软膏、卡泊三醇软膏等。皮损局部可联合光疗如308nm准分子激光、NB-UVB。

类似该病例的进展期白癜风患者,早期可采用中西医结合治疗,病情缓解后以中药进行调理以巩固疗效。中医治疗在急性发作期和缓解期均有一定的优势,通过中医辨证论治,可减少糖皮质激素的剂量并减少其不良反应。

 知识点 8

白癜风的西医治疗

白癜风的西医治疗目的是使皮损复色和停止发展,根据病情需要多口服外用糖皮质激素、光疗及表皮移植。

1. 急性期以口服糖皮质激素为主,泼尼松口服每日 15mg,分 1~3 次服用,连续 1~2 个月,见效后缓慢递减。

2. 外用药 可选用糖皮质激素、钙调神经磷酸酶抑制剂等。

3. 光疗 适用于急性和慢性期,如窄谱中波紫外线、PUVA(补骨脂+光疗)、准分子激光等。

4. 其他疗法 外科手术治疗(组织移植、细胞移植)遮盖疗法、脱色疗法、心理支持治疗。

问题六:白癜风应如何预防与调护?

避免诱发加重因素如外伤、曝晒和精神压力,特别是在进展期。适当进行日光浴,有助于白癜风的恢复。忌滥用外涂药物,以防损伤皮肤。

【临证备要】

1. 对于面部、颈部、手背和躯干、口腔黏膜及周围皮肤发生境界清楚白斑,周围颜色正常或有色素增加,应考虑白癜风。Wood 灯及皮肤镜有助于鉴别诊断。注意与贫血痣、白色糠疹、花斑癣等疾病相鉴别。

2. 治疗以滋补肝肾为主,病情发展期以祛风、疏肝为主,病程日久应兼顾血瘀,治以活血化瘀。外治法可选用中药外用、梅花针叩刺、火针、艾灸疗法。

3. 该病全身治疗可选择口服糖皮质激素,外用糖皮质激素、钙调神经磷酸酶抑制剂以及配合光疗。早期可采用中西医结合治疗,病情缓解后以中药进行调理以巩固疗效。

诊疗流程图

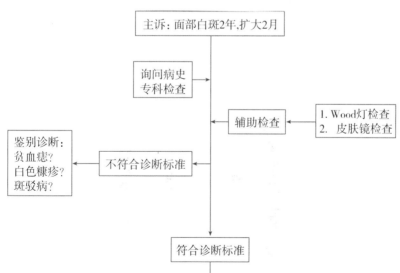

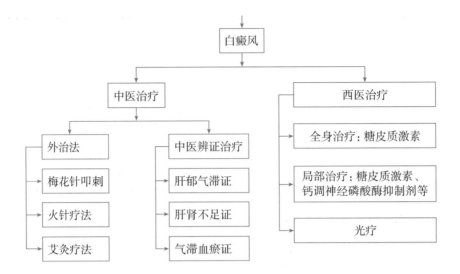

第二节 黄 褐 斑

1. 掌握黄褐斑的定义、诊断、鉴别诊断和中医治疗。
2. 熟悉黄褐斑的西医治疗和预防调护。
3. 了解黄褐斑的辅助检查。

　　黄褐斑(chloasma)，是一种面部获得性色素增加性皮肤病，以面颊部出现大小不定、形状不规则、边界清楚的淡褐色或黄褐色斑片为临床特征；好发于频繁暴露于紫外线下肤色较深的女性面部，也可见于男性。本病特点皮疹分布对称，发展缓慢，可持续多年。本病相当于中医的"面尘""黧黑斑"范畴(图11-2-1)。

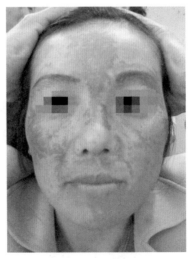

图 11-2-1　黄褐斑

【典型病例】

林某,女,44岁。主诉:"面部黄褐色斑片6年,加重2月"。

患者于生育后面部开始出现淡褐色斑片,对称分布于双颧部,形状不规则,曾用"维A酸软膏"外擦,疗效不佳,后逐渐出现额部、上唇部、双颊等部位皮疹,颜色逐渐加深,边界较清楚,双颧部色斑融合成蝶形,无自觉症状,春夏加重,秋冬减轻。近2月使用外用祛斑产品(具体不详)后皮疹颜色加深。患者自发病以来无其他不适,二便正常。

问题一:请归纳病史采集获得的临床信息。为进一步明确诊断和中医证型,需要补充哪些病史内容和实验室检查?

思路:44岁中年女性,生育后开始面部出现淡褐色斑片,对称分布于双颧部,形状不规则,颜色逐渐加深,边界较清楚,双颧部色斑融合成蝶形,春夏加重,首先需要考虑黄褐斑。

为了进一步诊疗,需要补充以下资料。

1. 询问既往史、个人史和过敏史。

2. 完善体格检查及皮肤专科检查。

3. 收集中医望闻问切四诊内容。

4. 完善Wood灯检查。

完善资料如下:

既往史:患者平素有痛经史。无肝炎结核病史,无外伤史。

过敏史:否认药物过敏史。

家族史:父母体健。

体格检查:体温:36.8℃,呼吸16次/min,脉搏80次/min,血压104/64mmHg。心、肺、腹查体未见异常。

皮肤科检查:双颧部、额部、上唇部、双颊等部位对称性黄褐色斑片,边界较清楚。

辅助检查:Wood灯检查:面部见境界清楚黑褐色斑片。

四诊情况:皮疹色深褐,面色无华,伴心烦易怒,胸胁胀满,口苦咽干,经前两乳作胀,痛经。睡眠差。舌红,苔薄白,脉弦。

问题二:根据患者的临床特点初步考虑什么诊断?其诊断依据是什么?应该与哪些疾病进行鉴别?

思路:根据本病例以下临床特点:生育后面部开始出现淡褐色斑片,后逐渐出现额部、上唇部、双颊等部位皮疹,颜色逐渐加深,边界较清楚,双颧部色斑融合成蝶形,无自觉症状,Wood灯检查:面部见境界清楚黑褐色斑片。可诊断为黄褐斑。

诊断:参照黄褐斑和白癜风的诊疗标准(2010年版),标准中均符合:①皮损表现为面部淡褐色至深褐色斑片,通常对称分布,无炎症表现及鳞屑。②女性多发,主要发生在青春期后。③病情可有季节性,常夏重冬轻,可诊断。

鉴别诊断:根据患者临床特点需要考虑与雀斑、颧弓部褐青色痣、黑变病等面部色素型皮肤病相鉴别。该患者中年发病,对称性黄褐色斑片,春夏加重,秋冬减轻等特征,是主要的鉴别要点。

 知识点 1

黄褐斑的临床表现

【临床表现】

1. 男女均可发病,但多见于青年女性,尤其是频繁暴露在紫外线下的肤色较深女性;色斑深浅常随季节变化而改变,夏季加深,冬季减轻。

2. 本病多无自觉症状,皮损常对称分布于面部以颧、颊及鼻、前额、颏部为主,一般不累及眼睑和口腔黏膜,表现为淡褐到深褐色的色素斑,边缘清楚或呈弥漫性,局部无炎症及鳞屑。根据色素分布特点,临床常分为三个类型:面部中央型、颧骨型、下颌型。

 知识点 2

黄褐斑的诊断标准

【诊断要点】

诊断根据:黄褐斑和白癜风的诊疗标准(2010 年版),《中国临床皮肤病学》(第 2 版,赵辨,江苏凤凰科学技术出版社):

(1) 皮损表现为面部淡褐色至深褐色斑片,通常对称分布,无炎症表现及鳞屑。

(2) 女性多发,主要发生在青春期后。

(3) 病情可有季节性,常夏重冬轻。

知识点 3

黄褐斑的鉴别诊断

【鉴别诊断】

本病常与雀斑、颧部褐青色痣、Riehl 黑变病等鉴别,鉴别要点如下。

1. 雀斑 好发于鼻部及两颊部,儿童发病,青少年女性多见,浅褐色或黯褐色斑点,较小,分布散在不融合,夏季明显,冬季变淡,有家族史。

2. 颧部褐青色痣 好发于 30~40 岁女性颧部、颞部,蓝棕色斑片,直径 1~5mm,圆形或不规则,境界清楚。

3. Riehl 黑变病 好发于中年女性前额、颞部和颈部,灰紫色到紫褐色网点状斑点,融合成片,境界不清。

知识点 4

黄褐斑的辅助检查

【辅助检查】

1. Wood 灯检查　境界清楚,颜色较浅的蓝黑色斑片,而非斑点。分为表皮型、真皮型、混合型、不显型。

2. 皮肤共聚焦显微镜镜检查　色素颗粒可呈鹅卵石、发夹样或色素环模式。

问题三:本例中医辨证思路是什么? 如何辨证治疗?

中医四诊情况:双颧部、额部、上唇部、双颊等部位对称性黄褐色斑片,边界较清楚,面色无华,伴心烦易怒,胸胁胀满,口苦咽干,经前双乳胀痛,月经不调。睡眠差。舌红,苔薄白,脉弦。

中医辨证分析:患者中年女性,气血不足,情志不舒,肝失条达,气机郁滞,气血不能上荣于面而发病,出现面部黄褐色斑片,气血不能上荣于面,故面色无华,苔薄白;情志不舒,故心烦易怒,眠差,胸胁胀满,口苦咽干,舌红,脉弦;气机郁滞,故经前双乳胀痛,月经不调。

中医辨病辨证:黄褐斑(肝郁气滞)。

中医辨证治疗:以疏肝解郁为法,方选逍遥散加减,药用柴胡、当归、白芍、薄荷、僵蚕、丹皮、栀子、郁金、川楝子、桃仁、红花等。

 知识点 5

黄褐斑的中医病机

中医认为,本病总由肝、脾、肾三脏失调,气血不能上荣于面为主要病因病机。情志不畅,肝郁气滞,颜面失养而发病;肾水不足,不能制火,虚火上炎于面部而发病;脾失健运,气虚湿热内生,熏蒸于面而生。

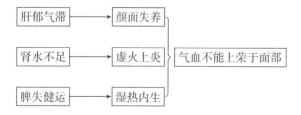

 知识点 6

黄褐斑的中医辨证分型治疗

黄褐斑脏腑辨证以肝、脾、肾为主,气血辨证与气滞、血瘀有关。肝经郁滞者,治以疏肝解郁;心脾两虚者,治以益气健脾养血;肝肾不足者,治以补益肝肾。

(1) 肝郁气滞证

[证候] 面部深褐色斑片,面色无华,伴心烦易怒,胸胁胀满,口苦咽干,两乳作胀,月经不调或有痛经,舌红,苔薄白,脉弦。

[治法] 疏肝解郁,活血消斑。

[方药] 逍遥散(宋《太平惠民和剂局方》)加减。

伴口苦咽干者加丹皮、栀子;伴乳房胀痛者加郁金、香附;伴月经不调者加泽兰、益母草;斑色深褐、色晦黯者加桃仁、红花。

(2) 心脾两虚证

[证候] 面部灰褐色斑片,面色㿠白。伴有气短乏力,少气懒言,心悸怔忡,或纳呆腹胀,月经不调或月经量多色淡。舌淡,苔白,脉弦细。

[治法] 益气健脾,养血消斑。

[方药] 归脾汤(明《正体类要》)加减。

伴大便稀溏者,加党参、山药;伴脘腹胀满者加柴胡、香附、枳壳;伴口淡无味,舌苔白腻者,加薏苡仁、苍术;伴心悸不宁,夜梦易惊者加珍珠母、磁石。

(3) 肝肾不足证

[证候] 面部黯褐色斑片,对称分布。伴头晕耳鸣,腰膝酸软,头眩耳鸣,腰膝酸软,五心烦热,骨蒸盗汗,男子遗精,女子经少或不孕,舌红少苔,脉象细数。

[治法] 益肾养阴。

[方药] 六味地黄丸(宋《小儿药证直诀》)加减。

伴五心烦热者加知母、黄柏;盗汗遗精者加芡实、菟丝子;失眠多梦者加珍珠母、夜交藤。

问题四:本病例可运用什么外治法?

思路:该病例的中医外治法可选用中药外用、针灸。

中药外用:一般周期2~6个月。常用中药有白及、白附子、白僵蚕、珍珠、当归、益母草、白蔹、天花粉、白茯苓、薏苡仁、荆芥、冬瓜仁、杏仁、积雪草。

知识点 7

黄褐斑的中医外治法

1. 中药面膜 先进行按摩,然后将中药(白及、白附子、白僵蚕、珍珠、当归、益母草、白蔹、天花粉、白茯苓、薏苡仁等)打粉与基膜混合后敷面。

2. 中药外用 可选用白及、白附子、白僵蚕、珍珠、当归、益母草、白蔹、天花粉、白茯苓、薏苡仁、荆芥、冬瓜仁、杏仁、积雪草等中药洗面或敷面。外用玉容散(唐《备急千金要方》)或丝白祛斑软膏。

3. 针灸疗法 取肝俞、肾俞、风池、迎香、太阳、曲池、血海等穴位,达到疏肝理气、活血化瘀之效。

4. 按摩 洗净面部,外擦按摩油于色斑处,用摩法按摩面部10min,促进局部循环。

问题五：该患者的西医治疗和中西医结合治疗的思路？

该患者属于中年女性黄褐斑患者，可使用抗敏、保湿作用的医学护肤品增强皮肤耐受性，促进皮肤屏障修复，可选用脱色剂，系统治疗如口服维生素 C 和维生素 E、谷胱甘肽、氨甲环酸等。

黄褐斑的治疗疗程较长，类似该病例的中年女性患者，中西医结合治疗是目前治疗的主要策略。轻症者以外用药物治疗为主；中重度患者在外用药物基础上，配合中药内服治疗；同时根据病情需要配合系统及治疗及中药面膜、化学剥脱等综合治疗方法，以达到标本兼治，尽快消除症状。

> **知识点 8**
>
> 黄褐斑的西医治疗
>
> 黄褐斑的西医治疗原则是寻找病因、防止日光照射。
>
> 1. 治疗时应仔细查找相关诱发和加重因素，并作相应处理。
>
> 2. 外用药物治疗 可选用酪氨酸酶抑制剂如氢醌、熊果苷等；高浓度果酸等化学剥脱剂可加速皮肤更新。
>
> 3. 物理治疗 脉冲染料激光、Q 开关 Nd:YAG 激光和 Q 开关红宝石激光等能够破坏真皮上部的黑素颗粒，从而达到治疗目的。
>
> 4. 内用药物治疗 口服或静脉注射较大剂量的维生素 C；谷胱甘肽 400mg 与维生素 C 1.0g 静脉滴注，每周 2 次，或者口服；氨甲环酸 250mg，每日两次口服，建议连续用药。

问题六：黄褐斑应如何预防与调护？

患者要避免加重皮疹的各种因素，如避免日晒，忌滥用化妆品；加强面部保湿，增强皮肤屏障功能。调畅情志，减轻精神负担，保证充足睡眠，减少慢性疾病发生率。妊娠妇女可适当补充富含维生素 E 和维生素 C 的食物，育龄妇女可尽量避免口服避孕药。

【临证备要】

1. 对于育龄期女性面部出现黄褐色斑片，夏季加深，冬季减轻，应考虑黄褐斑，Wood 灯及皮肤共聚焦显微镜镜检查可协助诊断，注意与雀斑、颧部褐青色痣、Riehl 黑变病等鉴别。

2. 黄褐斑脏腑辨证以肝、脾、肾为主，气血辨证与气滞、血瘀有关。肝经郁滞者，治以疏肝解郁；心脾两虚者，治以益气健脾养血；肝肾不足者，治以补益肝肾。

3. 本病可选用酪氨酸酶抑制剂如氢醌、熊果苷等，以及相关物理治疗如脉冲染料激光、Q 开关 Nd:YAG 激光和 Q 开关红宝石激光等。

诊疗流程图

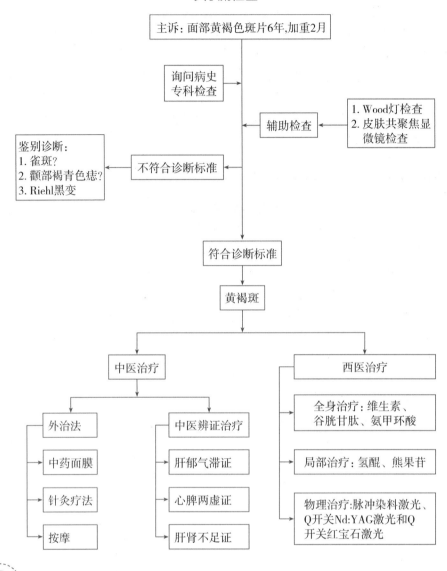

主诉: 面部黄褐色斑片6年,加重2月

询问病史
专科检查

辅助检查

1. Wood灯检查
2. 皮肤共聚焦显微镜检查

不符合诊断标准

鉴别诊断:
1. 雀斑?
2. 颧部褐青色痣?
3. Riehl黑变

符合诊断标准

黄褐斑

中医治疗

外治法
中药面膜
针灸疗法
按摩

中医辨证治疗
肝郁气滞证
心脾两虚证
肝肾不足证

西医治疗

全身治疗: 维生素、谷胱甘肽、氨甲环酸

局部治疗: 氢醌、熊果苷

物理治疗:脉冲染料激光、Q开关Nd:YAG激光和Q开关红宝石激光

扫一扫,
测一测

扫一扫,测一测

复习思考题

1. 白癜风的诊断标准是什么?

2. 白癜风肝肾不足型的治法方药有哪些?

3. 黄褐斑的诊断标准是什么?

4. 黄褐斑肝郁气滞型的治法方药有哪些?

(张虹亚)

第十二章

皮下血管和皮下脂肪炎症性皮肤病

PPT 课件

12章PPT

第一节 过敏性紫癜

培训目标

1. 掌握过敏性紫癜的定义、诊断、鉴别诊断和中医治疗。
2. 熟悉过敏性紫癜的辅助检查和西医治疗。
3. 了解重症过敏性紫癜的中西医临床诊疗思路。
4. 了解过敏性紫癜患者的预防调护。

过敏性紫癜(anaphylactoid purpura)是一种过敏性毛细血管和细小血管炎,其特征为非血小板减少性紫癜,可伴有关节痛、腹痛和肾脏的改变。本病病因复杂。细菌(如溶血性链球菌)、病毒(如流感病毒)、食物(鱼虾、鸡蛋等)和药物(水杨酸盐类、抗生素类、巴比妥类)等均可促使发病,恶性肿瘤和自身免疫性疾病亦可导致本病。

各种抗原抗体反应后形成的循环免疫复合物在血管壁沉积,激活补体,导致毛细血管和小血管壁及其周围产生炎症,使血管壁通透性增高,从而产生各种临床表现。其临床特点是皮肤或黏膜出现紫红色瘀点、瘀斑,压之不退色,可伴有腹痛、关节痛或肾脏病变,一般无血液系统疾病。本病多见于儿童及青少年,好发于四肢伸侧,尤多见于小腿,且春季发病较多。

本病相当于中医的"葡萄疫",因感受外邪,皮疹色若葡萄而得名。中医文献中又名紫斑、紫癜、阳斑。《外科正宗·葡萄疫》记载:"葡萄疫,其患多生小儿,感受四时不正之气,郁于皮肤不散,结成大小青紫斑点,色若葡萄。"(图 12-1-1)

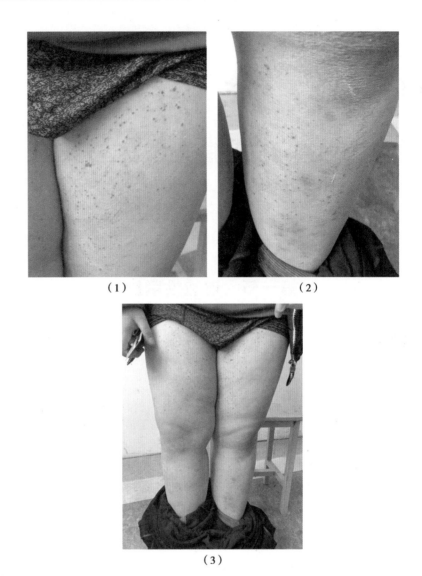

（1） （2）

（3）

图 12-1-1 过敏性紫癜

【典型病例】

王某,女,19岁。主诉:"下肢紫色瘀点5天"。

患者1周前出现上呼吸道感染,低热、全身不适,5天前发现双下肢,以伸侧为主出现散在瘀点,逐渐增多,部分稍隆起呈斑丘疹状出血性紫斑,部分皮疹有融合倾向,无自觉症状。

问题一:请归纳病史采集获得的临床信息。为了进一步明确诊断和中医证型,需要补充哪些病史内容和实验室检查?

思路:青年女性,发病前有类似于感冒的前驱症状,继而皮肤黏膜出现散在瘀点,无自觉症状,首先需要考虑过敏性紫癜。

为了进一步诊疗,需要补充以下资料。

1. 询问既往史、个人和家族遗传过敏性疾病史。

2. 进行详细体格检查和皮肤专科检查。

3. 收集中医望闻问切四诊内容。

4. 应完善血常规(重点关注血白细胞计数,血小板计数)、尿常规(重点关注蛋白尿、血尿和管型尿)、大便常规(关注有无潜血阳性)以及出凝血时间、凝血因子等检查。

完善资料如下：

既往史：平素体健,无肝炎结核病史,无外伤史。

过敏史：否认药物过敏史。有海鲜过敏史。

家族史：父母体健。

体格检查：体温 36.8℃,呼吸 16 次/min,脉搏 70 次/min,血压 104/64mmHg。颈部可触及数个蚕豆大小淋巴结,活动度可,无压痛,咽部略红。余心肺腹查体未见异常。

皮肤科检查：双下肢,以伸侧为主出现散在瘀点,压之不退色,部分稍隆起,呈斑丘疹状出血性紫斑,部分皮疹有融合倾向。

辅助检查：血常规、尿常规及大便常规未见异常。出凝血时间及凝血因子检查未见异常。

四诊情况：皮疹鲜红,心烦,咽痛口干,大便秘结,小便短赤。舌质红绛,舌苔薄黄,脉数。

问题二：根据患者的临床特点初步考虑什么诊断？其诊断依据是什么？应该与哪些疾病进行鉴别？

根据本病例以下临床特点：双下肢,以伸侧为主出现出血性瘀点,压之不退色,血常规、尿常规及大便常规未见异常。可诊断为过敏性紫癜。

本病例的鉴别诊断：本病例应与特发性血小板减少性紫癜相鉴别。

知识点 1

过敏性紫癜的临床表现

【临床表现】

1. 本病好发于儿童及青少年,男女皆可发病,春季发病者居多。

2. 多数患者在发病前有上呼吸道感染、低热、恶寒、咽痛、全身不适、食欲不振等前驱症状,或有食用鱼虾发物及服药过敏等病史。

3. 皮疹以四肢伸侧为主,尤多见于小腿部,亦可泛发于臀部及躯干。临床表现为针尖到绿豆大小的瘀点或瘀斑,色鲜红或黯红,压之不退色,多对称或成批出现,1 周左右转为黄褐色。多一边消退,一边又发新皮损。皮疹可融合成片,严重可出现风团、红斑、水肿、血疱、溃疡、坏死等。

4. 本病临床分为四型,单纯型仅有皮肤损害,而未累及内脏,一般无明显全身症状;关节型皮损可出现风团、红斑、血疱,并伴有腕、肘、膝、踝关节等处的红肿疼痛;腹型者除皮疹外,伴有恶心呕吐,腹痛腹泻,甚至便血等,重者出现肠套叠或肠穿孔;肾型者皮损较重,伴有蛋白尿、血尿、管型尿,后期可转为慢性肾炎、尿毒症,或同时兼见关节或胃肠道症状。

5. 白细胞有轻度至中度增高,嗜酸性粒细胞计数有时增高。血沉加快。肾型者,尿中有红细胞、尿蛋白、管型。血小板计数、出凝血时间、血块收缩时间均正常。

知识点 2

过敏性紫癜的鉴别诊断

【鉴别诊断】

(1) 特发性血小板减少性紫癜:皮肤、黏膜发生广泛严重的出血,可见瘀点、大片瘀斑,甚至血疱,血肿。常伴口腔、鼻腔、胃肠道、泌尿生殖道出血;严重者颅内出血。实验室检查:血小板减少,出血时间延长,凝血时间正常,血块回缩不良,毛细血管脆性试验阳性;骨髓巨核细胞数增多,但血小板生成型巨核细胞减少。主要鉴别点是出血症状重,血小板减少。

(2) 进行性色素性紫癜性皮病:新发皮疹为辣椒粉样瘀点,陈旧的皮疹转为棕褐色;多见于成年男性,好发部位为小腿及踝部周围;病程缓慢,进行性发展,亦可自行消退。主要鉴别点是瘀点细小似辣椒粉样。

(3) 变应性血管炎:皮疹多型,有红斑、丘疹、风团、紫癜、血疱、浅表小结节或坏死、溃疡,皮疹鲜红至紫红色,好发于下肢、踝部,亦可发生在其他部位,常对称分布,皮疹消退后可遗留萎缩性瘢痕。主要鉴别点为皮损多形,有小结节、坏死、溃疡。

(4) 腹型紫癜应与急腹症鉴别;肾脏症状明显而皮疹不突出时,应与其他肾病鉴别;有关节症状并伴低热者,应与系统性红斑狼疮鉴别。

知识点 3

过敏性紫癜的辅助检查

【辅助检查】

实验室检查:毛细血管脆性试验阳性,血沉加快。可有蛋白尿、血尿和管型尿;血小板计数、出凝血时间、凝血因子等均在正常范围内。

组织病理:真皮浅层毛细血管和细小血管的内皮细胞肿胀,管腔闭塞,管壁有纤维蛋白沉积、变性和坏死,血管及其周围有中性粒细胞浸润,有核破碎(核尘)、水肿及红细胞外渗。

问题三:本例中医病机和辨证思路如何? 如何辨证治疗?

中医四诊情况:皮疹鲜红,心烦,咽痛口干,大便秘结,小便短赤。舌质红绛,舌苔薄黄,脉数。

中医病机和辨证分析:患者心烦,大便秘结,小便短赤,舌质红绛,舌苔薄黄,脉数。发病前出现上呼吸道感染,低热、全身不适等,此为外感风湿热之邪,郁于肌肤,内有阳明腑热,内外合邪,气分热盛,波及血分。

中医辨病辨证:葡萄疫(血热发斑证)。

中医辨证治疗:以清热凉血散瘀为法。

方选犀角地黄汤合凉血五根汤加减。

药用水牛角、生地、赤芍、丹皮、白茅根、瓜蒌根、茜草根、紫草根、板蓝根、生大黄、车前子等。

📋 知识点4

过敏性紫癜的中医病机

过敏性紫癜因血不循经,出于脉络之外,留着腠理之间,而成瘀斑、瘀点。其原因可分虚实二端。

1. 风热毒邪侵袭,郁于皮肤脉络,热迫血行,溢于脉外,凝滞成斑;或由湿热浸淫,熏灼营血,不循常道,溢于脉外,凝滞成斑。

2. 气不摄血,脉道失约,统摄无权,血不归经,溢于脉外而成紫斑;或由阴虚火旺,煎熬营血,损伤脉络,血随火动,络破血出而成紫斑。

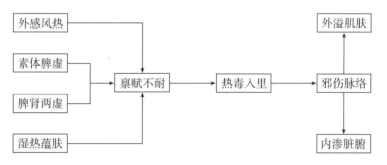

📋 知识点5

过敏性紫癜的中医辨证分型治疗

治疗早期以清热凉血,活血化瘀为主,后期以补脾益肾为基本原则,结合病证,对症治疗,标本兼顾。同时尽可能寻找并避免致敏因素。

内治

(1)热毒发斑证

[证候]起病急,皮疹为鲜红色较密集的瘀点或瘀斑,高出皮面。伴发热恶寒,舌质红、苔薄黄,脉数。本证多见于单纯型。

[治法]清热凉血,化瘀消斑。

［方药］犀角地黄汤(唐《外台秘要》)合银翘散(清《温病条辨》)加减。

瘙痒者,加蝉蜕等疏风散热止痒。

(2) 湿热伤络证

［证候］皮疹多见于下肢,为鲜红色较密集的瘀点、瘀斑或大片紫癜。伴关节红肿疼痛、肿胀,或恶心、呕吐、腹痛、便血,或血尿。舌质红,舌苔黄腻,脉滑数。本证多见于关节型、腹型及肾型。

［治法］清热利湿,通络消斑。

［方药］犀角地黄汤(唐《外台秘要》)加减。

恶心呕吐者,加黄连,半夏等降逆止呕;腹痛者,加延胡索、山楂、木香等行气散瘀止痛;血尿者,加蒲黄、大蓟、小蓟等凉血止血、散瘀利尿;尿蛋白者,加白茅根、知母、黄柏、大蓟、小蓟等清热凉血利尿。

(3) 脾气亏虚证

［证候］病程较长,反复发作,迁延日久,皮疹紫黯或黯淡,分布稀疏。伴面色萎黄,神疲气短,自汗乏力,纳呆便溏。舌质淡,或有齿痕,苔薄,脉濡细。

［治法］健脾益气,养血止血。

［方药］归脾汤(宋《重订严氏济生方》)加减。

纳呆者,加砂仁、焦三仙、鸡内金等行气消食和胃;气虚甚者,加党参、升麻等益气升提。

(4) 脾肾两虚证

［证候］病程日久,反复发作,皮疹紫红。伴见面色萎黄,神疲乏力,午后潮红,颧红盗汗,五心烦热。舌质红,少苔,脉细数;或皮疹淡紫,触之欠温,遇寒加重。伴见头晕耳鸣,腰膝酸软,身寒肢冷,腹痛喜按,食少纳呆,五更泄泻。舌质淡,苔薄,脉沉迟。

［治法］滋阴降火,温补脾肾。

［方药］大补阴丸(元《丹溪心法》)或金匮肾气丸(东汉《金匮要略》)加减。

若阳虚明显者,加制附子、细辛、吴茱萸等温补肾阳。

问题四:本病例的中医辨证处方和外治法如何?

证属热毒发斑证,治以清热凉血散瘀,方选犀角地黄汤合凉血五根汤加减。

中医辨证处方:水牛角 15g(先煎),生地 15g,赤芍 12g,丹皮 15g,白茅根 30g,瓜蒌根 15g,茜草根 15g,紫草根 9g,板蓝根 15g,生大黄 9g,车前子 12g(包煎),甘草 9g。水煎服,日 1 剂。

外治法:可用炉甘石洗剂或用三黄洗剂外涂,每日 2 次。

知识点 6

过敏性紫癜的中医外治法

1. 可用炉甘石洗剂或用三黄洗剂外涂,每日 2 次。

2. 紫草 30g,地榆 30g,荆芥 20g,生地 30g,牡丹皮 20g,仙鹤草 30g,煎水 2 000ml,外洗患处。

3. 针刺疗法　选合谷、曲池、血海、足三里、三阴交、照海、昆仑,每次 3~5 穴位,有腹痛加中脘、天枢,血尿加关元、气海。实者用泻法,虚者用补法。

4. 耳针疗法　选肾上腺、脾、内分泌、肺等穴,两耳交替,刺后留针 30min。

问题五:该患者的西医治疗和中西医结合治疗的思路?

该患者为单纯型紫癜,可内服降低血管通透性的药物(如维生素 C、钙剂等),予炉甘石洗剂外擦皮损处,中医治疗以清热凉血散瘀,方选犀角地黄汤合凉血五根汤加减为主,一般经过半月至一月治疗可愈。

知识点 7

过敏性紫癜的西医治疗

应寻找并消除致病因素,如防治上呼吸道感染、去除感染性病灶(如扁桃体炎、龋齿等)、避免服用可疑药物及食物。

单纯型紫癜可内服降低血管通透性的药物(如维生素 C、钙剂等);关节型紫癜可用非甾体类抗炎药及氨苯砜等;腹型、肾型紫癜除上述治疗外可给予环磷酰胺,并对症处理。各型紫癜病情严重时均可酌情应用糖皮质激素及免疫抑制剂。

问题六:过敏性紫癜如何预防与调护?

1. 急性期要卧床休息,减少活动。

2. 寻找并去除致病因素,防治感冒、扁桃体炎、龋齿等,避免摄入可疑致敏食物及药物。

3. 患病期间注意间断抬高下肢,避免长时间站立、行走。

4. 清淡饮食,多食蔬菜水果,忌食辛辣腥发之物。注意休息,避免劳累,防止外伤。

【临证备要】

1. 中医治疗葡萄疫首先应辨明虚实。本病初期以邪实为主,病程迁延日久,紫癜反复出现,多属虚证或虚实夹杂。实证多属血热损络,虽临床多见但不能一见本病即按血热论治。少数病例属脾虚、气虚、阳虚之证,治法迥异,同病异治,不可不辨。

2. 离经之血即为瘀血。在葡萄疫的发病过程中,瘀血既是病理产物,是疾病的外在表现,又是新生的致病因素,可以导致疾病进一步的发展。属血热而单纯凉血止血效果不佳者应考虑血瘀的问题。本病腹痛,痛有定处而不移者,属湿热蕴阻,兼有瘀血在肠胃。可用桃核承气汤去瘀血有效;瘀血不明显者,加芍药、甘草以缓急止痛。

3. 脾不统血者宜健脾益气,方选归脾汤加减,气不摄血者宜益气摄血,方选补中益气汤加减,气血两虚者合芎归胶艾汤化裁。若有慢性反复,病程日久,斑色淡紫,触之欠温,遇寒加重,并见面色苍白或紫黯,头晕,耳鸣,身寒肢冷,腰膝酸软,纳少便溏,腹痛喜按,舌淡或偏紫,脉细弱或沉迟者,证属脾肾阳虚,当补肾健脾,温阳摄血,方用黄土汤加菟丝子、仙鹤草治之。

诊疗流程图

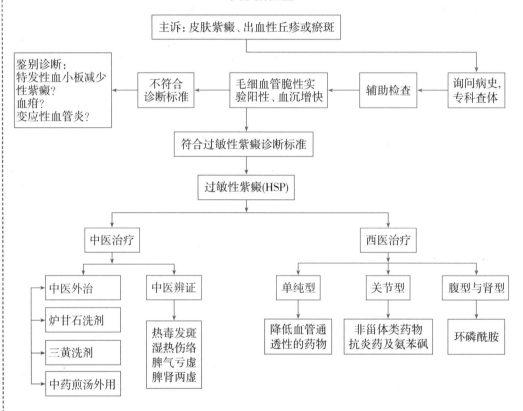

第二节　结节性红斑

 培训目标

1. 掌握结节性红斑的定义、诊断、鉴别诊断和中医治疗。
2. 熟悉结节性红斑的辅助检查和西医治疗。
3. 了解结节性红斑的预防调护。

结节性红斑(erythema nodosum)是发生于皮下脂肪的炎症性疾病,是一种对各种诱因的特异性反应。其临床特点是散在性皮下结节,鲜红至紫红色,大小不等,疼痛或压痛,好发于小腿伸侧,青年女性多见,春秋好发,病程局限,易复发。

本病相当于中医所称的"瓜藤缠",因结节多发,缠绕小腿,状若瓜藤缠绕而得名,中医又名"梅核火丹""梅核丹""室火丹"等。《医宗金鉴·外科心法》记载:"湿毒流注,此证生于腿胫,流行不定,或发一二处,疮顶形似牛眼,根脚漫肿……若绕胫而发即名瓜藤缠,结核数枚,日久肿痛"(图 12-2-1)。

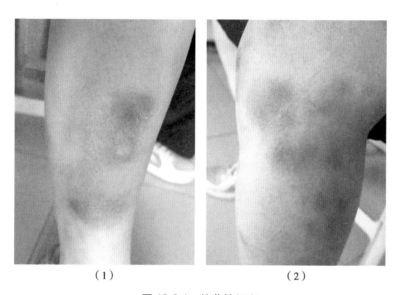

（1）　　　　　　　　　　　（2）

图 12-2-1　结节性红斑

【典型病例】

张某,女,35 岁。主诉:两小腿反复起红色结节、肿痛 2 月余。

现病史:两月前,曾患感冒发热,双下肢出现红斑结节,行走疼痛,在当地医院进行诊治,时消时起,反复不愈。现两小腿伸侧散在大小不等的红色斑块 10 余块,结节大的 4cm×3cm,小的 2cm×2cm,灼热,压痛明显;伴有咽痛,关节痛,发热,口渴,大便干,小便黄;舌质红,苔薄黄,脉滑数。

问题一:请归纳病史采集获得的临床信息。为了进一步明确诊断和中医证型,需要补充哪些病史内容和实验室检查?

思路:发病前曾患感冒发热,热退后双下肢出现红斑结节,行走疼痛,时消时起,反复不愈。查见两小腿伸侧散在大小不等的红色斑块 10 余块,结节大的 4cm×3cm,小的 2cm×2cm,灼热,压痛明显,首先需要考虑结节性红斑。

为了进一步诊疗,需要补充以下资料。

1. 询问既往史、个人和家族遗传过敏性疾病史。

2. 进行详细体格检查和皮肤专科检查。

3. 收集中医望闻问切四诊内容。

4. 应完善血常规(重点关注血白细胞计数)、血沉、抗"O"滴度和尿常规检查,结核菌素试验,必要时行皮肤组织病理检查。

完善资料如下:

既往史:既往身体健康,否认药物、食物过敏史,既往无结核病史。

个人史:未到过外疫区,生活及工作环境良好,平素喜食辛辣。

体格检查:体温 37.6℃,脉搏 80 次/min,呼吸 18 次/min,血压 130/85mmHg,全身浅表淋巴结未触及肿大,心肺腹查体无特殊。

皮肤科检查:两小腿伸侧散在大小不等的红色斑块十余块,结节大的 4cm×3cm,小的 2cm×2cm,灼热,压痛明显。

辅助检查:

血常规:白细胞总数 $10.8×10^9/L↑$,血沉 23mm/h↑,抗溶血性链球菌"O"滴度正常,结核菌素试验阴性。

尿常规、心电图、胸部 X 线未见异常。

四诊情况:两小腿伸侧散在大小不等的红色结节,大的 4cm×3cm,小的 2cm×2cm,灼热,触痛明显;伴有咽痛,膝踝关节肿痛,发热,口渴,大便干,小便黄;舌质红,苔薄黄,脉滑数。

问题二:根据患者的临床特点初步考虑什么诊断? 其诊断依据是什么? 应该与哪些疾病进行鉴别?

根据本病例以下临床特点:发病前曾患感冒发热,热退后双下肢出现红斑结节,行走疼痛,时消时起,反复不愈。查见两小腿伸侧散在大小不等的红色斑块 10 余块,结节大的 4cm×3cm,小的 2cm×2cm,灼热,压痛明显,咽部红肿,白细胞总数、血沉升高,结核菌素试验阴性,可诊断为结节性红斑。

本病例的鉴别诊断:应与硬红斑和皮肤变应性血管炎相鉴别。

📋 **知识点 1**

结节性红斑的诊断

1. 多累及青年或中年女性,好发于春秋季节。

2. 发病前有低热、倦怠、咽痛、食欲不振等前驱症状。

3. 皮损突然发生,对称分布,为鲜红色疼痛性结节,蚕豆至核桃大小不等,高出皮面,皮肤紧张,周围水肿,境界清楚,自觉疼痛或压痛,皮损颜色由鲜红渐变成紫红色。

4. 经 3~6 周,皮损逐渐消退,不留痕,不破溃。好发两小腿伸侧,较少发生大腿或上肢。

5. 外周白细胞正常或稍升高,血沉加快。

知识点 2

结节性红斑的鉴别诊断

1. 硬红斑　秋冬季节发病;好发于小腿屈侧;结节较大而深在,疼痛轻微,易溃破而发生溃疡,愈合后留有瘢痕;起病缓慢,病程较长;常有结核病史。

2. 皮肤变应性血管炎　皮损为多形性,可有红斑、丘疹、斑丘疹、瘀斑、结节、溃疡、瘢痕等,疼痛较轻;反复发作,病程较长。

3. 白塞病　又称眼、口、生殖器综合征。反复发作的口腔溃疡常为本病的首发症状,生殖器溃疡常出现在口腔溃疡之后,眼部病变出现较晚。皮肤病变多发生于黏膜病变之后,亦可出现结节性红斑样损害,结节一般小而浅,压痛较轻,周围有红晕。针刺同形反应阳性。

知识点 3

结节性红斑的辅助检查

白细胞计数正常或稍高,血沉加快,抗"O"滴度及血清丙种球蛋白可增高,结核菌素试验常为阴性。

问题三:本病例中医病机和辨证思路如何? 如何辨证治疗?

中医四诊情况:两小腿伸侧散在大小不等的红色结节,大的 4cm×3cm,小的 2cm×2cm,灼热,触痛明显;伴有咽痛,膝踝关节肿痛,发热,口渴,大便干,小便黄;舌质红,苔薄黄,脉滑数。

中医病机和辨证分析:本病例外受风热之邪侵袭,兼该患者嗜食辛辣,素有蕴热,导致风湿热蕴结肌肤,凝滞血脉,经络阻塞而形成结节;气血凝滞,经络阻塞,不通则痛,故结节疼痛明显。咽痛、发热是风热之外在表现;因嗜食辛辣,湿热内生,故有大便干,小便发黄,舌红苔薄黄,脉滑数等湿热证表现,其病机为湿热下注、瘀阻经络。

中医辨病辨证:瓜藤缠(湿热血瘀证)。

中医辨证治疗:治法以清热利湿,祛瘀通络为主。

方选:萆薢渗湿汤(清《疡科心得集补遗》)合桃红四物汤(明《玉机微义》)加减。

常用药物:当归、赤芍、牡丹皮、丹参、苍术、黄柏、萆薢、防己、鸡血藤、川牛膝、生甘草等。

知识点 4

结节性红斑的中医病机

中医认为,本病多因素体血热或体虚,复感寒湿等外邪,致气血瘀滞、经络淤阻而发病。

1. 素体血分蕴热,外感湿邪,湿与热结;或体内湿盛,湿郁化热;湿热下注,阻滞经络,导致局部气血瘀滞而发病。

2. 体虚之人,气血不足,卫外不固,寒湿之邪乘虚外袭,客于肌肤腠理,流注经络,致使气血运行不畅,湿瘀互结而发。

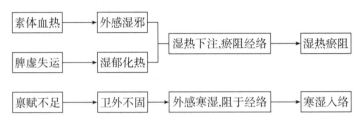

知识点 5

结节性红斑的中医辨证分型治疗

1. 湿热血瘀证

[证候] 发病急,结节鲜红,略高出皮面,灼热红肿,疼痛明显,胫踝肿胀;可伴有发热,咽痛、肌肉关节疼痛,口渴,小便黄;舌红,苔白腻或黄腻,脉滑数或浮数。

[治法] 清热利湿,祛瘀通络。

[方药] 萆薢渗湿汤(清《疡科心得集补遗》)合通络活血方(清《医林改错》)加减。

下肢浮肿,关节疼痛者加防己、秦艽、忍冬藤;咽痛者加牛蒡子、金银花、玄参。

2. 寒湿阻络证

[证候] 病程日久,反复发作,结节逐渐成紫褐色或黯红色,疼痛及压痛较轻;伴下肢沉重,关节疼痛,畏寒肢冷,纳呆;舌胖淡黯可有瘀点,苔滑或腻,脉沉细。

[治法] 散寒除湿,温经通络。

[方药] 阳和汤(清《外科证治全生集》)合当归四逆汤(东汉《伤寒论》)加减。

气虚明显者,加黄芪、党参;结节坚实不散者,加三棱、莪术、牛膝、昆布、山慈姑。

问题四:本病例的中医辨证处方和外治法如何?
本病例辨证为湿热血瘀证,治以清热利湿,祛瘀通络之法。
方选:萆薢渗湿汤合桃红四物汤加减。
处方如下:萆薢 15g,薏苡仁 21g,茯苓 12g,丹皮 12g,泽泻 12g,生地 15g,当归 9g,

赤芍 12g,黄柏 9g,川牛膝 9g,生甘草 9g,荆芥 9g,牛蒡子 9g,桔梗 9g,赤小豆 15g,冬瓜皮 15g,威灵仙 15g,木瓜 12g。水煎服,日 1 剂。

本病例外治:可选中药外洗,也可用中药金黄膏外敷。

 知识点 6

结节性红斑的中医外治法

（1）中药外洗:蒲公英 30g,丹参 30g,荆芥 20g,丹皮 20g,当归 20g,紫草 30g（经验方）。水煎成 2 000ml 外洗患处,每日 2 次。

（2）中药外敷

1）金黄膏:清热解毒、散结消肿、止痛。适用于湿热血瘀证,外用适量,涂敷患处。

2）玉露膏:生肌、敛口、止痛,适用于湿热血瘀证。外用适量,涂敷患处。

3）冲和膏:消肿散结,适用于寒湿阻络证,皮疹黯红者。外用适量,涂敷患处。

（3）针刺治疗:主穴取足三里、三阴交和昆仑、阳陵泉,实证用泻法,虚证用补法。

问题五:该患者的西医治疗和中西医结合治疗的思路?

该患者结节疼痛较著,可内服非甾体抗炎药物如吲哚美辛、阿司匹林、保泰松等。因本例患者发病有明显感染病灶,可合用抗生素治疗。

本病例的论治首先应辨明虚实。本病属发病初期,以邪实为主,表现为湿热瘀毒,结节红肿灼热、疼痛明显;中医治疗本病疗效较好,因伴有明显疼痛,故可加用非甾体抗炎药物如吲哚美辛、阿司匹林、保泰松等。一般治疗 1～2 周见效。若病程迁延,结节颜色黯淡,疼痛不甚,则属虚实夹杂之证,可适当加用温阳益气药。

 知识点 7

结节性红斑的西医治疗

寻找并祛除病因是治疗与防止复发的关键,如有链球菌等感染者应选用敏感抗生素。急性期应卧床休息。

可选用羟氯喹、沙利度胺等药物。疼痛明显者可用非甾体类抗炎剂,重症患者可口服泼尼松 20～30mg/d,症状缓解后逐渐减量至停药。

问题六:结节性红斑应如何预防与调护?

1. 去除慢性病灶,治疗原发病。

2. 宜少走动,避免长时间站立,平素应避免受寒及强体力劳动,以防复发。

3. 急性发作期应适当卧床休息,抬高患肢以减轻局部水肿。

4. 忌食黏滑、油腻及酒、肉、鱼虾等发物,少食酸涩或过咸食物。

【临证备要】

1. 中医文献中记载的瓜藤缠范围较广,类似于西医的结节性红斑、结节性血管炎等。本节主要讨论结节性红斑,以下肢疼痛性红斑结节为主要表现,结节辨证属气血瘀滞,脉络瘀阻;皮损多发于小腿,常有肿胀表现,辨证属湿邪侵袭下注。本病湿邪侵袭是病因,而气血瘀滞是病之结局。

2. 瓜藤缠的论治首先应辨明虚实。发病初期以邪实为主,表现为湿热瘀毒,结节红肿灼热、疼痛明显;病程迁延日久,结节颜色黯淡,疼痛不甚,但反复发作,缠绵难消,则多属虚证或虚实夹杂之证。

3. 朱仁康认为治疗本病应多从血分来考虑用药,他强调本病由于湿热下注于血脉经络之中,致气血运行不畅,气滞则血瘀,瘀阻经络,不通则痛,瘀乃有形之物,因此结节如梅核。结节新起焮红,热甚则灼热而肿,湿甚则腿跗浮肿,瘀久则结节趋于黯紫。治宜通络祛瘀、行气活血为主,以通络活血方治疗。

诊疗流程图

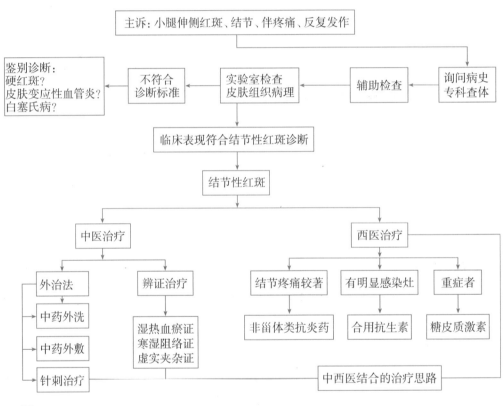

? 复习思考题

1. 简述过敏性紫癜的临床分型及各自的临床症状表现。

2. 简述过敏性紫癜的中医病机。

3. 结节性红斑中医如何辨证分型论治?

4. 结节性红斑可与哪些疾病相鉴别?

5. 病例题

（1）明某,女,10岁,双小腿连足部针尖至黄豆大小紫红色瘀点、瘀斑部分血疱伴触痛5天余,加重2天。现病史:患儿无诱因出现双小腿伸侧的紫红色瘀点、瘀斑,无不适感,曾就诊于医院,予静脉滴注、外用药膏治疗,效一般;近2天皮损增多,出现部分血疱,伴触痛,遂再次求诊。既往身体健康。此次来诊查血常规正常,尿常规正常,出凝血时间正常,血小板正常。请分析该病例的临床特点,诊断是什么? 诊断依据如何?

（2）陈某,女,32岁。主诉:双下肢红斑、结节伴疼痛20余天。现病史:患者1月前咽部红肿、疼痛,后双下肢出现红斑结节,触之疼痛,在当地医院治疗后皮损消退,但易反复发作。现两小腿伸侧散在数个红斑、结节,结节大小不等,皮损局部温度升高,伴疼痛、压痛;伴随症状:口干、口渴,大便干,小便黄;舌质红,苔黄,脉滑数。请归纳该病例的临床特点,诊断是什么? 诊断依据如何?

（张晓杰）

第十三章

神经精神障碍性皮肤病

第一节 慢性单纯性苔藓

 培训目标

1. 掌握慢性单纯性苔藓的定义、诊断、鉴别诊断和中医治疗。
2. 熟悉慢性单纯性苔藓的辅助检查和西医治疗。
3. 了解慢性单纯性苔藓的中西医临床诊疗思路。
4. 了解慢性单纯性苔藓患者的预防调护。

慢性单纯性苔藓(lichen simplex chronicus),又称为神经性皮炎(neurodermatitis),是一种慢性、炎症性、皮肤神经功能障碍性皮肤病。皮疹好发于青壮年人,多发于容易摩擦部位,如项后、肘部伸侧、腰骶部、上眼睑处。皮损多是圆形或多角形的扁平丘疹融合成片,搔抓后皮损肥厚,皮沟加深,皮嵴隆起,极易形成苔藓样变,伴有剧烈瘙痒。本病相当于中医的"牛皮癣""摄领疮""顽癣"(图13-1-1)。

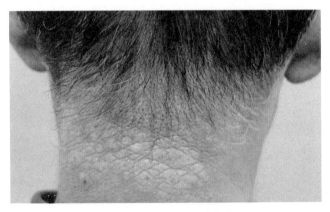

图 13-1-1 慢性单纯性苔藓

【典型病例】

李某,男,40 岁。主诉:"颈项部肥厚性斑块伴瘙痒 7 年,加重 1 月"。

患者 7 年前开始颈项部皮肤起红斑丘疹,瘙痒,脱屑,病情时好时坏,情绪波动时加重,一直在当地医院采用中西医结合治疗,效果不明显,近期复发,纳差,眠可,大便偏稀,小便调,舌红,苔薄白,脉弦细。专科检查:颈项部肥厚性斑块,呈苔藓样变,边界清楚,脱屑。

问题一:请归纳病史采集获得的临床信息。为了进一步明确诊断和中医证型,需要补充哪些病史内容或实验室检查?

思路:李某,男,40 岁,颈项部肥厚性斑块伴瘙痒 7 年,加重 1 月,首先需要考虑慢性单纯性苔藓。

为了进一步诊疗,需要补充以下资料。

1. 询问既往史、个人和家族遗传过敏性疾病史。

2. 进行详细体格检查和皮肤专科检查。

3. 收集中医望闻问切四诊内容。

4. 辅助检查:血常规、总 IgE。

完善资料如下:

既往史:患者否认心血管、糖尿病等内科病史。否认肝炎、结核病史,否认外伤史。

过敏史:否认药物、食物过敏史。

家族史:否认家族遗传病史。

体格检查:体温 36.0℃,呼吸 18 次/min,脉搏 72 次/min,血压 114/74mmHg。全身未触及肿大淋巴结,心肺腹查体未见异常。

皮肤科检查:颈项部皮肤粗糙、苔藓样改变,局部散在抓痕、痂皮,边界清楚。

辅助检查:血常规、总 IgE 未见明显异常。

四诊情况:患者颈项部肥厚性斑块,呈苔藓样变,边界清楚,脱屑,情绪波动时加重,纳差,眠可,大便偏稀,小便调,舌红,苔薄白,脉弦细。

问题二:根据患者的临床特点初步考虑什么诊断? 其诊断依据是什么? 应该与哪些疾病进行鉴别?

思路:根据本病例以下临床特点:皮疹分布部位在颈项部容易摩擦的部位,皮疹表现为苔藓样改变,可诊断为慢性单纯性苔藓。

诊断:根据临床表现,皮疹发病部位、皮损特点即可诊断。

鉴别诊断:从患者的疾病特点需要考虑慢性湿疹、扁平苔藓、局限性皮肤淀粉样变、寻常型银屑病相鉴别,该患者皮疹发病部位、皮损特点是主要的鉴别要点。

知识点 1

慢性单纯性苔藓的临床表现

【临床表现】

好发于颈项、双肘部伸侧、腰骶部、上眼睑等易摩擦或搔抓部位,皮损为多角形针头至米粒大小扁平丘疹,日久范围可融合扩大,形成苔藓样变,边界清楚,可有阵发性瘙痒,局部刺激或精神烦躁或紧张时加重,夜间明显。

知识点 2

慢性单纯性苔藓的诊断标准

【诊断要点】

慢性单纯性苔藓的诊断主要根据临床表现。

诊断要点:①好发于中青年人;②皮疹多分布于颈项、双肘部伸侧、腰骶部、上眼睑等易摩擦或搔抓部位;③皮损为多角形针头至米粒大小扁平丘疹,日久范围可融合扩大,形成苔藓样变,边界清楚;④阵发性瘙痒,夜间明显;⑤局部刺激或精神烦躁或紧张时加重。符合以上特点者可诊断为慢性单纯性苔藓。

知识点 3

慢性单纯性苔藓的鉴别诊断

【鉴别诊断】

本病常与慢性湿疹、扁平苔藓、局限性皮肤淀粉样变、寻常型银屑病等疾病相鉴别。鉴别要点可见下表 13-1-1。

表 13-1-1　慢性单纯性苔藓的鉴别诊断

	慢性湿疹	扁平苔藓	局限性皮肤淀粉样变	寻常型银屑病
好发部位	无特定好发部位,但常对称分布	四肢屈侧	背部、小腿伸侧	四肢伸侧
皮疹特点	粗糙肥厚、苔藓样改变,多有糜烂、渗液等急性病程	紫红色扁平丘疹,表面蜡样光泽,可见 Wickham 纹	密集分布的褐色或皮色丘疹,不融合或黯褐色斑片	鳞屑性红斑、丘疹或斑块,Auspitz 征(+)
瘙痒	剧烈瘙痒	不同程度	不同程度	不同程度
预后	慢性	慢性	慢性	慢性

知识点 4

慢性单纯性苔藓的辅助检查

【辅助检查】

本病一般无需辅助检查,临床难以鉴别时,可根据情况完善皮肤镜、皮肤组织病理、血常规、总 IgE 等检查,以除外其他疾病。

皮肤组织病理:表皮角化过度,棘层肥厚,无明显海绵水肿表现,表皮突延长,真皮乳头增厚,成纤维细胞增多,真皮胶原纤维增粗,浅层血管壁增厚,血管周围少量淋巴细胞浸润。

问题三:本例中医病机和辨证思路如何?如何辨证治疗?

中医四诊情况:患者颈项部肥厚性斑块,呈苔藓样变,边界清楚,脱屑,情绪波动时加重,纳差,眠可,大便偏稀,小便调,舌红,苔薄白,脉弦细。

中医病机和辨证分析:患者素体禀赋不耐,脾失健运,湿热内生,又兼外感风邪,内外合邪,风湿热毒邪浸淫肌肤,肌肤失养,故见皮肤肥厚,表面粗糙,呈苔藓样变;纳差,大便稀为脾虚运化失司之象,舌红,苔薄白、脉弦细均为风湿热之象。

中医辨病辨证:牛皮癣(风湿蕴肤)。

中医辨证治疗:以清热利湿,祛风止痒,佐以健脾活血为法,方选消风散加减,药用荆芥、防风、蝉蜕、苦参、地肤子、苍术、茵陈、当归、丹参、川芎、茯苓、甘草。

知识点 5

慢性单纯性苔藓的中医病机

中医认为,本病的主要诱发因素为风邪侵袭和情志内伤,主要的病机为营血失和,气血凝滞。本病初期多为风湿热邪外袭肌肤,或搔抓、摩擦等刺激,结于肌肤,郁而化热,外灼肌肤而发;或因情志不遂,肝郁气滞,郁而化火,火热内生,燔灼肌肤而发;久病热灼营血,阴血耗伤,血虚生风化燥,肌肤失养所致。

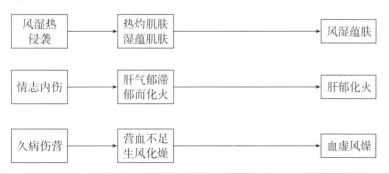

知识点 6

慢性单纯性苔藓的中医辨证分型治疗

慢性单纯性苔藓以疏风清热、养血润燥为治则,治疗可内、外治结合。同时解除患者紧张情绪,避免搔抓。

（1）风湿蕴肤证

［证候］ 皮损呈淡褐色片状,粗糙肥厚,剧痒时作,夜间尤甚;舌淡红,苔薄白或白腻,脉濡缓。

［治法］ 祛风利湿,清热止痒。

［方药］ 消风散(明《外科正宗》)加减。

病久不愈者加丹参、三棱、莪术;剧痒难忍者加全蝎、蜈蚣。

（2）肝郁化火证

［证候］ 皮疹色红,伴心烦易怒,失眠多梦,眩晕,心悸,口苦咽干;舌边尖红,脉弦数。

［治法］ 疏肝理气,清肝泻火

［方药］ 龙胆泻肝汤(清《医方集解》)加减。

心烦失眠者加钩藤、珍珠母;瘙痒剧烈者加白蒺藜、白鲜皮。

（3）血虚风燥证

［证候］ 皮损色白或灰白,状如枯木,肥厚粗糙似牛皮;心悸怔忡,失眠健忘,女子月经不调;舌淡,苔薄,脉沉细。

［治法］ 养血润燥,息风止痒。

［方药］ 当归饮子(宋《重订严氏济生方》)加减。

失眠健忘者加夜交藤、女贞子、石菖蒲;月经不调者加女贞子、旱莲草、泽兰;肥厚者加桃仁、红花、丹参。

问题四:本病例的中医辨证处方和外治法如何?
该病例的中医外治法可选用中药外用、热烘疗法。
中药外用:三黄洗剂(黄芩、大黄、黄柏、苦参)外涂,每天 2～3 次。
中药封包疗法:冰黄肤乐软膏外涂后保鲜薄膜进行局部皮损的封包,每晚 1 次。

 知识点 7

慢性单纯性苔藓的中医外治法

1. 中药涂擦　肝郁化火、风湿蕴肤者可用三黄洗剂外搽,每天 3～4 次。此外,可根据病情选用外用中成药物,如冰黄肤乐软膏、黑豆馏油软膏。

2. 梅花针　苔藓样化明显者,用梅花针在患处来回移动叩刺,每天 1 次。

3. 中药封包疗法　皮损肥厚者可局部皮损涂擦中药膏后采用保鲜薄膜进行局部皮损的封包,每晚 1 次。

4. 针刺　取曲池、血海、大椎、足三里、合谷等穴,隔天 1 次。

5. 艾灸疗法　患处皮损采用悬起灸,距离皮肤 2~3cm 进行灸法,每次 15~30min,每日 2~3 次。

问题五:该患者的西医治疗和中西医结合治疗的思路。

该患者属于皮肤瘙痒症,可外用糖皮质激素缓解症状。内服抗组胺药物,或谷维素、复合维生素 B 等。此类患者,早期可采用中西医结合治疗,病情缓解后以中药进行调理以巩固疗效。避免精神紧张、保持情绪放松、规律作息、减少摩擦是预防复发的关键,轻症者,中西医外治为主,重症者或播散者,可采用中西医内服及外用,通过中医辨证论治,可增强患者体质,减少复发。

 知识点 8

慢性单纯性苔藓的西医治疗

慢性单纯性苔藓的西医治疗首先避免搔抓、摩擦等刺激,辅助心理疏导,避免精神紧张。

1. 外用药物治疗　可采用止痒剂、糖皮质激素制剂外涂,泛发者可以给予淀粉浴、药浴、紫外线等治疗,也可配合糖皮质激素外用制剂封包治疗。

2. 内服药物治疗　可口服各种抗组胺类和镇静类药物,可配合谷维素、复合维生素 B 口服。

问题六:慢性单纯性苔藓应如何预防与调护?

对患者注意生活规律,避免精神刺激,保持情绪稳定;少食辛辣食物,戒烟酒;禁用手搔抓及热水烫洗,避免硬质衣领摩擦。

【临证备要】

1. 慢性单纯性苔藓的诊断要点应抓住好发部位和皮损特点,其好发于颈项、双肘部伸侧、腰骶部、上眼睑等易摩擦或搔抓部位;皮损表现为多角形的扁平丘疹,融合扩大形成苔藓样变,边界清楚。必要时完善血常规和总 IgE、皮肤组织病理、皮肤镜检查,需与慢性湿疹、扁平苔藓、局限性皮肤淀粉样变、寻常型银屑病等疾病相鉴别。

2. 慢性单纯性苔藓以中医辨证治疗,早期以祛风清热利湿或疏肝解郁为主,晚期多以养血润燥止痒为主,外治法可配合封包疗法、热烘疗法、梅花针等外治法提高疗效。

3. 该病可采用中西医结合治疗,根据情况选择不同强度的糖皮质激素药膏,中医治疗在急性发作期和缓解期均有一定的优势,通过中医辨证论治,可调整患者体质,减少复发。

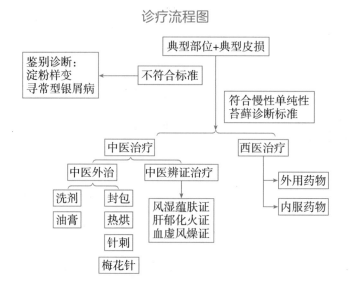

诊疗流程图

第二节　痒　　疹

培训目标

1. 掌握痒疹的定义、诊断、鉴别诊断和中医治疗。
2. 熟悉痒疹的辅助检查和西医治疗。
3. 了解痒疹的中西医临床诊疗思路。
4. 了解痒疹患者的预防调护。

痒疹（prurigo）是一组表现为风团样丘疹、结节和剧烈瘙痒的急性或慢性、瘙痒性、炎症性皮肤病。其皮疹表现为风团样丘疹、结节和/或继发性皮疹。发病原因涉及昆虫叮咬、超敏反应、神经精神因素、恶性肿瘤、感染、遗传等因素。主要分为急性痒疹、慢性痒疹及症状性痒疹。急性痒疹中的丘疹性荨麻疹相当于中医的"水疥""土风疮"，慢性痒疹中的结节性痒疹相当于中医的"马疥""顽湿聚结"，其余类型痒疹相当于中医的"粟疮"（图13-2-1）。

【典型病例】

赵某，男，42岁。主诉："躯干、四肢散在结节伴瘙痒半年余"。

患者半年前无明显诱因，躯干、四肢出现红色水肿性丘疹，伴有剧烈瘙痒，曾多家医院就诊，曾口服扑尔敏、酮替芬、西替利嗪片和外用丁酸氢化可的松乳膏等药物治疗，症状反复。近期门诊就诊，查体：躯干、四肢多发黯褐色结节，双下肢尤甚，质地坚硬，表面粗糙，散在抓痕、血痂，自觉瘙痒剧烈。患者自发病以来，无发热，无心悸，无关节疼痛，无腹痛腹泻，纳眠可，二便正常，舌淡红，苔黄腻，脉弦滑。

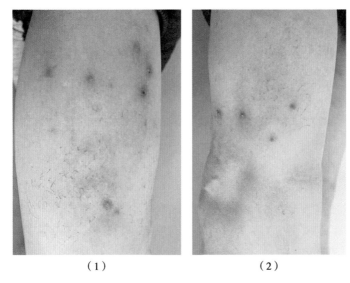

（1）　　　　　　　　　（2）

图 13-2-1　痒疹

问题一：请归纳病史采集获得的临床信息。为了进一步明确诊断和中医证型，需要补充哪些病史内容和实验室检查？

思路：赵某，男，42 岁，躯干、四肢散在结节伴瘙痒半年余，结合病史及临床表现，首先需要考虑痒疹疾病类型中的结节性痒疹。

为了进一步诊疗，需要补充以下资料。

1. 询问既往史、个人和家族遗传过敏性疾病史。

2. 进行详细体格检查和皮肤专科检查。

3. 收集中医望闻问切四诊内容。

4. 应完善血常规和血清 IgE 检查，过敏原检查寻找过敏的诱发因素。

完善资料如下：

既往史：否认冠心病、糖尿病等内科病史。否认肝炎结核病史，否认外伤史。

过敏史：否认药物、食物及接触物过敏史。

家族史：否认家族遗传病史。

体格检查：体温：36.3℃，呼吸 18 次/min，脉搏 75 次/min，血压 115/84mmHg。心肺腹查体未见异常。

皮肤科检查：躯干、四肢多发黯褐色结节，双下肢尤甚，质地坚硬，表面粗糙，散在抓痕、血痂，无糜烂、渗液。

辅助检查：血常规、总 IgE、过敏原未见明显异常。

四诊情况：躯干、四肢多发黯褐色结节，双下肢尤甚，质地坚硬，表面粗糙，散在抓痕、血痂，无糜烂、渗液。纳眠可，二便调，舌淡红，苔黄腻，脉弦滑。

问题二：根据患者的临床特点初步考虑什么诊断？其诊断依据是什么？应该与哪些疾病进行鉴别？

思路：根据本病例以下临床特点：患者病史半年，无明显诱因，躯干、四肢出现红色水肿性丘疹，继而转变为黯褐色结节，双下肢尤甚，质地坚硬，表面粗糙，散在抓痕、血痂，自觉瘙痒剧烈,血常规、总 IgE、过敏原未见明显异常,可诊断为痒疹疾病类型中的结节性痒疹。

诊断:根据临床表现,皮疹发病部位、皮损特点即可诊断。

鉴别诊断:从患者的疾病特点需要考虑慢性湿疹、疥疮相鉴别,该患者具有四肢分布、黯褐色结节、剧烈瘙痒等特征,而无糜烂、渗液等渗出倾向,无传染性,是主要的鉴别要点。

知识点 1

痒疹的临床表现

【临床表现】

1. 急性痒疹

(1) 急性单纯性痒疹:又称为丘疹性荨麻疹,主要与昆虫叮咬、肠道寄生虫或某些食物有关。主要发生于春夏或夏秋季节,好发于儿童及青少年人,好发部位为腰背部、四肢等暴露部位,典型皮损表现为梭形风团样丘疹,直径 1~2cm,椭圆形或圆形,中央可有小水疱,群集或条状分布,一般不融合,严重时可表现为大疱,瘙痒剧烈,皮疹多于 1~2 周内可逐渐消退,消退后可留色素沉着。

(2) 成人痒疹:又称为暂时性或一过性痒疹,好发于中青年女性,发病前常伴有疲劳、睡眠障碍、头痛、胃肠功能紊乱等全身症状,继而出现皮疹。皮疹好发于躯干、四肢伸侧,皮疹表现为绿豆大小的淡红色、多发性坚实圆形或顶部略扁平的丘疹,一般不融合,丘疹之间可伴有风团,剧烈瘙痒,搔抓后可出现抓痕、色素沉着等继发性皮疹,一般 2~3 个月可自愈,但有时仍有复发。

2. 慢性痒疹

(1) 小儿痒疹:又称为 Hebra 痒疹,好发于 3 岁以前的儿童,特别是 1 岁左右的患儿。皮疹好发于四肢伸侧,常发生于丘疹性荨麻疹或荨麻疹之后,典型皮疹表现为粟粒或绿豆大小的淡红色风团样丘疹,质地较硬,亦可发生丘疱疹,剧烈瘙痒,搔抓后可出现抓痕、色素沉着等继发性皮疹,常伴有皮疹附近淋巴结肿大,尤其是腹股沟淋巴结肿大最为明显,称为痒疹横痃,皮疹反复发作,多在青春期逐渐痊愈。

(2) 结节性痒疹,又称为疣状固定型荨麻疹或结节性苔藓,好发于中年女性,皮疹好发于四肢,尤其以小腿伸侧多见。皮疹初期表现为水肿性红色坚实性丘疹,迅速转变为绿豆至黄豆大小的黯褐色半球形结节,顶部可有角化,散在分布,触之质地较硬,瘙痒剧烈,消退后可留色素沉着。

3. 症状性痒疹　常发生于妊娠期妇女,称为妊娠性痒疹,或因肿瘤,常见淋巴瘤或白血病诱发的痒疹,可能和人体内代谢紊乱相关。

知识点 2

痒疹的诊断标准

【诊断要点】

首先根据:①典型皮损特征(风团样丘疹、结节),②剧烈瘙痒可诊断为痒疹,再根据病史、年龄、病程及伴发疾病等情况确定临床类型。

知识点 3

痒疹的鉴别诊断

【鉴别诊断】

急性痒疹常与荨麻疹、水痘相鉴别,慢性痒疹常与慢性湿疹、疥疮等疾病相鉴别。鉴别要点可见下表 13-2-1。

表 13-2-1　痒疹的鉴别诊断

	荨麻疹	水痘	疥疮	慢性湿疹
好发部位	任何部位	头面、躯干,向心性分布,离心性发展	指缝、大腿内侧、阴囊等皮肤薄嫩皱褶处	无特定好发部位,但常对称分布
皮疹特点	风团,24h 内可消退	红斑、丘疹、水疱、结痂一时并见("四世同堂"现象)	丘疱疹、小水疱、隧道等,检查可见疥虫或虫卵	粗糙肥厚、苔藓样改变,多有糜烂、渗液等急性病程
症状	瘙痒	发热,可轻度瘙痒	瘙痒,夜间加重	剧烈瘙痒
传染性	无	有	有	无
病程及预后	急性病程常于 1 月内痊愈	2 周左右痊愈,一般不复发	预后良好	慢性

知识点 4

痒疹的辅助检查

【辅助检查】

本病一般无需辅助检查,可根据患者临床表现做相应检查以排查瘙痒的原因,如查血常规、HCG、肿瘤标志物等检查,排除系统疾病如妊娠、肿瘤引起的痒疹。必要时可行皮肤组织病理进一步明确诊断。

皮肤组织病理:表皮轻度角化过度或角化不全,棘层肥厚,真皮上部结缔组织水肿,血管周围少量淋巴细胞浸润。结节性痒疹尚可见真皮乳头神经增生。

问题三:本例中医病机和辨证思路如何?如何辨证治疗?

中医四诊情况:躯干、四肢多发黯褐色结节,双下肢尤甚,质地坚硬,表面粗糙,散在抓痕、血痂,无糜烂、渗液。纳眠可,二便调,舌淡红,苔黄腻,脉弦滑。

中医病机和辨证分析:患者先天禀赋不耐,后天失养,体内蕴湿,兼外邪风毒侵袭,湿邪风毒凝聚,蕴于肌肤,经络阻塞,气血凝滞,发为结节。

中医辨病辨证:马疥(湿毒蕴结)。

中医辨证治疗:以除湿解毒,疏风止痒为法,方选全虫方加减,药用全虫、皂角刺、皂角、苦参、白蒺藜、黄柏、槐花、威灵仙、枳壳、白鲜皮。

知识点 5

痒疹的中医病机

中医认为,禀赋不耐是发病的重要原因,导致卫表不固,蚊虫叮咬,毒汁内侵,或体内虫积,外邪易侵袭肌肤;外邪侵袭,风邪夹热,浸淫肌肤腠理,致营卫不和,气血凝滞而发;或因饮食不节,过食辛辣、发物及肥甘厚腻之品,内伤脾胃,运化失司,湿热内生,外溢肌肤而发;病程日久,瘙痒难耐,急躁易怒,致肝气郁结,郁而化火,内灼营血,阴血不足,营血瘀滞肌肤而发。

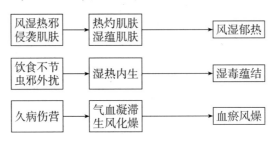

知识点 6

痒疹的中医辨证分型治疗

(1) 风湿郁热证

[证候] 多见于丘疹性荨麻疹、成人痒疹、小儿痒疹等发病早期,多有昆虫叮咬病史,皮疹以淡红色风团样丘疹为主,皮疹中央可见小水疱,甚者可见大疱,可见抓痕、血痂。伴纳呆,大便黏滞不爽,小便黄,舌红,苔薄黄或黄腻,脉弦滑或滑数。

[治法] 清热除湿,祛风止痒。

[方药] 消风散(清《外科正宗》)加减。

风毒盛者,加野菊花、金银花,湿热盛者,加地肤子、车前子、栀子、白鲜皮,血热盛者,加赤芍、丹皮,心火亢盛者,加淡竹叶、灯心草、通草。

(2) 湿毒蕴结证

[证候] 多见于成人痒疹、小儿痒疹、结节性痒疹等发病中期,病程较短,皮疹为结节,表面略有粗糙、色泽灰黯,瘙痒剧烈,部分搔抓处可见血痂,舌淡红,苔黄腻,脉弦数或滑数。

[治法] 除湿解毒,疏风止痒。

[方药] 全虫方(赵炳南经验方)加减。

瘙痒剧烈,皮损肥厚,色沉明显者,加赤芍、莪术、当归、丹参等;伴有大便干燥,可加大黄。

(3) 血瘀风燥证

[证候] 多见于成人痒疹、小儿痒疹、结节性痒疹等发病中后期,病程较长,皮疹呈结节性增生,皮肤干燥粗糙、苔藓样变,经久不愈,皮疹色黯,瘙痒难忍,舌

红苔薄黄,或舌黯红少苔或有瘀点,脉细数或涩或迟缓。

　　[治法]　活血软坚,祛风止痒。

　　[方药]　乌蛇驱风汤(朱仁康经验方)合桃红四物汤(明《玉机微义》)加减。

　　皮肤干燥明显酌加北沙参、麦冬、生地黄、玄参、石斛;皮肤干燥粗糙、苔藓样变,色沉明显者,加三棱、莪术、水蛭等;伴有大便干燥,可加大黄。

　　问题四:本病例的中医辨证处方和外治法如何?

　　该病例的中医外治法可选用中药外用、火针。

　　中药涂擦:可采用10%百部酊外涂皮疹处,每天2~3次。

　　火针:常规消毒皮疹,采用火针点刺皮损,每处点刺3~5下,针完再次消毒预防感染,1~2次/周,连续4周。

 知识点 7

痒疹的中医外治法

　　1. 中药涂擦　可采用四黄洗剂、10%百部酊、5%硫黄洗剂、1%冰片酊、10%蛇床子酊、炉甘石洗剂、丹皮酚软膏外涂,每天2~3次,适用于丘疹性荨麻疹、成人痒疹、小儿痒疹等发病早期,搔抓后糜烂者可用10%青黛油或10%紫草油外涂。

　　2. 药浴或湿敷　可行全身药浴,如苦参、地肤子、蛇床子、黄芩、地骨皮、黄柏等煎水外洗,丘疹性荨麻疹早期水疱破裂渗出明显,可用马齿苋、生地榆等煎水后冷湿敷。

　　3. 火针　常规消毒皮疹,采用火针点刺皮损,每处点刺3~5下,针完再次消毒预防感染,1~2次/周,连续4周,适用于结节性痒疹等发病中后期,局部皮疹肥厚。

　　问题五:该患者的西医治疗和中西医结合治疗的思路如何?

　　该患者属于结节性痒疹,可配合内服抗组胺药物,结节给予糖皮质激素皮损内注射治疗,亦可用液氮冷冻治疗单发结节。

　　类似该病例的痒疹患者,早期可采用中西医结合治疗,有助于快速控制症状,病情缓解后以中药进行调理以巩固疗效。中医治疗在急性发作期和缓解期均有一定的优势,通过中医辨证论治,可增强患者体质,减少复发。

 知识点 8

痒疹的西医治疗

　　1. 去除各种致病因素　如昆虫叮咬、局部刺激、胃肠道功能紊乱等。如合并有感染、肿瘤等情况应同时治疗。

　　2. 外用药物治疗　以止痒、消炎为原则,可给予强效糖皮质激素制剂外涂或封包,结节性皮疹给予糖皮质激素皮损内注射。

3. 系统治疗 可予抗组胺药物对症止痒,如瘙痒剧烈,可选用两种或两种以上抗组胺药物联合治疗;有精神因素的患者可适当给予镇静催眠类药物;难治性病例,短期系统糖皮质激素,如泼尼松 10mg 每日 3 次口服,或复方倍他米松注射液 1ml 肌内注射,3~4 周 1 次。沙利度胺 50~100mg/d 口服对部分结节性痒疹有效。

4. 物理治疗 可采用淀粉浴以减轻瘙痒;窄谱中波紫外线具有抗炎、止痒作用,有助于改善病情;结节性皮疹可给予液氮冷冻、激光治疗、浅层 X 线等治疗。

问题六:痒疹应如何预防与调护?

对患者要精心护理,避免加重皮疹的各种因素,如预防昆虫叮咬,讲究个人卫生;防止搔抓,避免热水烫洗皮肤;忌食辛辣刺激、肥甘厚腻之品;劳逸结合,保持心情舒畅,保持大便通畅,养成良好的排便习惯。

【临证备要】

1. 对于风团样丘疹、结节,伴有剧烈瘙痒症状,要考虑痒疹的可能。注意仔细寻找发病原因,如昆虫叮咬、胃肠功能紊乱、精神心理因素等;急性痒疹常与荨麻疹、水痘相鉴别,慢性痒疹常与慢性湿疹、疥疮等疾病相鉴别。

2. 痒疹早期以中医辨证治疗以风湿热外袭为主导病机,治以清热利湿,祛风止痒为主,中后期以祛风除湿,活血散瘀为主。若涉及他脏腑,则兼而治之。外治法可选用中药外用、火针等。

3. 该病常常需要配合西医治疗,口服抗组胺药物是常用的系统治疗方案,配合外用糖皮质激素以及物理治疗常能获得较好的疗效。中医治疗在急性发作期和缓解期均有一定的优势,通过中医辨证论治,可增强患者体质,减少复发。

诊疗流程图

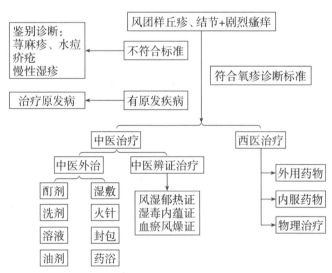

第三节 皮肤瘙痒症

培训目标

1. 掌握皮肤瘙痒症的定义、诊断、鉴别诊断和中医治疗。
2. 熟悉皮肤瘙痒症的辅助检查和西医治疗。
3. 了解皮肤瘙痒症的中西医临床诊疗思路。
4. 了解皮肤瘙痒症患者的预防调护。

皮肤瘙痒症(pruritus),是一种无明显原发性皮肤损害而以瘙痒为主要症状的皮肤感觉异常的皮肤病。临床上分为全身性瘙痒症和局限性瘙痒症,其临床表现为皮肤阵发性瘙痒,搔抓后常出现抓痕、血痂、色素沉着、苔藓样变等继发性损害。本病相当于中医的"风瘙痒""痒风"(图13-3-1)。

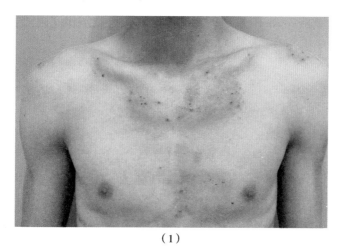

(1)

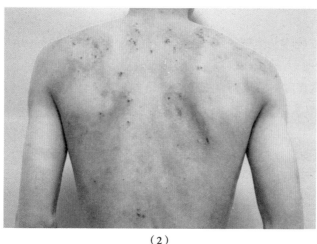

(2)

图13-3-1 皮肤瘙痒症

【典型病例】

张某,男性,32 岁,职员。主诉:"全身皮肤阵发性瘙痒 2 月余"。

患者 2 月来全身皮肤阵发性瘙痒,瘙痒剧烈,夜间尤甚,遇热加重,心烦,口渴,小便色黄,大便干,纳少,眠差。专科检查:全身皮肤无明显原发性皮损,散在抓痕、血痂。舌质红,苔薄黄,脉浮数。

问题一:请归纳病史采集获得的临床信息。为了进一步明确诊断和中医证型,需要补充哪些病史内容和实验室检查?

思路:32 岁男性患者,全身皮肤阵发性瘙痒 2 月余,无明显原发性皮损,首先需要考虑皮肤瘙痒症。

为了进一步诊疗,需要补充以下资料。

1. 询问既往史、个人和家族遗传过敏性疾病史。

2. 进行详细体格检查和皮肤专科检查。

3. 收集中医望闻问切四诊内容。

4. 应完善血常规、总 IgE、肝功能、肾功能、肿瘤标志物、甲状腺功能、血糖,排除系统疾病诱导的皮肤瘙痒症。

完善资料如下:

既往史:患者否认尿毒症、肝硬化、甲状腺功能亢进或减退、恶性肿瘤、糖尿病、血液病等内科病史,否认肝炎、结核等病史,否认外伤史。

过敏史:否认药物过敏史。

家族史:父母体健,无家族遗传病史。

体格检查:体温:36.0℃,呼吸 18 次/min,脉搏 75 次/min,血压 124/64mmHg。心肺腹查体未见异常。

皮肤科检查:全身皮肤无明显原发性皮损,散在抓痕、血痂。

辅助检查:血常规、总 IgE、肝功能、肾功能、肿瘤标志物、甲状腺功能、血糖均无异常。

四诊情况:皮肤阵发性瘙痒,散在抓痕、血痂,夜间瘙痒尤甚,遇热加重,心烦,口渴,小便色黄,大便干,纳少,眠差。舌质红,苔薄黄,脉浮数。

问题二:根据患者的临床特点初步考虑什么诊断? 其诊断依据是什么? 应该与哪些疾病进行鉴别?

思路:根据本病例以下临床特点:男性患者,全身皮肤阵发性瘙痒 2 月余,无明显原发性皮损。辅助检查血常规、总 IgE、肝功能、肾功能、肿瘤标志物、甲状腺功能、血糖均无异常;可诊断为皮肤瘙痒症。

诊断:根据临床表现,即皮肤瘙痒,无原发皮损,常见抓痕、血痂等继发皮损,结合必要的实验室检查可明确诊断。

鉴别诊断:从患者的疾病特点需要考虑疥疮、虱病、慢性单纯性苔藓相鉴别,该患者无原发皮损,散在抓痕、血痂等继发皮损是主要的鉴别要点。

知识点 1

皮肤瘙痒症的临床表现

【临床表现】

皮肤阵发性瘙痒,痒无定处或局限于身体某些部位,以阴部、肛门周围、头皮、小腿较为常见。无原发性皮损,反复搔抓可见抓痕、血痂、色素沉着和苔藓样变等继发皮损,甚至继发感染引起毛囊炎、疖、淋巴结炎等。易反复发作。

好发于秋末冬季,因寒冷干燥诱发;亦有发于夏季,因潮湿多汗诱发。全身性瘙痒症包括神经精神因素、系统性疾病、妊娠、食物或药物等诱发的皮肤瘙痒症、老年性瘙痒症、冬季瘙痒症、夏季瘙痒症等。局限性瘙痒包括肛门瘙痒症、阴囊瘙痒症、女阴瘙痒症等。

知识点 2

皮肤瘙痒症的诊断标准

【诊断要点】

皮肤瘙痒症的诊断主要根据临床表现。根据临床表现,结合必要的实验室检查可明确诊断;根据:①皮肤瘙痒;②无原发皮损;③常见抓痕、血痂等继发性皮损即可诊断。严重程度可根据瘙痒评分、继发抓痕条数等。血嗜酸性粒细胞、IgE 水平和过敏原检查对诊断有一定参考价值,皮肤组织病理对皮肤瘙痒症的诊断价值不大。

知识点 3

皮肤瘙痒症的鉴别诊断

【鉴别诊断】

本病常与疥疮、虱病、慢性单纯性苔藓等疾病相鉴别。鉴别要点可见表 13-3-1。

表 13-3-1　皮肤瘙痒症的鉴别诊断

	疥疮	虱病	慢性单纯性苔藓
好发部位	指缝、大腿内侧、阴囊等皮肤薄嫩皱褶处	头部及阴部	颈项部、肘部、骶尾部等摩擦部位
皮疹特点	丘疱疹、小水疱、隧道等,检查可见疥虫或虫卵	检查可找到虫卵或成虫	皮肤肥厚、苔藓样变,边界清楚
症状	瘙痒,夜间加重	阵发性剧烈瘙痒	阵发性剧烈瘙痒
传染性	有	有	无
病程及预后	预后良好	预后良好	慢性

知识点 4

皮肤瘙痒症的辅助检查

【辅助检查】

辅助检查主要为排除性检查,可根据患者临床表现做相应检查,如血常规、总 IgE、肝功能、肾功能、肿瘤标志物、甲状腺功能、血糖、性激素、HCG 等检查,排除系统疾病诱导的皮肤瘙痒症。

问题三:本例中医病机和辨证思路如何? 如何辨证治疗?

中医四诊情况:皮肤阵发性瘙痒,散在抓痕、血痂,夜间瘙痒尤甚,遇热加重,心烦,口渴,小便色黄,大便干,纳少,眠差。舌质红,苔薄黄,脉浮数。

中医病机和辨证分析:患者禀赋不耐,血热内蕴,复感外邪,血热生风,发于肌肤腠理,故皮肤瘙痒剧烈,血热内蕴,伤津耗液,故口渴,小便黄,大便干。舌质红,苔薄黄,脉浮数亦为风热血热之象,证属风热血热证。

中医辨病辨证:风瘙痒(风热血热)。

中医辨证治疗:以疏风清热,凉血止痒为法,方选消风散加减,药用荆芥、防风、当归、苦参、生地、丹皮、知母、石膏、蝉衣、全蝎、珍珠母等。

知识点 5

皮肤瘙痒症的中医病机

中医认为,本病常与气血亏虚、风邪、湿热侵袭等有关。青壮年人多因禀赋不耐,气血旺盛,加之外感风邪,血热生风,乘袭肌肤而发;或因年老体弱,久病体弱,气血亏虚,风邪乘隙而入,血虚生风化燥,肌肤失于濡润而发;或因饮食不节,过食辛辣刺激、膏粱厚味之品,损伤脾胃,内生湿热,外灼肌肤而发。

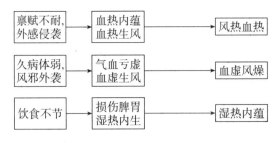

知识点 6

皮肤瘙痒症的中医辨证分型治疗

皮肤瘙痒症以祛风止痒为原则,应根据患者体质、皮损特点、自觉症状、舌脉,辨证选用中药。

(1) 风热血热证

[证候] 皮肤瘙痒剧烈,遇热更甚,皮肤抓破后有血痂;伴心烦,口渴,小便色黄,大便干燥;舌质红,苔薄黄,脉浮数。

[治法] 疏风清热,凉血止痒。

[方药] 消风散(明《外科正宗》)加减。

血热盛者,加牡丹皮、水牛角、山羊角;风盛者,加浮萍、全蝎、防风;夜间痒甚者,加蝉衣、牡蛎、珍珠母。

(2) 血虚风燥证

[证候] 一般以老年人多见,病程较久,皮肤干燥,抓破后可有少量脱屑,血痕累累;如情绪波动,可引起发作或瘙痒加剧;伴头晕眼花,失眠多梦;舌红,苔薄,脉细数或弦数。

[治法] 养血平肝,祛风止痒。

[方药] 当归饮子(宋《重订严氏济生方》)加减。

年老体弱者,重用黄芪、党参;瘙痒甚者,加全蝎、地骨皮;皮损肥厚者,加阿胶、丹参。

(3) 湿热内蕴证

[证候] 瘙痒不止,抓破后继发感染或湿疹样变;伴口干口苦,胸胁闷胀,纳谷不香,小便黄赤,大便秘结;舌质红,苔黄腻,脉滑数或弦数。

[治法] 清热利湿止痒。

[方药] 龙胆泻肝汤(清《医方集解》)加减。

瘙痒剧烈者,加白鲜皮、刺蒺藜;大便秘结者,加大黄。

问题四:本病例的中医辨证处方和外治法如何?

该病例的中医外治法可选用中药外用。

中药外用:可选以苦参、茵陈、马齿苋、蒲公英、地丁、黄柏、蛇床子等清热止痒类中药水煎外洗和泡浴,随症加减,可选用青鹏软膏、冰黄肤乐软膏、丹皮酚软膏、除湿止痒软膏外用。

📋 知识点 7

皮肤瘙痒症的中医外治

1. 溶液 皮损搔抓后渗液结痂、局部潮湿瘙痒,常用苦参、茵陈、马齿苋、蒲公英、地丁、黄柏、蛇床子等药物煎汤外洗,可选用复方黄柏液涂剂、皮肤康洗液等。皮损干燥瘙痒,肥厚、苔藓样变,常用大皂角、苍术、杏仁、桃仁、当归、地肤子、白鲜皮等药物煎汤外洗。

2. 洗剂 适用于各型皮肤瘙痒症,如甘霖洗剂、川百止痒洗剂等。

3. 霜剂 适用于皮损干燥瘙痒,可选用羌月乳膏、肤舒止痒膏等。

4. 软膏 适用于皮损干燥瘙痒,甚至肥厚、苔藓样变,可选用青鹏软膏、冰黄肤乐软膏、丹皮酚软膏、除湿止痒软膏、复方蛇脂软膏等。

5. 药浴 适用于各型瘙痒症,可用淀粉浴或中药药浴、熏蒸、熏洗,如苦参片、白鲜皮、百部、蛇床子、地肤子、地骨皮、花椒等煎汤;水温37~40℃,2~3次/周。

6. 针灸 适用于各型瘙痒症患者,常规皮肤消毒后用一次性毫针,根据辨证选取不同穴位。

7. 刺络拔罐 适用于局部瘙痒剧烈的瘙痒症患者。方法:选定治疗部位后,用75%酒精棉球消毒皮肤,先用梅花针、三棱针快速点刺局部,以皮肤红润稍有渗血为好。将火罐迅速拔在刺血部位,火罐吸着后,留置时精心观察出血多少决定拔罐的时间。血少可时间稍长,血多即刻取罐。一般每次留罐10min。起罐后,用消毒纱布擦净血迹,每次吸出的血不可太多。

问题五:该患者的西医治疗和中西医结合治疗的思路?

该患者属于皮肤瘙痒症,可外用润肤,如维生素E霜、硅霜等。短期可以外用糖皮质激素缓解症状。内服抗组胺药物,或静脉滴注葡萄糖酸钙、维生素C等。此类患者,早期可采用中西医结合治疗,病情缓解后以中药进行调理以巩固疗效。中医治疗在急性发作期和缓解期均有一定的优势,通过中医辨证论治,可调整患者体质,减少复发。

知识点8

皮肤瘙痒症的西医治疗

皮肤瘙痒症的西医治疗首先需要明确是否存在系统疾病并需要及时治疗,避免局部的刺激,如搔抓、烫洗皮肤、辛辣刺激饮食。

1. 外用药物治疗 可采用止痒剂,如炉甘石洗剂或含有薄荷成分的制剂,皮肤干燥明显者,给予润肤剂外用,如维生素E霜或乳膏、硅霜、尿素乳膏等,瘙痒明显者可短期使用糖皮质激素制剂。

2. 内服药物治疗 主要为镇静、止痒,可口服各种抗组胺类和镇静类药物,亦可选用钙剂(如葡萄糖酸钙10ml/d)或维生素C 1~3g/d静滴。

问题六:皮肤瘙痒症应如何预防与调护?

忌饮酒类,少食鱼、虾、蟹等动风发物,多食蔬菜水果。避免用搔抓、摩擦或热水烫洗等方式止痒,不用碱性强的肥皂洗澡。内衣应柔软宽松,宜穿棉织品或丝织品,不宜穿毛织品。平素调畅情志,避免劳累,保持心情舒畅。

【临证备要】

1. 皮肤瘙痒症诊断较为容易,但是治疗关键在于寻找病因,去除诱因。如果病程反复者,需要进一步做相关的检查,除外糖尿病、肝肾疾病等引起的皮肤瘙痒。外阴肛周的瘙痒也要注意真菌、寄生虫的检查。积极治疗原发病,有利于本病的缓解和痊愈。此外,本病需要与疥疮、虱病、慢性单纯性苔藓等疾病相鉴别。

2. 皮肤瘙痒症以中医辨证治疗以风热血热、血虚风燥、湿热内蕴为主要证型,若涉及他兼证,则兼而治之。外治法可选用中药外用、针灸、刺络拔罐等。

3. 根据患者病情,可采用中西医结合治疗,必要时采用糖皮质激素外用,此外,还

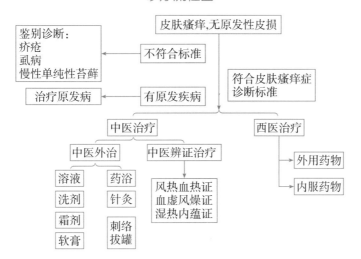

可根据情况采用静脉用药以加强疗效。

4. 注意保湿润肤,忌强碱性皂液清洁,避免搔抓和热水烫洗等,贴身穿纯棉内衣,忌食辛辣发物,还要调畅情志,避免劳累。

诊疗流程图

扫一扫,测一测

复习思考题

1. 慢性单纯性苔藓中医如何辨证分型论治?

2. 痒疹中医如何辨证分型论治?

3. 皮肤瘙痒症中医如何辨证分型论治?

4. 病例题

(1) 张某,男,45岁。主诉:项后、肘部伸侧、腰骶部皮肤苔藓样变伴瘙痒6年余,加重1周。现病史:6年前情绪波动后项后、肘部伸侧、腰骶部皮肤瘙痒,遂搔抓,后上述部位皮肤逐渐出现扁平丘疹,范围逐渐扩大融合形成苔藓样变,每遇情绪激动或精神紧张后发作,心烦易怒,失眠多梦,眩晕,心悸,口苦咽干。既往史、个人史、家族史均无特殊。请归纳该病例的临床特点,诊断是什么?诊断依据如何?

(2) 王某,女,8岁。主诉:腰背部、下肢风团样丘疹伴瘙痒3天。3天前外出公园草丛游玩后,腰背部、下肢出现淡红色风团样丘疹,皮疹中央可见小水疱,剧烈瘙痒,可见抓痕、血痂。伴纳呆,大便黏滞不爽,小便黄,舌红,苔薄黄,脉弦滑,故就诊求治。既往史无特殊。请归纳该病例的临床特点,诊断是什么?诊断依据如何?

(3) 李某,男,71岁。主诉:全身反复瘙痒7年余,加重1周。现病史:7年前冬季开始躯干、四肢皮肤出现瘙痒,下肢尤甚,无红斑、丘疹等原发性皮损,皮肤散在抓痕、血痂,曾予抗过敏治疗后病情好转,但此后每遇冬季发作,皮肤颜色逐渐变黯,头晕眼花,失眠多梦,故就诊求治。既往史:无心肺等内科疾病病史。家族史:无特殊。请归纳该病例的临床特点,诊断是什么?诊断依据如何?

(赵　巍)

第十四章

急重疑难皮肤病

第一节 药 疹

 培训目标

1. 掌握药疹的定义、诊断、鉴别诊断和中医治疗。
2. 熟悉药疹的西医治疗。
3. 了解重症药疹患者的中西医临床诊疗思路。
4. 了解药疹的预防调护。

药疹(drug eruption)是药物通过口服、注射或皮肤黏膜直接用药等途径进入人体后而引起的皮肤黏膜急性炎症反应。该病的发生与患者的过敏体质有关,其特点:发病前有用药史,并有一定的潜伏期,并突然发病,皮损多形,颜色鲜艳。可以引起药毒病的药物种类很多,最常见的有抗生素类药、磺胺类药,镇静药和解热止痛药等。本病相当于中医"药毒"(图 14-1-1,图 14-1-2)。

【典型病例】

王某,男,45 岁,因"全身皮疹伴瘙痒 2 天"就诊。患者因膝关节疼痛,自行服用消炎止痛药芬必得胶囊 4 天后,躯干、四肢出现水肿性红斑、风团伴瘙痒,外院诊断为"荨麻疹",予以口服枸地氯雷他定片,仍有新发皮疹,皮疹范围扩大。故为求进一步治疗收入院。既往有慢阻肺病史,否认其他病史,有青霉素过敏史。刻下症:咳嗽、咳痰,胸闷,口干,膝关节疼痛,纳差,大便干燥、小便黄赤。舌红,苔黄腻,脉滑。

体格检查:体温 37.5℃,脉搏 90 次/min,呼吸 22 次/min,血压 130/70mmHg,全身淋巴结无肿大,双肺呼吸音减弱,腹部平软,双下肢无水肿。

专科检查:躯干、四肢泛发大小不规则的风团样红色的丘疹和斑丘疹,压之稍退色,类似荨麻疹样,口腔、外阴黏膜未见明显损害。

辅助检查:血常规:白细胞 $10.1×10^9/L↑$,淋巴细胞百分比 23%,单核细胞百分比 10%↑。C 反应蛋白 9.0mg/L,血沉 32mm/h↑。肝肾功能未见特殊异常。心电图:窦性心律。

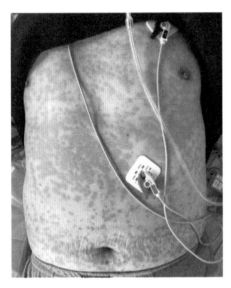

图 14-1-1　药疹腹部

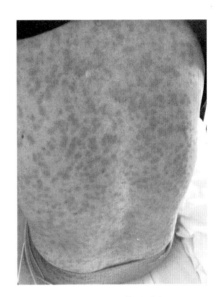

图 14-1-2　药疹背部

问题一:根据患者的临床特点初步考虑什么诊断? 其诊断依据是什么? 应该与哪些疾病进行鉴别?

思路:发病前有明确用药史。突然发病,瘙痒剧烈,伴有口干,大便干燥、小便黄赤等全身症状。皮损颜色鲜艳,分布为全身性、对称性,类荨麻疹样。初步考虑为荨麻疹型药疹。可与荨麻疹、麻疹相鉴别。

 知识点 1

药疹的临床表现

【临床表现】

1. 发病前有用药史。

2. 有一定潜伏期,第一次发病多在用药后 4~20 天内,重复用药常在 24h 内发生,短者甚至在用药后瞬间或数分钟内发生。

3. 突然发病,自觉灼热瘙痒,重者伴有发热、倦怠、纳差、大便干燥、小便黄赤等全身症状。

4. 皮损形态多样,颜色鲜艳,分布为全身性、对称性,可泛发或仅限于局部。

知识点 2

药疹的常见类型

药疹的表现多种多样,常见有以下类型:

1. 固定性药疹　较常见。好发于手足背及皮肤黏膜交界处,如口唇、外生殖器、肛门等处,但也可见于任何部位。皮疹特点是类圆形或椭圆形的水肿性紫红斑,直径一般 1~2cm 或更大,境界清楚,单发或多发,中央可出现水疱或大疱,持续 7~10 天,消退后遗有黯褐色或棕褐色色素沉着斑,可持续数月或更长时间。自觉症状轻微,部分患者仅有轻度痒感及灼痛感,一般无全身症状。再次用致敏药物,除在原处发生同样皮疹外,其他部位也可出现新的皮疹,因为皮疹数目随发病次数逐渐增多,反复发作后,遗留的色素沉着斑不易消退。

2. 荨麻疹及血管性水肿型　较常见。症状与急性荨麻疹相似,但风团颜色较鲜红,皮疹持续时间较长。可同时伴有血清病样症状,如发热、关节痛、淋巴结肿大、血管性水肿和蛋白尿等。

3. 发疹型　较常见。亦称麻疹样或猩红热样型药疹。突然发生,伴有畏寒、发热等全身症状以及白细胞增加。皮疹主要分布于躯干,可泛发全身,为红色的斑疹和斑丘疹,轻度肿胀,类似麻疹或猩红热。停药后 1~2 周病情好转,体温逐渐下降。若继续用药则可发展为剥脱性皮炎型药疹。

4. 多形红斑型　多对称分布于四肢伸侧、躯干、口及口周、肛门和外生殖器部位,皮疹为虹膜状或靶形水肿性红斑,或有水疱,豌豆大至蚕豆大,境界清楚,有痛痒感。重症多型红斑型药疹称为史蒂文斯-约翰逊综合征(Stevens-Johnson syndrome),患者全身出现大疱和糜烂,疼痛剧烈,可伴高热、肝肾功能障碍及肺炎等,病情凶险。

5. 大疱性表皮松解坏死型　该型是药疹的严重类型。可发生于任何年龄,起病急骤,全身中毒症状明显,皮疹发生前可有结膜充血、口咽干燥、唇部灼热和皮肤灼热、瘙痒等前驱症状,数小时或 1~2 天后皮肤出现弥漫性紫红或黯红斑片,明显触痛,发展迅速,很快遍及全身,出现松弛性水疱、大疱及表皮大片松解脱落,尼氏征阳性,疱壁易被撕破和脱落,糜烂、渗液,呈烫伤样表现。同时有高热、疲乏、咽痛、呕吐、腹泻等症状,容易继发感染,发生肝肾功能障碍,肺炎,电解质紊乱或内脏出血,死亡率高。

6. 剥脱性皮炎或红皮病型　该型是药疹的严重类型。初次用药一般致敏期为 20 天以上,可由麻疹样或猩红热样型药疹转化而来,起病较急,常伴高热、寒战,在原有皮疹的基础上逐渐加重,融合成全身弥漫性红斑、肿胀和脱屑,鳞屑呈糠皮状或袜套状或大片脱落,病程可长达一个月以上。常伴有明显全身症状,如恶寒、发热、恶心、呕吐,有的可合并淋巴结肿大、蛋白尿、肝大、黄疸等全身症状,重者可因全身衰竭或继发感染而死亡。

7. 湿疹型　多在外用药引起接触性皮炎的基础上,再内服同样的或化学结构相似的药物后引起。皮疹形态是粟粒大小的丘疹和丘疱疹,可融合成片和泛发全身,有糜烂和渗液。停药后逐渐好转,少有全身症状。

8. 紫癜型　轻者双小腿皮肤出现瘀点或瘀斑,皮疹略隆起,密集分布,有时可有水疱或风团样疹。重者四肢、躯干均可累及,甚至有黏膜出血和贫血。

9. 痤疮样疹型　多发生在面部和胸背部。表现为痤疮样皮疹,发展缓慢,一般无全身症状。长期用溴剂引发者,可发展成为肉芽肿损害。

10. 光敏皮炎型　发生于曝光部位,分光变应性和光毒性两种。前者皮疹多呈湿疹样,少数可发生荨麻疹或浸润性苔藓样皮疹,可累及遮蔽部位,停药后仍持续1~2周或更久方能消退。后者皮疹与晒斑相似,局限于曝光部位,一般在曝光后7~8h发生。

以上的药疹亚型中,重症多型红斑型、大疱性表皮松解型、剥脱性皮炎型属于重症药疹,除了有较严重的皮损外,还有黏膜损害及全身症状,系统损害,病情严重,可危及生命。

药疹除了上述的亚型,还有药物超敏反应综合征、苔藓样疹型、泛发性脓疱型等类型。

知识点 3

药疹的鉴别诊断

【鉴别诊断】

诊断应根据用药史、发疹经过、用药与发疹的时间关系以及临床表现等方面综合分析作出诊断,与各种亚型药疹相似的疾病鉴别。

1. 与发疹性皮肤病及传染病如麻疹、猩红热等相鉴别

麻疹:与麻疹样或猩红热样型药疹鉴别。发病前先有上呼吸道卡他症状,如鼻流清涕,眼结膜充血,怕光,发热,在病程2~3天出现Koplik斑,即在双侧近第一白齿颊黏膜上,出现0.5~1mm针尖大白色小点,周围有红晕,逐渐增多融合。

猩红热:与麻疹样或猩红热样型药疹鉴别。皮疹出现前全身症状明显。高热、头痛、咽痛等,典型者有杨梅舌,口周苍白圈。

2. 与常见皮肤病如荨麻疹、多形红斑等相鉴别　这些常见皮肤病发病前无服药史及潜伏期,有原发皮肤病特有的病程,皮疹的分布不如药疹广泛、对称,颜色不如药疹鲜艳。

荨麻疹:与荨麻疹样型药疹鉴别。荨麻疹无用药史,风团发无定处,骤起骤消,消退后不留任何痕迹。

多形红斑:与多形红斑型药疹鉴别。多形红斑无用药史,皮损多在手足、颜面、耳郭等处,轻度瘙痒,一般无明显全身症状。

知识点 4

药疹的辅助检查

【辅助检查】

1. 血常规检查　白细胞总数可增多,常伴嗜酸性粒细胞比例增多,也有白细胞总数减少者,若白细胞数低于 $2.0×10^9/L$,则预后较差。

2. 多器官受累者　可出现转氨酶升高、血尿及蛋白尿、血尿素氮和血肌酐升高以及心电图异常等。

问题二:本例中医病机和辨证思路如何? 如何辨证治疗?

中医四诊情况:风团样红色的丘疹和斑丘疹,压之稍退色,类似荨麻疹样,咳嗽、咳痰,胸闷,口干,膝关节疼痛,纳差,大便干燥、小便黄赤。舌红,苔黄腻,脉滑。

中医病机和辨证分析:患者因禀赋不耐,药物毒邪内侵脏腑,化湿化热,外发肌肤引起皮肤红色丘疹、斑丘疹,湿毒蕴肤出现瘙痒剧烈,口干,大便干燥、小便黄赤,舌红,苔黄腻,脉滑均为湿热之象。

中医辨病辨证:药毒(湿毒蕴肤)。

中医辨证治疗:以清热利湿,解毒止痒为法,可选草薢渗湿汤加减,药用草薢、薏苡仁、赤茯苓、黄柏、牡丹皮、泽泻、滑石、通草、玄参。

 知识点 5

药疹的中医病机

中医认为,药疹是内外两因相互交作而发病,即由禀性不耐,药毒内侵所致。先天胎中遗热,血分蕴蓄浊恶热毒之气,热毒外透肌表而发病。或误食辛温燥烈之品后火毒内攻,致体内火势更炽,邪热入血,迫血妄行而发斑疹;甚则邪热入血,燔灼阴津,致津液亏损,肌肤失养,则见皮肤脱屑如云片;或过食肥甘味之品,脾失健运,湿热内生,湿性重浊黏腻,与药毒相结而发病;或药毒入血,血热沸腾,热极生风,风热相搏,郁于肌肤而发病。

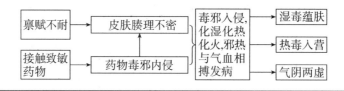

 知识点 6

药疹的中医辨证分型治疗

临床中医总的治疗法则是:初、中期以祛风清热、凉血利湿,泻火解毒为主;后期宜养阴清热、清解余毒。重症宜中西医结合治疗。

　　根据药疹的病因病机和疗程初、中、后期阶段的不同,中医一般把药疹分为湿毒蕴肤、热毒入营和气阴两虚三个证型进行治疗。

　　(1) 湿毒蕴肤证

　　[证候] 皮疹为红斑、丘疹、风团、水疱,甚则糜烂渗液,表皮剥脱;伴灼热剧痒,口干,大便燥结,小便黄赤,或有发热;舌红苔薄白或黄腻,脉滑或数。

　　[治法] 清热利湿,解毒止痒。

　　[方药] 萆薢渗湿汤(《疡科心得集》)或龙胆泻肝汤(《医宗金鉴·外科心法要诀》)加减。

　　若口渴加玄参、天花粉以清热生津止渴;渗液明显加苦参、马齿苋以清热利湿解毒。

　　(2) 热毒入营证

　　[证候] 皮疹鲜红、紫红、肿胀,甚则紫斑、血疱、水疱、大疱,灼热痒痛。伴高热,神志不清,口唇焦燥,口渴不欲饮,大便干结,小便短赤;舌红绛,苔少或镜面舌,脉洪数。

　　[治法] 清热凉血,解毒护阴。

　　[方药] 清营汤(《温病条辨》)加减。

　　水疱糜烂渗液明显可加土茯苓、萆薢、薏苡仁、泽泻、通草以清利湿热;大便秘结不通者,加大黄;神志不清可加中成药紫雪丹、安宫牛黄丸。

　　(3) 气阴两虚证

　　[证候] 严重药毒后期大片脱屑,伴低热,神疲乏力,气短,口干欲饮,舌红少苔脉细数。

　　[治法] 益气养阴,清解余热。

　　[方药] 增液汤合益胃汤(《温病条辨》)加减。

　　口干明显以西洋参、沙参、太子参以养阴生津,胃纳差加薏苡仁、山药、茯苓、白术以益气健脾。

问题三:本病例的中医外治法如何?

　　可用马齿苋、白鲜皮、黄柏等清热利湿解毒中药水煎溶液行中药溻渍治疗,以三黄洗剂涂搽皮损。

📋 知识点 7

药疹的中医外治法

　　1. 中药溻渍　对于皮疹鲜红者可用马齿苋等清热解毒中药,后期皮疹色黯者可用当归等活血化瘀中药,煮水局部溻渍。每日 2~3 次,每次 30min。

　　2. 中药涂搽　用三黄洗剂(外伤科学)、肤康止痒水外搽皮损,适用于红斑、丘疹、风团皮损,若有水疱、糜烂、渗液宜外搽青黛油、黄连油。

3. 粉散剂外吹 口腔和外阴黏膜溃烂者用青黛散、锡类散或喉风散外吹患处。或用紫草20g、淡竹叶15g、甘草10g煎水,每天漱口。

4. 针灸疗法 对颜面浮肿,厥证者疗效显著。主穴可选取内关、曲池、血海、足三里。配以合谷、尺泽、曲泽、三阴交、委中。厥证可加人中、承浆。内关用补法;三阴交、足三里先泻后补,余用泻法。

知识点8

药疹的西医治疗

药疹的西医治疗原则首先是立即停用可疑致敏药物,避免用与该药结构近似的药物,注意交叉过敏或多源过敏。多饮水或静脉输液,促进致敏药物排泄,及时抗过敏治疗。

1. 轻型药疹 一般停药后皮损多能迅速消退,可予抗组织胺药、维生素C、钙剂、硫代硫酸钠等治疗。必要时口服泼尼松片,如短期口服小至中等剂量的强的松(每天30~60mg),控制症状后逐渐减量至停药。局部可用炉甘石洗剂及皮质类固醇霜剂。

2. 重症药疹 重症药疹包括重症多形红斑、大疱性表皮松解症、剥脱性皮炎、药物超敏反应综合征等。

(1)及早足量应用皮质类固醇激素,氢化可的松每天300~500mg或地塞米松每天15~20mg加入葡萄糖溶液中静脉滴注,病情重者可视情况加大剂量,糖皮质激素足量的标志是2~3天内体温控制,无新发皮疹,原有皮疹颜色转黯变淡,渗出减少,病情稳定后迅速撤减激素剂量,一般3~4天减少1/4~1/8量,3周左右撤完。但剥脱性皮炎型药疹宜缓慢减量。

(2)加强全身的支持疗法,注意水电解质平衡,补充高热量、高蛋白、多种维生素,酌情给予能量合剂、白蛋白、新鲜血浆。加强护理,预防和治疗并发症,防止继发感染。有感染者选用致敏性较小的抗生素加以控制,及时纠正水电解质平衡失调,有肝损害时注意加强护肝治疗。

(3)局部治疗以保护、收敛、消炎为主要原则。勿用刺激性强的外用药物,根据皮损特点选择药物和剂型。如无渗出的皮疹可用单纯扑粉或炉甘石洗剂。如红肿和渗出皮损以3%硼酸溶液或生理盐水湿敷,大疱损害可用无菌注射器抽吸疱液,大面积表皮松解糜烂者宜采取干燥暴露疗法,可在温度适宜的红外线灯罩下,外用含皮质类固醇和有效抗生素的气溶胶喷洒,继发感染的皮损,用1/5 000呋喃西林溶液或庆大霉素生理盐水湿敷。口腔黏膜糜烂时可用3%硼酸溶液或2%碳酸氢钠溶液漱口,生殖器黏膜糜烂时可用3%硼酸溶液作冷湿敷,待渗液停止后可根据损害情况用氧化锌油包扎,每天换药1~2次。小儿患者要注意龟头及包皮的糜烂损害,恰当治疗,以免造成包皮狭窄。若有眼部损害,为防止眼部黏膜粘连或溃疡,可滴醋酸氢化可的松眼药水,或涂醋酸可的松眼膏,闭眼困难者应用油纱布盖眼,以防角膜损伤,如角膜受累,可涂抗生素眼膏保护。

（4）加强护理,重症药疹应卧床休息,保持安静和舒适的环境,补充富有营养、易于消化并含有多种维生素的高热量饮食。空气消毒,使用无菌床单及被褥。视患者渗液的多少及时更换消毒棉垫、被褥。严格执行无菌操作。对松解的表皮及大疱的疱壁应尽可能保持完整,疱液可用无菌注射器抽取,对已有感染的糜烂面或脓疱应剪除残皮,充分暴露创面。

问题四:药疹应如何预防与调护?

1. 严格掌握药物使用的适应证,杜绝滥用药物,以减少药物过敏反应发生的机会,即使发生药物过敏也易于确定是哪种药物过敏,以便于更换或停用。

2. 用药前应详细询问过敏病史,避免使用相同和化学结构相似的药物。

3. 多饮水,保持大便通畅,促进药物代谢。

4. 发病期间忌食辛辣、鱼腥、牛肉、竹笋、酒类等发物。

【临床要点】

1. 随着医学的发展,临床上不断推出新药制剂,而药物的不良反应也不断增加。诱发药疹的致敏药物类型主要为解热镇痛药、抗生素、镇静催眠药及抗癫痫药、中草药。引起药疹的药物种类繁多,皮损多种多样,病情轻重不一,严重者尚可累及多个系统,甚至危及生命。对于重型药疹的治疗,首选糖皮质激素,及早、足量使用糖皮质激素是降低死亡率的前提。其次,选用安全抗生素预防感染,以防止并发症。维持有效血容量,保证水、电解质及酸碱平衡,避免代谢性酸中毒和休克。同时要加强护理及外用药物的治疗。

2. 温热论认识本病,重视卫气营血辨证。中医认为药疹因禀赋不足、邪毒内侵所致。早期可见发热、微恶风寒、咳嗽等类似上呼吸道感染的症状即卫分证,很快出现发热或高热、大渴、皮疹、斑疹隐隐的气营同病证,随之病邪很快入营血,证见斑疹密布。舌红绛,此时最易逆传心包,出现神志病症。早期卫分证以辛凉清解退其热,气营同病以清气凉营为主,气血同病则清热凉血、解毒护胃。在药疹的后期,多为余毒未尽,阴血已伤,甘寒之品滋养胃阴、除余热。

诊疗流程图

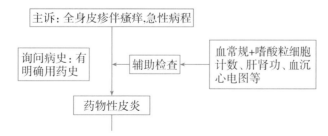

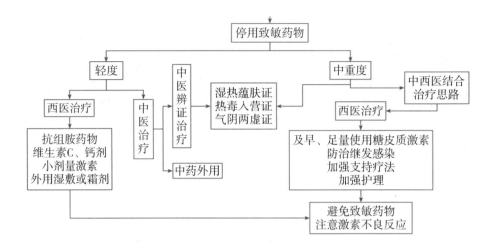

第二节 红 皮 病

培训目标

1. 掌握红皮病的定义、诊断、鉴别诊断和中医治疗。
2. 熟悉红皮病的辅助检查和西医治疗。
3. 了解红皮病患者的中西医临床诊疗思路。
4. 了解红皮病的预防调护。

红皮病(erythroderma)是一种以全身皮肤潮红、脱屑为特征的严重的皮肤病,炎症性红斑面积达到体表面积的90%以上,皮肤潮红肿胀、脱屑,有发热等全身症状。本病又称剥脱性皮炎,可发生于任何年龄,但以中年和老年多见,男多于女。临床上分为急性和慢性两型,急性者起病急,红斑迅速扩展至全身,呈弥漫性潮红肿胀,继而糜烂、渗液、结痂,黏膜常可受累,随之大量片状、手足套状或糠秕状脱屑;慢性者发病较缓,呈慢性经过,皮肤表现为弥漫性潮红、干燥、粗糙,有细小糠秕状鳞屑,瘙痒剧烈。本病相当于中医的"溻皮疮"(图14-2-1)。

【典型病例】

周某,男,58岁。主诉:"全身弥漫性潮红伴瘙痒3年,加重2周"。

现病史:患者3年前饮食辛辣及海鲜后,自面部和躯干部出现红疹,逐渐发展至四肢,在当地医院诊断为"湿疹",经治疗后缓解(具体不详),但停药后皮疹逐渐加重,泛发全身,瘙痒明显,自行反复搔抓、洗烫,皮疹呈弥漫之势,潮红肿胀,鳞屑增多,伴发热,体温最高达39.1℃,在当地医院以"红皮病"住院治疗后病情缓解出院。此后患者病情时有反复,冬春季加重,夏季减轻,反复发作。2周前患者饮酒并大量食用海鲜后,皮疹加重,泛发周身,为求诊治入院治疗。入院症见:周身皮疹,瘙痒明显,伴发热,心烦口渴,纳可,睡眠欠安,大便偏干,小便黄。

四诊情况:全身弥漫浸润潮红,肿胀,瘙痒明显,伴发热,心烦口渴,纳可,睡眠欠安,大便偏干,小便黄。舌质红绛,舌苔黄,脉数。

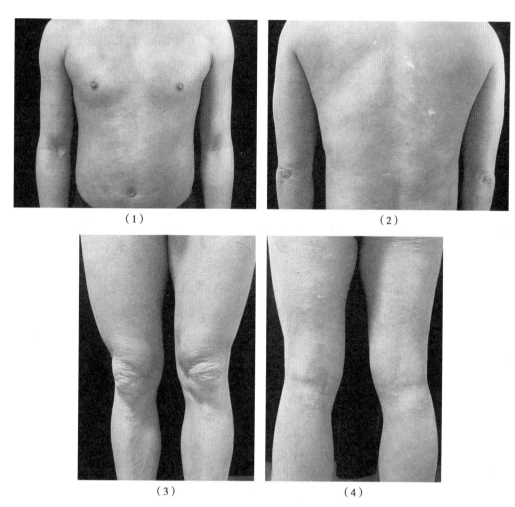

（1）　　　　　　　　　（2）

（3）　　　　　　　　　（4）

图 14-2-1　红皮病

问题一：请归纳病史采集获得的临床信息。

追问病史：

既往史：湿疹病史 3 年。高血压病史 2 年。否认冠心病、糖尿病及肝炎结核病史，无手术及外伤史。

过敏史：海鲜过敏。否认药物过敏史。

家族史：否认家族遗传病史。

体格检查：体温：39.0℃，呼吸 24 次/min，脉搏 108 次/min，血压 160/80mmHg。神清，精神弱。双侧腹股沟各触及 2 个黄豆大小淋巴结，质地中等，活动可，压痛（+）。余处浅表淋巴结未触及明显肿大。心肺腹查体未见异常。双小腿可凹性水肿。

皮肤科检查：头面、躯干、四肢弥漫浸润性潮红，肿胀，大量脱屑，呈大片状，掌跖呈手套、袜套样脱屑。皮疹面积达体表面积 90% 以上。头部毛发部分脱落，指趾甲浑浊增厚。

实验室检查：白细胞 14.08×10⁹/L↑，中性粒细胞 78.6%↑，淋巴细胞 8.5%，嗜酸性粒细胞 8.1%↑，血红蛋白 9.6g/L，血清总蛋白及白蛋白均降低。

思路:患者为中老年男性,既往湿疹病史,反复发作,季节性加重。此次发病前食入海鲜并饮酒,致病情突然加重,皮疹泛发,潮红肿胀,大量脱屑,皮疹面积超过体表面积90%以上,伴发热等全身症状,腹股沟淋巴结肿痛,首先需要考虑红皮病。

问题二:根据患者的临床特点初步考虑什么诊断?其诊断依据是什么?应该与哪些疾病进行鉴别?

思路:患者为中老年男性;发病急,进展迅速;皮疹泛发,潮红肿胀,大量脱屑,皮疹面积超过体表面积90%以上;伴有发热,淋巴结肿痛等全身症状;既往湿疹病史;实验室检查:白细胞$14.08×10^9$/L↑,中性粒细胞78.6%↑,淋巴细胞8.5%,嗜酸性粒细胞8.1%↑,血红蛋白9.6g/L,血清总蛋白及白蛋白均降低。可诊断为红皮病。

诊断:急性者起病急,红斑迅速扩展全身,呈弥漫性潮红肿胀,继而糜烂、渗液、结痂,黏膜常可受累,随之大量片状、手足套样或糠秕状脱屑;慢性者发病较缓,皮肤表现为弥漫性潮红、干燥、粗糙,有细小糠秕状鳞屑,瘙痒剧烈。可结合血常规检查,皮肤组织病理检查等。

鉴别诊断:从患者的发病情况、皮损特点,结合既往病史,考虑红皮病,需要与先天性鱼鳞病样红皮病、落叶性天疱疮、红皮病型银屑病等相鉴别。该患者为中老年男性,既往湿疹病史,此次发病急,进展迅速,结合特征性皮疹及分布部位、皮疹面积超过体表面积90%以上,是主要的鉴别要点。

知识点1

红皮病的临床表现

【临床表现】

1. 皮肤、黏膜、毛发、指甲改变

(1) 皮肤:急性期以潮红、肿胀、渗出为主,大量片状鳞屑。慢性期皮肤浸润增厚,鳞屑干燥呈细小糠秕状,手掌、足跖部位鳞屑可呈手套、袜套样。

(2) 黏膜:口腔黏膜损害最为常见,可见黏膜充血、肿胀、糜烂、溃疡。眼部病变表现为结合膜炎、睑缘炎、眼睑外翻、角膜炎和角膜溃疡。外阴、肛门周围可出现糜烂。

(3) 毛发、指趾甲:可出现脱发,指趾甲增厚,失去光泽、变色,或甲体萎缩,甲板有小凹坑、纵嵴和横沟。

2. 内脏损害 红皮病的变化不限于皮肤,可累及全身多系统,损伤内脏,影响代谢,是一种全身性严重疾病。

(1) 淋巴结:多数病例有淋巴结肿大,以腋窝淋巴结、腹股沟淋巴结、颈淋巴结肿大最为常见。肿大淋巴结多数为皮病性淋巴结炎,少数为肿瘤性浸润。

(2) 重要脏器损害:部分病例合并有肝脾大、蛋白尿、血尿、心功能障碍等。

3. 由于形成红皮病的病因不同,红皮病的发生、发展过程亦有不同。主要有药物引起的红皮病,恶性肿瘤引起的红皮病,湿疹、皮炎、银屑病引起的红皮病,其他疾病导致的红皮病。各种原因所致者在临床表现上也有其各自特点,通常伴有不同程度的全身症状。

知识点 2

红皮病的诊断标准

【诊断要点】

红皮病的诊断根据病史、发病特点及临床表现,主要在于寻找红皮病的病因。急性者起病急,红斑迅速扩展全身,呈弥漫性潮红肿胀,继而糜烂、渗液、结痂,黏膜常可受累,随之大量片状、手足套状或糠秕状脱屑;慢性者发病较缓,呈慢性经过,皮肤表现为弥漫性潮红、干燥、粗糙,有细小糠秕状鳞屑,瘙痒剧烈。可作出诊断。必要时可作血常规检查,皮肤组织病理检查等。

知识点 3

红皮病的鉴别诊断

【鉴别诊断】

本病常与先天性鱼鳞病样红皮病、落叶性天疱疮、红皮病型银屑病等疾病相鉴别。鉴别要点见表 14-2-1。

表 14-2-1　红皮病的鉴别诊断

	先天性鱼鳞病样红皮病	落叶性天疱疮	红皮病型银屑病
发病年龄	出生时	中老年人	多见于成人,极少累及儿童
临床表现	出生时即见婴儿包裹于羊皮纸样或火胶棉样膜内,活动受限,伴睑外翻。随后逐渐出现大片角质剥离,红斑和鳞屑	外观正常的皮肤或红斑上,发生松弛性大疱,疱壁极薄,迅速破裂,形成红色、湿润的糜烂面,浆液渗出形成黄褐色、油腻性叶状结痂。尼氏征阳性。初期局限、对称性分布,逐渐扩大,泛发全身	原有皮损处出现潮红,迅速扩大,弥漫至全身,炎性浸润明显,附有大量麸皮样鳞屑,间见小片正常皮岛。手足整片角质剥脱
伴随症状	瘢痕性脱发、甲营养不良、睑外翻、色素性视网膜炎	毛发稀疏,常可脱光,指甲营养不良改变,自觉瘙痒或灼痛,全身症状轻重不一,可有发热、畏寒、精神障碍等	发热、畏寒、头痛、周身不适
家族遗传病史	常染色体隐性遗传	无	可有银屑病史
预后	有发展成皮肤癌的可能	及时控制,预后较好	严重者可形成危证

知识点 4

红皮病的辅助检查

【辅助检查】

1. 血常规检查　白细胞总数增加,嗜酸性粒细胞常增加,血红蛋白降低。

2. 皮肤组织病理　一般为非特异性炎症表现。急性期表皮水肿,有海绵形成和角化不全,真皮层水肿明显,血管充血,内皮细胞肿胀,血管周围有非特异性炎细胞浸润,主要为淋巴细胞、组织细胞及少量嗜酸性粒细胞。慢性期表皮棘层肥厚,表皮突延长,真皮血管周围有慢性炎细胞浸润,表现非特异性改变。继发于其他疾病者,可保留原有皮肤疾病的组织病理特征。

问题三:本例中医病机和辨证思路如何? 如何辨证治疗?

中医四诊情况:全身弥漫浸润潮红,肿胀,瘙痒明显,伴发热,心烦口渴,纳可,睡眠欠安,大便偏干,小便黄。舌质红绛,舌苔黄,脉数。

中医病机和辨证分析:患者禀赋不耐,食入禁忌,致起病急骤,进展迅速,毒热内蕴,燔灼营血,外发肌肤而发病。血热壅盛,兼感毒邪,毒热互结则周身弥漫潮红,肿胀;热盛则痒;热扰心神则心烦眠差;热伤津液则口渴便干。结合舌脉,证属火毒炽盛证。

中医辨病辨证:溻皮疮(火毒炽盛)。

中医辨证治疗:以清热凉血、解毒化斑为法,方选解毒凉血汤加减,药用水牛角、生地黄炭、金银花炭、莲子心、丹皮、赤芍、白茅根、生石膏、紫草、地丁、生甘草等。

 知识点 5

红皮病的中医病机

中医认为,红皮病多因先天禀赋不耐,心火炽盛,血热内蕴;加之外感毒邪,或饮食失节,致毒热互结,内攻脏腑,外郁肌肤而致。热毒久稽,则耗伤气阴,肌肤失养。

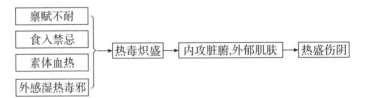

知识点 6

红皮病的中医辨证分型治疗

红皮病多以禀赋不耐,心火炽盛,血热内蕴;兼感毒邪,或饮食失节,致毒热互结,内攻脏腑,外郁肌肤而致。急性期治以清热凉血、解毒化斑之法;慢性期因热毒久稽,耗伤气阴,治以养阴生津、佐以清热解毒。若涉及他脏腑,则兼而治之。

（1）火毒炽盛证

　　［证候］发病急，全身皮肤呈猩红热样或麻疹样红斑，颜色鲜红，继而弥漫性潮红、肿胀；常伴壮热寒战，心烦口渴；舌质红绛，舌苔黄或厚，脉数。

　　［治法］清热凉血，解毒化斑。

　　［方药］解毒凉血汤（《赵炳南临床经验集》）加减。

　　高热明显者酌加连翘、蒲公英、板蓝根；皮肤肿胀者酌加冬瓜皮、泽泻。

（2）毒热伤阴证

　　［证候］疾病后期，潮红肿胀渐消，皮色逐渐转黯，周身大量脱屑，如糠秕、叶片、手足呈手套或袜套样；伴低热，唇干咽燥，口渴喜饮，或口舌糜烂；舌质红，舌苔少或无苔，脉细数。

　　［治法］养阴生津，佐以清热解毒。

　　［方药］解毒养阴汤（《赵炳南临床经验集》）加减。

　　低热不退者，酌加地骨皮、白薇；口燥唇干者酌加天花粉、百合。

　　问题四：本病例的中医外治法如何？

　　该病例的中医外治法可选用中药外用。

　　中药外用：以清热凉血、解毒利湿为主。可选用马齿苋、蒲公英、黄柏、丹皮等清热凉血解毒的中药水煎湿敷和浸浴，随症加减。可用紫草油、芩柏软膏、复方黄连膏（首都医科大学附属北京中医医院院内制剂）、青鹏软膏外涂。

知识点 7

红皮病的中医外治法

　　1. 皮损以潮红肿胀而无渗液者　可选用三黄洗剂外搽，每日 3~4 次。

　　2. 皮损为潮红肿胀、渗液、糜烂者　可选用马齿苋煎水或 10% 黄柏溶液湿敷，每次 10~15min，每日 2 次。

　　3. 慢性期皮损颜色转黯，脱屑为主者　可选用当归、鸡血藤、白鲜皮、马齿苋等养血润燥止痒的中药进行全身浸浴或局部泡洗。用麻油或甘草油（首都医科大学附属北京中医医院院内制剂）或植物油润泽保护皮肤。紫草油、芩柏软膏、复方黄连膏（首都医科大学附属北京中医医院院内制剂）、青鹏软膏外涂。

　　问题五：该患者的西医治疗和中西医结合治疗的思路？

　　该患者为红皮病的急性期，应尽量寻找病因，针对不同病因进行适当治疗。根据全身情况对症治疗。瘙痒明显者给予抗组胺药；如使用糖皮质激素制剂，应早期、足量、规则应用，症状控制后逐渐减量至维持量；必要时给予免疫抑制剂治疗；注意支持治疗，给予优质蛋白饮食，补充多种维生素，维持水、电解质平衡；合并继发感染者及时应用有效抗生素。局部治疗原则为止痒、保护皮肤，防止继发感染。糜烂渗出明显者，用具有抗炎收敛作用的溶液湿敷。干燥部位可用乳剂及软膏等。

类似该病例的初期患者,早期可采用中西医结合治疗,给予清热凉血解毒的中药,病情好转后以中药进行调理以巩固疗效。中医治疗在疾病的初期和缓解期均有一定的优势,通过中医辨证论治,可增强患者体质,减少复发。

知识点 8

红皮病的西医治疗

1. 病因治疗　红皮病的治疗,首先应尽量寻找病因,针对不同病因进行适当治疗。

2. 支持治疗　是基础治疗方法,要补充液体,保持水、电解质平衡,补充营养和多种维生素,保证摄入足够的蛋白质和足够热量。注意加强护理,观察生命体征变化。

3. 症状治疗

(1) 全身治疗:根据全身情况对症治疗。瘙痒明显者给予抗组胺药;如使用糖皮质激素制剂,应早期、足量、规则应用,症状控制后逐渐减量至维持量;必要时给予免疫抑制剂治疗;合并继发感染者及时应用有效抗生素。

(2) 局部治疗:局部治疗原则为止痒、保护皮肤,防止继发感染。避免应用刺激性药物。糜烂渗出明显者,用具有抗炎收敛作用的溶液湿敷。干燥部位可用乳剂及软膏剂等。继发感染时加用抗生素软膏。注意黏膜部位的清洁和保护。

4. 并发症治疗　继发感染是常见并发症,要密切观察病情变化,发现感染迹象时,及时完善相关检查,明确感染源,积极控制感染。出现内脏病变应及时请专科会诊,协助治疗。

问题六:红皮病应如何预防与调护?

红皮病的患者要注意防护,避免加重皮疹的各种因素,不滥用药物,对急性期的其他皮肤病患者勿用刺激性强的药物。饮食宜优质蛋白食物(对蛋白制剂不过敏者),多吃水果蔬菜,补充维生素,忌饮酒及辛辣刺激性食物。对药物过敏所致的红皮病,治疗过程中选择用药应特别慎重,避免出现交叉过敏反应。注意皮肤的清洁及保持良好的环境,如空气流通、定期空间消毒、被褥的清洁等,尤须做好口腔、眼、外阴的护理及防止压疮发生。

【临证备要】

1. 对于发病急骤,进展迅速,皮疹泛发,潮红肿胀,大量脱屑,皮疹面积超过体表面积 90% 以上,伴发热等全身症状,浅表淋巴结肿痛者,结合既往病史和实验室检查,要考虑红皮病的可能。注意发病情况及皮疹特点,特征性皮肤表现,必要时完善血常规、皮肤组织病理等检查,需与先天性鱼鳞病样红皮病、落叶性天疱疮、红皮病型银屑病等疾病相鉴别。

2. 红皮病多以禀赋不耐,心火炽盛,血热内蕴;兼感毒邪,或饮食失节,致毒热互结,内攻脏腑,外郁肌肤而致。急性期治以清热凉血、解毒化斑之法;慢性期因热毒久稽,耗伤气阴,治以养阴生津、佐以清热解毒。外治法可选用中药外用。

3. 该病的治疗首先应尽量寻找病因,针对不同病因进行适当治疗。根据全身情况及原发疾病对症治疗。可应用抗组胺药、糖皮质激素制剂、免疫抑制剂等,继发感染者及时应用有效抗生素。局部治疗以止痒、保护皮肤,防止继发感染为原则。注意支持治疗,给予高蛋白饮食,补充多种维生素,维持水、电解质平衡。本病早期可采用中西医结合治疗,给予清热凉血解毒的中药,病情好转后以中药进行调理以巩固疗效。中医治疗在疾病的初期和缓解期均有一定的优势,通过中医辨证论治,可增强患者体质,减少复发。

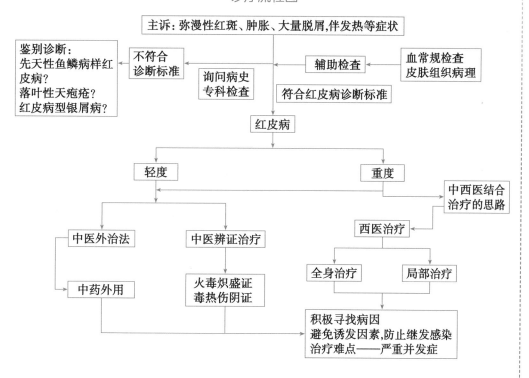

诊疗流程图

第三节 天 疱 疮

 培训目标

1. 掌握天疱疮的定义、诊断、鉴别诊断和中西医治疗。
2. 熟悉天疱疮的辅助检查。
3. 了解天疱疮的中西医临床诊疗思路。
4. 了解天疱疮的预防调护。

天疱疮(pemphigus)是一组由表皮细胞松解引起的可危及生命的自身免疫性大疱性皮肤病,按照临床和病理特征,天疱疮可分为寻常型、增生型、落叶型和红斑型四种类型。其皮疹表现为皮肤或黏膜上出现松弛性水疱和大疱,疱易破溃呈糜烂面。本病相当于中医的"火赤疮""天疱疮"(图14-3-1)。

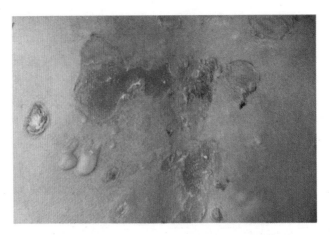

图 14-3-1 寻常型天疱疮

【典型病例】

患者,男性,72岁。主诉:"全身红斑、水疱、糜烂伴瘙痛2年,加重1月"。

患者2年前不明诱因全身出现泛发红斑、水疱,以头面部、躯干、双上肢为主,初起疱液清亮,继而变浑浊,局部皮肤红肿,片状糜烂,少量黄色分泌物渗出,伴瘙痒及疼痛不适,就诊于某医院予以输液治疗(具体药物不详)后,病情好转出院,1月前食用海鲜后,上诉症状再发加重,大片皮肤红斑、糜烂、渗出,感瘙痒及疼痛不适,伴口腔糜烂、疼痛。无全身乏力、畏寒、发热,无恶心、呕吐、腹泻等不适。院外未作特殊处理,今为求系统诊治而收治入院。患者自发病以来精神、饮食尚可,睡眠欠佳,身热口渴,小便赤黄,大便干结,体重无明显变化。

问题一:请归纳病史采集获得的临床信息。为进一步明确诊断和中医证型,需要补充哪些病史内容和实验室检查?

思路:72岁老年男性,全身出现红斑、水疱、糜烂伴瘙痛2年,1月前症状再发加重,伴口腔糜烂、疼痛。首先需要考虑天疱疮,其次考虑大疱性类天疱疮。

为了进一步诊疗,需要补充以下资料。

1. 询问既往史、过敏史及家族史。

2. 完善体格检查及皮肤专科检查。

3. 收集中医望闻问切四诊内容。

4. 完善皮肤病理、免疫荧光及实验室检查。

完善资料如下:

既往史:高血压病史,最高血压170/95mmHg,现口服中药治疗。否认肝炎、伤寒、结核等传染病史;否认心脏病、糖尿病史,否认外伤史、手术史、输血史。

过敏史:否认药物过敏史。

家族史:无特殊。

体格检查:体温:37.2℃,呼吸21次/min,脉搏111次/min,血压145/90mmHg。余心肺腹查体未见异常。神经系统检查:生理反射征存在,病理反射征未引出。

皮肤科检查:全身泛发性水肿性潮红斑、表面覆盖大量黄褐色、油腻性片状厚痂,痂皮相互粘连,剥离后见红色糜烂面,有少量渗液,伴恶臭味,其间见少量水疱、大疱、脓疱,疱壁松弛极薄,触之易破裂,尼氏征阳性。以头面部、躯干、双上肢为著。

辅助检查:血常规:白细胞 $12.3×10^9/L↑$、淋巴细胞百分比 $17.5\%↓$、中性粒细胞百分比 $73.8\%↑$、红细胞 $4.55×10^{12}/L$;心电图:窦性心律,心率 85 次/min,血生化:葡萄糖 8.2mmol/L(餐后血糖),余未见明显异常。胸片:未见明显异常。皮肤组织病理:角化过度,见表皮内水疱形成,水疱位于基底层上方,疱内可见棘层松解细胞。直接免疫荧光:棘细胞间 $IgG、C_3$ 呈网状沉积。

四诊情况:口舌赤烂,皮疹鲜红、见片状糜烂面,疱面渗出明显,伴瘙痒、疼痛。舌质红绛,苔黄,脉细数。

问题二:根据患者的临床特点初步考虑什么诊断? 其诊断依据是什么? 应该与哪些疾病进行鉴别?

思路:本病例的临床特点:患者,男性,72 岁,老年发病;红斑、水疱、糜烂伴痒痛,皮疹分布部位以头面部、躯干、双上肢为主;1 月前食用海鲜后,上诉症状再发加重,大片皮肤红斑、糜烂、渗出,瘙痒、疼痛不适感,伴口腔糜烂疼痛。辅助检查提示血白细胞增高。皮肤组织病理示:角化过度,见表皮内水疱形成,基底层上方见棘层松解细胞。直接免疫荧光:棘细胞间 $IgG、C_3$ 呈网状沉积。

诊断:依据临床表现及组织病理及免疫病理可诊断为寻常型天疱疮。

鉴别诊断:根据患者的疾病特点需要考虑与大疱性类天疱疮、疱疹样皮炎及 IgA 天疱疮相鉴别,该患者老年发病,有松弛性大疱、糜烂,尼氏征阳性及口腔糜烂疼痛,组织病理改变有特征性的棘层松解等特征,是主要的鉴别要点。

 知识点 1

天疱疮的临床表现

【临床表现】

1. 寻常型天疱疮　是最常见和最严重的类型,好发于口腔、胸、背、头部,严重者泛发全身。典型皮损为外观正常皮肤上发生水疱或大疱,尼氏征阳性,易溃破成糜烂面,渗液较多,可结痂,若继发感染则伴有难闻臭味。口腔黏膜损害几乎出现于所有患者。

2. 增生型天疱疮　少见,是寻常型天疱疮的"亚型"。好发于腋窝、乳房下、腹股沟、外阴、肛门周围、鼻唇沟、四肢等皱褶部位,皮损最初为薄壁的水疱,尼氏征阳性,破溃后在糜烂面上形成乳头状的肉芽增生;易继发细菌及真菌感染,常有臭味;陈旧的皮损表面略干燥,呈乳头瘤状。

3. 落叶型天疱疮　多累及中老年人。好发于头面及胸背上部。水疱常发生于红斑基础上,尼氏征阳性,疱壁更薄,更易破裂,在浅表糜烂面上覆有黄褐色、油腻性痂和鳞屑,如落叶状,可产生臭味。本型病情较轻。

4. 红斑型天疱疮　是落叶型天疱疮的"亚型"。好发于头面、躯干上部与上肢等暴露或皮脂腺丰富的部位,一般不累及下肢,除有糜烂、结痂与水疱外,更多见的是红斑、鳞屑性损害,伴有角化过度,面部皮损多呈蝶形分布,易与红斑狼疮混淆;本型预后良好。

知识点 2

天疱疮的诊断标准

【诊断要点】

天疱疮的诊断主要根据临床表现及组织病理、免疫病理特征；其中组织病理、免疫病理不仅能够协助诊断本病，而且对本病的分型及鉴别诊断有很大帮助。

 知识点 3

天疱疮的鉴别诊断

【鉴别诊断】

本病常与大疱性类天疱疮、疱疹样皮炎及 IgA 天疱疮等疾病相鉴别。

1. 大疱性类天疱疮　多见于老年人躯干、四肢皱褶部位，以紧张性水疱、大疱为特点，可伴有较轻的黏膜损害，一般病程 3~5 年。

2. 疱疹样皮炎　多发生于青年，对称分部，肘、膝、臀部多见，皮疹以红斑、丘疹、水疱为特点，黏膜损害较轻，常合并有谷胶过敏性肠病、淋巴瘤等，病程持久。

3. IgA 天疱疮　多见于成人，躯干、四肢见风团样斑块、紧张性大疱、丘疱疹，多数伴有黏膜损害，一般病程 3~6 年。

 知识点 4

天疱疮的辅助检查

【辅助检查】

1. 组织病理　天疱疮基本病理变化为表皮内裂隙和水疱形成、棘层松解现象、疱腔内可见棘层松解细胞，松解的棘层细胞较正常棘细胞大，圆形，胞质呈均匀嗜酸性，核大而深染，核周有浅蓝色晕。

2. 免疫病理　直接免疫荧光显示棘细胞间有 IgG 以及 C_3 呈网状沉积。寻常型和增生型沉积在棘层下方，落叶型和红斑型沉积在棘层上方甚至颗粒层。

3. 实验室检查　ELISA 法可检测患者血清中存在的特异性抗 DSG（表皮棘细胞间桥粒的结构蛋白）3 和 DSG1 抗体，抗体水平与临床症状呈相关性。

问题三：本例中医辨证思路是什么？如何辨证治疗？

中医四诊情况：皮疹鲜红、见片状糜烂面，疮面渗出明显，伴瘙痒、疼痛；睡眠欠佳，身热口渴，小便赤黄，大便干结，口舌赤烂，舌质红绛，苔黄，脉细数。

中医病机和辨证分析：患者因心火、脾湿蕴蒸，复感风热暑湿之邪，内外相搏，伏于肌腠，不得疏泄，交阻皮肤而发病。热伏营血，火毒炽盛，燔灼肌肤，故红斑成片，水疱

 笔记

迭起;热扰心神,故睡眠不佳,身热口渴;热伤津液,肠道运化失常,故小便短赤,大便干结,舌质红绛,苔黄脉细数。

中医辨病辨证:天疱疮(热毒炽盛证)

中医辨证治疗:解毒凉血汤加减,药用水牛角、莲子心、白茅根、天花粉、紫花地丁、栀子、甘草、黄连、石膏等。

知识点 5

天疱疮的中医病机

天疱疮以心火、脾湿为主要病机。急性期为感受风热暑湿之邪,内外相搏,或火毒炽盛燔灼肌肤而发;慢性期为脾失健运,湿浊内生,心火、脾湿交阻,湿火化燥,灼津耗气而发。

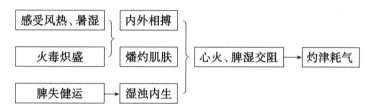

知识点 6

天疱疮的中医辨证分型治疗

天疱疮治疗以清热解毒,健脾祛湿为主。在急性期治以清热解毒凉血,慢性缓解期治以健脾除湿,兼以益气养阴。若涉及其他脏腑,则兼而治之。

(1) 热毒炽盛证

[证候] 发病急骤,水疱迅速扩展或增多,表皮糜烂、鲜红、灼热痒痛;伴身热口渴,便干溲赤。舌质红绛,苔黄,脉弦滑或数。

[治法] 清热解毒,凉血清营。

[方药] 解毒凉血汤(赵炳南经验方)加减。

高热不退者,加水牛角;大便干燥者,加生大黄;水疱渗液较多者,加滑石、车前子。

(2) 心火脾湿证

[证候] 遍身大疱,糜烂渗出面大,疱壁松弛,疮面色红;伴心烦口渴。口舌糜烂,大便秘结,小便短赤。舌质红,苔黄腻,脉濡数。

[治法] 泻心凉血,清脾除湿。

[方药] 清脾除湿饮(清《医宗金鉴》)加减。

心火炽盛者,加莲子心、黄连;口腔糜烂者,加灯心草;大便干结者,加生大黄、虎杖。

(3) 脾虚湿蕴证

[证候] 疱壁松弛,基底淡红色,皮损较厚或结痂而不易脱落,糜烂面大或湿烂成片;伴口渴不欲饮,或恶心呕吐,倦怠乏力,腹胀便溏。舌质淡胖,苔白腻,脉沉滑。

[治法] 清热解毒,健脾除湿。

[方药] 除湿胃苓汤(明《外科正宗》)、参苓白术散(宋《太平惠民和剂局方》)加减。

若皮损基底发红,加马齿苋、白茅根、黄柏。

(4) 气阴两伤证

[证候] 病程日久,已无水疱出现,疱干结痂,干燥脱落,瘙痒入夜尤甚,痂屑层层脱落,状如落叶;伴口干咽燥,五心烦热,汗出,口渴不欲多饮,神疲无力,气短懒言。舌质淡红,苔少或无苔,脉沉细数。

[治法] 益气养阴,清热余毒。

[方药] 解毒养阴汤(赵炳南经验方)加减。

瘙痒甚者,加蒺藜、钩藤。

问题四:本病例的中医辨证处方和外治法如何?

思路:该病例的中医外治法可选用中药外用。

中药外用:可选以黄柏、马齿苋、地榆等清热解毒利湿的中药水煎湿敷,随症加减。皮损结痂处可选用黄连粉植物油调,外涂患处。

知识点 7

天疱疮的中医外治法

中药外用:渗液较多,糜烂重者可先用五倍子、龙葵各15g,石榴皮30g,水煎取汁湿敷,后用青黛散植物油调搽。

口腔黏膜破溃处选用养阴生肌散、锡类散外吹患处。

问题五:该患者的西医治疗和中西医结合治疗的思路。

该患者属于寻常型天疱疮,病情较重,首先要控制新发皮损,防止继发病变。加强营养支持治疗,防止低蛋白血症及水电解质与酸碱平衡紊乱。如有感染可根据药敏选用抗感染治疗。

本病治疗首选药物为糖皮质激素口服和外用;其次可选用免疫抑制剂以减少糖皮质激素用量,对于病情严重及激素不耐受的高龄患者可联大剂量合丙种球蛋白静脉滴注。天疱疮一般病程较长,病情较重,急性期及病情后期均可配合中医中药,对有效减少糖皮质激素和免疫抑制剂用量及副作用,具有积极的意义。

本病中医治疗注重整体辨证与局部辨证相结合、治标与治本相结合,急性期以清热除湿为治则;慢性期及后期湿热减退、气阴耗伤,以健脾除湿、益气养阴为治则。其中湿邪作为一个中心环节,贯穿于天疱疮的整个治疗过程,从"湿"论治是治疗天疱疮的基本大法。

知识点 8

天疱疮的西医治疗

天疱疮的西医治疗原则是控制新发皮损、防止继发感染。

1. 一般治疗　以加强营养等支持治疗为主,对于黏膜损害重、皮肤渗出明显者及时补充白蛋白,预防低蛋白血症及水电解质与酸碱平衡紊乱。

2. 全身治疗　以糖皮质激素为首选药物,应及时治疗,足量控制,正确减量。一般用量为泼尼松 60~120mg/d。皮损控制无新发皮损出现 2~3 周后减量,减量需缓慢,多数患者需维持数年。单用糖皮质激素疗效不明显时可联合应用免疫抑制剂如吗替麦考酚酯、硫唑嘌呤、环磷酰胺、甲氨蝶呤、他克莫司、环孢素等。对于病情严重、糖皮质激素和免疫抑制剂联合治疗无效时可选用血浆置换疗法、造血干细胞移植以及生物制剂如利妥昔单抗,也可大剂量静脉丙种免疫球蛋白。

3. 局部治疗　主要是防止皮肤、黏膜感染,可每天用 2% 硼酸溶液漱口,糜烂面用油纱布遮盖,保持房间清洁、通风、干燥,伴感染者可外用或全身给予敏感抗生素。

问题六:天疱疮应如何预防与调护?

患者应注意休息与全身营养状态,加强个人卫生,注意皮肤、口腔及外阴清洁,预防感染。注意激素长疗程平稳撤减,避免自行停药,用药期间检测和预防激素、免疫抑制剂的副作用,定期复查和根据病情变化进行有效治疗和预防复发。

【临证备要】

1. 老年发病、松弛性大疱、糜烂、尼氏征阳性,应考虑自身免疫性大疱性疾病,组织病理改变有特征性的棘层松解等特征,直接免疫荧光显示棘细胞间有 IgG 以及 C_3 呈网状沉积,实验室检查血清中存在特异性抗 DSG3 和 DSG1 抗体可帮助诊断。注意与大疱性类天疱疮、疱疹样皮炎及 IgA 天疱疮相鉴别。

2. 天疱疮治疗以清热解毒,健脾祛湿为主。在急性期治以清热解毒凉血,慢性缓解期治以健脾除湿,兼以益气养阴。外治法可选用中药外用湿敷;口腔黏膜破溃处选用养阴生肌散、锡类散。

3. 该病全身治疗以糖皮质激素为首选药物,单用糖皮质激素疗效不明显时可联合应用免疫抑制剂,病情严重、糖皮质激素和免疫抑制剂联合治疗无效时可选用血浆置换疗法、造血干细胞移植以及生物制剂。局部治疗主要是防止皮肤、黏膜感染。

诊疗流程图

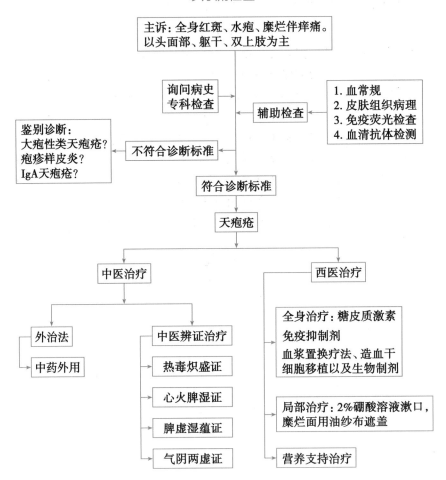

主诉：全身红斑、水疱、糜烂伴痒痛。以头面部、躯干、双上肢为主

询问病史 专科检查

辅助检查

1. 血常规
2. 皮肤组织病理
3. 免疫荧光检查
4. 血清抗体检测

鉴别诊断：
大疱性类天疱疮？
疱疹样皮炎？
IgA天疱疮？

不符合诊断标准

符合诊断标准

天疱疮

中医治疗

外治法

中药外用

中医辨证治疗

热毒炽盛证

心火脾湿证

脾虚湿蕴证

气阴两虚证

西医治疗

全身治疗：糖皮质激素 免疫抑制剂 血浆置换疗法、造血干细胞移植以及生物制剂

局部治疗：2%硼酸溶液漱口，糜烂面用油纱布遮盖

营养支持治疗

第四节　大疱性类天疱疮

 培训目标

1. 掌握大疱性类天疱疮的辨证论治及常用外治法。
2. 熟悉大疱性类天疱疮的定义、诊断、鉴别诊断及辅助检查。
3. 了解大疱性类天疱疮的西医治疗。
4. 了解大疱性类天疱疮的预防调护。

　　大疱性类天疱疮(bullous pemphigoid, BP)是一种较严重的慢性、复发性、大疱性皮肤病。主要特征是疱壁厚、紧张不易破的大疱,组织病理为表皮下大疱,免疫病理显示基底膜带 IgG 和/或 C_3 沉积,血清中存在针对基底膜带成分的自身抗体。尼氏征阴性。多见于中、老年人。男女发病率相等。

　　中医称本病为"火赤疮""天泡疮""蜘蛛疮"。《医宗金鉴·外科心法要诀》记载

笔记

"火赤疮,此证由心火妄动,或感酷暑时临,火邪入肺,伏结而成。初起小如芡实,大如棋子,燎浆水疱,色赤者为火赤疮;若顶白根赤,名天疱疮。俱延及遍身,焮热疼痛,未破不坚,疱破毒水津烂不臭。"(图14-4-1)

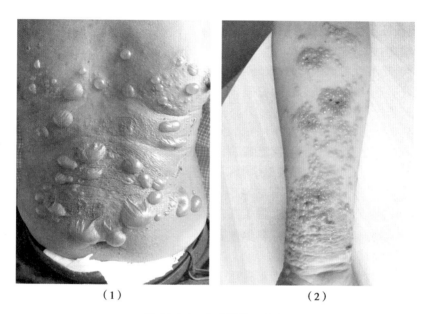

（1） （2）

图14-4-1 大疱性类天疱疮

【典型病例】

张某,男,75岁。因"全身起水疱2个月,加重10天"就诊。

患者2月前发现躯干部有零星水疱出现,轻微瘙痒,当时未予重视,10天前因生气、饮酒致皮疹明显增多,瘙痒,为进一步治疗来诊,刻下全身见大小不等的水疱,大部分水疱紧张不破。

问题一:请归纳病史采集获得的临床信息。为了进一步明确诊断和中医证型,需要补充哪些病史内容和实验室检查?

思路:老年男性,情志不遂,肝郁化火,加之饮酒辛辣,全身泛发水疱,疱壁紧张,自觉瘙痒,首先应考虑为大疱性类天疱疮。

为了进一步诊疗,需要补充以下资料。

1. 询问既往史、个人和家族遗传过敏性疾病史。

2. 进行详细体格检查和皮肤专科检查。

3. 收集中医望闻问切四诊内容。

4. 应完善血常规(重点关注血嗜酸性粒细胞计数)和血生化检查,也可行肿瘤标志物检测,必要时行组织病理和直接免疫荧光病理检查。

完善资料如下:

既往史:既往体健,嗜食烟酒。有慢性咽炎病史,无肝炎结核病史。

过敏史:否认药物及食物过敏史。

体格检查:体温 36.8℃,呼吸 18 次/min,脉搏 80 次/min,血压 144/84mmHg。颈部及腹股沟可触及数个肿大淋巴结,蚕豆大小,活动度可,无压痛。双肺呼吸音略粗,未闻及干湿啰音,心脏未闻及杂音。

皮肤科检查:全身皮肤布较多大小不等的水疱,以腹部和四肢为重,大部分水疱疱壁紧张,尼氏征阴性,口腔及外阴黏膜正常。

辅助检查:

血常规:嗜酸性粒细胞计数:$6.5×10^9/L$↑。

血生化检查:血电解质、血脂、血糖、肝功能、肾功能等均未见异常。

肿瘤标志物指标无异常。

组织病理和免疫病理:表皮下可见单房性水疱,疱腔内有嗜酸性粒细胞,真皮乳头血管周围有少量嗜酸性粒细胞、淋巴细胞、中性粒细胞浸润;表皮皮肤正常。

直接免疫荧光显示基底膜带 IgG 和 C_3 沉积。

四诊情况:皮疹泛发大小不等的水疱,疱壁紧张,伴瘙痒剧烈,心烦易怒,胃纳一般,大便偏干,小便黄。舌质黯红,舌尖红,苔薄黄,脉细数。

问题二:根据患者的临床特点初步考虑什么诊断? 其诊断依据是什么? 应该与哪些疾病进行鉴别?

根据本病例以下临床特点:老年男性,全身泛发水疱,疱壁紧张,自觉瘙痒,心烦易怒。组织病理和免疫病理:表皮下可见单房性水疱,疱腔内有嗜酸性粒细胞,直接免疫荧光显示基底膜带 IgG 和 C_3 沉积。本病应诊断为大疱性类天疱疮。

本病例的鉴别诊断:主要应与天疱疮进行鉴别,天疱疮表现为松弛性水疱,尼氏征阳性,口腔损害常见,组织病理示表皮下水疱,直接免疫荧光显示表皮细胞间 IgG 和 C_3 沉积。

知识点 1

大疱性类天疱疮的临床表现

【临床表现】

1. 多累及 50 岁以上的中老年人。好发于躯干、四肢伸侧、腋窝和腹股沟。可累及全身各部位,以躯干、头面部及四肢近端为多。亦可累及口、鼻、眼、外生殖器、肛门等部位。

2. 在正常皮肤或红斑基础上出现大疱,疱壁多紧张,不易破溃,尼氏征阴性,皮损愈合后不留瘢痕。

3. 自觉皮损部位瘙痒、灼痛,可伴有发热、不适等全身症状。

4. 本病进展缓慢,如不予治疗,数月至数年后可自发性消退或加重,但预后好于天疱疮。

5. 组织病理学检查 表皮下水疱,水疱为单房性,疱顶多为正常皮肤,疱腔内有嗜酸性粒细胞;真皮乳头血管周围有嗜酸性粒细胞、淋巴细胞、中性粒细胞浸润。

6. 直接免疫荧光检查 直接免疫荧光显示在表皮和真皮的基底膜带 IgG 和 C_3 沉积,偶见 IgM、IgA 沉积。用氯化钠分离表真皮,本病 IgG 沉积在表皮侧。

知识点 2

大疱性类天疱疮的鉴别诊断

主要应与天疱疮及重症型多形红斑等进行鉴别,天疱疮表现为松弛性水疱,尼氏征阳性,口腔损害常见,组织病理示表皮下水疱,直接免疫荧光显示表皮细胞间 IgG 和 C_3 沉积;重症型多形红斑多见于青壮年,皮损呈多形性,黏膜损害严重,发病急,常伴全身症状,免疫病理未见 IgG 在基底膜带沉积。

问题三:本例中医病机和辨证思路如何? 如何辨证治疗?

中医四诊情况:老年男性,全身泛发水疱,疱壁紧张,皮疹泛发大小不等,自觉瘙痒,心烦易怒,胃纳一般,大便偏干,小便黄。舌质黯红,舌尖红,苔薄黄,脉细数。

中医病机和辨证分析:患者老年男性,饮食不节,过食辛辣醇酒,酿生湿热,复因情志不遂,肝郁化火,致湿热火毒,蕴搏肌肤而发病;肝有郁火则心烦易怒,湿热伤阴则便干口干,小便发黄,舌红苔薄黄,脉滑数等亦为湿热证表现。

中医辨病辨证:天疱疮,湿热火毒证。

中医辨证治疗:治法清热泻火,解毒除湿为主。

方选:黄连解毒汤加减。

知识点 3

中医的病因病机

中医认为,本病总由脾湿内蕴,外感湿热毒邪,内外之邪相搏,伏于肌腠,不得宣泄,外发皮肤而成水疱。或因饮食不节,过食肥甘厚味,辛辣醇酒,酿生湿热;或因情志不遂,肝郁化火,复感毒邪,致湿热毒邪,蕴搏肌肤而发病;亦有因年老体弱,脾气不足,脾虚不能运化水湿,水湿内停,发于肌肤则水疱迭起;若因久病或反复发作,湿热久聚,热毒伤阴,伤津耗气,则致气阴两虚。

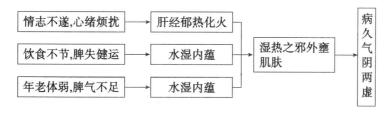

知识点 4

大疱性类天疱疮的中医辨证分型治疗

(1) 湿热火毒证

[证候] 发病较急,皮肤见红斑、水疱和大疱,疱壁紧张不易破,疱破后糜烂面

鲜红。伴有身热口渴,便干溲赤,心烦易怒。舌质红,苔黄或腻,脉弦滑。

[治法] 清热泻火,解毒除湿。

[方药] 黄连解毒汤(东晋《肘后备急方》,名见唐《外台秘要》引崔氏方)加减。

心烦急燥者加连翘、龙胆,瘙痒剧烈者加白蒺藜、白鲜皮、苦参,皮肤鲜红而肿者加丹皮、紫草、白茅根。大便秘结者,加大黄。

(2) 脾虚湿蕴证

[证候] 皮损多发于四肢,斑色淡红,上有大疱,破溃后渗出较多,伴有神疲乏力,腹胀纳呆,气短懒言,睡眠不实,大便溏软,舌质淡红,舌体胖大有齿痕,苔白腻,脉濡缓。

[治法] 健脾除湿解毒。

[方药] 除湿胃苓汤(明《外科正宗》)加减。

加减法:继发感染者加金银花、蒲公英、马齿苋,热象偏重者加丹皮、赤芍、黄芩,心悸失眠者加莲子心、茯神、酸枣仁,纳呆者,加陈皮、鸡内金、枳壳。

(3) 阴虚湿恋证

[证候] 老年体弱,病程日久,水疱较少出现,皮肤粗糙干燥伴瘙痒,口渴不欲饮,烦躁失眠,消瘦乏力,或五心烦热,咽干唇燥,便干。舌质淡或有裂纹,少苔,脉沉细而数。

[治法] 滋阴清热,健脾除湿。

[方药] 滋阴除湿汤(明《外科正宗》)加减。

加减法:心烦失眠者,加生龙骨(先煎)、生牡蛎(先煎)、夜交藤、远志、柏子仁;大便不通者,加胡麻仁;咽干唇燥者,加天花粉;食少纳差者,加焦三仙。

问题四:本病例的中医辨证处方和外治法如何?

本病例中医辨证为湿热火毒证,治以清热泻火,解毒除湿之法。方选黄连解毒汤加连翘,龙胆,白鲜皮,苦参,丹皮,茯苓,薏苡仁,枳壳。

外治可用黄柏、地榆各30g,每日1剂,煎水湿敷,选用紫草油、甘草油外涂。

知识点 5

大疱性类天疱疮的中医外治法

1. 糜烂渗出明显,用黄柏、地榆各30g,每日1剂,煎水湿敷。
2. 皮损渗出减少时,可用10%的紫草油外搽。
3. 大面积糜烂,有条件者可采用暴露疗法。
4. 口腔糜烂者,可用金银花、甘草各等分煎水或3%硼酸溶液漱口,再用西瓜霜喷撒患处。

问题五:该患者的西医治疗和中西医结合治疗的思路?

该患者应给予高蛋白、高维生素饮食,可给予小剂量激素,如醋酸泼尼松龙30mg,

每日 1 次,内服,同时给服钙剂和胃黏膜保护剂。

中西医结合治疗的思路:

本病属中医皮肤病的重症,应给予重视,本例患者应中西医结合治疗,遵循急则治其标,缓则治其本的原则。目前属于急性期重在清热除湿,解毒凉血,因年老体弱,可适当加入茯苓、薏苡仁、枳壳等健脾除湿药物,同时内服西药治疗;若病情缓解,水疱消退,无新水疱出现,则可逐步递减激素,但切不可减量过快,以防病情反复,一般掌握在 3~6 个月内将激素完全减掉,同时根据患者中医证候的改变调整内服方剂。慢性期或后期,湿热减退,津伤液耗,脾气虚弱,治疗重在益气养阴,健脾除湿,兼以清热解毒。

知识点 6

大疱性类天疱疮的西医治疗

外用药物治疗:对于皮损比较局限的大疱性类天疱疮患者,可首先单纯外用强效糖皮质激素霜剂。

系统治疗:分为一般治疗和药物治疗。

一般治疗主要为支持疗法,对重症患者尤为重要,应给予高蛋白、高维生素饮食,必要时少量多次给予全血、血浆或白蛋白,应注意维持水、电解质平衡。

药物治疗包括糖皮质激素、免疫抑制剂等。

(1) 糖皮质激素:一般用中等量的泼尼松 0.5~1.0mg/(kg·d) 即可,病情控制后可逐渐减量至维持量(5mg/d),剂量小于 30mg/d 时可予清晨顿服;少数重症患者也可大剂量应用糖皮质激素,方法及用量可参照天疱疮。

(2) 免疫抑制剂:单独应用有效,但多与糖皮质激素联用。可使用环孢素 100~200mg/d 口服,病情控制后逐渐减量至停用。

(3) 其他:氨苯砜(50~300mg/d 口服)单用或与糖皮质激素联用;四环素 1.5~2.0g/d 或米诺环素 0.1g/d 单用或与烟酰胺 150~200mg/d 联用有一定疗效;对伴有感染者应及时选用抗生素。

问题六:大疱性类天疱疮应如何预防与调护?

1. 保持情绪稳定,睡眠充足,避免受凉。

2. 注意皮肤、口腔及外阴清洁,预防全身或局部感染。

3. 加强饮食营养,给予高蛋白、高维生素、低盐饮食。

4. 皮损结痂或层层脱落时,可用植物油湿润,轻轻揩之,不宜水洗。

5. 如果使用糖皮质激素,应严格观察激素的副作用。

【临证备要】

大疱性皮肤病是一组慢性复发性自身免疫性疾病。大疱性类天疱疮的病位在肌肤,与心、肝、脾关系最密切。中医辨证多因心火脾湿蕴蒸,兼感暑湿热毒之气,内外合邪而发病。其病初以湿、热实证为主,病久则伤阴耗气。故中医治疗原则是清热解毒,健脾除湿,其关键点是热和湿。在治疗方法上应该内治和外治相结合。只有内外结合,标本兼治,才能达到较好的治疗效果。

治疗上,应遵循"急则治其标,缓则治其本"的原则。急性期重在清热除湿,解毒凉血,可适当加入茯苓、薏苡仁、枳壳等健脾除湿药物;慢性期或后期,湿热减退,津伤气耗,治疗重在益气养阴,健脾除湿,兼以清热解毒。

若单纯中医中药治疗效果不理想,应中西医结合治疗。急性期及早使用足量的糖皮质激素,同时辨证应用中药,可以尽快控制病情,并减轻激素副作用;皮损消退后逐步递减激素,但切不可减量过快,以防病情反复。

本病应注意鉴别诊断,特别是要注意大疱性类天疱疮和天疱疮的鉴别,二者在选择应用激素的剂量上有差别,天疱疮应用的激素量要大些。

应用激素治疗后,撤减激素时不能过急,否则会引起病情反复。

中医治疗本病也有较好疗效,但要注意不能过分苦寒伤胃,做到中病即止。

诊疗流程图

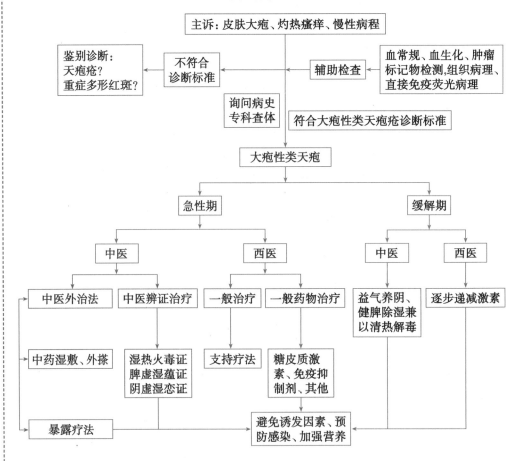

第五节　红　斑　狼　疮

培训目标

1. 掌握红斑狼疮的定义、诊断和中医辨证论治。
2. 熟悉红斑狼疮的辅助检查和西医治疗。
3. 了解红斑狼疮西医的病因及发病机制。
4. 了解红斑狼疮的预防调护。

　　红斑狼疮(lupus erythematosus,LE)是一种典型的自身免疫性结缔组织病,为病谱性疾病,病谱的一端为盘状红斑狼疮(DLE),另一端为系统性红斑狼疮(SLE),其间有播散性盘状红斑狼疮、亚急性皮肤型红斑狼疮、深部红斑狼疮等。其临床特点为盘状红斑狼疮好发于面颊部,主要表现为皮肤损害,多为慢性局限性;系统性红斑狼疮除有皮肤损害外,常同时累及全身多系统、多脏器,病变呈进行性经过,预后较差。本病多见于15~40岁女性。相当于中医的"红蝴蝶疮"(图14-5-1)。

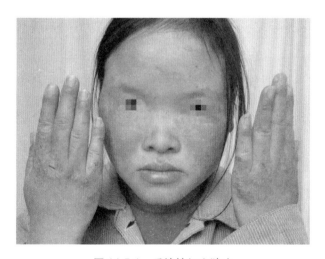

图14-5-1　系统性红斑狼疮

【典型病例】

　　张某,女,40岁。主诉:"面部水肿性红斑1年余,伴低热,关节酸痛"。

　　现病史:患者1年前面颊部出现红斑,后因日晒加重,曾在当地医院诊为"日光性皮炎",给予抗过敏治疗,口服"氯雷他定片",外用"氧化锌软膏"见效,后因出现指端红斑,低热,关节酸痛,遂做进一步检查,实验室检查示:白细胞$3.8×10^9/$ L↓、血小板$80×10^9/L$↓、补体C_3:0.51↓、抗ANA阳性、ds-DNA抗体阳性、抗Sm抗体阳性、抗SSA、抗SSB抗体阳性。随确诊为系统性红斑狼疮(SLE),收住院治疗。住院期间,给予泼尼松50mg/d、羟氯喹等药及对症处理,后症状缓解出院,为寻求进一步治疗,求助中医。现患者面部蝶形红斑,对光敏感,甲周黯红斑,伴低烧、关节痛,头昏乏困。舌红苔少,脉细。

既往史:患者平素体质尚可,有光敏感史。否认肝炎结核病史,否认外伤史。

过敏史:否认药物过敏史。

家族史:父母体健。否认家族遗传病史。

体格检查:体温 37.8℃,呼吸 24 次/min,脉搏 85 次/min,血压 130/80mmHg。患者形体偏胖,颈部未可触及淋巴结,余心肺腹查体未见异常。

皮肤科检查:面部水肿性红斑,呈蝶形,甲周黯红斑。

辅助检查:白细胞 $3.8×10^9$/L↓,血小板 $90×10^9$/L。补体 C_3 0.51,抗 ANA 阳性、ds-DNA 抗体阳性、抗 Sm 抗体阳性,抗 SSA、抗 SSB 抗体阳性。

四诊情况:患者面部蝶形红斑,对光敏感,甲周黯红斑,伴低烧、关节痛,头昏乏困。舌红苔少,脉细。

问题一:根据患者的临床特点初步考虑什么诊断? 其诊断依据是什么? 应该与哪些疾病进行鉴别?

思路:依据该患者的主要病史、临床表现和实验室检查综合诊断,参照 ARA1997 年 SLE 的诊断标准可明确诊断。

SLE 的早期临床表现往往不典型,仅有 1~2 种症状或单个脏器的损害,诊治者不仔细做全面的检查,则往往误诊为其他疾病。需要鉴别的疾病有类风湿性关节炎或风湿热、日光性皮肤病等。

 知识点 1

红斑狼疮的临床表现

【临床表现】

红斑狼疮是病谱性疾病,临床表现复杂多样。

1. 盘状红斑狼疮(DLE)　多见于中青年人,女与男之比约为 3:1。本病发生与日光照射密切相关,慢性病程,预后良好。

初起损害为一片或数片扁平丘疹或斑疹性损害,逐渐向四周扩展,形成微隆起的环状或不规则之斑块,表面附有黏着性的鳞屑,边缘清楚而稍隆起,有时呈轻度浮肿,炎症明显,并出现色素沉着;中央逐渐凹陷,出现萎缩,颜色变淡;在萎缩处可见固着性毛囊性角质鳞屑,不易刮除,如将鳞屑刮除后可见扩大的毛囊口与角质栓,是本型的临床特点之一。皮疹好发于颜面部,特别是两颧颊和鼻背,典型者呈蝶状分布;其次为口唇、耳郭、头皮、手背、手指及前臂等处,亦可泛发于四肢及躯干的其他部位。自觉轻度瘙痒或灼热。曝光可使皮损加重或复发。全身症状轻微,少数患者可有低热、乏力或关节痛等。患者出现白细胞减少、血沉加快、ANA 滴度升高等。

2. 亚急性皮肤型红斑狼疮（SCLE）　占整个 LE 的 10%～15%，多发于中青年女性。

多累及躯干上部的暴露部位，如面、颈、胸部、肩背和上肢等处。皮损主要表现为丘疹鳞屑型和环形红斑型两种形态。丘疹鳞屑型开始为小丘疹，渐扩大成大小形状不一的红斑或斑块，上覆薄层非黏着性鳞屑，似银屑病样或糠疹样；环形红斑型则由小红斑或小丘疹逐渐扩大，中央消退，外周为轻度隆起浸润的环形或弧形水肿性红斑，红斑平滑或有少许鳞屑，环形红斑可融合成多环形或不规则形，除面部外，亦可见于躯干或四肢。SCLE 的皮损呈光敏性，愈后不留瘢痕，但多有色素改变，亦可见毛细血管扩张。部分患者可合并 DLE 皮损。环形红斑型 SCLE 一般病情较稳定，而丘疹鳞屑型患者更易倾向发展为 SLE。

SCLE 患者常伴有发热、口腔溃疡、浆膜炎、关节痛等系统症状，也可有白细胞减少、ANA、抗 dsDNA、抗 Sm 阳性，故约半数患者符合 SLE 诊断标准，但严重肾脏及中枢神经系统受累较少见。实验室检查少数患者可有贫血、白细胞减少，ANA 阳性率 63%～78%，抗 La 抗体阳性率 50%～70%，抗 RO 抗体 60% 阳性，后两者的高阳性率是本型的免疫学特征。

3. 系统性红斑狼疮（SLE）　多见于育龄期女性，成年女性与男性之比约为 9∶1，由于 SLE 可先后或同时累及全身多器官系统，故临床表现复杂，病情比较严重。

早期的表现多种多样，发热、关节痛和面部蝶形红斑是本病最常见的早期症状，有时血液系统受累或肾炎是本病的首发症状。

（1）发热：90% 的患者伴有发热，甚至有人强调在 SLE 整个病程中，不发热的患者是没有的。热型有两种：一种是长期的低热，大多数是作为亚急性发病的表现，午后低热 37.5～38℃，伴有面部、颈或上肢的红斑，有的患者可以没有任何不适，有的伴有关节痛、全身肌肉酸痛或疲累。另一种是弛张型高热，很少有寒战，较多为急性发病的表现，常有严重的皮肤黏膜损害，或伴有胸膜炎、急性狼疮肺炎或脑损害。在出现 SLE 高热的情况下，白细胞数常下降，血沉加速。如持续高热在 40℃ 以上，则多见于脑损害的后期或心肺损害的临终表现，预后险恶。

（2）关节痛：95% 的患者都有这种症状，常侵犯踝、腕、膝、肘及近端指间关节，多呈游走性及多个关节痛，经常变换或反复，大关节可以肿痛、压痛，但发红的不多；而小关节则常伴有轻度红肿。关节痛尤其是关节炎可以作为本病病情活动的一种表现。

（3）皮肤症状：SLE 的皮肤症状是全身症状的一部分，常在早期出现，首先出现者约占 1/4。在全病程中，亦有少数患者无皮疹，所谓无红斑的红斑狼疮（Lupus Sine Lupo）。

1）面部蝶形红斑：这是本病所特有的症状，约有过半患者出现这样的红斑，日晒后加重。

2）肢端红斑：在指趾尖端、指趾腹、大鱼际、小鱼际、跖缘、足跟、甲周及手指伸侧面出现红斑,长期持续不退时常出现角化萎缩。

3）额部发鬓毛发干燥,易断,狼疮脱发。

4）DLE 皮损。

5）口腔黏膜损害。其他有雷诺现象、网状青斑、紫癜、皮下结节等损害。

（4）其他

1）肾损害:75%的患者有肾脏损害。

2）心脏合并症:心包炎是 SLE 最常见的心脏损害,发生率可达 30%。

3）肺损害:SLE 有肺及胸膜受累者占 40%~50%,胸膜炎或胸膜渗出常呈双侧性,是最常见的临床表现。

4）消化道症状:可有恶心、呕吐、腹痛腹泻等症状,肝脏受累常见。

5）血液系统表现:贫血最常见。

6）精神神经系统症状:发病率 20%~40%,主要为中枢神经系统的病变所致。

知识点 2

红斑狼疮的实验室检查与辅助检查

【实验室检查与辅助检查】

有助于确立诊断,评估病情与疗效判断。

1. 一般检查　血常规、尿常规、血沉、24h 尿蛋白定量。

2. 免疫学检查　包括:①狼疮细胞检查;②抗核抗体检查;③补体和免疫复合物检查。

3. 根据内脏受累情况作相关检查　如肺功能、胸部 X 线检查、心电图、超声、磁共振及脑脊液检查等。

4. 组织病理与免疫荧光。

知识点 3

红斑狼疮的诊断标准

【诊断要点】

1. DLE 的诊断　主要依据皮疹的特点,即盘状损害,中央萎缩凹陷,或有黏着性鳞屑及角质栓,可结合病理变化及狼疮带试验(lupus band test,LBT)。

2. SCLE 的诊断　SCLE 的诊断主要靠皮肤表现,即在暴露部位出现丘疹或斑丘疹,附有少许鳞屑,或多形红斑样的水肿性红斑,多环形或不规则形,常伴有阳光过敏现象。如皮疹不典型可作皮肤活检及 LBT,它的皮肤病理变化似盘状红斑狼疮但无角质栓,免疫荧光约 50%阳性,有助于诊断。

3. SLE 的诊断 SLE 诊断标准(ARA 1997 年诊断标准)

(1) 面部红斑

(2) 盘状红斑

(3) 光线过敏

(4) 口腔溃疡

(5) 关节炎

(6) 浆膜炎(胸膜炎或心包炎)

(7) 肾病变:①持续性蛋白尿:尿蛋白定量每天超过 0.5g 或定性>+++;②细胞管型,可为细胞、血红蛋白、颗粒样、管样或混合性。

(8) 精神神经病变:①癫痫发作;②精神病(除外药物、代谢病引起)。

(9) 血液病变:①溶血性贫血:伴有网织红细胞增多;②白细胞减少:2 次或多次低于 $4×10^9$/L;或③淋巴细胞减少:2 次或多次低于 $1.5×10^9$/L;或④血小板减少:在无药物影响下低于 $100×10^9$/L。

(10) 免疫学异常:①LE 细胞阳性;②抗 DNA 抗体:抗 dsDNA 抗体滴度异常;或③抗 SM 抗体阳性;或④假阳性梅毒血清反应,至少持续 6 个月,并经梅毒螺旋体荧光抗体吸收实验证实。

(11) 抗核抗体:在任何时间和不属于药物性狼疮的情况下,用免疫荧光或其他相应的试验测出抗核抗体的滴度异常。

在上述 11 条标准中,患者连续或同时出现 4 条或 4 条以上,则诊断为 SLE。

 知识点 4

红斑狼疮的鉴别诊断

【鉴别诊断】

1. 类风湿性关节炎或风湿热 关节肿痛明显,可出现风湿结节,无 SLE 特有的皮肤改变,对光线不敏感,类风湿因子大多阳性,抗核抗体检测阴性。

2. 多形性日光疹 表现多样化,可有红斑、丘疹、水疱,像湿疹皮炎,很痒;ANA 阴性或低滴度阳性,LBT 可部分阳性,组织病理中炎症变化主要在表皮及血管周围,而 SCLE 炎症病变主要在附件周围。

问题二:本例中医病机和辨证思路如何? 如何辨证治疗?

本病例的四诊情况:患者面部蝶形红斑,对光敏感,甲周黯红斑,伴低烧、关节痛,头昏乏困。舌红苔少,脉细。

中医病机和辨证分析:患者先天禀赋不足,腠理不密,日光曝晒,外热入侵,热毒入里,瘀阻脉络,内伤脏腑、外发肌肤。热毒上犯头面,则面部红斑,热毒传里,瘀阻肌肉关节,则甲周红斑,关节疼痛、乏力;病久肝肾亏虚,精血不足,虚火上炎,则低热、舌红苔少,脉细。

中医辨病辨证:红蝴蝶疮(阴虚火旺证)。

中医辨证治疗:以滋阴降火为法,方选六味地黄汤加减。药用生地、山药、山萸肉、丹皮、茯苓、泽泻、青蒿、益母草、知母、黄柏等。

 知识点 5

红斑狼疮的中医病因病机

【病因病机】

红斑狼疮发病有先天和后天两大方面因素。先天因素主要是素体禀赋不足,肾阴亏虚;后天因素主要是七情内伤,劳倦过度,六淫邪毒侵袭以及阳光毒、药毒、饮食不节等。内外致病因素相搏,阴阳失调,气血失和,瘀阻脉络,五脏六腑受损以及皮、肉、筋、脉、关节等失养而致生本病。

禀赋不足,腠理不密,六淫外邪易于入侵。内热和邪毒相搏,外泛皮肤,内阻肌肉、关节、脏腑而产生红斑、发热、关节痛等皮肤和全身红斑狼疮诸症。

七情所伤,五志过极,肝气郁结,气血凝滞,瘀阻经络;或孕产房事不节,阴精气血耗伤;或思虑过度,暗耗阴津,肾阴不足,心火炽盛,邪热内伤;或饮食不节,损伤脾胃,气血化生不足;或内服药物,药毒伏里化热;或烈日曝晒,阳毒所伤,均可致发本病。

本病病情常虚实互见,变化多端。六淫侵袭、劳倦内伤、七情郁结、妊娠分娩、日光曝晒、内服药物都可成为发病的诱因。

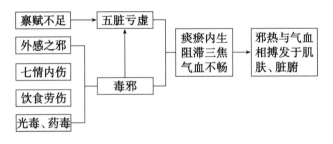

 知识点 6

红斑狼疮的中医辨证分型治疗

本病复杂,临床多采用中西医结合治疗。中医治疗多从补益肝肾、活血化瘀、祛风解毒入手。

(1) 热毒炽盛证

[证候] 多见于系统性红斑狼疮急性活动期,面部蝶形红斑,色鲜艳,皮肤紫斑,关节肌肉疼痛,伴高热,烦躁口渴,抽搐,大便干结,小便短赤,舌红绛,苔黄腻,脉洪数或细数。

[治法] 清热凉血,化斑解毒。

[方药] 犀角地黄汤(宋《备急千金要方》)合黄连解毒汤(唐《外台秘要》)加减。

若高热神昏加安宫牛黄丸,或紫雪丹、至宝丹。

（2）阴虚火旺证

［证候］斑疹黯红,关节痛,足跟痛,伴有不规则发热或持续性低热,手足心热,心烦失眠,疲乏无力,自汗盗汗,面浮红,月经量少或闭经,舌红,苔薄,脉细数。

［治法］滋阴降火。

［方药］六味地黄丸(宋《小儿药证直决》)合大补阴丸(元《丹溪心法》)加减。

若骨蒸潮热加银柴胡、鳖甲、黄柏、知母。

（3）脾肾阳虚证

［证候］眼睑、下肢浮肿,胸胁胀满,尿少或尿闭,面色无华,腰膝酸软,面热肢冷,口干不欲饮;舌淡胖,苔少,脉沉细。

［治法］温肾助阳,健脾利水。

［方药］附桂八味丸合真武汤(汉《金匮要略》)加减。

若小便有蛋白尿可重用生黄芪,加金樱子、玉米须。若血尿可加仙鹤草、小蓟。

（4）脾虚肝旺证

［证候］皮肤紫斑,胸胁胀满,腹胀纳呆,头昏头痛,耳鸣失眠,月经不调或闭经;舌紫黯或有瘀斑,脉细弦。

［治法］健脾清肝。

［方药］四君子汤(宋《太平惠民和剂局方》)合丹栀逍遥散(明《薛氏医案》)加减。

若月经不调,量少或闭经可加益母草、当归、熟地、白芍;若眠差可加龙眼肉、五味子等。

（5）气滞血瘀证

［证候］多见于盘状局限型及亚急性皮肤型红斑狼疮。红斑黯滞,角质栓形成及皮肤萎缩;伴倦怠乏力;舌黯红,苔白或光面舌,脉沉细涩。

［治法］疏肝理气,活血化瘀。

［方药］逍遥散(宋《太平惠民合剂局方》)合血府逐瘀汤(清《医林改错》)加减。

若皮疹色红,对紫外光敏感者可加青蒿、丹皮;若气虚乏力可加生黄芪、白术。

问题三:本病例的中医外治法如何?

本病例可以选择黄柏霜外涂,每天3~4次。

📋 **知识点 7**

红斑狼疮的中医外治法

1. 生肌白玉膏　外涂,每日3~4次。

2. 黄柏霜　外涂,每日3~4次。

问题四:该患者的西医治疗和中西医结合治疗的思路。

该患者属于系统性红斑狼疮的轻度活动期,治疗采用中西医结合治疗方法。给予小剂量糖皮质激素及羟氯喹口服,配合中医滋阴降火,依据临床和实验室指标的改善逐渐减少激素的用量至维持量。

根据 SLE 不同的发病阶段采用不同的中西医结合治疗方法:即急性进展期以皮质激素治疗为主,以便迅速控制病情,同时配合清热解毒凉血的中药以护阴养阴。病情控制后,这时中医药治疗应上升到主导地位,以补虚扶正为主要治疗手段,发挥中医药养阴益气、健脾益肾、扶正固本、改善体质、调节机体免疫功能的优势,同时逐渐减少皮质激素用量及维持量,以减少其毒副作用和合并症,提高疗效和患者的生活质量。

知识点 8

红斑狼疮的西医治疗

1. **盘状红斑狼疮**　对患者进行宣教,消除其恐惧心理,应避免日晒,外出时可使用遮光剂。

（1）外用药物治疗:外用糖皮质激素,数目少、皮损顽固者可行糖皮质激素皮损内注射。

（2）系统药物治疗用于皮损较广泛或伴有全身症状者。可以口服羟氯喹、沙利度胺等药,播散型 DLE 合并其他异常者,一般用小剂量泼尼松 15~30mg/d,病情好转后缓慢减量。

2. **亚急性皮肤型红斑狼疮**　进行宣教,消除患者恐惧,以取得其配合。注意休息,勿过度劳累,避免日晒。

本病主要以内服药物治疗为主。可以口服羟氯喹、沙利度胺等药,糖皮质激素依患者病情一般用中小剂量(20~45mg/d),病情控制后逐渐减少至维持量,并长期维持,应根据病情变化随时调整剂量。

3. **系统性红斑狼疮**　加强健康教育,注重患者的心理治疗,消除患者对疾病的恐惧和药物不良反应的担心,建立治疗信心,坚持正规治疗。患者应避免日晒、受凉和劳累,预防各种感染。育龄期女性应避免妊娠,采用非药物的避孕措施,病情持续稳定的患者可在医生监护下生育。

（1）抗疟药、非甾体类抗炎药对全身症状轻微、仅有皮损、关节痛者可使用抗疟药、非甾体类抗炎药,不用或少用糖皮质激素。

（2）糖皮质激素是治疗 SLE 的主要药物。依据病情轻重给予泼尼松 0.5~2mg/(kg·d),依据临床和实验室指标的改善逐渐减量至维持量,长期维持治疗数年甚至更长,并应依病情变化及时调整剂量。重症狼疮性肾炎、狼疮性脑病可采用大剂量糖皮激素冲击疗法,如甲基泼尼松龙 500~1 000mg/d 静脉注射,连续使用 3 天,以尽快控制病情。

（3）免疫抑制剂对单用糖皮质激素疗效较差或有禁忌证者,常合并使用免疫抑制剂,包括环磷酰胺、硫唑嘌呤、环孢素、霉酚酸酯、他克莫司、雷公藤多苷等。

（4）其他:静脉注射人血丙种免疫球蛋白、生物制剂、血浆置换、血液透析和干细胞移植等可依患者病情试用。

问题五:红斑狼疮应如何预防与调护?

1. 生活要劳逸结合,适当休息,可因地制宜进行适当的保健强身锻炼。消除引起本病的诱因,避免日晒,避免感冒、劳累,避免服用易于诱发本病的药物如青霉素、避孕药、磺胺类、普鲁卡因酰胺、肼苯哒嗪等。女性怀孕可使本病加重,注意避孕。

2. 要加强营养,多食新鲜蔬菜、水果,忌食酒类等辛辣刺激食物。避免服用光敏性食物如芹菜、芫荽、田螺等。

3. 精神因素对本病的病情发展有一定影响,故应使患者正确认识本病,树立乐观的人生观和与疾病作斗争的信心,消除患者思想顾虑和恐惧心理,多关心患者,避免精神刺激。

【临证备要】

1. 本例患者病初表现为面部出现蝶形红斑,后因日晒加重,当地医院曾按"日光性皮炎"诊治,后因出现指端红斑、低热、关节酸痛,做了相应的实验室检查才确诊。可见在临床工作中,红斑狼疮的诊断与鉴别诊断非常重要。对于女性患者面部反复的水肿性红斑、光过敏,要考虑有红斑狼疮的可能,做好相应的实验室及辅助检查。

2. 红斑狼疮病情复杂,临床多采用中西医结合治疗。中医治疗多从补益肝肾、活血化瘀、祛风解毒入手。

3. 中西医结合是治疗 SLE 的较好方法,中西医结合治疗可以较好地缓解患者的临床症状,减少激素和免疫抑制剂的用量和维持量;减轻西药的不良反应和合并症,可提高临床疗效,改善预后,提高患者的生存质量,延长寿命。

诊疗流程图

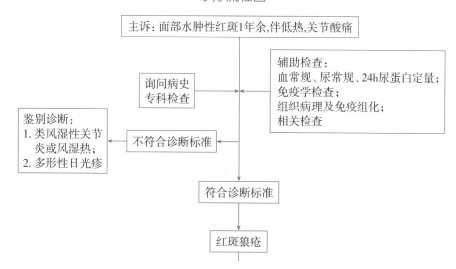

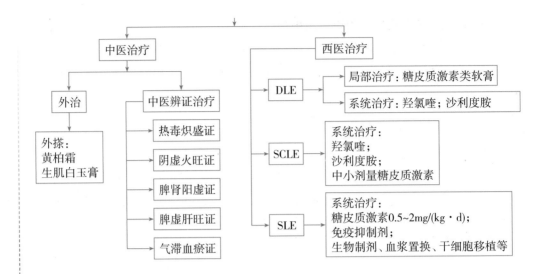

第六节　皮　肌　炎

1. 掌握皮肌炎的定义、诊断、鉴别诊断和中西医治疗。

2. 熟悉皮肌炎的辅助检查。

3. 了解重症皮肌炎的中西医临床诊疗思路和糖皮质激素及免疫抑制剂的撤减原则。

4. 了解皮肌炎患者的预防和调护。

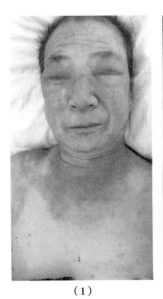
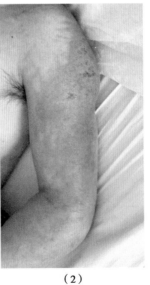
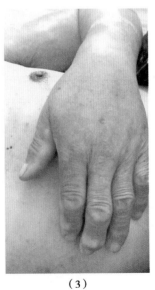

（1）　　　　　　　　　　（2）　　　　　　　　　　（3）

图 14-6-1　皮肌炎

皮肌炎(dermatomyositis)是一种主要累及皮肤和横纹肌的自身免疫性疾病,可伴多脏器受累。以眼睑为中心的紫红色水肿性斑,肌无力、肌肉疼痛,并伴颈前、上胸等部位的皮肤异色症和毛细血管扩张为主要临床特征。任何年龄均可发病,儿童皮肌炎多发生于 10 岁以前,成人多发生于 40~60 岁,且常伴恶性肿瘤。皮肌炎可分为 6 种亚型:①儿童皮肌炎;②成人皮肌炎;③皮肌炎伴恶性肿瘤;④皮肌炎伴其他结缔组织病;⑤无肌病性皮肌炎;⑥多发性肌炎。男女患病之比约为 1:2。本病相当于中医的"肌痹""痿证"等范畴(图 14-6-1)。

【典型病例】

侯某,男,64 岁,农民。初诊日期:2018 年 11 月 12 日。

主诉:面、颈、躯干、上肢、双手背起紫红色斑,伴痒、乏力 1 年,加重半月。

现病史:患者自诉 1 年前无明显诱因,先于双眼睑、颈、上肢、双手背起水肿性紫红色斑疹,自觉瘙痒、乏力,未予以重视及治疗。半月前,面、颈、躯干、上肢、双手背水肿性紫红色斑疹、丘疹逐渐增多,伴发热、瘙痒。双上臂、肩部肌肉疼痛、乏力,周身关节疼痛,吞咽咀嚼困难。就诊于我院门诊,诊断为"皮肌炎可能性大",为求进一步诊治而收入院。患者自发病以来无咳嗽咳痰、无心悸气短、无腹痛腹泻,精神神志无明显改变,体重无明显减轻。

问题一:请归纳病史采集获得的临床信息。为了进一步明确诊断和中医证型,需要补充哪些病史内容和实验室检查?

思路:双眼睑、颈、躯干、上肢、双手背水肿性紫红色斑疹,伴肌肉疼痛、肌无力,吞咽咀嚼困难,首先应该考虑皮肌炎。

为了进一步诊疗,需要补充以下资料。

1. 询问既往史、个人史和家族史。

2. 进行详细的体格检查和皮肤专科检查。

3. 收集中医望闻问切四诊内容。

4. 完善血、尿、便常规,肝肾功能、心肌酶谱(重点关注)检查,ANA、dsDNA、ENA 的检测,肌电图、组织病理检查,心电图、肺 CT 以及肿瘤的筛查。

完善资料如下:

既往史:平素体质较差,胃腺癌病史 1 年,1 年前行胃大部切除,多次化疗,病情控制不佳。无食物药物过敏史,无外伤史。

个人史:生于原籍,未在异地久居,否认烟酒等不良嗜好。

家族史:无家族遗传病史。父母已故,死因不详。

体格检查:体温 38.6℃,呼吸 20 次/min,脉搏 113 次/min,血压 156/96mmHg。步入病房。浅表淋巴结未触及肿大,心肺腹部查体未见异常。

神经系统检查:双上肢肌力Ⅳ级,双下肢肌力Ⅴ级,肌张力正常。膝腱反射:左(++)右(++),Babinski 征左(-)右(-)。

皮肤科检查:面部以眼睑为中心、颈部、肩背、躯干、上肢见水肿性紫红色斑疹,其上可见毛细血管扩张,双眼睑肿胀明显。指关节伸侧见明显的 Gottron 征。肩部、上臂肌肉压痛明显。

辅助检查:血、尿、便常规正常。乳酸脱氢酶 345U/L↑,α-羟丁酸脱氢酶 276U/L↑,血沉 28mm/h↑,ANA 阳性,IgG 18.50g/L↑,补体 C_3 0.74g/L↓。肌电图:左三角肌呈肌源性损害。组织病理:肌肉活检部分肌纤维横纹消失,肌细胞核成串分布,纤维间淋巴细胞浸润,符合皮肌炎改变。

四诊情况:面、颈、躯干、上肢、双手背水肿性紫红斑,周身肌肉关节疼痛,吞咽困难,呼吸略费力,伴发热、乏力、纳差、心烦、口干、口苦、尿黄、便干。舌红绛,苔黄,脉滑数。

问题二:根据患者的临床特点初步考虑什么诊断? 其诊断依据是什么? 应该与哪些疾病进行鉴别?

思路:根据本病例以下临床特点:面部以眼睑为中心的紫红色水肿性斑,指关节伸侧 Gottron 征、肩部、上臂肌肉疼痛,肌无力,伴发胃腺癌。辅助检查:血清肌酶升高,肌电图为肌源性损害,肌肉活检符合肌炎病理改变。根据以上临床特点,可诊断为皮肌炎。

诊断:参照赵辨主编的《中国临床皮肤病学》中的标准,符合:①典型皮损;②肌痛肌无力;③血清肌酶升高;④肌电图肌源性改变;⑤肌肉活检符合肌炎改变,5 项标准均具备,可诊断。

鉴别诊断:从患者的皮疹特点需要与 SLE 相鉴别,以眼睑为中心的紫红色水肿性红斑、Gottron 丘疹、肌肉症状明显等特征,是主要的鉴别要点。

知识点 1

皮肌炎的临床表现

【临床表现】

1. 皮肤症状

(1) 眼睑紫红色斑:面部以上眼睑为中心的水肿性紫红色斑,具有高度特异性。

(2) Gottron 丘疹和 Gottron 征:指关节、掌指关节伸侧的紫红色扁平丘疹,中心可见萎缩、色素减退和毛细血管扩张,称为 Gottron 丘疹。一般发生于疾病后期,约见于 1/3 的患者。掌指、指(趾)、肘、膝关节伸侧及内踝对称性紫红色斑疹,表面覆糠状鳞屑,称为 Gottron 征,为特异性皮肤改变。

(3) 皮肤异色症:慢性病例在红斑鳞屑的基础上可出现褐色色素沉着、点状色素脱失、点状角化、轻度皮肤萎缩、毛细血管扩张等皮肤异色病样改变,称为异色性皮肌炎。

(4) 其他皮肤改变:紫红色斑疹也可累及手背和指背、手臂伸侧、三角肌区、肩后部和颈部(披肩征),颈前和上胸部 V 字区(V 区),头皮。

(5) 甲周病变:甲周皱襞可见弥漫发红、毛细血管扩张、不规则扭曲。

2. 肌肉症状　对称性近心端肌无力是肌炎的主要临床表现。主要累及横纹肌,表现为受累肌群无力、疼痛和压痛。最常侵犯的肌群为四肢近端肌群、肩胛带肌、颈部肌群、咽喉部肌群,出现举手、下蹲、上台阶、抬头、吞咽困难及声音嘶哑等。严重时可累及呼吸肌及心肌,出现呼吸困难,心力衰竭等危及生命。

3. 伴发恶性肿瘤 恶性肿瘤的发生率为 29%，40 岁以上的患者恶性肿瘤的发生率高达 40%。恶性肿瘤较多发生于胃肠道、食管、肺、乳腺、前列腺、卵巢、子宫、肾、睾丸、鼻咽。部分患者恶性肿瘤切除后皮肌炎可好转。

知识点 2

皮肌炎的诊断标准

【诊断要点】

诊断标准参照赵辨主编的《中国临床皮肤病学》中的标准：

（1）肢带肌（肩胛带肌和四肢近端肌）和颈前屈肌对称性软弱无力，有时尚有吞咽困难或呼吸肌无力。

（2）肌肉活检可见受累的肌肉有变性、再生、坏死、吞噬作用和单一核细胞浸润表现。

（3）血清中骨骼肌酶增高，特别是肌酸激酶、氨基转移酶、乳酸脱氢酶和醛缩酶。

（4）肌电图为肌病表现。

（5）皮肌炎的典型皮疹：眼眶周围水肿伴眼睑紫红斑，指关节背侧红斑、丘疹（Gottron 丘疹）、护膜增厚而粗糙和甲周毛细血管扩张；肘膝关节伸侧、上胸三角区红斑鳞屑性皮疹和面部皮肤异色病样改变。

具有 3~4 项标准加上皮疹确诊为皮肌炎；4 项标准（无皮疹）确诊为多发性肌炎；2 项标准加上皮疹可能为皮肌炎；3 项标准（无皮疹）可能为多发性肌炎。

知识点 3

皮肌炎的鉴别诊断

【鉴别诊断】

皮肌炎需要与 SLE、系统性硬皮病鉴别；多发性肌炎需要与进行性肌营养不良症和重症肌无力鉴别。

1. 与 SLE 鉴别

（1）皮肌炎面部皮损是以眼睑为中心的水肿性紫红色斑，SLE 面部可见蝶形红斑。

（2）皮肌炎四肢皮损好发于关节伸侧，红斑干燥，而 SLE 好发于四肢末端，指、趾、足跖侧缘红斑、紫癜等渗出性皮疹。

（3）皮肌炎可有明显的肌痛、肌无力而 SLE 轻微或无。

（4）通过肌肉活检、肌电图检测、肌酶及抗 ds-DNA、抗 Sm 抗体等检测可以鉴别。

2. 与系统性硬皮病鉴别 系统性硬皮病的患者面、四肢末端、上胸背部等可见水肿硬化,常伴有雷诺现象。

3. 进行性肌营养不良 为遗传性疾病,好发于男性儿童,为对称性进行性肌无力,无肌痛。肌肉活检无肌纤维变性坏死、炎细胞浸润等。

4. 重症肌无力 表现为特有的眼睑下垂,患部肌肉活动后迅速疲劳无力,休息后恢复。肌酶正常。

知识点 4

皮肌炎的辅助检查

【辅助检查】

1. 血清肌酶增高 如肌酸激酶(CK)、醛缩酶(ALD)、乳酸脱氢酶(LDH)、丙氨酸氨基转移酶(ALT)升高,其中 CK 和 ALD 特异性高。这些血清酶值的增减可反映疾病的活动性。

2. 自身抗体 抗 Jo-1 抗体可阳性。

3. 尿肌酸 明显增高,是观察疾病活动的指标。

4. 肌电图 取疼痛和压痛明显的受累肌肉进行检查,表现为肌源性损害。

5. 肌肉活检 取疼痛和压痛最明显的肌肉进行活检,病理可见肌纤维肿胀、横纹消失,严重时肌纤维断裂,透明变性、颗粒和空泡变性,间质血管周围淋巴细胞浸润。

6. 其他 心电图检查除外心脏损害,肺CT检查筛查间质性肺炎、胸部肿瘤,同时注意筛查其他部位肿瘤。

问题三:本例中医病机和辨证思路如何? 如何辨证治疗?

中医四诊情况:面、颈、躯干、双手背水肿性紫红色斑,周身肌肉关节疼痛,吞咽困难,呼吸略费力,伴发热、乏力、纳差、心烦、口干、口苦、尿黄、便干。舌红绛,苔黄、脉滑数。

中医病机和辨证分析:患者先天禀赋不足,气血亏虚于内,风热毒邪侵袭,蕴阻肌肤,热毒炽盛,气血两燔则发热、皮损色红;热灼肌肤血络,气血运行不畅,见色泽紫红斑、肿胀;热毒之邪灼阴耗液,肌肉筋骨失其濡养,则见肌肉关节肿痛、乏力;热灼胃津,故纳差;热扰心神则见心烦;热毒上蒸,耗伤津液,故见口干、口苦;热毒灼伤津液,筋脉肌肉失养,故见吞咽困难、呼吸费力,舌脉均为热毒炽盛之象。

中医辨病辨证:肌痹(热毒炽盛)。

中医辨证治疗:治法清热解毒,凉血活血,方选清营汤或清瘟败毒饮加减。

知识点 5

皮肌炎的中医病机

　　本病多因先天禀赋不足,气血亏虚于内,风、热、寒、湿之邪侵袭于外而成。风热毒邪侵袭,蕴阻肌肤,热毒炽盛,气血两燔,内攻脏腑,外淫肌肤而发病;或寒湿之邪侵于肌肤,阴寒偏盛,寒瘀痹阻经络,不能温煦肌肤所致;或因禀赋不足,或久病耗伤脏腑阳气,致阳气虚衰,肌肤失于温煦濡养而发。

知识点 6

皮肌炎的中医辨证分型治疗

　　(1) 热毒炽盛证

　　[证候] 多见于皮肌炎急性期。皮疹颜色紫红、肿胀,伴发热、口苦咽干,肌肉关节疼痛无力,吞咽困难,心烦,便干溲赤,舌质红绛,苔黄燥,脉弦数。

　　[治法] 清热解毒,凉血活血。

　　[方药] 清营汤(清《温病条辨》)或清瘟败毒饮(清《疫疹一得》)加减。

　　高热不退者加羚羊角粉;皮损肿胀明显者加茯苓、泽泻、车前子;关节痛者加鸡血藤、秦艽。

　　(2) 寒瘀痹阻证

　　[证候] 病程发展缓慢。皮疹颜色黯红、肿胀,全身肌肉疼痛、酸软无力,伴气短乏力,食少畏寒。舌质淡,苔薄白,脉沉缓或沉细。

　　[治法] 温阳散寒,活血通络。

　　[方药] 温经通络汤(《赵炳南临床经验集》)加减。

　　斑疹紫黯者加桃仁,红花。

　　(3) 脾肾阳虚证

　　[证候] 疾病后期,皮疹颜色淡红或紫红,有细小鳞屑,四肢腰膝酸软无力,局部肌肉萎缩,消瘦,倦怠乏力,心悸,头晕,畏寒肢冷,食少纳差,腹胀便溏。舌质淡胖,苔白润,脉细无力。

　　[治法] 健脾益气,补肾壮阳。

　　[方药] 补中益气汤(金《内外伤辨惑论》)合金匮肾气丸(东汉《金匮要略》)加减。

　　低热自汗者加地骨皮、银柴胡。

　　问题四:本病例的中医辨证处方和外治法如何?

　　该病例的中医外治法可选用中药外敷或外捈。

　　对水肿性紫红色斑疹选用马齿苋、金银花、紫花地丁等清热解毒的中药水煎湿敷,清热解毒消肿。对红斑鳞屑性丘疹、斑丘疹,外用黄连膏。

知识点 7

皮肌炎的中医外治法

1. 中药外用　急性期水肿性紫红色斑可辨证选用马齿苋、金银花、紫花地丁等中药水煎湿敷,清热解毒消肿。对慢性期的红斑鳞屑性斑丘疹、丘疹,可选用黄连膏(《医宗金鉴》),2~3 次/d 外涂,阳和解凝膏(清《外科证治全生集》),2~3 次/d 外涂。

2. 针灸　四肢乏力者,取合谷、曲池、足三里等阳明经腧穴针刺治疗,留针20~30min,每日 1 次,5 次为 1 个疗程。

3. 其他　按摩、推拿、水疗、电疗等,在缓解期对恢复肌肉功能,防止肌肉萎缩有一定的疗效。

问题五:该患者的西医治疗和中西医结合治疗的思路?

该患者皮疹泛发,周身肌肉关节疼痛,吞咽困难,呼吸略费力,伴发热,均提示病情较重,故给予糖皮质激素治疗,醋酸泼尼松 70mg/d,口服碳酸钙片、氯化钾缓释片、兰索拉唑肠溶片预防激素副作用。躯干、四肢皮疹给予糠酸莫米松软膏外用。

皮肌炎的中西医结合治疗思路:早期病情急重时以西医治疗为主,及时给予糖皮质激素及免疫抑制剂,尽快控制病情,阻止脏器的进一步损伤,配合中医的辨证施治,减轻发热、肌肉关节疼痛等症状。在疾病的缓解期,随着糖皮质激素和免疫抑制剂的逐渐减量,以中药调理为主,通过中医辨证施治,扶正固本,增强患者体质,减轻长期应用激素及免疫抑制剂的副作用,协助二者的减量,巩固疗效,减少复发。

 知识点 8

皮肌炎的西医治疗

1. 一般治疗　急性期应卧床休息,避免日晒,给予高蛋白、高维生素、高热量、低盐饮食。注意排查恶性肿瘤。

2. 糖皮质激素　为治疗本病的首选药物,根据病情的严重程度,选择适宜的剂量。初始量为相当于泼尼松 0.5~1.5mg/(kg·d),待病情控制后逐渐减至维持量 10~15mg/d,维持 2~3 年以上。

3. 免疫抑制剂　常用环磷酰胺、甲氨蝶呤、硫唑嘌呤、环孢素等,常与激素联合应用,也可单独使用,病情控制后也需逐渐减量。

4. 外用药　可选用他克莫司、吡美莫司软膏和糖皮质激素软膏。

5. 其他　病情严重者可酌情选用大剂量静脉注射免疫球蛋白,皮疹顽固者可选用硫酸羟氯喹,沙利度胺等治疗。

问题六:皮肌炎应如何预防与调护?

1. 急性期应卧床休息。

2. 给予高蛋白、高维生素、高热量、低盐饮食。

3. 避免日晒,注意保暖。

4. 40 岁以上患者尤其需要注意排查恶性肿瘤。

【临床要点】

1. 以眼睑为中心的水肿性紫红色斑,伴肌痛肌无力,要考虑皮肌炎的可能。注意有无 Gottron 丘疹、皮肤异色症、甲周毛细血管扩张等特征性皮疹表现。必要时完善心肌酶谱、肌电图、肌肉活检等检查。需与系统性红斑狼疮、系统性硬皮病、重症肌无力,进行性肌营养不良症鉴别。

2. 皮肌炎中医病机多因先天禀赋不足,气血亏虚于内,风、热、寒、湿之邪侵袭于外而成。临床多以热毒炽盛、寒瘀痹阻、脾肾阳虚三型辨证施治加减,配以中药外用,针灸等治疗。

3. 该病早期病情急重时以西医治疗为主,及时给予糖皮质激素及免疫抑制剂,尽快控制病情,阻止脏器的进一步损伤。在疾病缓解期,以中药调理为主,扶正固本,增强患者的体质,协助激素及免疫抑制剂撤减,减轻其副作用,巩固疗效,减少复发。

诊疗流程图

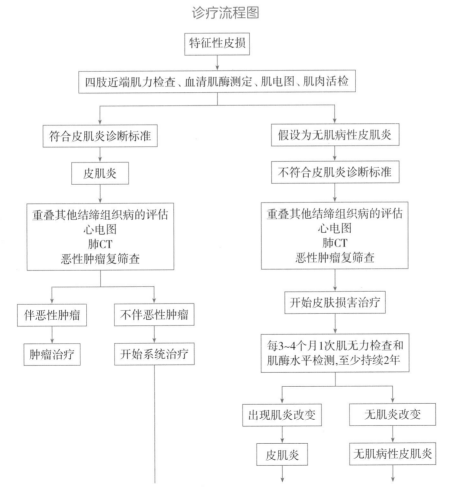

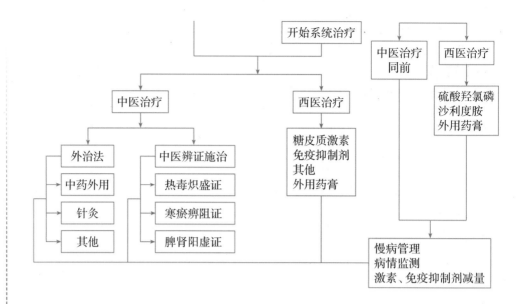

第七节 过敏性休克

 培训目标

1. 掌握过敏性休克的定义、诊断、鉴别诊断和西医治疗。
2. 熟悉过敏性休克的辅助检查和中医治疗。
3. 了解过敏性休克的中西医临床诊疗思路。
4. 了解过敏性休克的预防调护。

过敏性休克(Anaphylactic shock)是外界某些抗原物质进入已致敏的机体后,通过免疫机制,在短时间内触发的一种严重的全身过敏性反应,属于Ⅰ型变态反应。常在应用一些药物或接触致敏蛋白类物质后突然发生,由于过敏原的作用使机体致敏后产生抗体(IgE),吸附于循环血中的嗜酸性粒细胞和位于血管周围的肥大细胞上,使之致敏后再与特异性抗原接触,释放出药理活性物质组胺、缓激肽或慢反应物质等,产生过敏性综合征。过敏性休克通常突然发生而且剧烈,若不及时处理,常可危及生命。

中医并无"过敏性休克"的单独论述,根据其临床表现、病因病机,其当属于"厥脱证"范畴。

【典型病例】

王某,男,20岁。主诉:"周身皮疹、瘙痒,伴气喘20min"。

患者20min前进食某种曲奇饼干后出现周身皮肤瘙痒,起红色皮疹,喘息急促,遂来我院急诊就诊。刻下症见:呼吸困难,喘息声粗大,呕吐,面色苍白,口唇紫绀,大汗淋漓,脉搏细弱;躯干及四肢皮肤见红色风团,体格检查:体温38.5℃,脉搏136次/min,呼吸40次/min,血压70/40mmHg。

问题一:请归纳病史采集获得的临床信息。为了进一步明确诊断,需要补充哪些病史内容和实验室检查?

思路:患者 20 岁青年男性,急性发病,以进食曲奇饼干后出现呼吸困难、血压下降伴周身红色皮疹就诊,首先考虑过敏性休克。

为进一步诊断,需要补充以下资料:

1. 询问既往史、个人史、家族史及过敏史。

2. 进行详细皮肤专科检查。

3. 应完善血常规(重点关注血嗜酸性粒细胞计数)和血清 IgE 检查、过敏原检查,寻找过敏的诱发因素。

完善资料如下:

既往史:患者平素体健,否认慢性病史,无肝炎结核病史,无外伤史。

过敏史:花生;否认药物过敏史。

家族史:父母体健。母亲有荨麻疹病史。

皮肤科检查:意识模糊,皮肤无疖肿,无瘀斑及出血点;浅表淋巴结未触及肿大;瞳孔等大等圆,直径约 3mm,对光反射存在;唇色紫绀;咽不红;颈软,无抵抗;呼吸急促,双肺可闻少量哮鸣音;心律齐,无杂音;腹软,无包块,肠鸣音亢进;腹壁反射、膝反射减弱,病理反射阴性。躯干、四肢弥漫性红色风团,皮温升高。皮疹面积接近体表面积 80%。

辅助检查:胸部 X 线示心肺未见异常。血常规:嗜酸性粒细胞计数:$1.4 \times 10^9/L \uparrow$。过敏原:花生 IgE 阳性,5 级;总 IgE>800IU/ml$\uparrow$。

问题二:根据患者的临床特点初步考虑什么诊断? 该与哪些疾病进行鉴别?

思路:根据本病例以下临床特点:急性发病;进食某种曲奇饼干后出现呼吸困难、呕吐、面色苍白、脉搏细弱、血压下降伴躯干四肢红色风团就诊,皮疹面积接近体表面积 80%。辅助检查提示血嗜酸性粒细胞增高,总 IgE 升高。过敏原对花生过敏;可诊断为过敏性休克。

本病例的鉴别诊断:本病例应与迷走血管性晕厥、遗传性血管性水肿症、梅尼埃病相鉴别。

📋 **知识点 1**

过敏性休克的临床表现

【临床表现】

过敏性休克是一种严重的过敏反应,由药物、食物引起,若不及时救治可导致死亡。其临床表现为用药或进食导致过敏的食物后迅速发病,早期表现为全身不适症状,唇舌胀、麻、头晕、心悸、胸闷、恶心、呕吐、烦躁不安;随即出现周身大汗、面色苍白、口唇发绀、喉头阻塞、呼吸困难,部分患者有濒死感;严重者有昏迷、二便失禁。查体可见瞳孔缩小或散大,对光反射迟钝,神志不清,四肢厥冷,皮肤弥漫潮红、皮疹,心音减弱,心率加快,脉搏细数难以触及,血压下降,甚至测不出。有肺水肿者,双下肺可闻及湿啰音。

知识点 2

过敏性休克的诊断标准

【诊断要点】

1. 血压下降　血压急剧下降到休克水平(80/50mmHg 以下)。患有高血压的患者其收缩压在原有水平上猛降至 80mmHg。

2. 意识状态改变　有恐惧感、烦躁、心悸、头晕,可出现幻视、复视等,继而出现意识丧失,对光反射及其他反射减弱或消失。

3. 过敏的前驱症状　皮肤潮红或一过性皮肤苍白;周身皮肤瘙痒,皮肤黏膜发麻。继而出现各种皮疹,风团、血管神经性水肿或全身皮肤肿胀。此外,鼻、咽、喉黏膜也可出现水肿,而出现喷嚏、流涕、呼吸困难等症状。一部分患者还有食管堵塞感、腹痛、恶心、呕吐等。

4. 过敏原接触史　休克前有用药史(尤其是药物注射史)及其他特异性过敏原接触史,包括食物、吸入物、昆虫叮咬等。

知识点 3

过敏性休克的鉴别诊断

【鉴别诊断】

1. 迷走血管性晕厥　又称为迷走血管性虚脱,多发生在注射之后,一般没有瘙痒或皮疹,平卧后晕厥可以立即好转,血压低,脉搏缓慢,从这方面可以和过敏性休克鉴别。

2. 遗传性血管性水肿症　是常染色体遗传性疾病,是机体缺乏补体 C_1 酯酶抑制物,患者可在感染、创伤等因素的刺激下突然发病,起病缓慢,有家族史或自幼发病史,可根据此进行判断。

3. 梅尼埃病　突然出现旋转性头晕、恶心、呕吐等,与过敏性休克有相似之处,但常伴耳鸣、眼球水平性震颤,血压正常,无皮疹,可进行鉴别。

知识点 4

过敏性休克的临床指征监测

【临床指征监测】

1. 意识状态　如患者意识清楚,对外界刺激反应正常,提示循环血容量充足;若患者神志淡漠或烦躁不安、头晕、眼花,表示有效循环血容量不足。

2. 肢体温度和色泽　患者四肢温暖,皮肤干燥,轻压指甲或口唇时,局部苍白,松压后迅速恢复红润,表明休克得到纠正。

3. 血压　血压回升,脉压增加,表明休克好转。

4. 心率和脉率 心率加快或脉搏细速,常出现在血压下降之前。有时血压低,但脉搏清晰、手足温暖,提示休克好转。

5. 尿量 如尿量少于 25ml/h,尿比重增加,说明肾血管收缩或血容量不足;如血压正常,尿量减少,尿比重高,则说明肾灌注仍不足;如血压正常,尿量减少,尿比重低,则可能发生急性肾衰。尿量稳定在 30ml/h 以上表明休克好转。

问题三:本例中医病机和辨证思路如何? 如何辨证治疗?

思路:本例患者的中医病机为气机逆乱,脏腑衰竭,阴阳离决。患者进食曲奇饼干后,引起气血阴阳、脏腑气机升降功能失常,气血逆乱,阴阳之气不相顺接。根据本例患者的临床表现,心慌、喘息急促、大汗淋漓等,辨证为阳脱证。临床上可给予参附注射液静滴,针刺百会、气海、关元、合谷、神阙、太溪、涌泉、素髎等穴位。艾灸百会、劳宫、神阙、足三里、涌泉穴等。

知识点 5

中医对过敏性休克的认识

中医学中无"过敏性休克"的单独论述,根据其临床表现、病因病机,过敏性休克当属于"厥脱证"范畴。由于厥与脱常合并出现,故早期方书以厥概脱或以脱概厥。明清时有将厥脱合并而称者,如《景岳全书·厥逆》"气并为血虚,血并为气虚,此阴阳之偏败也。今其气血并走于上,则阴虚于下,而神气无根,是即阴阳之气相离之候,故致厥脱而暴死。"

1987 年国家中医药管理局厥脱证协作组对厥脱进行了定义:厥脱是指邪毒内陷,或内伤脏气,或伤津失血所致的气血逆乱,正气耗脱的一类病证。以脉微欲绝、神志淡漠或烦躁不安、四肢厥冷为主症。

本病的病机主要是气机逆乱,脏腑衰竭,阴阳离决。阴阳离决,阴阳耗脱是厥脱发病的关键。气血失调,脉道不利是重要的病理基础。厥脱多为多脏同病,整体衰竭,主要在于心、肺、肾,可涉及肝、脾。

知识点 6

中医对过敏性休克的辨证分型

(1) 气脱证

[证候] 精神萎靡或昏迷,声息低微,汗出不止,四肢厥逆,瞳仁散大,面色苍白,气息不续,舌淡苔白,脉微弱。

[治法] 益气固脱。

[方药] 独参汤(元《十药神书》)加减。

若喘脱,加五味子;若汗漏,加山茱萸、黄芪。

（2）阳脱证

[证候] 神志淡漠,心慌气促,声短息微,四肢厥逆伴大汗淋漓,舌淡,脉微欲绝或不可触及。

[治法] 回阳救逆。

[方药] 参附汤(宋《重订严氏济生方》)加减。

汗脱不止加五味子、山茱萸;四肢逆冷加肉桂;气促加五味子、黄芪。

（3）血瘀气(阳)脱证

[证候] 神情恍惚,面色晦黯,口唇爪甲紫黯,冷汗淋漓,呼吸微弱,四肢逆冷,甚者皮肤有瘀斑或花纹,舌质紫黯,脉沉细涩或结。

[治法] 活血化瘀,益气固脱。

[方药] 血府逐瘀汤(清《医林改错》)合回阳救急汤(明《伤寒六书》)加减。

问题四:该患者的西医治疗和中西医结合治疗的思路。

该患者属于食物(花生)引起的过敏性休克,紧急抢救采用吸氧、抗休克、抗过敏、补液等西医治疗,病情很快好转。

类似该病例的急性、重症过敏性休克患者,需及早识别,积极处理,早期采用西医急救治疗,迅速改善组织灌注、恢复细胞供氧,维持正常的细胞功能与代谢,稳定生命体征,病情缓解后根据中医辨证进行调理,进一步恢复脏腑功能,调理气机,调和阴阳。

知识点 7

过敏性休克的西医急救处理

1. 一般措施

（1）体位:平卧位;心衰或肺水肿采取半卧位或端坐位;下肢抬高20°~30°。

（2）吸氧:保持呼吸道通畅,氧饱和度>95%,采取面罩吸氧或无创正压给氧,必要时进行气管插管和机械通气。

（3）监测生命体征:包括意识、体温、脉搏、呼吸、血压、尿量、氧饱和度等。

（4）建立静脉通路。

2. 病因治疗 立即脱离过敏原,明确过敏物,给予抗过敏治疗。

3. 补液治疗 过敏性休克和其他休克一样都会出现低血容量,因此早期复苏的首要目的是恢复血容量。扩容治疗的原则是"先盐后糖""先晶后胶""按需供给"。补液种类有晶体、胶体两种,晶体以平衡液为主,胶体包括低分子右旋糖苷、白蛋白、血浆及其代用品等。通常使用0.9%氯化钠注射液,起始量为20ml/kg,20min内输完。必要时可重复使用。如输液量超过40ml/kg,要考虑加入盐酸多巴胺或盐酸肾上腺素等升压药支持。

4. 纠正酸碱失衡及电解质紊乱 休克时代谢性酸中毒最常见,若改善通气及补足血容量后,休克仍不缓解,可予碳酸氢钠注射液静滴。

5. **药物治疗**　对于突发性过敏性休克,临床常应用盐酸肾上腺素紧急抢救治疗。即立即在大腿外侧肌注盐酸肾上腺素注射液0.5mg,必要时静脉注射,如症状不缓解每5~10min重复一次。同时应用抗组胺类药物及静脉滴注糖皮质激素。如患者发生呼吸心脏骤停,应就地进行心肺复苏。

6. **其他综合治疗**　休克可引起体内环境紊乱和多脏器功能不全,治疗中应注意纠正体内糖代谢紊乱、保护胃肠功能,注意评估病情和对症支持治疗。

知识点 8

中医对过敏性休克的急救处理

1. **急救中成药**　可酌情选用参附注射液、参麦注射液、生脉注射液。
2. **针灸治疗**　针刺百会、气海、关元、合谷、神阙、太溪、涌泉、素髎等穴位。艾灸百会、劳宫、神阙、足三里、涌泉穴等。

问题五:过敏性休克应如何预防?

1. 详细询问患者的用药史、药物及食物过敏史和家族过敏史。
2. 尽量减少静脉注射用药,采用口服制剂。
3. 使用可能导致过敏的药物前,需进行皮试,皮试药品必须新鲜配制,皮试液浓度与剂量要准确。皮试和注射用药前做好急救准备工作,备好抢救用药。皮试阳性者,禁止使用此种药品。
4. 有可疑致敏物时应完善过敏原检测。
5. 有明确食物过敏的患者,在摄取任何食物,特别是深加工食品之前,一定要仔细阅读食品成分表(包括此食品生产线生产的其他可能致敏的食品),避免误食潜在导致过敏的食品。

【临证备要】

1. 对于休克并伴有明显皮疹的,要考虑过敏性休克的可能。注意皮疹分布和疹型特点,有无药物、食物过敏史和接触史,完善过敏原和IgE检查,需与迷走血管性晕厥、遗传性血管性水肿症、梅尼埃病等疾病相鉴别。
2. 过敏性休克起病迅速,属于临床急危重症,以西医急救治疗为主,生命体征稳定后可辅助中医中药恢复治疗。
3. 尽量明确过敏原,远离过敏原,避免过敏性休克再次发作。

诊疗流程图

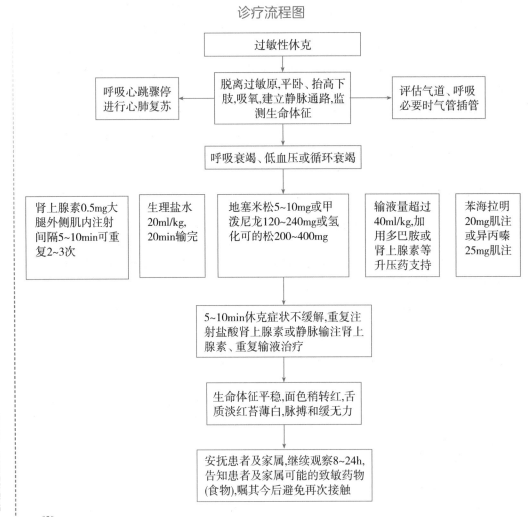

过敏性休克

脱离过敏原,平卧、抬高下肢,吸氧,建立静脉通路,监测生命体征

呼吸心跳骤停进行心肺复苏

评估气道、呼吸必要时气管插管

呼吸衰竭、低血压或循环衰竭

肾上腺素0.5mg大腿外侧肌内注射间隔5~10min可重复2~3次

生理盐水20ml/kg,20min输完

地塞米松5~10mg或甲泼尼龙120~240mg或氢化可的松200~400mg

输液量超过40ml/kg,加用多巴胺或肾上腺素等升压药支持

苯海拉明20mg肌注或异丙嗪25mg肌注

5~10min休克症状不缓解,重复注射盐酸肾上腺素或静脉输注肾上腺素、重复输液治疗

生命体征平稳,面色稍转红,舌质淡红苔薄白,脉搏和缓无力

安抚患者及家属,继续观察8~24h,告知患者及家属可能的致敏药物(食物),嘱其今后避免再次接触

扫一扫,
测一测

复习思考题

1. 简述药疹的诊断要点。

2. 红皮病中医如何辨证分型论治?

3. 寻常型天疱疮的临床表现是什么?

4. 简述天疱疮心火脾湿型的治法方药。

5. 大疱性类天疱疮与天疱疮的不同点有哪些?

6. 简述大疱性类天疱疮的中医证型特点、治法及代表方。

7. 试述盘状红斑狼疮的临床表现。

8. 皮肌炎的中西医结合治疗思路是什么?

9. 请简述过敏性休克的西医急救处理措施。

10. 病例题

(1) 患者王某,男,45岁,全身泛发性丘疹、斑丘疹2天。9天前因感冒服用阿莫西林,2天前躯干起针尖至米粒大小的丘疹或斑丘疹,色鲜红,伴有瘙痒,后皮损很快密集融合,入院后第 2 天,皮疹泛发至全身,且躯干皮疹变为紫红,出现高热,舌红绛,苔少如镜面。诊断为何病? 为何证? 宜用何法何方?

（2）方某,男,62 岁。主诉:全身弥漫性潮红伴瘙痒 2 年,加重 3 周。患者 2 年前饮食辛辣刺激食物后,自面颈部、躯干部出现红疹,逐渐发展至四肢,在当地医院诊断为"过敏性皮炎",经治疗后缓解(具体不详),但停药后皮疹逐渐加重,泛发全身,瘙痒明显,皮疹弥漫潮红肿胀,鳞屑增多,伴发热,体温最高达 38.9℃,在当地医院以"红皮病"住院治疗后病情缓解出院。此后患者病情时有反复,冬春季加重,夏季减轻,反复发作。3 周前患者饮酒并食用海鲜后,皮疹加重,泛发全身,伴发热,周身倦怠,为求诊治入院治疗。入院症见:周身皮疹,瘙痒明显,伴发热,心烦口渴,纳可,睡眠欠安,大便偏干,小便黄。既往湿疹病史 5 年。对海鲜过敏。体格检查:体温:39.0℃,呼吸 23 次/min,脉搏 10 次/min,血压 130/80mmHg。双侧腹股沟各触及 2 个黄豆大小淋巴结,质地中等,活动可,压痛(+)。双小腿可凹性水肿。皮肤科检查:头面、躯干、四肢弥漫浸润性潮红,肿胀,大量脱屑,呈大片状,掌跖呈手套、袜套样脱屑。皮疹面积达体表面积 90%以上。头部毛发部分脱落,指趾甲浑浊增厚。实验室检查:血常规:白细胞 15.08×10⁹/L,中性粒细胞 80.6%,淋巴细胞 8.7%,嗜酸性粒细胞 7.8%,血红蛋白 9.2g/L。请结合该病例的临床特点,作出该病的诊断?

（3）请分析以下病例,并写出该患者所患疾病的中西医病名、中医证型、诊断依据、所需辅助检查、中西医治疗方案、生活注意事项。

王某,男,57 岁。1 个月前无明显诱因躯干及四肢出现水疱,大小不一,疱壁厚,不易破溃,伴瘙痒、烧灼感,口腔及外阴黏膜正常,平素易感乏力气短,食欲较差,睡眠一般,大便不成形,一日两次,小便可。舌淡红胖大,边有齿痕,苔白腻,脉濡缓。

（白彦萍　曲剑华　杨岚　张虹亚　张晓杰　吴晓霞　陈晴燕　鲍身涛）

第十五章

性传播疾病

第一节　生殖器疱疹

培训目标

1. 掌握生殖器疱疹的定义、诊断、鉴别诊断和中医治疗。
2. 熟悉生殖器疱疹的辅助检查和西医治疗。
3. 了解生殖器疱疹的中西医临床诊疗思路。
4. 了解生殖器疱疹患者的预防调护。

　　生殖器疱疹(genital herpes)是主要由单纯疱疹病毒(herpes simplex virus,HSV)感染外阴、肛门生殖器皮肤黏膜引起的性传播疾病。以生殖器、外阴、肛门生殖器皮肤黏膜反复出现小水疱、糜烂或浅溃疡,灼热疼痛为临床表现。多数生殖器疱疹由 HSV-Ⅱ引起。经性交传染为主,还可在分娩时经产道传给新生儿,引起新生儿 HSV 感染。本病相当于中医"热疮"范畴(图15-1-1)。

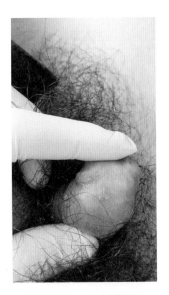

图 15-1-1　生殖器疱疹

【典型病例】

刘某,男,30 岁,已婚,主诉"阴茎水疱伴灼热、疼痛 3 天"。患者于 3 天前阴茎根部灼热疼痛感,随即出现小水疱,偶尔瘙痒,后水疱逐渐增多,成簇分布,曾就诊当地诊所,予静滴青霉素,外用"百多邦"治疗,未见好转,部分水疱破溃糜烂。为求进一步治疗而就诊我院门诊。近半个月多饮酒,休息欠佳。

问题一:请归纳病史采集获得的临床信息。为了进一步明确诊断和中医证型,需要补充哪些病史内容和实验室检查?

思路:30 岁男性患者,急性起病,阴茎根部簇集状水疱,灼热疼痛,首先需要考虑生殖器疱疹。

为了进一步诊疗,需要补充以下资料。

1. 询问既往史、个人史、家族遗传病史、过敏史等。

2. 进行详细体格检查和皮肤专科检查。

3. 收集中医望闻问切四诊内容。

4. 应完善生殖器疱液检查。

完善资料如下:

既往史:否认传染病史,否认手术外伤史,否认输血史,否认过敏史,否认高血压和糖尿病等其余系统疾病。发疹前 7 天有婚外性生活史。

体格检查:体温 37.2℃,脉搏 69 次/min,呼吸 17 次/min,血压 130/75mmHg。全身浅表淋巴结未触及肿大,心肺腹查体未见异常。

皮肤科检查:阴茎根部见簇集状水疱,疱液清稀,可见部分水疱破溃形成糜烂面。

实验室检查:HSV-Ⅱ阳性(PCR 法)。

四诊情况:阴茎根部簇集性水疱,轻度糜烂、渗出,灼热疼痛,纳可,寐欠安,口干口苦,小便黄赤,大便秘结。舌质红,苔黄腻,脉弦数。

问题二:根据患者的临床特点初步考虑什么诊断? 其诊断依据是什么? 应该与哪些疾病进行鉴别?

初步诊断:生殖器疱疹。

诊断依据:

1. 发疹前 7 天有婚外性生活史;

2. 皮损特点为局部皮肤粘成簇集性水疱,轻度糜烂、渗出;

3. 发作部位为阴茎根部;

4. 自觉灼热疼痛;

5. HSV-Ⅱ阳性(PCR 法)。

鉴别诊断:根据生殖器部位群集水疱、局部灼热疼痛,结合不洁性交史等特点,实验室病毒类型,不难诊断。但应与软下疳、白塞病和固定型药疹等鉴别。

 知识点 1

生殖器疱疹的临床表现

皮损特点:为局部皮肤黏膜灼热感后发生群集丘疹,继之成为水疱,一簇或多簇,可发展成脓液破溃形成糜烂、浅溃疡,最后结痂自愈。

好发部位:包皮、龟头、冠状沟、阴茎或偶发于男性尿道口,女性大小阴唇、阴蒂、阴阜、子宫颈或尿道口等处。偶有发生于肛门直肠者。

潜伏期2~10天,平均6天,病程2~3周,常复发,症状较原发时轻,损害小,往往无原发时的全身不适、低热、头痛、淋巴结肿大症状,自觉疼痛较原发时轻。发生于肛门直肠者患处疼痛,便秘,分泌物增加,里急后重,肛周可有疱疹性溃疡,直肠下段黏膜充血、出血,小溃疡灶。

知识点 2

生殖器疱疹的诊断标准

根据生殖器部位群集水疱、局部灼热疼痛,结合不洁性交史和短病程反复复发等特点不难诊断,实验室 PCR 易于查出并区分病毒类型。

知识点 3

生殖器疱疹的鉴别诊断

鉴别诊断:生殖器疱疹需与软下疳、急性女阴溃疡和固定性药疹等疾病进行鉴别。

1. 软下疳 不洁性交史后潜伏2~3d,皮损呈圆形或椭圆形,边缘不整的穿凿样溃疡,基底有黄白色脂样苔,涂片有杜克雷嗜血杆菌,1~2周可出现腹股沟淋巴结肿大。

2. 急性女阴溃疡和白塞病 均与性交无直接关系,呈多发性小溃疡,后者可伴口腔溃疡、眼病变等表现。

3. 固定型药疹 生殖器部位的水疱、糜烂、溃疡,一般为单发,有用药史而无不洁性交史。

知识点 4

生殖器疱疹的辅助检查

【辅助检查】

1. 病毒学检测 对皮损进行 HSV 的细胞培养和聚合酶链反应(PCR)检测,其中 PCR 检测可用于 HSV 中枢神经系统和全身性感染的诊断(如脑膜炎、脑炎和新生儿疱疹)。

2. 血清学试验 在 HSV 感染后数周,采用型特异性糖蛋白 G(glycoprotein)为抗原的血清学检测,以对 HSV-Ⅰ和 HSV-Ⅱ病毒感染进行区分,而不推荐非型特异性的 HSV-Ⅰ或 HSV-Ⅱ的 IgM 检测。血清学诊断不能区分口唇或生殖器等感染部位,为亚临床或无症状感染的最可行手段。

问题三:本例中医病机和辨证思路如何? 如何辨证治疗?

中医四诊情况:阴茎根部簇集性水疱,轻度糜烂、渗出,灼热疼痛,纳可,寐欠安,口干口苦,小便黄赤,大便秘结。舌质红,苔黄腻,脉弦数。

中医病机:过食肥甘炙煿,湿热内蕴,复交媾不洁,外感湿热毒邪,下注外阴,热腐体肤,卒成热疱。

中医辨病辨证:热疮(肝胆湿热证)。

中医辨证治疗:治宜清利肝胆湿热,方选龙胆泻肝汤加减。龙胆、栀子、黄芩、柴胡、生地黄、车前子、泽泻、板蓝根、马齿苋、白花蛇舌草、甘草。

知识点5

生殖器疱疹的中医辨证分型治疗

(1) 肝胆湿热证

[证候] 外生殖器部位簇集性水疱,糜烂渗出或溃疡,灼热疼痛,或瘙痒,小便黄赤,大便干结,口干口苦,舌质红,苔黄腻,脉弦数。

[治法] 清利肝胆湿热。

[方药] 龙胆泻肝汤(清《医方集解》)加减。

(2) 脾虚湿阻证

[证候] 疱疹反复发作,水疱大而易溃烂,渗出明显,瘙痒,大便溏,口淡乏味,纳呆,面色无华,少气乏力,舌质淡,苔白,脉沉细。

[治法] 健脾利湿,佐以解毒。

[方药] 除湿胃苓汤(明《外科正宗》)加减。

(3) 肝肾阴虚证

[证候] 疱疹反复发作,水疱干涸较小,腰膝酸软、口干心烦,失眠多梦或五心烦热,遗精早泄,舌淡少苔,脉细数。

[治法] 养肝滋阴、育阴清热。

[方药] 知柏地黄丸(明《景岳全书》)加味。

问题四:本病例中医辨证及外治。

中医辨证:患者阴茎根部簇集性水疱,轻度糜烂、渗出,灼热疼痛。纳可,寐欠安,口干口苦,小便黄赤,大便秘结。舌质红,苔黄腻,脉弦数。属于中医"热疮"病范畴,四诊合参,属肝胆湿热证。因过食肥甘炙煿,湿热内蕴,复交媾不洁,外感湿热毒邪,下注外阴,热腐体肤,卒成热疱。治宜清利肝胆湿热,方选龙胆泻肝汤加减。龙胆、栀子、黄芩、柴胡、生地黄、车前子、泽泻、板蓝根、马齿苋、白花蛇舌草、甘草。

知识点 6

外 治 法

中医外治:结合中药水煎液外洗患处,助清利湿热,改善局部不适症状,可选用紫草、虎杖、大黄各 30g,甘草 15g,煎水外洗局部,适用于疱疹发作期间的治疗。

青黛散:用清茶调敷患处,亦可用植物油或蜂蜜调敷,1~2 次/d。

问题五:生殖器疱疹的中西医诊疗思路。

本病中医学属于"本虚标实"之证,根据"急则治其标、缓则治其本"治疗原则,急性发作期以西医抗病毒药为主以迅速达到缩短病程、防治并发症的目的,即"治标",同时联合中药辨证内服(包括中医分型服药以及中成药辨证服药),扶正祛邪,"标本兼顾",达到减轻兼症或伴发症的目的;而在非发作期或缓解期则以中医治疗为主,辨证服药以扶助正气,防止复发。

知识点 7

生殖器疱疹的西医治疗

1. 系统性抗病毒治疗

(1) 初发生殖器疱疹推荐方案:口服阿昔洛韦 200mg,每日 5 次,共 7~10d;或伐昔洛韦 500mg,每日 2 次,共 7~10d;或泛昔洛韦 250mg,每日 3 次,共 7~10d。

(2) 疱疹性直肠炎、口炎或咽炎:适当增大剂量或延长疗程至 10~14d。

(3) 播散性生殖器疱疹感染:阿昔洛韦 5~10mg/kg,静脉滴注,每 8h 1 次,疗程为 5~7d 或直至临床表现消失。肾脏功能受损的患者,阿昔洛韦的用量应根据肾损程度调整。

(4) 复发性生殖器疱疹的间歇疗法:间歇疗法最好在患者出现前驱症状时或症状出现 24h 内使用。推荐方案:口服阿昔洛韦 200mg,每日 5 次,共 5d;或阿昔洛韦 400mg,每日 3 次,共 5d;或伐昔洛韦 500mg,每日 2 次,共 5d;或泛昔洛韦 250mg,每日 3 次,共 5d。

(5) 生殖器疱疹频繁复发(每年复发超过 6 次):可采用长期抑制疗法。推荐方案:口服阿昔洛韦 400mg,每日 2 次;或伐昔洛韦 500mg,每日 1 次;或泛昔洛韦 250mg,每日 2 次。需长期持续给药,疗程一般为 4~12 个月。

(6) 妊娠期生殖器疱疹:在孕妇中,阿昔洛韦等药物的安全性尚未明确,如需使用,应权衡利弊并征得患者的知情同意。

2. 局部处理　皮损局部可采用生理氯化钠溶液或 3% 硼酸液清洗,要保持患处清洁、干燥。可外用 3% 阿昔洛韦乳膏或 1% 喷昔洛韦乳膏等,但单独局部治疗的疗效远逊于系统用药。

问题六:生殖器疱疹应如何预防与调摄?

1. 强调将病情告知其性伴,取得性伴的谅解和合作,避免在复发前驱症状或皮损出现时发生性接触,或更好地采用屏障式避孕措施,以减少 HSV 传染给性伴的危险性。

2. 提倡安全套等屏障式避孕措施,安全套可减少生殖器疱疹传播的危险性,但出现皮损时性交,即使使用安全套也可能发生 HSV 性传播。

3. 改变性行为方式,避免非婚性行为,杜绝多性伴,是预防生殖器疱疹的根本措施。

【临证备要】

生殖器疱疹是指单纯疱疹病毒(HSV)通过性接触发生的皮肤、黏膜感染。生殖器疱疹的皮损部位、症状、体征一般只局限于生殖器部位。

根据生殖器部位群集水疱、局部灼热疼痛,结合不洁性交史和短病程反复复发等特点不难诊断,实验室 PCR 易于查出并区分病毒类型。生殖器疱疹需与软下疳、急性女阴溃疡和白塞病、固发型药疹等疾病进行鉴别。

中医辨证分型论治:肝胆湿热证:治以清利肝胆湿热,龙胆泻肝汤加减;脾虚湿阻证:治以健脾利湿,佐以解毒,除湿胃苓汤加减;肝肾阴虚证:治以养肝滋阴、育阴清热,知柏地黄丸加味治疗。

本病"本虚标实""急则治其标、缓则治其本"。急性发作期以西医抗病毒药为主,同时联合中药辨证内服,扶正祛邪,标本兼顾。非发作期或缓解期则以中医治疗为主,辨证服药以扶助正气,防止复发。

诊疗流程图

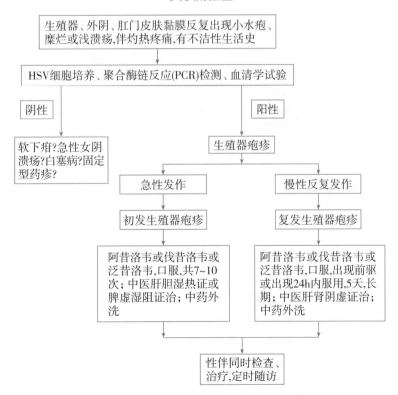

第二节　淋　病

 培训目标

1. 掌握淋病的定义、诊断、鉴别诊断和中医治疗。
2. 熟悉淋病的辅助检查和西医治疗。
3. 了解淋病的中西医临床诊疗思路。
4. 了解淋病患者的预防调护。

淋病(gonorrhea)是由淋病奈瑟球菌(简称淋球菌)引起的泌尿生殖系统的化脓性感染,也可导致眼、咽、直肠感染和播散性淋球菌感染。其临床特点是尿道刺痛、尿道口排出脓性分泌物。淋病主要通过性接触传染,可发于任何年龄,多发于性活跃的中青年,潜伏期短,传染性强,可导致多种并发症和后遗症。本病相当于中医"毒淋""淋证""淋浊"的范畴(图 15-2-1)。

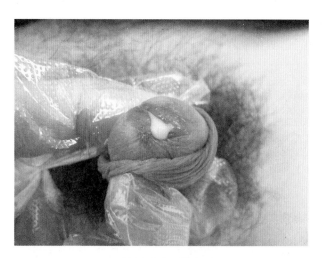

图 15-2-1　淋病

【典型案例】

黄某,男性,38 岁。主诉"尿道口红肿及大量脓性分泌物伴尿频、尿急、尿痛 2 天"。患者于 2 天前自觉尿道口红肿,伴瘙痒、灼热和刺痛感,至外院泌尿科就诊,诊断"尿道炎",给予左氧氟沙星片口服,未见明显好转,昨天起尿道口大量脓性分泌物,尿频、尿急、尿痛明显,偶感会阴部坠胀,无发热恶寒、无腹痛腹泻,无腰背部疼痛等不适。为系统诊疗,求诊我院。

问题一:请归纳病史采集获得的临床信息。为了进一步明确诊断和中医证型,需要补充哪些病史内容和实验室检查?

思路:青年男性,起病急,以"尿道口红肿疼痛、见大量脓性分泌物、尿频、尿急、尿痛"为主症,需考虑淋病。

为了进一步诊疗,需要补充以下资料。

1. 询问既往史、个人史。

2. 进行详细体格检查和皮肤专科检查。

3. 收集中医望闻问切四诊内容。

4. 应完善直接涂片检查、淋球菌培养、药敏试验等。

完善资料如下:

既往史:否认高血压、糖尿病等系统病史。否认手术外伤史,否认输血史,无药物及食物过敏史。7 天前有婚外性生活史。

体格检查:体温 37.0℃、脉搏 70 次/min、呼吸 19 次/min、血压 120/76mmHg。心、肺、腹查体未见异常。

皮肤专科体检:躯干四肢未见明显皮疹。尿道口红肿,大量黄绿色脓性分泌物,腹股沟淋巴结肿大。

实验室检查:取尿道分泌物涂片行革兰染色,镜检见多形核白细胞内革兰阴性肾形双球菌。尿道分泌物培养,菌落涂片检查,可见革兰阴性淋病双球菌。

四诊情况:尿道口红肿烧灼,溢出白浊,状如米泔糊,色黄绿;茎中作痛,排尿不畅,淋沥不止,尿液混浊如脂,附近淋巴结肿痛;伴口干苦,胃纳一般,夜寐欠安,大便偏干。舌质红,苔黄腻,脉滑数。

问题二:根据患者的临床特点初步诊断及诊断依据是什么? 应该与哪些疾病进行鉴别?

病史特点:男性,38 岁,尿道口红肿及大量脓性分泌物伴尿频、尿急、尿痛 2 天。7天前有不洁性生活史。腹股沟淋巴结肿大。尿道分泌物涂片镜检见多形核白细胞内革兰阴性肾形双球菌,培养可见革兰阴性淋病双球菌。

初步诊断:淋病(毒淋)

诊断依据:

1. 中青年男性,发病前有不洁性生活史;

2. 尿道口红肿及大量脓性分泌物伴尿频、尿急、尿痛 2 天;

3. 体检　尿道口红肿,大量黄色脓液,腹股沟淋巴结肿大;

4. 尿道分泌物镜检见多形核白细胞内革兰阴性肾形双球菌,培养可见革兰阴性双球菌。

鉴别诊断:根据临床表现、实验室检查可与生殖道沙眼衣原体感染、念珠菌性尿道炎等相鉴别。

 知识点 1

淋病的临床表现

　　有不洁性交或间接接触传染史。潜伏期一般为 2～10 天,平均 3～5 天。5%～20% 的男性和 60% 的女性感染后无明显症状。

（一）男性淋病

男性淋病根据发病时间及症状、体征，可表现为急性尿道炎及慢性尿道炎。

1. 急性尿道炎　可分为初发的前尿道炎和以后发展而成的后尿道炎。前尿道炎表现为尿道外口潮红肿胀，尿道口溢出逐渐大量黄白或黄绿色脓液，伴瘙痒、灼热、尿痛、疼痛性勃起等现象，可并发包皮龟头炎等，腹股沟淋巴结有肿大者称淋病性横痃，部分患者可有发热、头痛、乏力等全身症状。后尿道炎多由前尿道炎未经治疗 2 周后发展而来，主要表现为尿频、尿急、尿痛、终末血尿、会阴部钝痛、压迫感等，可有一时性尿潴留或发热头痛等全身症状，可合并前列腺炎、附睾炎、精囊腺炎、膀胱炎等。

2. 慢性尿道炎　多由未经规范治疗的前尿道急性炎症发展而来，表现为尿道炎症状反复出现或持续 2 月以上。患者自觉症状减轻，尿道内轻度刺痛、不适感，分泌物明显减少，可合并前列腺炎、精囊腺炎、附睾炎、膀胱炎或引起尿道狭窄。精神负担重或出现神经官能症。

（二）女性淋病

症状轻微，约 60% 患者无症状。好发于子宫颈，其次为尿道、尿道旁腺、前庭大腺。可出现阴道脓性分泌物增多，宫颈充血明显或水肿糜烂，自宫颈管流出脓性分泌物。尿道炎可表现为尿频、尿急、尿痛，挤压尿道口有脓性分泌物。尿道旁腺受感染可出现肿大疼痛及开口红肿，挤压时有脓性分泌物。前庭大腺感染时出现红肿疼痛，挤压时有少量脓性分泌物。上行感染则引起盆腔炎，包括宫内膜炎、输卵管炎、腹膜炎、盆腔脓肿或继发输卵管卵巢囊肿等。慢性反复发生的输卵管炎可致管腔狭窄、增厚粘连阻塞而导致不孕或引起宫外孕。

（三）儿童淋病

1. 幼女外阴阴道炎　多由间接感染所致，表现为急性外阴阴道炎及淋菌性尿道炎，出现阴道口黏膜发红肿胀，分泌黄绿色脓液，阴道周围皮肤黏膜发红或有糜烂渗液，尿道口有脓液、尿急、尿频。

2. 新生儿淋菌性眼结膜炎　由产道感染，出现结膜充血水肿，大量脓性分泌物，严重时出现角膜溃疡，虹膜睫状体炎甚至失明。

（四）其他系统器官淋病

由口淫、肛交可引起淋菌性咽炎和直肠炎。播散性淋球菌感染较少见。淋菌入侵血液可出现发热、寒战、全身不适和食欲不振等症状，典型表现为淋菌性皮炎、淋菌性关节炎和腱鞘炎，其他可出现淋菌性心内膜炎、淋菌性脑膜炎、淋菌性肝炎等。

知识点 2

淋病的诊断标准

根据病史、临床表现、实验室检查综合分析，可做出诊断。

疑似病例：符合淋病流行病学史及各型临床表现中任意一项者。

确诊病例：同时符合疑似病例的要求和实验室检查中任一项者。

知识点 3

淋病的鉴别诊断

1. 非淋菌性尿道炎　主要由沙眼衣原体和解脲支原体感染所引起。其潜伏期较长;尿道炎症状较轻,尿道分泌物少;分泌物查不到淋球菌,有条件的可做衣原体、支原体检测(表 15-2-1)。

表 15-2-1　淋病与非淋菌性尿道炎鉴别

	淋病	非淋菌性尿道炎
潜伏期	3~5 天	1~3 周或更长
尿痛	多见	轻微或不痛
全身症状	偶见	无
尿道分泌物	量多,脓性	量少,多为黏液状
镜检	白细胞内革兰阴性双球菌	无革兰阴性双球菌
培养	有淋球菌生长	沙眼衣原体或其他微生物

2. 念珠菌性尿道炎　病史较长,多有反复感染史;尿道口、龟头、包皮潮红,可有白色垢物;明显瘙痒;实验室检查可见念珠菌丝。

知识点 4

淋病的辅助检查

1. 双杯尿试验　第一杯尿液因有脓细胞呈薄雾状,第二杯较清表明仅有前尿道炎。两杯均混浊时表明后尿道亦受累。

2. 涂片和淋菌培养　简便实用,易于确诊。直接涂片检查对未经治疗的男性急性尿道炎患者有诊断价值,尿道分泌物涂片可见白细胞内革兰染色阴性的肾形双球菌;男性前列腺液、关节腔液、咽部分泌物虽可涂片,但还需鉴别菌种,特别是咽部,如与脑膜炎球菌鉴别。淋球菌培养为诊断淋病的重要依据,是临床应用的敏感性和特异性都最高的标准方法。

3. 药敏试验　常用纸片扩散法,可观察抑菌圈大小判定药物的敏感度;琼脂稀释法是目前测定淋球菌药物敏感度最为准确的方法,可测定淋球菌对某一种药物的最小抑菌浓度(MIC);青霉素琼脂法,可确定产青霉素酶淋球菌(PPNC)耐药菌株的存在。

4. 可参考多聚酶链式反应(PCR)检测淋菌 DNA 的结果协助诊断。PCR 技术对淋球菌检查有极高的敏感性和特异性,但要求操作的条件高,有可能出现假阳性结果。

问题三:本病例中医病机和辨证思路如何? 如何辨证治疗?

中医四诊情况:尿道口红肿,尿急尿频、尿痛,淋沥不止,尿液混浊如脂,尿道口溢脓,附近淋巴结肿痛。胃纳一般,大便偏干,睡眠略差。舌红,苔黄腻,脉滑数。

中医病机和辨证分析:由宿娼恋色或误用秽浊湿热之邪污染之器具,湿热秽浊之气由下焦前阴窍口入侵,阻滞于膀胱及肝经,局部气血运行不畅,湿热熏蒸,精败肉腐,气化失司所致。尿道口红肿、尿急尿频、尿痛、尿道溢脓、附近淋巴结肿痛乃湿热毒蕴,舌红,苔黄腻,脉滑数符合此证。

中医辨病辨证:毒淋病(湿热毒蕴证)。

中医辨证治疗:治以清热利湿、解毒化浊,予八正散合龙胆泻肝汤加减。药用车前子、滑石、栀子、木通、萹蓄、大黄、龙胆、柴胡、泽泻、黄芩等。

知识点5

淋病的中医病机

中医认为外感湿热秽浊之邪,由下焦前阴窍口入侵,阻滞于膀胱及肝经,局部气血运行不畅,湿热熏蒸,精败肉腐,气化失司所致。湿热秽浊之气之恋,一则伤津耗气,一则阻滞气血,久病及肾,导致肾虚阴亏,肾失温煦,瘀结内阻,病程日久,形成本虚标实,由实致虚,虚实夹杂之证。

知识点6

淋病的中医辨证分型治疗

(1) 湿热毒蕴证

[证候] 尿道口红肿溢脓,尿急,尿频,尿痛,淋沥不止,尿液混浊如脂;女性出现宫颈充血、触痛,有脓性分泌物,前庭大腺红肿热痛;伴发热等全身症状。舌红,苔黄腻,脉滑数。

[治法] 清热利湿,解毒化浊。

[方药] 八正散(宋《太平惠民和剂局方》)合龙胆泻肝汤(清《医方集解》)加减。

(2) 正虚毒恋证

[证候] 小便短涩,淋沥不尽,女性带下多,或尿道口见少许黏液;食少纳差,腰酸腿软,五心烦热,酒后或疲劳易发。舌红,苔薄,脉沉细弱。

[治法] 滋阴降火,利湿祛浊。

[方药] 八正散合知柏地黄丸(明《景岳全书》)加减。

(3) 毒邪流窜证

[证候] 男性会阴部疼痛、拒按,小便溢浊或点滴淋沥,有腰酸下坠感;女性有下腹部隐痛、压痛,外阴瘙痒,白带多,或有低热。舌红,苔薄黄,脉滑数。

[治法] 清热利湿,解毒化浊。

[方药] 五味消毒饮(清《医宗金鉴》)合龙胆泻肝汤(清《医方集解》)加减。

问题四:该患者应如何治疗?

应及时、足量、规则用药。应同时治疗性伴侣和其他已患性病者。头孢曲松钠每次250mg,肌注,单次给药;或大观霉素2g,肌注,单次给药;中医治以清热利湿,解毒化浊,方药予八正散合龙胆泻肝汤加减。

知识点 7

淋病的西医治疗

1. 一般原则　应遵循及时、足量、规则用药的原则;治疗期禁性生活,治疗后应进行随访;性伴侣应同时进行检查和治疗。应作梅毒血清学检测以及 HIV 咨询与检测。

2. 治疗方案

(1) 无并发症淋病:①淋菌性尿道炎、子宫颈炎、直肠炎推荐方案:头孢曲松250mg,单次肌内注射;或大观霉素2g(宫颈炎4g),单次肌内注射。替代方案:头孢噻肟1g,单次肌内注射;或其他第3代头孢菌素类。②儿童淋病:体重>45kg者按成人方案治疗,体重<45kg者按以下方案治疗:头孢曲松25~50mg/kg(最大不超过成人剂量),单次肌内注射;或大观霉素40mg/kg(最大剂量2g),单次肌内注射。

(2) 有并发症淋病:①淋菌性附睾炎、前列腺炎、精囊炎推荐方案:头孢曲松250mg,每日 1 次肌内注射,共10d;或大观霉素2g,每日 1 次肌内注射,共10d。替代方案:头孢噻肟1g,每日 1 次肌内注射,共10d。②淋菌性盆腔炎门诊治疗方案:头孢曲松250mg,每日 1 次肌内注射,共10d;加口服多西环素100mg,每日 2 次,共14d;加口服甲硝唑400mg,每日 2 次,共14d。住院治疗推荐方案:头孢替坦2g,静脉滴注,每12h 1 次;或头孢西丁2g,静脉滴注,每6h 1 次,加多西环素10mg,静脉滴注或口服,每12h 1 次。对治疗72h 内临床症状改善者,在治疗 1 周时酌情考虑停止肠道外治疗,并继以口服多西环素100mg,每日 2 次,加口服甲硝唑500mg,每日 2 次,总疗程14d。孕期或哺乳期妇女禁用四环素、多西环素。妊娠头 3 个月内应避免使用甲硝唑。

(3) 其他部位淋病:①淋菌性眼结膜炎推荐方案:新生儿:头孢曲松25~50mg/kg(总量不超过125mg),静脉或肌内注射,每日 1 次,连续3d。儿童:体重>45kg者按成人方案治疗,体重<45kg的儿童:头孢曲松50mg/kg(最大剂量1g),单次肌内注射或静脉滴注。新生儿应同时应用生理氯化钠溶液冲洗眼部,每小时 1 次。新生儿不宜应用大观霉素。新生儿的母亲应进行检查,如患有淋病,同时治疗。新生儿应住院治疗,并检查有无播散性感染。②淋菌性咽炎推荐方案:头孢曲松250mg,单次肌内注射;或头孢噻肟1g,单次肌内注射。

(4) 播散性淋病:①新生儿播散性淋病推荐方案:头孢曲松25~50mg/(kg·d),每日 1 次静脉滴注或肌内注射,共7~10d;如有脑膜炎疗程为14d。②儿童播散性淋病:体重>45kg者按成人方案治疗,体重<45kg的儿童按如下方案治疗。推荐方案:淋菌性关节炎:头孢曲松50mg/kg,每日 1 次肌内注射或静脉滴注,共

7~10d;脑膜炎或心内膜炎:头孢曲松 25mg/kg,肌内注射或静脉滴注,每日 2 次,共 14d(脑膜炎),或 28d(心内膜炎)。③成人播散性淋病:推荐住院治疗。需检查有无心内膜炎或脑膜炎。推荐方案:头孢曲松 1g,每日 1 次肌内注射或静脉滴注,共≥10d。替代方案:大观霉素 2g,肌内注射,每日 2 次,共≥10d。淋菌性关节炎者,除髋关节外,不宜施行开放性引流,但可以反复抽吸,禁止关节腔内注射抗生素。淋菌性脑膜炎经上述治疗的疗程约 2 周,心内膜炎疗程>4 周。

（5）妊娠期感染推荐方案:头孢曲松 250mg,单次肌内注射;或大观霉素 4g,单次肌内注射。禁用四环素类和喹诺酮类药物。

知识点 8

淋病的中西医结合治疗思路

本病以西医治疗为主,以早期、及时、足量、规则使用敏感抗生素为原则。病程日久,形成"本虚标实、虚实夹杂"之证,中西医结合治疗,对慢性淋病和有并发症淋病更具优势。

知识点 9

淋病的判愈标准

治疗结束后 2 周内,在无性接触史情况下。符合如下标准为治愈:
1. 全部症状与体征消失;
2. 停药 4~7 天淋球菌培养复查阴性。

问题五:淋病应如何预防与调摄?
1. 净化社会风气,禁止嫖娼卖淫。
2. 注意个人卫生与寝具卫生。
3. 性伴侣同时治疗。
4. 忌烟酒及辛辣刺激之品。
5. 规范用药,治疗后做细菌学检查。

【临证备要】
1. 淋病是由革兰氏阴性双球菌—淋病奈瑟菌引起的细菌感染,人类是该菌的唯一自然宿主,常通过性接触传播感染。临床上淋病包括有症状、无症状的泌尿生殖系统的淋球菌感染,眼、咽、皮肤、直肠、盆腔等部位的感染,以及血行播散性感染。淋病是性传播疾病的主要病种之一,潜伏期短、传染性强,如不及时治愈,可出现严重的并发症和后遗症,导致感染者生理和心理上的不良后果,是重要的公共卫生问题。

2. 根据流行病学史,尿急、尿痛症状,尿道分泌物和分泌物涂片及培养结果,诊断不难。治疗以抗淋球菌感染和防止传播为主。对于有并发症的淋病、其他部位的淋病和播散性淋病临床上需要加以鉴别。

3. 本病以西医治疗为主,以早期、及时、足量、规则使用敏感抗生素为原则。病程日久,形成"本虚标实、虚实夹杂"之证,中西医结合治疗,对慢性淋病和有并发症淋病更具优势。

4. 淋病的中医外治是以中药煎水外洗局部为主,可选用土茯苓、地肤子、苦参、芒硝各 30g,煎水外洗局部,每日 3 次。

诊疗流程图

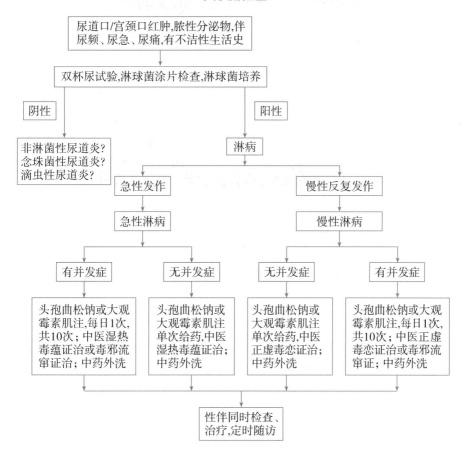

第三节　沙眼衣原体尿道炎/宫颈炎

 培训目标

1. 掌握沙眼衣原体尿道炎/宫颈炎的定义、诊断、鉴别诊断和中医治疗。
2. 熟悉沙眼衣原体尿道炎/宫颈炎的辅助检查和西医治疗。
3. 了解沙眼衣原体尿道炎/宫颈炎的中西医临床诊疗思路。
4. 了解沙眼衣原体尿道炎/宫颈炎的预防调护。

沙眼衣原体尿道炎/宫颈炎(chlamydial urethritis/cervicitis)是指由沙眼衣原体为致病菌所引起的尿道炎/宫颈炎,主要是通过性接触传播。其临床表现过程隐匿、症状轻微,男性表现为尿道炎,女性表现为泌尿生殖道炎。沙眼衣原体引起的疾病范围广泛,可累及眼、生殖道和其他脏器,也可导致母婴传播。本病属于中医"淋证""淋浊"范畴(图15-3-1)。

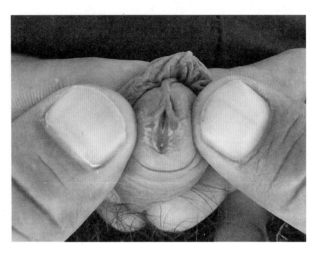

图15-3-1　生殖器沙眼衣原体感染

【典型案例】

李某,男性,46岁。主诉:"晨起尿道口分泌物增多伴尿道刺痒4天"。患者4天前晨起发现尿道口有少量淡黄色脓膜,内裤上有污斑,伴有尿道刺痒、轻微灼热。否认尿频、尿急等表现。2周前有婚外性生活史。

问题一:请归纳病史采集获得的临床信息。为了进一步明确诊断和中医证型,需要补充哪些病史内容和实验室检查?

思路:成年男性患者,急性起病,出现尿道口分泌物伴瘙痒,内裤上有污斑,无尿频、尿急等表现。曾有过不洁性生活史,首先需要考虑沙眼衣原体尿道炎。

为了进一步诊疗,需要补充以下资料。

1. 询问既往史、个人史、家族遗传病史、过敏史等。

2. 进行详细体格检查和皮肤专科检查。

3. 收集中医望闻问切四诊内容。

4. 应完善相关辅助检查。

完善资料如下:

既往史:否认传染病史,否认手术外伤史,否认输血史,否认过敏史,否认高血压和糖尿病等其余系统疾病。

体格检查:体温37.1℃、脉搏38次/min、呼吸18次/min、血压113/89mmHg。全身浅表淋巴结未触及肿大,心肺腹查体未见异常。

皮肤科检查:尿道口略红,见少量淡黄色分泌物。

实验室检查:尿道分泌物检查示沙眼衣原体(+),解脲支原体(−),人型支原体

(-)淋球菌涂片及培养(-)。

四诊情况:尿道外口微红肿,分泌物色淡黄而少,小便短赤,灼热刺痒感,口苦,舌质红,苔薄黄腻,脉数。

问题二:根据患者的临床特点初步考虑什么诊断?其诊断依据是什么?应该与哪些疾病进行鉴别?

初步诊断:沙眼衣原体尿道炎

诊断依据:

1. 中年男性,发病前 2 周有婚外性生活史;

2. 起病较缓,病程 4 天;

3. 尿道口少量淡黄色脓性分泌物;

4. 伴有轻微刺痒、灼热等自觉症状;

5. 尿道分泌物检查示沙眼衣原体(+),淋球菌涂片及培养(-)。

鉴别诊断:应注意与淋病、非特异性尿道炎鉴别。

知识点 1

沙眼衣原体感染引起的尿道炎/宫颈炎的临床表现

【临床表现】

1. 男性沙眼衣原体尿道炎　单纯性男性沙眼衣原体尿道炎有尿道刺痒、尿急、尿痛、尿道口红肿,尿道口溢出少量稀薄透明的分泌物,结成糊状封住尿道口,即为糊口现象,部分患者无症状或不典型。有合并症的男性沙眼衣原体尿道炎可并发附睾炎、前列腺炎,出现附睾肿大、压痛、阴囊疼痛发胀和下坠不适,输精管变粗甚至纤维化导致不育,会阴、肛门部位可有坠痛感,常放射至腰背部,性功能可出现障碍,前列腺肿大和压痛。由沙眼衣原体感染的具有 HL-B27 遗传素质的患者除尿道炎外可同时有结膜炎、对称性多发性关节炎,持续数月之久,即为 Reiter 综合征。

2. 女性沙眼衣原体宫颈炎　单纯性女性沙眼衣原体宫颈炎的临床特点不明显,可有轻微尿痛,尿道分泌物增多,宫颈红斑、水肿、糜烂、黏液性分泌物增多,白带增多。有合并症女性可并发前庭大腺炎、阴道炎、子宫内膜炎、急性输卵管炎等,衣原体感染还可导致不孕、流产、宫外孕、宫内死胎、新生儿死亡等。

知识点 2

沙眼衣原体尿道炎/宫颈炎诊断要点

根据病史、临床表现及实验室检查,诊断不难。

1. 初次发病者常在 1~3 周前有不洁性交史,或配偶感染史。

2. 对具有典型浆液性尿道炎或宫颈炎表现的诊断较易,但对无典型症状患者,诊断较困难。

3. 实验室检查注意排除淋球菌感染,明确沙眼衣原体感染,确定尿道炎/宫颈炎的存在。

知识点 3

沙眼衣原体尿道炎/宫颈炎的诊断标准

沙眼衣原体感染多由性接触传染,男女均可发病,潜伏期 1~3 周,约有半数以上患者无症状。有症状者男性表现为尿道炎,女性表现为女性泌尿生殖道炎,主要是宫颈炎。

1. 男性尿道炎　表现为尿道刺痒、刺痛、烧灼感或坠胀感,少数出现尿频或尿痛。查体见尿道口红肿,分泌物少、稀薄、呈浆液性。部分患者长时间不排尿后或晨起见尿道口有少量分泌物形成脓膜覆盖尿道口(又称糊口现象)或内裤有污渍等,部分患者无症状或不典型。未经治疗的尿道炎常伴有并发症如附睾炎、前列腺炎、Reiter 综合征(尿道-眼-滑膜综合征)等。

2. 女性泌尿生殖道炎　主要累及宫颈。50% 患者无症状,有症状者也缺乏特异性,主要表现为白带增多,查体时见宫颈水肿或糜烂、阴道充血等。上行感染可引起输卵管炎、子宫内膜炎,甚至可造成宫外孕、流产、宫内死胎、不孕及肝周围炎。尿道炎表现为尿道口充血、尿频、排尿困难等症状,也可出现外阴瘙痒、小腹不适等。沙眼衣原体可由口-生殖器接触导致咽部感染及前庭大腺炎。

知识点 4

沙眼衣原体尿道炎/宫颈炎的鉴别诊断

【鉴别诊断】

该病应注意与淋病、非特异性尿道炎鉴别。

1. 淋病　潜伏期 1~3d,而 NGU 为 1~3 周或更长,淋菌性尿道炎一开始症状较重,分泌物为脓性,尿液混浊,病原学检查可以确诊。

2. 非特异性尿道炎　由化脓性细菌如葡萄球菌和大肠杆菌引起,常由损伤或邻近部位炎症蔓延而来,与性接触无关,结合病原学易于鉴别。

知识点 5

沙眼衣原体尿道炎感染的传播途径

传播途径:生殖道衣原体感染主要由性接触及类似性行为传染,直接的性接触是男女双方致病的主要方式,偶可通过接触和有生殖道衣原体感染的分泌物或患者分泌物污染的衣物、被褥及便盆等而间接传染。产妇患有生殖道衣原体感染时,新生儿通过产道感染生殖道衣原体,可致新生儿结膜炎及新生儿肺炎。

知识点 6

沙眼衣原体实验室检测

1. 显微镜检查　涂片吉姆萨染色、碘染色或帕氏染色直接镜检可发现沙眼衣原体包涵体。只适用于新生儿眼结膜刮片的检查。
2. 细胞培养法　沙眼衣原体细胞培养呈阳性。
3. 抗原检测　酶联法免疫吸附试验、直接免疫荧光法或免疫层析试验检测沙眼衣原体抗原阳性。
4. 抗体检测　血清抗体升高(1:64)，见于沙眼衣原体附睾炎、输卵管炎。
5. 核酸检测　聚合酶链反应法(PCR)等检测沙眼衣原体核酸阳性。

问题三：本例中医病机和辨证思路如何？如何辨证治疗？

中医四诊情况：尿道外口微红肿，分泌物色淡黄而少，小便短赤，灼热刺痒感，纳可，寐欠安，口苦。舌质红，苔薄黄腻，脉数。

中医病机：因交媾不洁，外感污毒晦浊之气内侵尿道，熏蒸下焦，膀胱气化失司。

中医辨病辨证：淋证(湿热下注)。

中医辨证治疗：治以清利湿热、分清泌浊。方选草薢分清饮或八正散加减。草薢、石菖蒲、黄柏、茯苓、车前子、莲子心、白术。水煎服，每日 1 剂。

知识点 7

沙眼衣原体尿道炎的病因及发病机制

1. 中医病因及病机　因交媾不洁或误触淫毒秽浊之气，内侵尿道，熏蒸下焦，致使膀胱气化失司，三焦水道不利，而见淋浊尿痛；湿热秽浊之气若循肝经上行，则见小腹坠胀隐痛，外肾肿痛灼热。病久，损伤脾肾，则病势缠绵。

2. 西医病因与发病机制　病原体沙眼衣原体是本病的病原体，沙眼衣原体 D～K 血清型与本病的发病有关。衣原体有独特的发育周期，在细胞内生长繁殖，呈球形，可见到 3 种颗粒结构：始体为繁殖型，无感染性；原体为感染型，有致病性；中间体为发育中的过渡阶段，无致病性。衣原体对热敏感，在 56～60℃ 可存活 5～10min，但在 -70℃ 可存活达数年之久；常用消毒剂(如 0.1%甲醛溶液、0.5%苯酚溶液和 75%乙醇溶液等)均可将其杀死。

3. 传播途径　本病主要通过性接触传染，性活跃人群及多性伴侣者均为本病的易感者。新生儿经患病母亲产道分娩时可感染沙眼衣原体。

知识点 8

沙眼衣原体尿道炎/宫颈炎的中医辨证分型治疗

(1) 湿热下注证

[证候] 尿道外口微红肿，有少许分泌物，小便频数、短赤，灼热刺痛感，口苦，

舌红苔腻,脉数。

[治法] 清利湿热,分清泌浊。

[方药] 草薢分清饮(清《医学心悟》)或八正散(宋《太平惠民和剂局方》)加减。

（2）肝郁气滞证

[证候] 小便涩痛,尿不净感,小腹满痛或胸胁隐痛不适,心烦忧郁,口苦。舌红,苔薄,脉弦。

[治法] 舒肝解郁,理气疏导。

[方药] 逍遥散(宋《太平惠民和剂局方》)加减。

（3）脾肾亏虚证

[证候] 小便不甚赤涩,但淋沥不已,时作时止,遇劳即发,精神困惫,腰膝酸痛,脉细。

[治法] 健脾益肾,利尿止淋。

[方药] 胃苓汤(元《丹溪心法》)、真武汤(汉《伤寒论》)或金匮肾气丸(汉《金匮要略》)加减。

知识点 9

沙眼衣原体感染的西医治疗

沙眼衣原体感染的治疗目的是杀灭沙眼衣原体、消除症状、防止产生并发症、阻断进一步传播。

1. 一般原则 早期诊断,早期治疗。及时、足量、规则用药。根据不同的病情采用相应的治疗方案。性伴侣应同时接受治疗,治疗后进行随访。

2. 治疗方案

（1）成人沙眼衣原体感染推荐方案:阿奇霉素 1g,单剂口服,或多西环素 0.1g,每日 2 次,共 7~10d。替代方案:米诺环素 0.1g,每日 2 次,共 10d,或四环素 0.5g,每日 4 次,共 2~3 周,或克拉霉素 0.25g,每日 2 次,共 10d,或左氧氟沙星 0.5g,每日 1 次,共 7d。

（2）新生儿沙眼衣原体眼炎和肺炎推荐方案:红霉素干糖浆粉剂,50mg/(kg·d),分 4 次口服,共 14d。如有效,再延长 1~2 周。

（3）儿童沙眼衣原体感染推荐方案:体重<45kg,红霉素碱或红霉素干糖浆粉剂 50mg/(kg·d),分 4 次口服,共 14d;>8 岁或体重≥45kg 同成人的阿奇霉素治疗方案。红霉素治疗婴儿或儿童的沙眼衣原体感染的疗效约 80%,可能需要第 2 个疗程。

（4）妊娠期生殖道沙眼衣原体感染推荐方案:阿奇霉素 1g,单剂口服,或阿莫西林 0.5g,每日 3 次,共 7d。替代方案:红霉素碱 0.5g,每日 4 次,共 7d,或红霉素碱 0.25g,每日 4 次,共 14d。

3. 随访 有下列情况时考虑作微生物学随访:①症状持续存在;②怀疑再感染;③怀疑未依从治疗;④无症状感染;⑤红霉素治疗后。判愈试验的时间安排:抗原检测试验为疗程结束后第2周;核酸扩增试验为疗程结束后第4周。对于女性患者,建议在治疗后3~4个月再次进行沙眼衣原体检测,以发现可能的再感染,防止盆腔炎和其他并发症的发生。

问题四:沙眼衣原体感染的中西医结合诊治要点。

本病属于"虚实夹杂"证,治疗以"扶正祛邪"为原则。急性发作期选择敏感的抗生素,及时、足量、规则用药;治疗方案个体化;性伴侣应同时接受治疗;抗生素疗程结束后,联合中医辨证论治,对于改善泌尿生殖道不适症状具有优势。

问题五:沙眼衣原体感染应如何预防与调摄?

1. 对性活跃人群进行性医学教育,提高防范意识,洁身自爱。

2. 公共场所的卫浴用具应严格消毒,防止交叉感染。

3. 患者要克服讳疾忌医心理,及早诊断,彻底治疗,以防疾病迁延或发生并发症,增加治疗难度。

4. 性伴侣一方患病,同时另一方也应检查和治疗。

【临证备要】

1. 诊断要点

(1) 致病原沙眼衣原体感染。

(2) 潜伏期1~3周,发病前多有不安全性行为史。

(3) 尿痛或排尿困难多较轻或无,可伴有尿道瘙痒等不适。

(4) 尿道分泌物量少或无,多为浆液性,较稀薄。

(5) 尿道分泌物涂片检查可见多形核白细胞,但淋球菌涂片及培养(-),沙眼衣原体(+)等。

2. 生殖道衣原体感染主要由性接触及类似性行为传染,直接的性接触是男女双方致病的主要方式,偶可通过接触和有生殖道衣原体感的分泌物或患者分泌物污染的衣物、被褥及便盆等而间接传染。

3. 该病应注意与淋病、非特异性尿道炎鉴别。

4. 本病属于"虚实夹杂"证,治疗以"扶正祛邪"为原则。急性发作期选择敏感的抗生素,及时、足量、规则用药;治疗方案个体化;性伴侣应同时接受治疗;抗生素疗程结束后,联合中医辨证论治,对于改善泌尿生殖道不适症状具有优势。

诊疗流程图

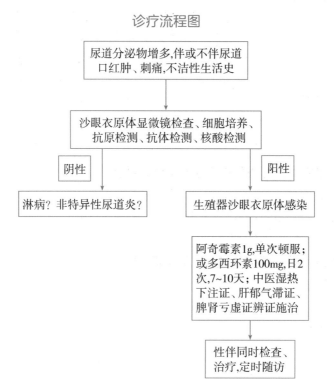

第四节 尖 锐 湿 疣

 培训目标

1. 掌握尖锐湿疣的定义、传播方式、诊断、鉴别诊断和中医治疗原则。
2. 熟悉尖锐湿疣的辅助检查、外治法及其他疗法。
3. 了解尖锐湿疣的预防调护。

尖锐湿疣(condyloma acuminatum)是由人乳头瘤病毒(HPV)引起的皮肤黏膜良性增生性性传播疾病,又称生殖器疣、性病疣,主要侵犯生殖器、会阴、肛门等部位。传播途径有以下几种:性接触是主要途径;间接传染:接触患者使用过的浴巾、浴盆、内衣等;母婴传播。本病相当于中医的"臊疣""臊瘊"(图15-4-1)。

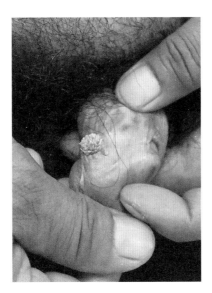

图 15-4-1　尖锐湿疣

【典型病例】

　　王某,男,35 岁。主述:"龟头起皮疹 2 周"。

　　患者 2 周前龟头部出现一处皮疹,小米粒大小,淡红色,无痛痒感,未予治疗,近 1 周皮疹渐增大,且数目增多,顶端呈菜花样改变,为求治疗来我门诊就诊。

　　问题一:请归纳病史采集获得的临床信息。为了进一步明确诊断和中医证型,需要补充哪些病史内容和实验室检查?

　　思路:35 岁,男性,发病部位龟头部,无自觉症状,米粒大小皮疹,顶端呈菜花样。

　　为了进一步诊疗,需要补充以下资料:

　　1. 询问冶游史。

　　2. 进行详细体格检查和皮肤科专科检查。

　　3. 收集中医望闻问切四诊内容。

　　4. 辅助检查　醋酸白试验,可酌情进行病理学检查或 HPV 核酸检测试验。

　　完善资料如下:

　　冶游史:2 个月前有不洁性接触。

　　体格检查:体温 36.8℃,呼吸 20 次/min,脉搏 86 次/min,血压 120/85mmHg。心肺腹查体未见异常。

　　皮肤科检查:龟头处见针尖至米粒大小簇集丘疹,疣体团块直径约 1cm,淡红色,表面粗糙、湿润,较大处皮疹顶端呈菜花样,未见出血、结痂。

　　中医四诊情况:皮疹淡红,表面湿润,小便黄,舌淡,苔腻,脉滑。

　　辅助检查:醋酸白试验阳性。

　　问题二:根据患者的临床特点,初步考虑什么诊断? 诊断依据是什么? 应该与哪些疾病进行鉴别?

　　本病例的临床特点:患者,男性,35 岁。2 个月前有不洁性接触史,皮疹部位在龟头,皮疹特点:针尖至米粒大小簇集丘疹,疣体团块直径约 1cm,淡红色,表面粗糙、湿润,较大处皮疹顶端呈菜花样。辅助检查见醋酸白试验阳性。

初步诊断和依据:初步考虑尖锐湿疣。

诊断依据参照中华人民共和国卫生行业标准 WS/T235-2016,尖锐湿疣诊断,符合临床诊断病例。①流行病学史:有不安全性行为史;②潜伏期为 2 个月,皮损初期为米粒大小丘疹,逐渐增大增多,疣体团块直径约 1cm,呈菜花状,发生于龟头处,无自觉症状;③醋酸白试验阳性。

本病例的鉴别诊断:从该患者的临床特点需要考虑与阴茎珍珠状丘疹、二期梅毒、皮脂腺异位症相鉴别,该患者流行病学史、皮疹特点及醋酸白试验阳性是主要鉴别要点。

知识点 1

尖锐湿疣的临床表现

【临床表现】

1. 潜伏期　3 周至 8 个月,平均 3 个月。

2. 发病部位　男性好发于冠状沟、龟头、包皮、阴茎、尿道口、肛门等处,女性好发于阴唇、阴道、尿道口、会阴、肛周、宫颈等处。

3. 基本损害　肤色、淡红色或棕红色表皮赘生物,大小不一,单个或群集分布,表面呈棘刺状,因摩擦可破溃、出血,或继发感染。少数发生巨大型尖锐湿疣。

4. 自觉症状　无,偶有疼痛或瘙痒。

5. 醋酸白试验　阳性。

知识点 2

尖锐湿疣的诊断标准

【诊断要点】

应根据流行病学史、临床表现及实验室检查综合分析,作出诊断。

中华人民共和国卫生行业标准 WS/T235-2016,尖锐湿疣诊断:

1. 流行病学史　多数有不安全性行为史,或性伴感染史,或多性伴史。

2. 临床表现

(1) 潜伏期 3 周至 8 个月,平均 3 个月。

皮损初期表现为针头至绿豆大小丘疹,逐渐增大增多,呈乳头状、鸡冠状、菜花状,或扁平状、团块状的赘生物。可单发或多发,色泽可为肤色、灰白色、黯红色或棕黑色等。因皮损摩擦、脆性增加,可发生糜烂、破溃、出血,或继发感染。免疫功能低下者或妊娠妇女可出现疣体明显增大,数目增多。少数患者发生巨大型尖锐湿疣。

男性好发于冠状沟、包皮、龟头、阴茎干、尿道口、阴囊和肛周等处,女性好发于大小阴唇、尿道口、阴道口、会阴、肛周、阴道壁、宫颈等处。肛交者可发生于肛周、肛管和直肠,口交者可发生于口腔。

一般无自觉症状,少数患者可觉有瘙痒感、异物感、压迫感或灼痛感。女性患者可有阴道分泌物增多。

(2) 皮损醋酸白试验可呈阳性,但有一定比例的假阳性或假阴性。

3. 实验室检查

(1) 病理学检查:主要表现为乳头瘤样增生,表皮角化过度伴角化不全,颗粒层增生,棘层肥厚,棘层浅表有凹空细胞,真皮浅层炎细胞浸润等。

(2) 核酸检测试验:临床标本做 HPV 核酸检测试验,结果呈阳性。

4. 诊断分类

(1) 临床诊断病例:符合 2(1)表现,同时有或无 1、2(2)。

(2) 确诊病例:符合 4(1)的要求和 3 中的任一项。

 知识点 3

尖锐湿疣的鉴别诊断

【鉴别诊断】

本病常与二期梅毒扁平湿疣、阴茎珍珠状丘疹、绒毛状小阴唇等相鉴别。鉴别要点见表 15-4-1。

表 15-4-1　尖锐湿疣鉴别诊断

	尖锐湿疣	二期梅毒扁平湿疣	阴茎珍珠状丘疹	绒毛状小阴唇（假性湿疣）
疾病性质	性传播疾病	性传播疾病	正常生理变异	正常生理变异
发生人群	性活跃人群	性活跃人群	成年男性	成年女性
好发部位	生殖器、肛周	肛周、外生殖器	冠状沟与龟头交界处	小阴唇内侧、尿道口周围
典型皮疹特点	淡红色或污秽色的表皮赘生物,大小不一,数目不等,表面呈棘刺状	表面潮湿的扁平丘疹	沿冠状沟排列的半透明的小丘疹,大小为 0.5~1mm	成群的鱼子状丘疹或绒毛样突起
辅助检查	醋酸白试验阳性	醋酸白试验阴性;暗视野检查见梅毒螺旋体;梅毒血清学反应阳性	醋酸白试验阴性	醋酸白试验阴性

知识点4

尖锐湿疣的辅助检查

1. 醋酸白试验　用5%醋酸溶液涂抹皮损处,3~5min后观察皮损表面,如见到均匀一致的白色改变即为醋酸白试验阳性。

2. 病理学检查　主要表现为乳头瘤样增生,表皮角化过度伴角化不全,颗粒层增生,棘层肥厚,棘层浅表有凹空细胞,真皮浅层炎细胞浸润等。

3. 核酸检测试验　临床标本做HPV核酸检测试验,结果呈阳性。

问题三:本病例中医病机和辨证思路如何？如何辨证治疗?

中医四诊情况:皮疹淡红,表面湿润,小便黄,舌淡,苔腻,脉滑。

中医辨证分析:本病例主要病因病机是由于房事不洁,毒邪由外阴皮肤侵入机体,毒邪蕴积,酿生湿热,湿热下注,毒邪聚积皮肤腠理而成。

中医辨病辨证:臊瘊(湿毒下注证)。

中医辨证治疗:本病需中西医结合治疗,该患中医治疗原则为利湿化浊,清热解毒。方选萆薢化毒汤加减,药用萆薢、当归尾、牡丹皮、牛膝、防己、木瓜、秦艽、薏苡仁、土茯苓、马齿苋等。

知识点5

尖锐湿疣的中医病机

本病主要病因病机是由于房事不洁,毒邪由皮肤腠理侵入机体,毒邪蕴积,酿生湿热,湿热下注,毒邪聚积皮肤腠理而成。湿毒为阴邪,缠绵黏滞,日久耗损正气,正虚邪恋,脾虚毒蕴。

知识点6

尖锐湿疣的中医辨证分型治疗

(1) 湿毒下注证

[证候] 外阴或肛门等处疣状赘生物,色淡红或灰褐,表面湿润,触之易出血,或伴有瘙痒,女性或伴白带增多,色黄。小便黄或不畅。舌苔黄腻,脉滑数或弦数。

[治法] 利湿化浊,清热解毒。

[方药] 萆薢化毒汤(清《疡科心得集》)加减。

皮损颜色较红、广泛者,可加马齿苋、白花蛇舌草、板蓝根、大青叶、败酱草等;皮损色黯、粗糙者,可加三棱、莪术、红花、浙贝母等;瘙痒者,可加白鲜皮、苦参、地肤子等。

(2) 脾虚毒蕴证

[证候] 尖锐湿疣反复发作,屡治不愈,伴乏力体倦、食少纳差、懒言声低,便溏,小便清长,女性或伴白带多,色白清晰。舌质淡胖,苔白,脉细弱。

［治法］健脾益气,化湿解毒。

［方药］参苓白术散(宋《太平惠民和剂局方》)合黄连解毒汤(唐《外台秘要》)加减。

日久皮损色黯、粗糙者,可加三棱、莪术、红花、浙贝母等;乏力体倦、懒言声低者可加黄芪、当归等。

问题四:本病例中医辨证处方和外治法如何?

该病例中医外治法可选用鸦胆子制剂涂擦,火针。

火针:局麻后用火针从疣体顶部快速直刺至疣体底部,每次施火针针数与治疗次数视疣体大小而定。

知识点 7

尖锐湿疣的中医外治法

1. 鸦胆子 单味中药鸦胆子捣烂,点涂疣体。因鸦胆子具有腐蚀性,需要注意使用过程中要保护周围正常皮肤。

2. 火针 局麻后用火针从疣体顶部快速直刺至疣体底部,每次火针施针数与治疗次数视疣体大小而定。

3. 中药外洗 疣体较小、数目偏多,可考虑中药外洗,参考中药:枯矾、皂矾、莪术、大黄、龙胆、虎杖、紫草、木贼、香附、薏苡仁等,煎水,先熏后洗,每日1~2次。

问题五:该患者的西医治疗和中西医结合治疗的思路。

该患者可考虑中西医结合治疗,针尖至米粒大小簇集丘疹,疣体团块直径达1cm,疣体局部激光祛除,治疗深度要适当,既要祛除疣体又不可留下瘢痕。同时根据中医四诊情况,辨证给予利湿化浊、清热解毒之中药口服。

知识点 8

尖锐湿疣的西医治疗

尖锐湿疣的治疗原则是尽可能祛除疣体,减少复发。

目前西医治疗方法有四类:

1. 局部药物治疗 局部涂擦药物包括:5%足叶草毒素酊、25%足叶草酯酊、50%三氯醋酸溶液、5%咪喹莫特霜、5%酞丁胺搽剂、5%氟尿嘧啶软膏。

2. 局部物理治疗 可以选择激光、冷冻、电灼、手术切除。

3. 氨基酮戊酸光动力学疗法。

4. 免疫疗法 可作为辅助治疗,多不单独应用。

问题六:尖锐湿疣应如何预防与调护?

避免不洁性接触史,告知患者动员其性伴侣及时诊查和治疗,保持局部清洁干燥,积极祛除不良因素,如女性阴道炎、宫颈炎,男性包皮过长,外阴部湿疹等。

【临证备要】

1. 根据患者不洁性接触史、潜伏期及临床表现,即可明确尖锐湿疣的诊断,关键是治疗方案的选择,不同患者治疗方法的选择取决于疣体大小、数目、部位、治疗价格、不良反应及医生经验等方面,多数患者治疗都需要一定疗程,而不是一次性治疗。

2. 肉眼判断较明确的尖锐湿疣也建议做醋酸白试验,可判断亚临床感染的损害,治疗时不仅要祛除肉眼可见之疣体,还要尽量清除亚临床感染的损害,以减少复发。

3. 若复发患者要积极分析复发原因,如物理治疗不彻底,原发损害周围有亚临床感染或潜伏感染,性伴有 HPV 感染,有再次不洁性接触史或其他方面。

4. 尖锐湿疣的治疗是以祛除疣体为主,可以结合中医中药辨证治疗,达到内外同治、减少复发的目的。

诊疗流程图

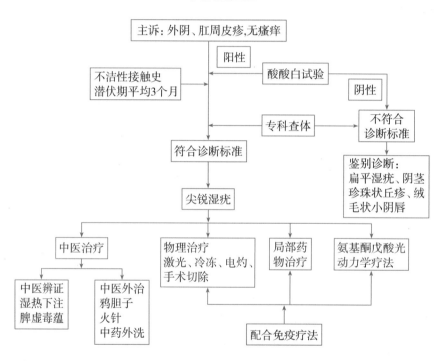

第五节 梅 毒

 培训目标

1. 掌握梅毒的临床分期及诊断。
2. 熟悉梅毒的鉴别诊断和治疗。
3. 了解梅毒的中西医临床诊疗思路。
4. 了解梅毒的预防调护。

梅毒(syphilis)是由于感染苍白螺旋体所致的一种全身性慢性性传播疾病。梅毒的特点是早期为皮肤黏膜损害,晚期侵犯骨骼、神经系统、内脏等,形成全身多组织器官的病变。本病的传染途径主要为性接触,其次为胎传,少数是其他途径,如间接接触、输血等。本病相当于中医的"霉疮""杨梅疮""广疮""疳疮"等。明代陈司成所著《霉疮秘录》是我国第一部梅毒专著(图 15-5-1)。

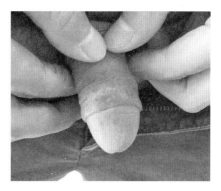

图 15-5-1 梅毒硬下疳

【典型病例】

徐某,男,38 岁。主诉:"包皮龟头部皮疹 4 周"。

患者 4 周前发现包皮龟头部一处圆形红斑,局部稍肿胀,自觉灼热,未予治疗,皮疹逐渐隆起,变硬,表面破溃,自觉症状不明显,为求明确诊断与治疗来我院门诊。患者一般状况良好,无发热。

问题一:请归纳病史采集获得的临床信息。为了进一步明确诊断和中医证型,需要补充哪些病史内容和实验室检查?

思路:中青年男性,外生殖器部位出现无痛性红斑,溃疡,无全身其他不适症状,首先需要考虑梅毒硬下疳。

为了进一步诊疗,需要补充以下资料。

1. 询问冶游史、输血史、外伤史、手术史、吸毒史及药物过敏史。

2. 进行详细体格检查和皮肤专科检查。

3. 收集中医望闻问切四诊内容。

4. 应完善梅毒血清学检测,暗视野显微镜检查。

完善资料如下:

冶游史:约 2 个月前有不安全性接触史。

否认输血史、外伤史、手术史、吸毒史及药物过敏史。

体格检查:体温 36.5℃,呼吸 20 次/min,脉搏 85 次/min,血压 110/85mmHg。右侧腹股沟可触及数个肿大的淋巴结,散在,不融合,无触痛。

皮肤科检查:阴茎冠状沟一处隆起性红斑,直径约 1.5cm,边界清楚,表面轻微破溃、糜烂,少量浆性分泌物,触之稍硬,无压痛。

辅助检查:快速血浆反应素环状卡片试验(RPR):1∶16,梅毒螺旋体血凝试验(TPHA):阳性。暗视野显微镜检查可见梅毒螺旋体。

四诊情况:皮疹色红,质硬,兼心烦、口苦,小便短赤,大便秘结;舌质红,苔薄黄,脉数。

问题二:根据患者的临床特点初步考虑什么诊断?其诊断依据是什么?应该与哪些疾病进行鉴别?

根据本病例以下临床特点:中青年男性,阴茎冠状沟一处隆起性红斑,直径约1.5cm,边界清楚,表面轻微破溃、糜烂,少量浆性分泌物,触之稍硬,无压痛;右侧腹股沟可触及数个肿大的淋巴结,散在,不融合,无触痛。2 个月前有不安全性接触史,RPR:1∶16,TPHA:阳性,暗视野显微镜检查可见梅毒螺旋体。可诊断为梅毒。

诊断参照中华人民共和国卫生行业标准 WS273—2018 诊断标准,符合一期梅毒确诊病例标准,可诊断一期梅毒。

本病例的鉴别诊断:根据患者的疾病特点需要考虑与软下疳、生殖器疱疹、外伤性溃疡相鉴别,该患者具有不安全性接触史、无痛性溃疡、局部淋巴结肿大、梅毒血清学检测等特征,是主要的鉴别要点。

知识点 1

梅毒的分类、分期及各期的临床表现

【临床分类、分期】

根据传播途径的不同可分为获得性(后天)梅毒和胎传(先天)梅毒。

根据病程长短分为早期梅毒(一期梅毒、二期梅毒)和晚期梅毒(三期梅毒)。

【临床表现】

1. 一期梅毒 硬下疳(疳疮):潜伏期2~4周(平均3周),多见于外生殖器等性接触部位。典型表现为圆形或椭圆形浅在性溃疡,界限清楚,边缘略隆起,一般为单发;触诊基底质韧,软骨样硬度;无明显疼痛或触痛。

局部淋巴结肿大(横痃):无痛,质硬,不粘连,不破溃。

2. 二期梅毒 皮损:梅毒疹(杨梅疮)呈多形性、广泛性、对称性,包括斑疹、斑丘疹、丘疹、鳞屑、脓疱、溃疡等。较常见的皮损包括掌跖部黯红斑及脱屑性斑丘疹;外阴及肛周扁平湿疣;口腔或生殖器可发生黏膜斑;虫蚀样脱发。

全身浅表淋巴结可肿大。

可出现梅毒性骨关节损害、眼损害、神经系统及其他内脏损害等。

3. 三期梅毒 皮肤黏膜损害发展缓慢,破坏性大,愈后留有瘢痕。常见头面部及四肢伸侧的结节性梅毒疹,大关节附近的近关节结节,皮肤、口腔、舌咽树胶肿。

其他各系统损害包括骨梅毒、眼梅毒、神经梅毒、心血管梅毒及其他内脏梅毒,累及呼吸道、消化道、肝脾、泌尿生殖系及内分泌腺等。

4. 胎传梅毒(先天梅毒)

(1) 早期胎传梅毒:多于出生后3周到3个月内出现症状。患儿消瘦,发育迟缓,淋巴结肿大。

黏膜损害:常见梅毒性鼻炎,导致呼吸不畅、哺乳困难,喉炎导致哭声嘶哑。

皮肤损害:泛发、对称、多形性,斑疹、斑丘疹、疱疹等,口周可见辐射状皲裂,愈后留瘢痕,甲周炎、甲床炎、脱发。

其他系统改变:骨骼系统(骨髓炎、骨软骨炎)、眼梅毒(脉络膜视网膜炎)、血液系统(贫血、血小板减少)、内脏系统(脾肿大、肝肿大)、少数出现活动性神经梅毒。

(2) 晚期胎传梅毒:发生于2岁以后。典型的临床表现少见,其表现可分为两类,一是永久性标记,即畸形,前额圆凸、佩刀胫、桑椹齿、马鞍鼻。

5. 潜伏梅毒(隐性梅毒) 梅毒未经过治疗或者用药剂量不足,无临床症状,血清反应呈阳性,排除其他可引起血清反应阳性的疾病,脑脊液正常,称潜伏梅毒。

早期潜伏梅毒:感染期限在2年以内,可有二期复发梅毒的损害。

晚期潜伏梅毒:感染期限在2年以上者,少有复发,少有传染,女性可经胎盘传给胎儿。

知识点 2

梅毒的诊断标准

【诊断要点】

诊断原则：应根据流行病学史、临床表现及实验室检查等进行综合分析作出诊断。

诊断依据：参照中华人民共和国卫生行业标准 WS273—2018,梅毒诊断。

1. 一期梅毒

（1）流行病学史：多数有不安全性行为史,或性伴感染史,或多性伴史。

（2）临床表现：硬下疳：潜伏期 2~4 周(平均 3 周),多见于外生殖器等性接触部位。起初表现为小丘疹,逐渐发展为直径 1~2cm 的圆形或椭圆形浅在性溃疡,界限清楚、边缘略隆起,溃疡面清洁;一般为单发;触诊基底质韧,呈软骨样硬度;无明显疼痛或触痛。硬下疳也可不典型,或可因为继发细菌感染,表现为自觉疼痛、多个溃疡、深或大的溃疡、溃疡面有脓性渗出物、触之不硬等。腹股沟或患部近卫淋巴结肿大：可为单侧或双侧,无痛,相互孤立而不粘连,质硬,不化脓破溃,其表面皮肤无发红、发热表现。

（3）实验室检查

1）暗视野显微镜检查、镀银染色检查或核酸扩增试验：硬下疳损害刮取渗液或淋巴结穿刺液可查见梅毒螺旋体,或核酸扩增试验检测梅毒螺旋体核酸阳性。

2）非梅毒螺旋体血清学试验：阳性。如感染不足 6 周,该试验可为阴性,应于感染 6 周后复查。

3）梅毒螺旋体血清学试验：阳性。如感染不足 4 周,该试验亦可为阴性,应于感染 4 周后复查。

2. 二期梅毒

（1）流行病学史：多数有不安全性行为史,或性伴感染史,或多性伴史;或有输血史(供血者为早期梅毒患者)。可有一期梅毒史,病期在 2 年以内。

（2）临床表现：皮损呈多形性,可模拟各种皮肤病皮损,包括斑疹、斑丘疹、丘疹、丘疹鳞屑疹及脓疱疹等,常泛发对称;掌跖部易见黯红斑及脱屑性斑丘疹;外阴及肛周可见湿丘疹及扁平湿疣;皮损一般无自觉症状,也可有瘙痒;口腔可发生黏膜斑,或可有生殖器部位黏膜斑;可发生虫蚀样脱发。二期复发梅毒,皮损局限,数目较少,形态奇异,常呈环状、弓形或弧形。全身浅表淋巴结可肿大。

可出现梅毒性骨关节损害、眼损害、神经系统及其他内脏损害等。

（3）实验室检查：

1）暗视野显微镜检查、镀银染色检查或核酸扩增试验

二期梅毒皮损如扁平湿疣、湿丘疹及黏膜斑,其刮取渗液可查见梅毒螺旋体,或核酸扩增试验检测梅毒螺旋体核酸阳性。

2）非梅毒螺旋体血清学试验：阳性。

3）梅毒螺旋体血清学试验：阳性。

3. 三期梅毒

（1）流行病学史：多数有不安全性行为史，或性伴感染史，或多性伴史。可有一期或二期梅毒史。病期2年以上。

（2）临床表现：晚期良性梅毒：皮肤黏膜损害表现为头面部及四肢伸侧的结节性梅毒疹，大关节附近的近关节结节，皮肤、口腔、舌咽树胶肿，上腭及鼻中隔黏膜树胶肿可导致上腭及鼻中隔穿孔和马鞍鼻。也可发生骨梅毒及其他内脏梅毒，累及骨骼及关节、呼吸道、消化道、肝脾、泌尿生殖系及内分泌腺等。眼梅毒：少数可发生虹膜睫状体炎、视网膜炎及间质性角膜炎等，可致失明。神经梅毒：可发生脑膜神经梅毒（出现头痛、呕吐、颈项强直等）、脑膜血管梅毒（出现闭塞性脑血管综合征表现如偏瘫、失语、癫痫性发作）、脑实质梅毒（出现麻痹性痴呆、脊髓痨等），也可为无症状性神经梅毒，仅有脑脊液异常发现。心血管梅毒：可发生单纯性主动脉炎、主动脉瓣闭锁不全、主动脉瘤等。

（3）实验室检查

1）非梅毒螺旋体血清学试验：阳性。

2）梅毒螺旋体血清学试验：阳性。

4. 胎传梅毒（先天梅毒）

（1）流行病学史：生母为梅毒患者。

（2）临床表现

早期胎传梅毒：2岁以内发病，类似于获得性二期梅毒。发育不良；皮损常为水疱-大疱、红斑、丘疹、扁平湿疣；口周及肛周形成皲裂，愈后遗留放射状瘢痕；梅毒性鼻炎及喉炎；骨髓炎、骨软骨炎及骨膜炎；可有全身淋巴结肿大、肝脾肿大、贫血等。

晚期胎传梅毒：2岁以后发病，类似于获得性三期梅毒。出现炎症性损害（间质性角膜炎、神经性耳聋、鼻或腭树胶肿、克勒顿关节等）或标志性损害（前额圆凸、马鞍鼻、佩刀胫、胸锁关节骨质肥厚、哈钦森牙、腔口周围皮肤放射状裂纹等）。

隐性胎传梅毒：即胎传梅毒未经治疗，无临床症状，梅毒血清学试验阳性，脑脊液检查正常，年龄<2岁者为早期隐性胎传梅毒，>2岁者为晚期隐性胎传梅毒。

（3）实验室检查

1）暗视野显微镜检查、镀银染色检查或核酸扩增试验：在早期胎传梅毒儿的皮肤黏膜损害或组织标本中可查到梅毒螺旋体，或核酸扩增试验检测梅毒螺旋体核酸阳性。

2）梅毒血清学试验：

——出生时非梅毒螺旋体血清学试验阳性，滴度大于或等于母亲分娩前滴度的4倍，且梅毒螺旋体血清学试验阳性。

——梅毒螺旋体IgM抗体检测：阳性。

——出生时不能诊断胎传梅毒的儿童,任何一次随访过程中非梅毒螺旋体血清学试验由阴转阳,或滴度上升,且梅毒螺旋体血清学试验阳性。

——在 18 月龄前不能诊断胎传梅毒的儿童,18 月龄后梅毒螺旋体血清学试验仍阳性。

5. 隐性梅毒(潜伏梅毒)

(1) 流行病学史:多数有不安全性行为史,或性伴感染史,或多性伴史。

早期隐性梅毒:在近 2 年内有以下情形:①有明确的不安全性行为史,而 2 年前无不安全性行为史;②有过符合一期或二期梅毒的临床表现,但当时未得到诊断和治疗者;③性伴有明确的早期梅毒感染史。

晚期隐性梅毒:感染时间在 2 年以上。无法判断感染时间者亦视为晚期隐性梅毒。既往无明确的梅毒诊断或治疗史。

(2) 临床表现:无任何梅毒性的临床表现。

(3) 实验室检查

1) 非梅毒螺旋体血清学试验:阳性。

2) 梅毒螺旋体血清学试验:阳性。

3) 脑脊液检查:有条件时可进行脑脊液检查以排除无症状神经梅毒。隐性梅毒一般无明显异常。

知识点 3

梅毒的鉴别诊断

1. 梅毒硬下疳与软下疳鉴别　见表 15-5-1。

表 15-5-1　梅毒硬下疳与软下疳的鉴别

	梅毒硬下疳	软下疳
病因	梅毒螺旋体	杜克雷嗜血杆菌
潜伏期	2~4 周	3~14 天
溃疡	软骨样硬度,表面较清洁	质地柔软,表面有脓性分泌物
自觉症状	无痛痒感	疼痛

2. 梅毒扁平湿疣与尖锐湿疣　详见尖锐湿疣鉴别诊断。

知识点 4

梅毒的辅助检查

【辅助检查】

1. 梅毒螺旋体暗视野显微镜检查　暗视野显微镜下,典型的梅毒螺旋体呈白色发光体,见到梅毒螺旋体,结合典型临床表现,有确诊梅毒的价值。

2. 梅毒螺旋体镀银染色检查　显微镜下观察:梅毒螺旋体染成棕褐色。临床意义同暗视野显微镜检查法。

3. 梅毒螺旋体核酸扩增试验　临床意义同暗视野显微镜检查,但 PCR 检查的敏感性高于暗视野显微镜检查。

4. 梅毒血清学检查　分为两大类:一类为非梅毒螺旋体血清学试验(又称梅毒非特异性抗体试验),主要包括 VDRL、RPR、TRUST 等;另一类为梅毒螺旋体血清学试验(又称梅毒特异性抗体试验),包括 TPPA、FTA-ABS、ELISA、CLIA、RT 等。

(1) 非梅毒螺旋体血清学试验:方法简便、快速,敏感性和特异性较高,可用于疗效观察、判愈、判定复发或再感染。

(2) 梅毒螺旋体血清学试验:敏感性高,特异性高,多用作证实试验,但不能用于观察疗效、判断复发及再感染。偶可出现生物学假阳性反应。

问题三:本例中医病机和辨证思路如何?如何辨证治疗?

中医四诊情况:阴茎冠状沟一处隆起性红斑,表面轻微破溃、糜烂,色红,质硬,兼心烦、口苦,小便短赤,大便秘结;舌质红,苔薄黄,脉数。

中医病机和辨证分析:该患因不洁性交传染,感受淫秽疫毒之邪,直接受邪发为疳疮,湿热疫毒之邪凝集,故皮疹色红,淋巴结肿大,肝脉绕阴器,肝经湿热,湿热上蒸,则口苦,心烦,热伤津液,则小便短赤,大便秘结;舌红,苔薄黄,脉数均为肝经湿热之表现。

中医辨病辨证:杨梅疮(肝经湿热证)。

中医辨证治疗:在西医正规驱梅治疗的基础上,可以配合中医中药辅助治疗。以泻肝胆实火,清下焦湿热为主,选龙胆泻肝汤加减,药用:龙胆,柴胡,栀子,黄芩,车前子,当归,泽泻,生地,木通,土茯苓,甘草等。

 知识点 5

梅毒的中医病机

中医学认为梅毒是淫秽邪毒与风邪、湿热合而致病。多为精化传染,阴器直接感受邪毒,疫毒结于阴器,发为疳疮,流窜经脉,生横痃,肝脉绕阴器,肾开窍于二阴,肝肾二脉感受邪毒,伤及冲脉、督脉,外则发为皮毛,内则伤于脏腑、骨髓、关窍。少数气化染毒及胎传染毒。

知识点 6

梅毒的中医辨证分型治疗

梅毒的治疗以抗生素治疗为首选,中医药治疗可作为辅助疗法。

(1) 肝经湿热证

［证候］多见于一期梅毒,硬下疳质硬而润,可伴有局部淋巴结肿大,可伴有口干口苦,心烦易怒,小便短赤,大便秘结,舌质红,苔黄腻,脉弦数。

［治法］清热利湿,泻火解毒。

［方药］龙胆泻肝汤(清《医方集解》)加减。

（2）血热蕴毒证

［证候］多见于二期梅毒,出现红色梅毒疹,无痛痒,或见丘疹、脓疱、鳞屑,可伴有口干咽干,小便短赤,大便秘结,舌质红绛,苔薄黄,脉数。

［治法］解毒凉血,清热散瘀。

［方药］清营汤(清《温病条辨》)合桃红四物汤(清《医宗金鉴》)加减。

（3）毒结筋脉证

［证候］患病日久,杨梅结毒,四肢、头面、鼻咽等处出现树胶肿,日渐增大,溃前色黯红,溃后脓水泛溢,筋骨疼痛,行走不便,可伴有身倦乏力,心烦口渴,咽干疼痛,舌红,苔黄,脉滑数。

［治法］疏风清热,活血散瘀,除湿解毒。

［方药］仙遗粮汤(明《外科正宗》)加减。

（4）肝肾亏损证

［证候］见于三期梅毒脊髓痨,患病时间久,双足痿弱不行或下肢瘫痪,肌肤麻木,筋骨疼痛,可伴腰膝酸软,小便困难,舌淡,苔薄白,脉沉弱。

［治法］补益肝肾,填髓息风。

［方药］地黄饮子(宋《圣济总录》)加减。

（5）心肾亏虚证

［证候］见于心血管梅毒,神疲乏力,心慌气短,动则气喘,双下肢浮肿,口唇紫疳,腰膝酸软,舌质淡,苔薄白,脉沉弱或结代。

［治法］温阳祛瘀,养心补肾。

［方药］苓桂术甘汤(东汉《金匮要略》)加减。

问题四:本病例的中医辨证处方和外治法如何?

硬下疳处可外涂鹅黄散、紫草油或康复新液,局部肿人淋巴结可考虑外敷金黄膏。

 知识点 7

梅毒的中医外治法

梅毒一旦确诊,应及早规范治疗,中医外治法可用于辅助治疗,缓解症状。

1. **硬下疳(疳疮)** 可选用珍珠散(清《医宗金鉴》)、鹅黄散(明《外科正宗》)外敷,或外涂紫草油(清《疡医大全》)。

2. 局部淋巴结肿大(横痃)　金黄膏(清《医宗金鉴》)外敷。

3. 结节性梅毒疹　未溃者可用冲和膏(明《外科正宗》)外敷,已溃者可外涂玉红膏(明《外科正宗》)。

问题五:该患者的西医治疗和中西医结合治疗的思路。

梅毒的治疗原则是及早、足量、规范用药,该患者是一期梅毒,首选青霉素驱梅治疗。苄星青霉素 G 试敏阴性,可给予苄星青霉素 G240 万 U,分两侧臀肌,肌注,每周 1 次,共 3 次。若青霉素过敏,可给予四环素,500mg/次,4 次/d,连服 15 天,或红霉素 500mg/次,4 次/d,连服 15 天。

在给予常规驱梅治疗的同时可以配合中药口服及外用,以达到综合诊治,缓解症状的目的。

知识点 8

梅毒的西医治疗

梅毒确诊后,要早期、足量、规则用药,首选青霉素。

1. 早期梅毒　包括一期、二期及 2 年内的潜伏梅毒。

苄星青霉素 G240 万 U,分两侧臀肌,肌注,每周一次,共 2 次。或普鲁卡因青霉素 G,80 万 U/d,肌注,连续 10 天。青霉素过敏者,可选用四环素、多西环素、红霉素等,疗程 15 天。

2. 晚期梅毒　包括三期皮肤、黏膜、骨骼梅毒,晚期潜伏梅毒,或不确定病期的潜伏梅毒,及二期复发梅毒。

苄星青霉素 G240 万 U,分两侧臀肌,肌注,每周一次,共 3 次。或普鲁卡因青霉素 G,80 万 U/d 肌注,连续 20 天,可考虑给第二个疗程,疗程间停药 2 周。若口服四环素、多西环素、红霉素等,疗程 30 天。

问题六:梅毒如何预防与调护?

1. 加强梅毒危害与防治的宣传。

2. 对高危人群定期检查,早发现、早治疗。

3. 夫妻双方同时治疗。

4. 建立随访追踪制度。

【临证备要】

1. 梅毒的治疗首选抗生素治疗,特别是青霉素类药物,临床建议按正规驱梅方案治疗。中医中药在梅毒治疗中作为辅助治疗手段,起到综合调理的作用。

2. 经充分治疗的患者,应随访 2~3 年。治疗后第一年内每 3 个月复查一次,包含临床与血清检查,以后每半年复查一次,如无复发可终止随访观察。

诊疗流程图

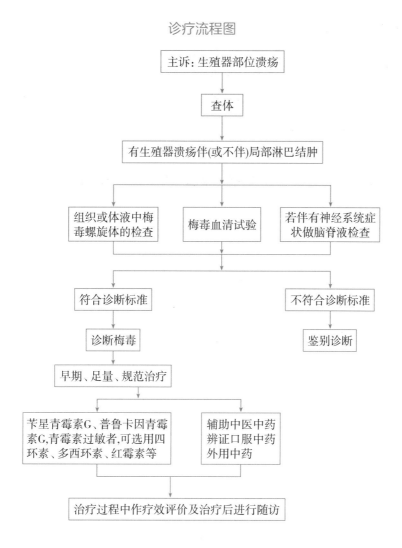

主诉：生殖器部位溃疡

↓

查体

↓

有生殖器溃疡伴(或不伴)局部淋巴结肿

组织或体液中梅毒螺旋体的检查　　梅毒血清试验　　若伴有神经系统症状做脑脊液检查

符合诊断标准　　　　　不符合诊断标准

诊断梅毒　　　　　　　鉴别诊断

早期、足量、规范治疗

苄星青霉素G、普鲁卡因青霉素G，青霉素过敏者，可选用四环素、多西环素、红霉素等　　　辅助中医中药辨证口服中药外用中药

治疗过程中作疗效评价及治疗后进行随访

第六节　艾　滋　病

 培训目标

1. 掌握艾滋病的定义。
2. 熟悉艾滋病的诊断及中医治疗原则。
3. 了解艾滋病的西医治疗。

　　艾滋病是由人类免疫缺陷病毒（HIV）引起的以严重的免疫缺陷为主要特征的一组综合征，全称获得性免疫缺陷综合征。HIV 特异性侵犯 T 辅助淋巴细胞（CD4+），引起细胞免疫系统严重缺陷，导致各种机会性感染及恶性肿瘤，并对机体各系统造成致命损害。具有广泛传播性、高度致死性、快速突变性，并对免疫系统造成持续损害，传播途径是性传播、血液传播及母婴传播。本病相当于中医的"虚劳""疫疠"等范畴。

【典型病例】

张某,男,45岁,主诉:"反复发热、腹痛、腹泻1月余。"

患者1月前出现无明确诱因的发热,持续、不规则,体温38.5~39℃,腹痛、腹泻,一日3~4次,水样便,自行口服退热药、抗生素等均无明显效果,症状仍反复,并引起倦怠、乏力,体重下降。曾于当地某医院做纤维肠镜检查,无明显异常改变,故为求进一步治疗而来我院就诊。

问题一:请归纳病史采集获得的临床信息。为了进一步明确诊断和中医证型,需要补充哪些病史内容和实验室检查?

思路:患者原因不明的反复发热,腹痛、腹泻,超过1个月,口服退热药、抗生素等均无明显效果,并伴有倦怠、乏力,体重下降,纤维肠镜检查无明显异常改变,需要考虑是否为艾滋病。

为了进一步诊疗,需要补充以下资料。

1. 询问流行病学史(非婚性接触史、静脉吸毒史、输血或血制品史、与HIV/AIDS患者有密切接触等方面)、既往史、家族史。

2. 进行详细全身体格检查。

3. 收集中医望闻问切四诊内容。

4. 应完善HIV抗体初筛检测,确证检测,病毒载量测定,相关实验室检查:血常规,CD4+细胞计数,CD4+/CD8+。

完善资料如下:

流行病学史:患者近10年有男男性接触史,接触对象是否有HIV感染不详,无静脉吸毒史及输血史。

既往史:近些年曾反复多次出现皮肤疾病,曾患带状疱疹、股癣、口腔溃疡、脂溢性皮炎,末梢神经炎,且体重近半年下降约8kg。

家族史:父母体健。无配偶及子女。

全身体格检查:体温38.6℃,呼吸24次/min,脉搏120次/min,血压120/84mmHg。全身可触及多处浅表淋巴结,面部红斑、干燥、脱屑,胸背散在毛囊性丘疹,口腔内可见1处浅溃疡。

辅助检查:血常规WBC $3.1×10^9$/L↓,HGB 120g/L,淋巴细胞 $0.8×10^9$/L↓;CD4+细胞计数309/mm³↓,CD4+/CD8+0.4↓,HIV抗体初筛试验阳性。根据规定还需要进一步将血液样本送至当地疾控中心做确证试验,以明确诊断。

四诊情况:体瘦,纳差,腹泻呈水状便,腹痛,发热,乏力,恶心。舌质淡,有齿痕,苔白,脉细。

问题二:根据患者的临床特点初步考虑什么诊断?其诊断依据是什么?应该与哪些疾病进行鉴别?

初步考虑艾滋病,诊断依据:

1. 流行病学史 患者为高危人群。

2. 既往史　曾多次感染带状疱疹、股癣,反复发生口腔溃疡、脂溢性皮炎,末梢神经炎,且体重近 5 年下降约 8kg。

3. 血常规白细胞及淋巴细胞总数减少,CD4+细胞计数减少,CD4+/CD8+<1,HIV 抗体初筛试验阳性。根据规定还需要将血液样本送至当地疾控中心做确证试验,以明确诊断。

4. 原因不明的 38℃以上持续不规则发热,慢性腹泻多于 3 次/d,均超过 1 个月,近半年体重下降 10%以上。

因艾滋病是一组临床综合征,是多种临床症状的综合判断,在诊断中要全面掌握多方面材料,综合分析,按诊断程序与标准做出结果判定。

知识点 1

艾滋病的临床表现

【临床表现】

HIV 感染的临床分期:

1. 急性感染期　出现类似感冒或单核细胞增多症的症状,发热、咽痛、头痛、关节肌肉痛等。

2. 无症状期　平均 6~8 年。无明显临床表现,CD4+细胞在正常范围内缓慢下降,血清抗 HIV 抗体阳性。

3. 艾滋病前期　患者免疫功能逐渐降低,出现 AIDS 相关综合征。

4. 艾滋病期　感染的最终阶段,全身组织器官受累,伴有多种感染及恶性肿瘤。

知识点 2

艾滋病的诊断标准

【诊断要点】

参照《中国临床皮肤病学》:

1. HIV 感染者　有流行病学史,HIV 抗体阳性。

2. 艾滋病患者　除流行病学史外,加下述项目中的任一项:①原因不明的 38℃以上持续不规则发热,>1 个月;②慢性腹泻次数>3 次/d,持续>1 个月;③6 个月内体重下降 10%以上;④反复发生口腔内念珠菌感染;⑤反复发生单纯疱疹病毒或带状疱疹病毒感染;⑥肺孢子菌肺炎;⑦反复发生细菌性肺炎;⑧活动性结核或非结核分枝杆菌病;⑨深部真菌感染;⑩中枢神经系统占位病变;⑪中青年人出现痴呆;⑫活动性巨细胞病毒感染;⑬弓形虫病;⑭青霉菌感染;⑮反复发生的败血症;⑯卡波西肉瘤;⑰淋巴瘤。

或 HIV 抗体阳性,临床表现不显著,但 CD4+淋巴细胞数<200/μl。

知识点 3

艾滋病的鉴别诊断

因艾滋病不是单一疾病,是一组临床综合征,故鉴别诊断需要看具体的临床表现,与各系统的相关疾病相鉴别。

知识点 4

艾滋病的辅助检查

【辅助检查】

1. HIV 抗体的初筛检测

2. HIV 抗体的确证检测

3. 病毒载量测定

4. 与艾滋病相关的实验室检查　CD4+淋巴细胞计数,CD4+/CD8+,β-微球蛋白等。

5. 其他机会感染的病原体　肺孢子菌检查,隐孢子虫,弓形虫,肝炎病毒,巨细胞病毒,细菌检查,真菌检查,淋巴瘤或卡波西肉瘤活检等。

问题三:本例中医病机和辨证思路如何? 如何辨证治疗?

中医四诊情况:体瘦,纳差,腹泻呈水状便,腹痛,发热,乏力,恶心。舌质淡,有齿痕,苔白,脉细。

中医病机和辨证分析:该患者感受"疫毒",邪毒潜伏体内,正邪相争,长期处于抗衡状态,脾气渐弱,中枢不运,出现腹痛、腹泻、纳差、恶心;脾胃运化失常,水谷精微不能吸收输布,气血乏源,故日渐消瘦、乏力;病程日久脏腑功能失调,气血阴阳亏虚,虚阳外越,故发热。舌质淡,有齿痕,苔白,脉细,均为脾胃虚弱证的表现。

中医辨病辨证:艾滋病(脾胃虚弱证)。

中医辨证治疗:以扶正祛邪,培补脾胃为法。方选补中益气汤合参苓白术散加减。

知识点 5

艾滋病的中医病机

病机关键:邪毒外袭,正气不足。

艾滋病病毒为疫疠之邪,传入体内后,邪正相争,邪毒潜伏体内,侵蚀脏腑及气血津液,至脏腑虚损,阴阳气血失衡,出现肺卫不固,脾胃虚弱,脾肾亏虚、痰湿、气虚、血瘀等证。正气不足,不能抵御外邪,出现各种机会性感染,正气衰竭,五脏受损,乃至阴阳离决。

知识点 6

艾滋病的中医辨证分型治疗

艾滋病目前无特效疗法,需要联合治疗、持久治疗、综合治疗。中医中药疗法已运用于艾滋病的防治,部分控制病情发展,延长存活时间,提高生存质量。

(1) 肺卫受邪证

[证候] 发热,畏寒,咳嗽,咽痛,身痛,乏力,舌质淡红,苔薄,脉浮。多为急性感染期。

[治法] 宣肺祛风,解毒除疫。

[方药] 银翘散(清《温病条辨》)或荆防败毒散(清《医宗金鉴》)加减。

(2) 肺肾阴虚证

[证候] 发热,咳嗽,口干咽痛,气短,气喘,胸痛,乏力,消瘦,盗汗,皮肤上可见淡红色皮疹,舌红,苔少,脉细数。多为艾滋病早、中期,以卡氏肺囊虫肺炎、肺孢子肺炎、肺结核多见。

[治法] 滋养肺肾,止咳化痰。

[方药] 百合固金汤(明《慎斋遗书》)合瓜蒌贝母汤(明《增订胎产心法》)加减。

(3) 脾胃虚弱证

[证候] 长期腹泻,水样便,腹痛,腹胀,伴发热,乏力,消瘦,纳差,恶心,呕吐,口舌生疮,舌淡,苔白,脉濡。多以消化系统症状为主。

[治法] 调补脾胃,益气扶正。

[方药] 补中益气汤(元《脾胃论》)合参苓白术散(宋《太平惠民和剂局方》)加减。

(4) 脾肾亏虚证

[证候] 发热,形体极度消瘦,神倦乏力,心悸,头晕,气短,纳差,呃逆,五更泄泻,腰膝酸软,面色苍白,舌质淡,苔白,脉细。多见于艾滋病晚期患者。

[治法] 温补脾肾,益气助阳。

[方药] 肾气丸(东汉《金匮要略》)合四神丸(明《内科摘要》)加减。

(5) 气虚血瘀证

[证候] 乏力,懒言,面色苍白,纳差,四肢、躯干多发性肿瘤,以卡波西肉瘤多见,瘤色黯红,易出血,伴淋巴结肿大,舌黯,苔薄,脉沉细。

[治法] 活血凉血,补气通络。

[方法] 补阳还五汤(清《医林改错》)、犀角地黄汤(唐《备急千金要方》)合消瘰丸(清《医学心悟》)。

(6) 痰蒙神窍证

[证候] 发热,头痛,神志不清,或神错谵语,四肢抽搐,惊厥项强,或伴癫痫、痴呆,舌质黯,舌体胖大,苔黄腻,脉滑数。多见于晚期中枢神经病症者。

[治法] 清热化痰,开窍醒神。

[方药] 安宫牛黄丸(清《温病条辨》)、紫雪丹(宋《太平惠民和剂局方》)、至宝丹(宋《太平惠民和剂局方》)。清除痰闭后,可给予生脉散(元《内外伤辨惑论》),益气养阴。

问题四:本病例的中医辨证处方和外治法如何?

该患者可配合中医针刺疗法,选择关元、命门、脾俞、足三里、内关、合谷、曲池等穴位,培元固本,调和气血。

 知识点 7

艾滋病的中医外治法

中医外治法对于艾滋病的临床治疗可以有效改善患者的临床症状,提高患者生存质量。但目前除针灸疗法有较多研究与报道外,其他疗法少有研究报道。

针灸疗法常用的治疗穴位:关元、肾俞、脾俞、肺俞、大椎、命门、足三里、三阴交、天枢等,扶正祛邪,调和阴阳。

问题五:该患者的西医治疗和中西医结合治疗的思路。

该患者一旦明确艾滋病的诊断就要考虑联合治疗,多种抗病毒药物联合,持久治疗,抑制病毒的复制,同时给予中西医综合治疗,改善症状,提高生存质量。

知识点 8

艾滋病的西医治疗

规范的抗 HIV 感染的治疗为联合用药,目前已有的抗 HIV 治疗药物包括六类,即核苷类反转录酶抑制剂、非核苷类反转录酶抑制剂、蛋白酶抑制剂、整合酶抑制剂、融合抑制剂及 CCR5 抑制剂,采用高效联合抗反转录病毒疗法,即HAART。

成人及青少年开始抗反转录病毒治疗的时机:一旦确诊 HIV 感染,无论CD4+T 淋巴细胞水平高低,均立即开始治疗。各种机会性感染的治疗:肺孢子菌肺炎,首选复方磺胺甲噁唑;结核病:与非艾滋病患者相同,需要注意抗结核药物与抗病毒药物之间的相互作用与配伍禁忌;鸟分枝杆菌感染首选克拉霉素+乙胺丁醇,同时联合应用利福布汀;巨细胞病毒感染,建议使用更昔洛韦或(合)膦甲酸钠;单纯疱疹及水痘-带状疱疹病毒感染,建议使用阿昔洛韦、泛昔洛韦、伐昔洛韦或膦甲酸钠;口腔念珠菌感染首选制霉菌素局部涂抹及碳酸氢钠水漱口,若疗效不佳口服氟康唑。

问题六:艾滋病应如何预防与调护?

1. 树立健康的性观念,提倡安全的性行为,推广使用安全套,有效控制 HIV 的性传播。

2. 控制血液及其血液制品的传播,使用血液及其制品时进行 HIV 检测。

3. 严禁静脉注射吸毒,做好戒毒工作。

4. 艾滋病患者或 HIV 阳性者应避孕,已妊娠者,主动提供预防艾滋病母婴传播咨询与评估,由孕产妇及家人在知情同意的基础上做出是否终止妊娠的决定。已出生婴儿提倡人工喂养。

【临证备要】

目前 HIV 感染和艾滋病患者呈现愈演愈烈的态势,艾滋病的治疗多采用西药抗病毒药物联合治疗为主,辅助其他多种疗法的综合治疗,旨在控制疾病发展,提高生存质量,减少传染,因目前的 HIV 抗病毒药不能杀死病毒,只是抑制病毒复制,停药后可恢复繁殖,故必须持久治疗。除抗病毒治疗,还要对并发症进行治疗,包括机会性感染及继发肿瘤的治疗。此外,可以联合中医中药治疗,中医药治疗艾滋病的意义在于延缓 HIV 感染者的发病,控制各种 HIV 相关机会感染,减轻 HAART 治疗的毒副作用等。发挥中医药治疗优势,从传统中药中开发具有一定疗效的防治艾滋病的药物,是近年来中医药研究的主要方向和突破口。

诊疗流程图

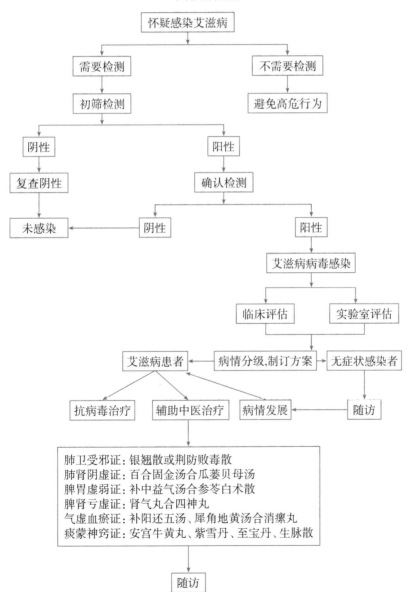

扫一扫,
测一测

复习思考题

1. 生殖器疱疹中医如何辨证分型论治？

2. 淋病中医如何辨证分型论治？

3. 简述男性淋病的临床表现。

4. 简述淋病的治疗原则及治愈标准。

5. 沙眼衣原体感染中医如何辨证分型论治？

6. 简述沙眼衣原体尿道炎/宫颈炎的中西医结合治疗要点。

7. 简述梅毒血清试验的分类及特点、临床意义。

8. HIV 感染临床如何分期？

9. 病例题　王某，男，40 岁。主诉：阴茎部皮疹反复发作 3 月。现病史：患者 3 个月前阴茎部出现一处疣状丘疹，至我市某医院就诊，诊为"尖锐湿疣"，激光治疗，术后 4 周，阴茎部又出现相似皮疹，数目增多，再次行激光术治疗，1 月前局部又见皮疹，无痛痒，为求系统治疗来我院。查体见阴茎部散在疣状丘疹，约米粒大小，部分簇集，伴乏力体倦、食少纳差，大便溏稀，舌质淡胖，苔薄白，脉细。归纳该病的临床特点及诊断并制订合适的治疗方案。

（黄宁　孙颖）

第十六章

皮肤肿瘤

第一节 脂溢性角化病

培训目标

1. 掌握脂溢性角化病的定义、诊断、鉴别诊断和中西医治疗。
2. 熟悉脂溢性角化病的辅助检查。
3. 了解脂溢性角化患者的预防与调护。

脂溢性角化病(seborrheic keratosis)又称老年疣或基底细胞乳头瘤,是因为角质形成细胞成熟迟缓所致的一种良性表皮内肿瘤。本病好发于颜面,躯干和上肢,临床上以淡黄或深褐色,呈乳头瘤样隆起性损害的扁平丘疹,表面覆盖油脂性鳞屑或结痂,触之柔软粗糙为特征。本病大多发生于中、老年人。虽然亦可见于青年人,但一般发生于 30~40 岁后。男性大多在 40 岁以后,而女性大多在 60 岁以后,男性更多见于女性。本病相当于中医的"寿斑"(图 16-1-1)。

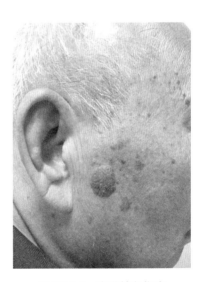

图 16-1-1 脂溢性角化病

【典型病例】

李某,男,74 岁。主诉:"左面部黑褐色扁平丘疹 4 年"。

患者 4 年前发病初起黑褐色斑疹直径为 2mm,逐渐增大增厚,呈乳头瘤样隆起性损害的扁平丘疹,触之柔软粗糙,渐干燥、粗糙,失去光泽,后变成深褐至黑色,表面覆盖油脂性鳞屑。患者自发病以来皮损无瘙痒、疼痛等无明显不适,平素时有耳鸣健忘,腰膝酸软,纳寐可,二便正常。舌质红,苔薄,脉弦细。皮肤科检查:左面颊可见一个黑褐色扁平丘疹,直径 13mm,界限清楚。

问题一:请归纳病史采集获得的临床信息。为了进一步明确诊断和中医证型,需要补充哪些病史内容和实验室检查?

思路:患者为 74 岁老年男性,慢性病程,以左面部黑褐色扁平丘疹 4 年为主要表现,无明显自觉症状,根据皮损外形及症状可考虑脂溢性角化病。

为了进一步诊疗,需要补充以下资料。

1. 询问既往史、个人和家族遗传疾病史。

2. 进行详细体格检查和皮肤专科检查。

3. 收集中医望闻问切四诊内容。

4. 应完善入院常规检查,并排除手术禁忌证后择期行手术或冷冻、激光等治疗。

完善资料如下:

既往史:既往体健。否认药物、食物过敏史。

个人史:个人喜好钓鱼,无工业毒物、粉尘、放射性物质接触史,无疫区、疫情、疫水接触史。性情温和。

家族史:否认家族遗传性疾病,否认家族肿瘤病史。

体格检查:四测正常。患者形体适中,全身淋巴结无肿大、无压痛。心肺腹部查体未见异常。

皮肤科检查:左面颊可见一个黑褐色扁平丘疹,直径 13mm,界限清楚,无光泽,触之柔软粗糙。

四诊情况:皮损黑褐色扁平丘疹,耳鸣健忘,腰膝酸软,纳寐可,二便正常。舌质红,苔薄,脉弦细。

辅助检查:组织病理学检查:表皮局灶性乳头瘤样增生,有明显角化亢进,棘层肥厚较轻,可见多数角质囊肿,基底样细胞增生,大量黑色素沉积。

问题二:根据患者的临床特点初步考虑什么诊断? 其诊断依据是什么? 应该与哪些疾病进行鉴别?

思路:根据本病例以下临床特点:老年发病;皮损发于面部。皮损部位无自觉症状。辅助检查组织病理学提示角化过度和乳头状瘤样增生,可见角囊肿,瘤细胞由基底样细胞构成。可考虑为脂溢性角化病。

诊断:患者为 74 岁老年男性,慢性病程,以左面部黑褐色扁平丘疹 4 年为主要表现,无明显自觉症状,结合组织病理学检查,可诊断为脂溢性角化病。

鉴别诊断:从患者的疾病特点需要考虑与光化性角化病、线形表皮痣、寻常疣相鉴别,发病年龄,皮损特点及组织病理学是主要的鉴别要点。

 知识点 1

脂溢性角化病的临床表现

【临床表现】

1. 脂溢性角化病大多发生于中、老年人,虽然亦可见于青年人,但一般均发生于 40 岁以后,男性多见。

2. 皮损初发和好发部位最常见于面部(特别是颞部)、头皮、躯干和上肢,但也可发生于体表的任何部位,一般不累及掌跖。早期皮损为小而扁平、边界清楚的斑片,表面光滑或略呈乳头瘤状,呈淡黄褐或茶色,大多位于毛孔周围,以后逐渐增大至 1~10mm 或数厘米的扁平丘疹,底部呈圆形,椭圆或不规则形,偶有蒂,边缘清楚,表面呈乳头瘤样,渐干燥、粗糙,失去光泽,最后变成黄褐至黑色,覆以油脂性鳞屑或厚痂,有毛囊角栓是重要特征之一。

3. 本病可单发,但通常为多发,为 20~40 个,个别病例可达 100 个以上。一般无自觉症状,偶有痒感。

4. 病程通常缓慢,损害可向周围扩大,但也可以融合成大块,无自愈倾向。如损害突然发生并迅速增多的病例需要排除伴有恶性肿瘤,如伴发恶性肿瘤的脂溢性角化病称为莱泽-特雷拉特征(Leser-Trelat Sign)。

【特殊类型的脂溢性角化病临床表现】

1. 刺激性脂溢性角化病发生于皮脂溢出部位或摩擦部位,皮损因被刺激而发生炎症,基底变红,表面不规则增生。

2. 发疹性脂溢性角化病短期内突然发生并迅速增多,应注意是否并发内脏肿瘤。并发内脏肿瘤则称为 Leser-Trelat 征,肿瘤多为腺癌,尤其是胃部腺癌,也可以为白血病、蕈样肉芽肿、乳腺癌和胆管癌等。

 知识点 2

脂溢性角化病的诊断标准

【诊断要点】

1. 根据典型的临床表现可初步诊断;

2. 组织病理学为诊断脂溢性角化病的金标准;

3. 皮肤镜检查与组织病理学检查对脂溢性角化病的诊断存在较好的一致性,具有重要的诊断价值。

知识点 3

脂溢性角化病的鉴别诊断

【鉴别诊断】

本病常与日光性角化病、线形表皮痣、寻常疣等疾病相鉴别。鉴别要点可见表 16-1-1。

表 16-1-1　脂溢性角化病的鉴别诊断

	日光性角化病	线形表皮痣	寻常疣
好发部位	面、颈和手背部	躯干或肢体	手背、头额,面部
年龄	好发于老年,但户外工作者多见	常出生后即有	儿童或成人均可发病
皮疹特点	皮损质地较硬,表面干燥,覆以粘连较紧的鳞屑,鳞屑不易被剥去,如用力剥除,基底容易出血	皮损质地较硬,表面呈疣状,常呈条形排列	皮损表面呈疣状,常散在分布
组织病理	表皮突向下不规则增长,有角化不良和不典型细胞,常见角化不全	表皮突梢向下延长,若并发痣,可找到痣细胞,或可见皮脂腺增生或大汗腺	组织病理学显示表皮突在病变周围最长,并弯曲,向中心处伸展,粒层和棘层上部细胞空泡形成,其中可见大的嗜碱性团块。部分角化不全细胞排列成柱形叠瓦状

知识点 4

脂溢性角化病的辅助检查

【辅助检查】

1. 皮肤镜检查　该病的皮肤镜下主要有 4 种基本特征:斑片型,天鹅绒样型,扁平丘疹型,疣状增生型。其共同特点:油脂性厚痂,毛囊角栓,角化明显。

2. 组织病理学检查　角化过度和乳头状瘤样增生,可见角囊肿,瘤细胞由基底样细胞构成。

问题三:本例中医病机和辨证思路如何? 如何辨证治疗?

中医四诊情况:皮损黑褐色扁平丘疹,耳鸣健忘,腰膝酸软,纳寐可,二便正常。舌质红,苔薄,脉弦细。

中医病机和辨证分析:患者年老体弱,肝肾不足,阴虚内热,日久煎熬津液为痰,阴虚血行不畅为瘀,痰瘀凝结于肌肤而发病,出现黑褐色扁平丘疹;肾精不足不能濡养清窍,髓海失养,故耳鸣健忘,见舌红,苔薄,脉弦细;肾阴不足,腰膝失养,故见腰膝酸软。可考虑该病肝肾阴虚为本。

中医辨病辨证:寿斑(肝肾阴虚)。

中医辨证治疗:以补益肝肾为法,方选六味地黄汤加减,药用熟地、山茱萸、怀山药、泽泻、丹皮、茯苓、黄芪、党参、白芍、当归等。

知识点 5

脂溢性角化病的中医病因病机

中医认为本病多由先天禀赋不足,后天脾胃失调,营血亏损,肌肤失养或肝肾亏虚,痰瘀凝结肌肤所致。

1. 禀赋不足,脾胃失调　肾为先天之本,主藏精,脾为后天之本,主运化。若先天禀赋不足,肾虚精亏,而导致后天脾胃运化失调,气血生化无源,则营血亏虚,肌肤失养而导致本病。

2. 肝肾亏虚,痰瘀凝结　肝藏血,肾藏精,肝肾同源。若年老体弱,肝肾不足,阴虚内热,日久煎熬津液为痰,阴虚血行不畅为瘀,痰瘀凝结于肌肤而成本病。

知识点 6

脂溢性角化病的中医辨证分型治疗

根据脂溢性角化病的病因病机,本病中医治疗总的法则是养血润燥,滋补肝肾。在治疗方法上应内治和外治相结合,标本兼顾。

(1) 血虚风燥

[证候] 皮损为淡黄或黄褐色,表皮增厚,干燥,有鳞屑,偶有痒感,舌质淡红,苔薄白,脉细。

[治法] 养血祛风润燥。

[方药] 当归饮子(宋《重订严氏济生方》)加减。

皮损较厚,有油腻性鳞屑者,加苦参 15g,虎杖 12g,清热燥湿,伴有失眠多梦者,加合欢皮 15g,茯苓 20g,宁心安神。

(2) 肝肾阴虚

[证候] 皮损为黄褐色或黑褐色,表皮增厚,粗糙、无光泽,边界清楚,伴头晕,耳鸣,腰膝酸痛,舌质淡,苔薄,脉弦细。

[治法] 补益肝肾。

[方药] 六味地黄汤(宋《小儿药证直诀》)加减。

皮损颜色变深,呈乳头状者,加丹参 15g,红花 10g,浙贝母 12g,化瘀散结;皮损粗糙,伴瘙痒者,加玄参 15g,麦冬 12g,防风 10g,润燥止痒。

问题四:本病例的中医辨证处方和外治法如何?

该病例的中医外治法可选用中药外用、针灸。

用中药软膏外搽:取半夏、白芥子各等份,研细末,配成 20% 软膏外擦,每天 1~2 次。

用中药外洗:皮损多发时,用清热解毒、祛风燥湿中药外洗,常用药物有黄柏、苦参、蛇床子、孩儿茶、侧柏叶、虎杖、白矾等煎水外洗,每日 1 剂,每日 2~3 次。

　　针刺疗法:选用合谷、曲池、血海、足三里、三阴交、丰隆等穴,用补法,留针 15 ~ 20min,每天 1 次,10 次为一疗程。

 知识点 7

脂溢性角化病的中医外治法

　　1. 五妙水仙膏点治　生理盐水清洗局部后,将五妙水仙膏根据瘤体的大小反复点治,至瘤体脱落即可。

　　2. 中药软膏外搽　取半夏、白芥子各等份,研细末,配成20%软膏外擦,每日 1~2 次。

　　3. 中药外洗　皮损多发时,用清热解毒、祛风燥湿中药外洗,常用药物有黄柏、苦参、蛇床子、孩儿茶、侧柏叶、虎杖、白矾等煎水外洗,每日 1 剂,每日 2~3 次。

　　4. 针刺疗法　选用合谷、曲池、血海、足三里、三阴交、丰隆等穴,血热风燥证用泻法,肝肾阴虚证用补法,留针 15~20min,每日 1 次,10 次为一疗程。

　　5. 耳穴埋针法　主穴取肺、内分泌、皮质下,用皮内针埋入,每天按压数次,每次压 10min,10 日为一疗程。

　　问题五:该患者的西医治疗和中西医结合治疗的思路。

　　患者属于脂溢性角化病,如无美容需要可不行治疗措施,如有美容需要可行冷冻、激光等治疗,可疑病变者应及时手术切除并行病理检查。

　　本病可采用中西医结合治疗,以中药进行调理以巩固疗效,中医治疗可整体调节体质。

 知识点 8

脂溢性角化病的西医治疗

　　本病为良性肿瘤,一般不需要治疗。必要时,可行冷冻、激光等治疗。可疑病变者应及时手术切除并行病理检查。外用药物可采用 5-氟尿嘧啶软膏,该药一般不损害正常皮肤,但用药部位可有暂时性色素沉着。

知识点 9

脂溢性角化病的预防与调护

　　1. 注意避免过度日晒,夏日外出时,应作好防护措施。

　　2. 注意局部皮肤清洁护理,避免搔抓、摩擦,防止感染。

　　3. 避免滥用有腐蚀或强烈刺激性的外涂药物,以防损伤皮肤,尤以颜面部更需慎重。

　　4. 饮食宜清淡,忌食辛辣刺激性食物,多食富含维生素 C 的新鲜水果,蔬菜。

【临证备要】

1. 对于中、老年人头面部小而扁平、边界清楚的斑片,要考虑脂溢性角化病。注意皮疹分布特点,有无脂溢性皮炎特征皮疹表现,必要时完善皮肤镜和组织病理学检查,需与日光性角化病、线形表皮痣、寻常疣等疾病相鉴别。

2. 中医认为本病多由先天禀赋不足,后天脾胃失调,营血亏损,肌肤失养或肝肾亏虚,痰瘀凝结肌肤所致。本病中医治疗总的法则是养血润燥,滋补肝肾。在治疗方法上应内治和外治相结合,标本兼顾。

3. 脂溢性角化病的中西医治疗各有长处。中医治疗本病强调整体调理,内外结合;西医则注重局部治疗为主,见效较快。一般认为,对脂溢性角化病并不影响美容健康者,可以无需治疗,对美容有要求者,可选择中西医方法作适当治疗。如疑有癌变可能则应尽早手术切除及组织活检。

诊疗流程图

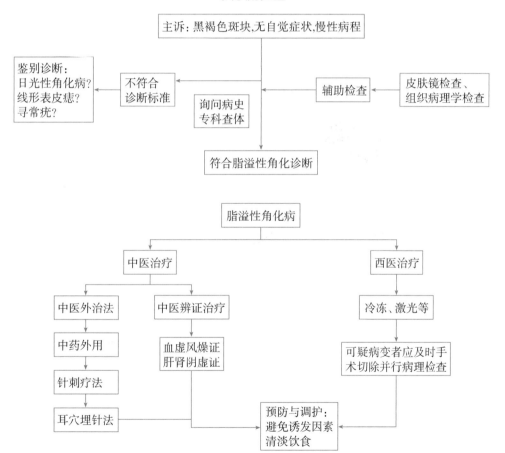

第二节 基底细胞瘤

培训目标

1. 掌握基底细胞瘤的临床表现、鉴别诊断和西医治疗。
2. 熟悉的基底细胞瘤的中西医病因和中医治疗。
3. 了解基底细胞瘤的中西医临床诊疗思路。
4. 了解基底细胞瘤的预后和调护。

基底细胞瘤(basal cell carcinoma,BCC)是皮肤癌最常见的类型之一,又称基底细胞上皮瘤(basal cell epithelioma)、基底样细胞瘤侵蚀性溃疡等,是一种由基底细胞异常增生而形成的皮肤恶性肿瘤,本病多发于50岁以上的老年人,常见于室外工作长期日光曝晒者,好发于身体曝光部位,尤其是面部,主要在眼睑、鼻部、鼻唇沟和颊部多见,而非暴露部位少见。临床以皮肤出现浅表性、淡红色苔藓样丘疹或斑块,稍有角化或浅小糜烂、结痂、溃疡为特征。本病分化较好,生长缓慢,有局部破坏性,但极少转移。本病相当于中医的"癌疮"(图16-2-1)。

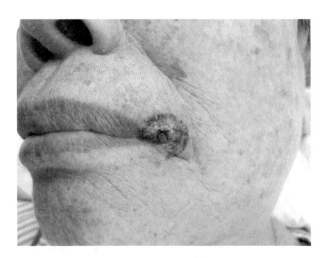

图 16-2-1 基底细胞瘤

【典型病例】

雷某,女,55岁。主诉:"因发现左侧嘴角部一肿物7月余,伴溃疡2月"。

患者7月前突然发现左侧嘴角处有一肿物,约米粒大小,色黑,无自觉症状,当时未予重视,2月前自觉肿物逐渐增大,稍有瘙痒,经搔抓刺激后,肿物表面破溃,自行外用"红霉素软膏",破溃处迁延未愈,结有黄痂,为求系统诊治,今来我院门诊就诊,门诊以"皮肤肿物性质待查"收住我科。现症:患者嘴角左侧花生米大小肿物,质硬色黑,表面破溃,上覆有黄色痂皮,自觉瘙痒,周围无明显红肿发热,患者精神状态一般,时有头晕,无恶寒发热,饮食正常,夜寐安,二便正常。

问题一:请归纳病史采集获得的临床信息。为了进一步明确诊断和中医证型,需要补充哪些病史内容和实验室检查?

思路:患者为 55 岁女性,患病年龄为 50 岁以上,慢性病程,以左侧嘴角处发现一花生米大小黑色结节肿物,伴表面破溃、结痂为主要表现,近 2 月皮损体积逐渐增大,可考虑基底细胞瘤。

为了进一步诊疗,需要补充以下资料。

1. 询问既往史、个人和家族遗传疾病史。

2. 进行详细体格检查和皮肤专科检查。

3. 收集中医望闻问切四诊内容。

4. 应完善入院常规检查和肿瘤标志物、皮肤镜等检查,并排除手术禁忌证后于局麻下行病理切片明确肿瘤性质,择期手术治疗。

完善资料如下:

既往史:既往于外院行"阑尾切除术"病史;否认肝炎、结核等传染病病史,否认高血压、冠心病、糖尿病等慢性疾病病史,否认外伤史,否认输血史,预防接种史不详。否认食物、药物过敏史。

个人史:工作环境长期日晒,无工业毒物、粉尘、放射性物质接触史,无疫区、疫情、疫水接触史。性情急躁。

家族史:否认家族遗传性疾病,否认家族肿瘤病史。

体格检查:体温 36.8℃,呼吸 20 次/min,脉搏 96 次/min,血压 122/74mmHg。患者形体适中,全身淋巴结无肿大、无压痛。心肺腹部查体未见异常。

皮肤科检查:左侧嘴角处可见一个大小约 1.0cm×1.5cm 结节,色黑,表面粗糙,突出于面,皮损中央有一 0.2cm×0.3cm 大小溃疡,表面有黄痂,难以剥脱,边缘欠规则,质地稍韧,无触痛。

四诊情况:皮损色黑,中央有溃疡、结黄痂,无糜烂、溃疡,质地稍韧,望之有神,面色少华,情志不畅,食欲可,夜寐安,舌质红,苔黄腻,脉沉滑。

辅助检查:皮肤镜下示:不含色素网;大的蓝灰色卵圆形巢;溃疡,树枝状毛细血管扩张。

问题二:根据患者的临床特点初步考虑什么诊断? 如何确诊? 应该与哪些疾病进行鉴别?

思路:根据本病例以下临床特点:中老年发病,发病部位为颜面部,皮疹表现为左侧嘴角处可见一个大小约 1.0cm×1.5cm 结节,色黑,表面粗糙,突出于面,皮损中央有一 0.2cm×0.3cm 大小溃疡,表面有黄痂,难以剥脱,边缘欠规则,质地稍韧,无触痛。患者因工作原因长期日晒,可考虑诊断为基底细胞瘤。

诊断:中年女性患者,皮损位于面部暴露部位,肿物单发,色黑,表面粗糙,突出于表皮,皮损中央有溃疡及结痂,边缘欠规则。结合个人史:长期日晒,临床诊断为基底细胞瘤。确诊需要组织病理学。

鉴别诊断:从患者的疾病特点需要考虑与鳞状细胞癌、脂溢性角化病、Bowen 病等疾病相鉴别,该患者具有 50 岁以上发病、发病部位为面部,皮损表现为色黑,表面粗糙,突出于表皮,中央部位有溃疡、结黄痂,边缘欠规则,质地稍韧,无触痛,表面无明显糜烂、渗出的肿物及长期有日晒史等特征是主要的特点,如需确诊需依据组织病理切片。

知识点 1

基底细胞瘤病因

　　与长期接触砷剂、慢性日光损伤及免疫功能抑制有关,也可能与病毒感染有关,证据有:①将患者的滤过性标本接种于鸡胚尿囊和卵黄囊,可引发出类似 Bowen 病的组织病理改变;②电镜下可见皮损细胞中有病毒样颗粒;③患者皮损中能分离出人乳头瘤病毒 16 型,亦能分离如 2、28、31、33 及 56 型等。

知识点 2

基底细胞瘤的临床表现和分型

【临床表现】

　　本病主要发生于老年人,50 岁以上多见。好发于曝光部位皮肤,特别是头面部,掌跖和黏膜罕见。皮损通常单发,但亦有发生多个者。早期损害为表面蜡样或半透明样边缘隆起的圆形斑片或丘疹,常可见毛细血管扩张,皮疹逐渐发展,呈多形表现,可有角化、小糜烂、结痂或浅表溃疡。该病发展缓慢,一般不发生转移。临床上常分为以下 5 型:

　　1. 结节溃疡型　最常见,好发于颜面,特别是颊部,鼻唇沟,前额等处。损害常为单个,初起为小而有蜡样光泽的结节,其表面常见扩张的毛细血管,逐渐扩大形成盘形斑块,中央组织坏死形成侵蚀性溃疡,偶见皮损呈侵袭性增大和向深部生长,造成毁形。侵及硬脑膜者,可导致患者死亡。

　　2. 色素型　损害与结节溃疡型相似,结节较平而浅,由于含有较多色素,损害边缘除有珍珠色光泽外,还有点状或网状的深褐色色素斑,中央部位结痂,容易出血,痂下可呈深褐色或黯黑色。

　　3. 硬皮病样型或硬化型　少见,常单发,好发于头面部,皮损发展缓慢,为扁平或轻度凹陷的浅红或黄白色蜡样瘢痕样斑块质地较硬,无溃疡及结痂,类似局限性硬皮病,边缘常不清,后期可出现溃疡,可侵犯神经、肌肉、骨组织。

　　4. 浅表型　皮损表浅,常发生于躯干部,特别是背部和胸部,生长缓慢,皮损为一个或数个红斑或鳞屑性斑片,轻度浸润,境界清楚,可见堤状隆起,皮损表面可见溃疡和结节,愈后遗留光滑萎缩性瘢痕。

　　5. 纤维上皮瘤型　好发于背部,为一个或数个高起的结节,呈淡红色或黄色,触之中等硬度,表面光滑,有的融合成片,表面可见鳞屑或少许结痂,有时为带蒂的损害,临床上类似纤维瘤。

　　6. 其他　如瘢痕性基底细胞瘤、基底细胞痣综合征等罕见类型。

知识点 3

基底细胞瘤的组织病理学

【组织病理学】

　　系起源于表皮或皮肤附属器的多潜能基底样细胞,可向不同方向分化。基底细胞上皮瘤的共同特点:①瘤细胞团位于真皮内与表皮相连;②瘤细胞似表皮基底细胞,但不同之处是瘤细胞核大,卵圆形或长形,胞质相对少,细胞境界不清,无细胞间桥,周边细胞呈栅栏状排列,境界清楚;③瘤细胞的核大小、形态及染色均一致,无间变;④瘤细胞团周围结缔组织增生,围绕瘤团排列成平行束,其中有许多幼稚成纤维细胞,并可见黏蛋白变性。由于黏蛋白在标本固定与脱水过程中发生收缩,因而瘤细胞团周围出现裂隙,此虽为人工现象,但为本病的典型表现而有助于与其他肿瘤鉴别。

根据组织病理学表现的不同可分为以下类型:①实体型:其病理改变如上所述;②色素型:有较多色素;③硬皮病样型:结缔组织明显增生,瘤细胞被挤压呈束条状排列;④表浅型:瘤细胞团呈花蕾状或不规则团块状附着于表皮;⑤角化型:瘤细胞团块中央可见角化性区域;⑥囊肿型:瘤细胞团中央大片坏死出现囊腔;⑦腺样型:瘤细胞排列成细长索条,互相交织呈腺体样或花边样;⑧纤维上皮瘤型:瘤细胞排列成细长分枝的束条状,互相吻合,交织成网,周围结缔组织基质明显增生。

知识点 4

基底细胞瘤的鉴别诊断

【鉴别诊断】

本病常与鳞状细胞癌、脂溢性角化病、Bowen 病等疾病相鉴别。鉴别要点可见表 16-2-1。

表 16-2-1　基底细胞瘤的鉴别诊断

	基底细胞瘤	鳞状细胞癌	脂溢性角化病	Bowen 病
好发部位	曝光部位皮肤,特别是头面部	可发生于任何部位,尤其是皮肤黏膜连结处	颜面、手背、胸背部	日光暴露部位,亦可发生于口腔、鼻、女阴和肛部黏膜
好发人群	多见于 50 岁以上	多发于老年人	多见于 50 岁以上男性	可累及任何年龄,中老年多见
皮疹特点	局部往往不充血,表面结痂而无角化现象,边缘卷起,呈蜡状半透明,炎性反应没有或轻微	局部充血明显,或周围及表面有扩张的毛细血管,角化现象明显,边缘高起坚硬,炎性反应显著	略高出于皮肤的圆形或卵圆形扁平疣状皮疹,呈朽黄、黄褐色至煤黑色,边界清楚,质地柔软,表面稍粗糙,覆有油脂状鳞屑痂	呈界限清楚的鳞状斑丘疹,可逐渐扩大,或相互融合,损害的大小可由数毫米到若干厘米不等,表面覆以鳞屑或脱屑后结棕色至灰色硬痂,不易剥离,有时中央部分可部分消退或有瘢痕形成,而附近出现新的损害,一般不变成溃疡

续表

	基底细胞瘤	鳞状细胞癌	脂溢性角化病	Bowen 病
转移	罕见	常见	罕见	常见
结核菌素及结核杆菌检查	阴性	阴性	阴性	阳性
预后	早期治疗预后良好	预后较差,易发生转移	一般不需治疗	早期手术治疗预后良好

 知识点 5

基底细胞瘤的辅助检查

【辅助检查】

1. 皮肤镜　皮肤镜下可表现为不含色素网、多发的蓝色点和球、蓝灰色卵圆形巢、树枝状血管、毛细血管扩张、枫叶样区域、轮辐样色素沉着区、溃疡、周边放射状的线状或发卡样血管、周边色素加深及周边色素呈栅栏状排列等,可依据皮肤镜辅助诊断。

2. 组织病理学　根据组织病理学表现的不同可分为实体型、色素型、硬皮病样型、表浅型、角化型、囊肿型、腺样型、纤维上皮瘤型等。组织病理学是确诊的依据。

问题三:本例中医病机和辨证思路如何? 如何辨证治疗?

中医四诊情况:皮损色黑,中央溃疡、结黄痂,质地稍韧,伴有瘙痒,望之有神,面色少华,情志不畅,食欲可,夜寐安,舌质红,苔黄腻,脉沉滑。

中医病机和辨证分析:患者久居潮湿之地,嗜食辛辣之味,湿热之邪从外而入,损伤脾胃,脾失运化,水湿聚而成痰;又因平素情志不畅,郁而伤肝,肝失疏泄,肝气郁结,气机阻滞,则血行不畅,日久化瘀。机体无形之气郁与有形之痰瘀,相互交凝,结滞于面部肌腠,日久化毒,毒蚀肌肤而浸淫不休,故见嘴角部蚕豆大小肿物,色黑。邪毒壅滞,致使血不养肤,可见中央溃疡、结黄痂,伴有瘙痒,痰瘀之邪上犯清窍,故见时有头晕;舌质红,苔黄腻,脉沉滑均为血瘀痰结之象。本病病位在表,病性属实。

中医辨病辨证:癌疮(血瘀痰结证)。

中医辨证治疗:以活血化瘀,化痰散结法,方选活血逐瘀汤加减,药用丹参、三棱、乌药、厚朴、枳壳、陈皮、僵蚕、苍术、白芥子、土贝母等。

 知识点 6

基底细胞瘤的中医病机

中医认为本病内因喜怒忧思,肝脾两伤;外因风、湿、热邪侵袭,以致无形之气郁与有形之痰浊,相互交凝,结滞肌腠,湿热相蕴,日久化毒,毒蚀肌肤。而浸淫不休,发为本病。

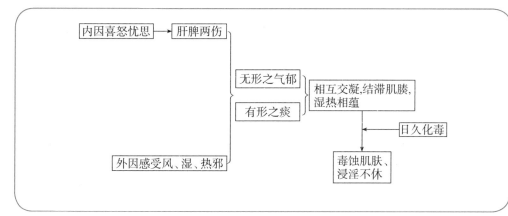

知识点 7

基底细胞瘤的中医辨证分型治疗

中医认为本病主要是由于内因喜怒忧思,肝脾两伤;外因风、湿、热邪侵袭,以致无形之气郁与有形之痰浊,相互交凝,结滞肌腠,湿热相蕴,日久化毒,毒蚀肌肤,浸淫不休而成,治以清热解毒、化瘀散结。

（1）热毒瘀结

[证候] 皮疹初发结节范围较小,表面轻度溃疡,周围绕以红晕,根盘收束,伴有口干或口苦,轻微痒痛偶有发生。舌质红,苔少,脉滑数。

[治法] 清热解毒,活血化瘀。

[方药] 金银地丁散(明《疡科选粹》)加减。

红肿、疼痛明显者,加黄柏 15g,半边莲 30g 以清热解毒;溃疡、渗液者,加土茯苓 30g,薏米 15g 以解毒利湿。

（2）血瘀痰结

[证候] 皮疹硬结,逐渐扩大,中央部糜烂,结黄痂,边缘隆起,境界不清,发展较慢,后期可破溃,舌质红,苔黄腻,脉沉滑。

[治法] 活血化瘀,化痰散结。

[方药] 活血逐瘀汤(《赵炳南临床经验集》)加减。

结节斑块质硬,加桃仁 10g,炮甲 10g 以软坚散结;破溃流脓者,加黄芪 30g,皂角刺 10g 以托毒排脓。

（3）气血亏虚

[证候] 病程日久,疮面溃烂不收,脓水淋漓不尽,旧的皮损边缘又新起珍珠样斑块或丘疹,神疲乏力,形体消瘦,舌质淡红,苔少,脉细弱。

[治法] 益气扶正,祛腐生肌。

[方药] 黄芪散(宋《太平圣惠方》)加减。

毒气内攻,呕逆不止,药食不下,加绿豆 15g、姜汁炒竹茹 10g 以和胃止呕;低热,气短,乏力,加沙参、银柴胡、青蒿以养阴清热;口干,大便秘结,加火麻仁 15g、郁李仁 10g、炒枳壳 10g、花粉 10g 以润肠通便;根盘浸润较深,结毒不化,加皂角刺 10g、金头蜈蚣 1 条、全蝎 6g 以散结通络。

问题四:本病例的中医辨证处方和外治法如何?
该病例的中药外治法可选用中药外用,及火针疗法。

1. 中药外用　可选用五虎丹(水银、白矾、青矾、牙硝、食盐研磨成粉)外用,腐蚀癌组织早日脱落,促进新肉生长。

2. 火针疗法　患处取穴。方法:选用中、粗型火针或提针,用酒精灯烧红后,在皮损表面浅刺,浅刺时要用力均匀,浅刺点稀疏,不要用力过猛或忽轻忽重。1 周后可随痂皮脱落而愈。

 知识点 8

基底细胞瘤的中医外治法

本病以外治为主,内治为辅。中药外敷药虽方便易行,能获得一定疗效,但药物多具有不同程度的毒性,所以多采用西医手术切除,手术广泛者应切除后植皮。年老体弱或不能手术的患者应采用中西医结合的方法,内外合治。

1. 皮癌净(红砒 3g,指甲、头发各 1.5g,大枣 1 枚,碱发白面 30g)　外用,祛腐生新。

2. 五虎丹(水银、白矾、青矾、牙硝各 180g,食盐 6g)　外用,腐蚀癌组织早日脱落,促进新肉生长。

3. 消癌散(红矾、红粉、紫硇砂、达克罗宁、花粉各 5g)　外用,腐蚀癌组织,促进早日脱落,有利于新肉生长。

4. 农吉利(洗净去渣)　研细粉末,外掺或生理盐水调成糊状,外敷患处,每天 1 次。

其他疗法:

1. 火针疗法　患处取穴。方法:选用中、粗型火针或提针,用酒精灯烧红后,在皮损表面浅刺,浅刺时要用力均匀,浅刺点稀疏,不要用力过猛或忽轻忽重。1 周后可随痂皮脱落而愈。

2. 电热针疗法　肿瘤局部取穴,按肿瘤大小在局部以每平方厘米 2 支的密度分别采取单针刺、仿针刺、齐刺、扬刺或丛刺。进针前用 2% 利多卡因局部麻醉。进针后接通 DRZ-1 型电热仪,电流强度控制在 100~140mA,进针 20min 开始测量肿瘤表面温度,温度控制在 43~50℃。留针 40min,每天或隔天治疗 1 次,10 次为 1 疗程,疗程间隔 3~5 天。

问题五:该患者的西医治疗和中西医结合治疗的思路。

该患者病理检查回报为基底细胞瘤,手术治疗仍是治疗基底细胞瘤的首选,术后予以抗感染等治疗。

该病例为癌疮患者,病位在表,病性为实,应先以西医手术治疗切除病变,术后患者气血亏虚予以中药进行调理体质。中医在治疗基底细胞瘤有一定的优势,通过辨证论治,结合内服和外用,增强患者体质,减少复发。

 知识点 9

基底细胞瘤的西医治疗

临床应根据年龄、皮损大小和部位加以综合考虑。手术治疗仍是治疗基底细胞瘤的首选,对于原发及复发肿瘤均有较高的治愈率。Mohs 显微术是目前国际上比较推崇的手术方法。通过显微镜确定肿瘤的浸润范围并切除,最大限度地保护正常组织,并能取得较高的治愈率。不能手术的患者可应用光动力疗法、放射疗法、电烧灼、激光、冷冻等治疗。局部外用维 A 酸霜、咪喹莫特,5-氟尿嘧啶软膏等有一定疗效。

问题六:基底细胞瘤如何预防与调护?

基底细胞瘤的发病随着年龄的增长而增加,女性发病较男性高,对于此种情况预防措施要做到位,减少日晒,特别是青少年,改变人们对日光曝晒和晒黑的态度,改变生活方式,有效预防紫外线诱导基底细胞瘤的发生。此外对各种慢性皮肤病,尤其是皮肤慢性溃疡应积极治疗,防止发生癌变,近年来对于基底细胞瘤采用 Mohs 显微外科手术治疗的方法,它可以有效地切除瘤细胞,减少了对正常组织的损害,预后较好。

【临证备要】

1. 对于 50 岁以上长期有日晒史的皮肤肿瘤患者,结合皮损分布部位、临床表现,可以考虑为基底细胞瘤可能,需完善皮肤镜及组织病理学明确诊断。需与鳞状细胞癌、脂溢性角化病、Bowen 病等疾病相鉴别。

2. 基底细胞瘤以中医辨证治疗以湿热毒蕴、痰瘀互结为主要病机,在早期以清热解毒、化瘀散结为主,日久则应益气扶正,祛腐生肌。外治法可选用中药外用、火针疗法等。西医治疗该病首选手术疗法,不能手术的患者可应用光动力疗法,放射疗法、电烧灼、激光、冷冻等治疗。局部外用维 A 酸霜、咪喹莫特,5-氟尿嘧啶软膏等有一定疗效。

3. 治疗该病中西医结合有一定的优势,应先以西医手术治疗切除病变,术后通过辨证论治,结合内服和外用,增强患者体质,可减少复发。日常生活中应该减少日晒,改变生活方式,有效预防紫外线诱导基底细胞瘤的发生。

诊疗流程图

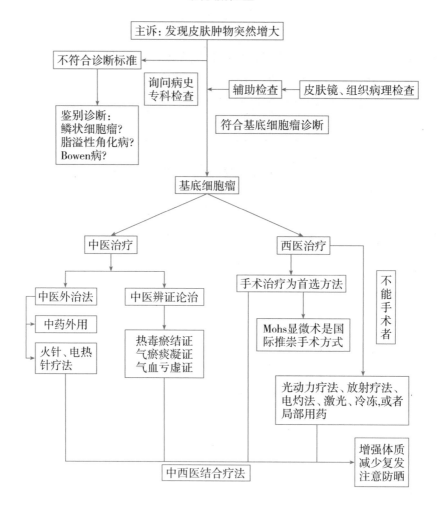

第三节 鳞状细胞癌

培训目标

1. 掌握鳞状细胞癌的定义、鉴别诊断和中西医治疗。
2. 熟悉鳞状细胞癌的中西医临床诊疗思路。
3. 了解鳞状细胞癌患者的预防与调护。

鳞状细胞癌(squamous cell carcinoma)是起源于表皮或附属器角质形成细胞的一种恶性肿瘤,倾向于不同程度的角化。本病多发生在皮肤与黏膜交界处及皮肤暴露部位,如下唇、外生殖器、眼睑下、颊鼻、外耳、额部等。临床表现以早期初起皮损为浸润性硬斑、斑块或结节,容易形成溃疡,易于转移为特征。本病相当于中医的"翻花疮""反花疮""翻花""恶疮""岩疮"等(图16-3-1)。

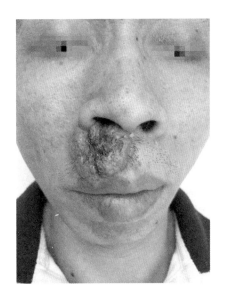

图 16-3-1　鳞状细胞癌

【典型病例】

患者郑某,男,47 岁,主诉:"面部皮肤肿物术后 2 年,左下肢肿胀 8 月"。

2 年前,患者无明显诱因右上唇出现一皮肤肿物,在当地县人民医院手术切除,术后病理诊断为鳞状细胞癌,术后未做治疗。手术 4 个月后,患者出现左下肢肿胀,左侧腹股沟肿块,在当地医院行左侧腹股沟肿块切除术,术后病理:淋巴结转移性鳞癌。遂到省肿瘤医院进一步治疗,后在该院行二次手术,术后病理:(左)腹股沟浸润性鳞状细胞癌Ⅱ-Ⅲ级,左腹股沟淋巴结 10 枚 2 枚有癌(2/10)。术后在省肿瘤医院行 FD 方案化疗 4 个周期,患者病情进展,面部肿物再发,遂改单药"多西他赛"化疗 4 个周期,化疗后评价肿瘤进展,患者寻求中药治疗,遂来我院就诊。入院症见:右唇上缘皮肤斑块,灰黑色,伴疼痛,触之流血,左下肢疼痛、肿胀,活动受限,纳食欠佳、乏力,偶有头晕、双眼干涩,大小便正常,睡眠尚可。近一年体重下降约 10kg。

问题一:请归纳病史采集获得的临床信息。为了进一步明确诊断和中医证型,需要补充哪些病史内容和实验室检查?

思路:患者 47 岁,男性,以面部皮肤肿物术后 2 年,左下肢肿胀 8 月为主要表现,先为右上唇出现一皮肤肿物,手术切除后病理诊断为鳞状细胞癌,在未进一步处理情况下,4 个月后患者出现左下肢肿胀,左侧腹股沟肿块,肿块切除后病理提示淋巴结转移性鳞癌。左侧腹股沟肿块二次手术术后病理示左腹股沟软组织内见鳞癌浸润转移。遂可考虑皮肤鳞癌术后肺、盆腔、左侧腹股沟转移。中医诊断及证型:翻花疮,肝肾亏损证。

为了进一步诊疗,需要补充以下资料。

1. 询问既往史、个人和家族遗传疾病史。

2. 进行详细体格检查和皮肤专科检查。

3. 收集中医望闻问切四诊内容。

4. 应完善入院常规检查和肿瘤标志物、CT 等检查,排查他处转移。

完善资料如下:

既往史:否认其他基础疾病病史。无肝炎结核病史,无外伤史。否认食物、药物过敏史。

个人史:工作环境良好,无药物等不良嗜好。

家族史:否认家族性遗传病史,否认家族性肿瘤病史。

体格检查:体温 36.6℃,呼吸 21 次/min,脉搏 117 次/min,血压 142/84mmHg。生命体征平稳,左侧腹股沟皮肤肿胀,可扪及肿大淋巴结,触痛明显,活动度稍差。余心肺腹查体未见异常。

皮肤科检查:右唇上缘见约 2.5cm×2.5cm 大小的类圆形斑块,斑块表面见溃疡,基底高低不平,溃疡周边见高起的边缘,较光滑。皮损皮温高,质硬,浸润感明显,触压痛明显。

辅助检查:肿瘤标志物筛查:阴性;CT:腹股沟恶性肿瘤术后并化疗后。①左侧腹股沟软组织团块影,增强扫描后轻度强化。②左侧腹股沟肿大淋巴结影,增强扫描后轻度强化。③两肺可见多发结节,考虑转移。

四诊情况:疮色灰黑,无明显渗出,但触之易流污血,伴明显疼痛,头昏目涩,纳食欠佳,形体消瘦,夜寐尚可,二便调。舌红,苔薄黄,脉细数。

问题二:根据患者的临床特点初步考虑什么诊断? 其诊断依据是什么? 应该与哪些疾病进行鉴别?

思路:临床上,若在原皮损处,如瘢痕、慢性溃疡、角化病等,或正常皮肤上发生质地较硬的结节或斑块,边缘似隆起并向四周扩展,增长迅速,应考虑为鳞癌,往往需要病理确诊,本例患者术后病理诊断为鳞状细胞癌,可确诊。

诊断:47 岁男性,发生于面部暴露部位,右上唇出现一皮肤肿物,手术切除后通过病理确诊为鳞状细胞癌。

鉴别诊断:鳞状细胞癌通常与角化棘皮瘤相鉴别,后者生长迅速,并可自愈。但偶尔临床也有很像角化棘皮瘤,而实际上进展为鳞癌,故病理检查十分必要。

 知识点 1

鳞状细胞癌的临床表现

【临床表现】

本病主要发生于老年人,50~60 岁为发病高峰,40 岁以下较少见,男性多于女性。好发于头皮、面、颈和手背等暴露部位,多继发于上述原有皮疹上,很少发生于正常皮肤。最早表现为浸润性硬斑,以后可为斑块、结节或疣状损害,质地坚硬,损害迅速增大,表面菜花状增生,或中央破溃形成溃疡。基底部有浸润,边界不清触之有坚实感。肿瘤周围组织往往充血,边缘呈污秽黯黄红色。分化较好的肿瘤呈乳头瘤状,早期表现往往有结痂,以后可脱落而形成溃疡,呈火山口样,有宽而高的隆起,外翻如菜花状,溃疡底面高低不平,易出血,上覆污灰色痂,有腥臭的脓性分泌物和坏死组织,发展较快,向深层组织浸润。鳞癌易于转移,尤其是沿淋巴管转移,故局部淋巴结常肿大,晚期有全身症状,如发热、消瘦、恶病质等。

知识点 2

鳞状细胞癌的分级

通常采用 Broders 提出的未分化癌细胞所占的百分比将鳞癌分成 4 级。

1. Ⅰ级鳞癌 其中所含的非典型鳞状细胞低于 25%，癌组织向真皮侵犯，不超过汗腺水平，癌细胞团块边缘在一些部位可见基底细胞排列尚完整，而在另一些部位则排列紊乱，甚至没有基底细胞。Ⅰ级鳞癌一般不发生转移。

2. Ⅱ级鳞癌 癌组织向下侵犯，达到真皮深层。癌细胞团块与周围间质的境界不清，非典型鳞状细胞较Ⅰ级为多，为 25%~50%，角化情况轻，仅有少数角珠，其中心多见角化不全。周围的炎症反应较Ⅰ级为轻。

3. Ⅲ级鳞癌 有大量的非典型鳞状细胞，为 50%~70%，角化情况不明显。不见角珠，可见个别角化不良细胞。胞核不明显，有丝分裂象显著，周围炎症不明显，说明组织对癌细胞的反应已不强。

4. Ⅳ级鳞癌 几乎整个癌组织的细胞均为非典型鳞状细胞，且无细胞间桥。有丝分裂象多，已完全看不到角化情况，如癌细胞呈梭形时，常呈旋涡状排列。此时鳞癌已很难与肉瘤鉴别。

知识点 3

鳞状细胞癌的鉴别诊断

【鉴别诊断】

本病常与角化棘皮瘤、基底细胞癌等疾病相鉴别。鉴别要点可见表 16-3-1。

表 16-3-1 鳞状细胞癌的鉴别诊断

	鳞状细胞癌	角化棘皮瘤	基底细胞癌
好发部位	面部	暴露部位，特别是面部	暴露部位，特别是面部
年龄性别特点	主要发生于老年人，50~60 岁为发病高峰，男性多于女性	多见于老年人，以 60~70 岁多见，男性略多于女性	主要发生在老年人，50 岁以上多见，男女发病数基本相等
皮损特点	早期表现为浸润性硬斑，以后可为斑块、结节或疣状损害，质地坚硬，损害迅速增大，表面菜花状增生，或中央破溃形成溃疡；基底部有浸润，边界不清触之有坚实感	开始为肤色或红色小丘疹，渐增生为坚实圆顶形结节，边缘倾斜，表面光滑，触之呈分叶状，中央充满角质，除去角栓后则成火山口状，可分为单发型、多发型及发疹型	早期为一表面光滑的，具有珍珠样隆起边缘的圆形斑片，表皮较薄，常可见少数扩张的毛细血管，也可表现为淡红色珍珠样苔藓丘疹或斑块

续表

	鳞状细胞癌	角化棘皮瘤	基底细胞癌
组织病理	可见癌组织向下生长,突破基底膜带并侵入真皮,呈不规则的团块状或束条状,由正常的鳞状细胞和非典型的鳞状细胞组成	低倍镜下,可见肿瘤位于真皮,对称分布,有分叶,在发育成熟的损害中,中心可见大而不规则的表皮凹陷,其中充满角质,两侧表皮像口唇状或拱壁状伸展于凹陷两侧,基底部有不规则增生的表皮	瘤组织不对称,可与表皮相连,瘤细胞在瘤团块周围排列成栅栏状,其细胞核大,呈卵圆形或长形,胞质较少,细胞之间无细胞间桥,核有丝分裂象极少见
预后	早期治愈率较高,预后可,晚期易沿淋巴道转移,预后差	本病属良性,可自然消退,但少数病例有复发和恶化的风险,预后尚可	发展缓慢,一般不发生转移,预后一般

问题三:本例患者的中医辨证及治疗?

中医四诊情况:疮色灰黑,无明显渗出,但触之易流污血,伴明显疼痛,头昏目涩,纳食欠佳,形体消瘦,夜寐尚可,二便调。舌红,苔薄黄,脉细数。

中医病机和辨证分析:患者禀赋不耐,外受疮毒,久病不愈,精气亏损,经脉失畅,运行不周,不能上荣于清窍,故见头昏目涩;痰湿凝聚,气血郁阻,故肿块除而复生;中焦运化失司,故纳食欠佳,形体日渐消瘦;久病伤及阴液,见舌红,苔薄黄,脉细数。可考虑本例患者为肝肾亏损,痰湿聚结。

中医辨病辨证:翻花疮(肝肾亏损)。

中医辨证治疗:以养肝滋肾,固本托毒为法,方用大补阴丸加减,药用熟地、黄芪、龟板、黄柏、知母、牡丹皮、天冬、麦冬、薏苡仁、金银花、白花蛇舌草、浙贝母、山慈菇等。

知识点 4

鳞状细胞癌的中医病机

中医认为本病总因禀赋不耐,风、热、湿毒阻于肌肤所致。或因疮感风毒,风邪外袭,化热伤阴,阴血耗伤不能濡养肌腠;或因情志抑郁,肝失条达,郁久化火,灼伤阴血,以致肝郁血燥;或瘀毒互结,以致肌肤失养;或因年老体虚,肝肾不足,精气亏损,经脉失畅,运行不周,痰湿凝聚,气血郁阻,故肿块渐生。

知识点 5

鳞状细胞癌的中医辨证施治

中医治疗本病主要分为疮感风毒、火毒血燥、气血虚弱、肝肾亏损四个证型进行治疗,总的治疗法则是:清热解毒、化瘀散结、扶正固本、滋养肝肾。

（1）疮感风毒

[证候] 原患疮疡,日久不敛,翻出胬肉,形状如菌,色泽晦黯,时流腥臭脓水,舌质红,苔薄黄微干,脉弦数。

[治法] 清肝解郁,熄火化毒。

[方药] 逍遥散(宋《太平惠民和剂局方》)加减。

肿块质硬,加海藻、山慈菇,软坚散结;红肿明显,加半枝莲、半边莲,清热解毒。

（2）火毒血燥

[证候] 疮形干涸,痂皮固着难脱,疮面高低不平,形如堆粟,稍有触动则渗血不止,其色鲜红。若情志波动,所思不遂或抑郁不快,或盛怒气逆,均可导致病情明显加重或者恶化,舌质黯红,苔少或无苔,脉弦数。

[治法] 清肝泻热,滋阴养血。

[方药] 栀子清肝散(明《保婴撮要》)加减。

疮面干涸、结痂,加沙参、玄参,滋阴润燥;疮形如粟,渗血不止,加地榆、仙鹤草,凉血止血。

（3）气血虚弱

[证候] 疮面色泽晦淡,疮溃似岩石,常流稀薄腥臭脓水,同时伴有周身疲惫乏力,食少无味,面目浮肿等全身症状,舌质淡红,苔少,脉虚细。

[治法] 扶正固本,益气托毒。

[方药] 补中益气汤(金《内外伤辨惑论》)加减。

疮面流脓、秽臭,加蚤休、土茯苓,解毒祛湿;神疲体瘦,加白术、熟地,健脾益肾。

（4）肝肾亏损

[证候] 疮色灰褐或灰黑,恶肉难脱,或疮面脓水甚少,缺乏生机,稍有触动则污秽之血外溢;自觉疼痛,常是日轻夜重;兼有形体消瘦,低热难退,头昏目涩,舌质淡红或绛红,苔少或无苔,脉虚数重按无力。

[治法] 养肝滋肾,固本托毒。

[方药] 大补阴丸(元《丹溪心法》)加减。

口燥烟干,加玄参、石斛,生津润燥;舌质红绛、光亮无苔,加西洋参、沙参,益气养阴。

问题四:本例可以采用哪些中医外治法?

该病例的中医外治法可选用皮癌净、五虎丹、消癌散、砒矾散等,用植物油调成糊状,涂在疮面上,每天或隔天换药1次。配合火针疗法、穴位注射法。

知识点 6

鳞状细胞癌的中医外治法及特色治疗

1. 初期阶段选用藜芦膏外敷患处,每天换药1次,具有缩小范围,或有移毒由深出浅的功效。

2. 疮面腐溃如菜花状,时流污秽脓血,可酌情选用皮癌净、五虎丹、消癌散、砒矾散等,既可直接外掺在疮面上,又可用植物油调成糊状,涂在疮面上,每天或隔天换药1次。

3. 在病变的附近区域,若发现核肿大,选用消瘤膏敷贴,4天换药1次,以防止扩散。

4. 火针疗法　取患处局部穴位,选用中、粗型火针或提针,用酒精灯烧红后,在皮损表面浅刺,浅刺时要用力均匀,浅刺点稀疏,不要用力过猛或忽轻忽重,1周后可随痂皮脱落而愈。

5. 电热针疗法　取肿瘤局部穴位,按肿瘤大小在局部以每平方厘米2支的密度分别采用单针刺、仿针刺、齐刺、扬刺或丛刺,进针前用2%利多卡因局部麻醉,进针后接通DRZ-1型电热仪,电流强度控制在100~400mA,进针20min开始测量肿瘤表面温度,温度控制在43~50℃。留针40min,每天或隔天治疗1次,10次为1个疗程,疗程间隔3~5天。

6. 穴位注射法　取肺俞、足三里、曲池、丰隆、风门及病变发生部位经络之穴等,每次取2~3穴,选用维生素 B_{12} 100μg 或非那根 25mg,或 0.25% 普鲁卡因溶液穴位注射,隔天1次。

问题五:鳞状细胞癌的西医治疗和中西医结合治疗的思路。

1. 手术治疗　对较小肿瘤分化良好者首选手术切除,能较彻底地切除癌肿,疮面愈合快。切除范围至少在其外 0.5~2cm,并需要有足够深度。切除标本应做病理检查,以明确诊断及判断肿瘤是否切除干净。

2. 放射治疗　主要包括 X 线治疗和镭治疗,适合于年老体弱、有手术禁忌证的患者、头面部结缔组织不多的部位肿瘤;特别是分化较差但尚未侵犯骨骼、软骨或未发生转移者;或者肿瘤已侵犯骨髓、软骨或转移到淋巴结的癌肿。

对于本例患者,多次手术且术后转移,可采用中西医结合治疗,在手术切除后配合中药内服以滋养肝肾、扶正祛邪,在疾病后期可改善患者症状。

问题六:鳞状细胞癌应如何预防与调护?

1. 讲究个人卫生,注意体表皮肤、黏膜的清洁,避免强烈的日光照射。

2. 保持精神和情绪的稳定,树立战胜疾病的信心,避免工作和生活过于紧张。

3. 饮食宜清淡,忌食辛辣、煎炸食物,注意增加新鲜蔬菜、水果等营养食物。

【临证备要】

1. 临床上,早期见疣状损害,伴反复溃疡、脓性分泌物的皮损,应考虑皮肤肿瘤的可能,注意随访,尽量完善病理检查以明确诊断,及时对症治疗。

2. 鳞状细胞癌中医认为总因禀赋不耐,风、热、湿毒阻于肌肤所致,在疾病早期,以清肝泄热、熄火化毒为主,晚期以扶正固本、益气托毒、养肝滋肾为主。外治法可选中药外用、火针疗法、电热针疗法、穴位注射等。

3. 本病早期发现行手术切除效果好,不易复发,预后可。中晚期患者可考虑中西医结合治疗,在术后放疗的同时结合中医药治疗扶正固本托毒,可改善患者中后期症状。

诊疗流程图

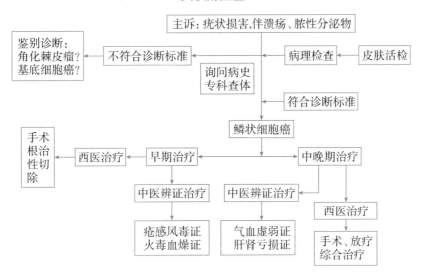

扫一扫，
测一测

复习思考题

1. 王某，男，78岁。主诉：右面部黑褐色扁平丘疹10年。现病史：患者10年前发病初起黑褐色斑疹直径为1.5mm，逐渐增大增厚，呈乳头瘤样隆起性损害的扁平丘疹，触之柔软粗糙，渐干燥、粗糙，失去光泽，后变成深褐至黑色，表面覆盖油脂性鳞屑，现右面颊可见一个黑褐色扁平丘疹，直径17mm，界限清楚。患者自发病以来皮损无瘙痒、疼痛等无明显不适，组织病理学提示角化过度和乳头状瘤样增生，可见角囊肿，瘤细胞由基底样细胞构成。请归纳病例特点，诊断是什么？诊断依据如何？

2. 阙某，女，76岁，主诉鼻唇沟处出现结节肿物6月，破溃1周。现病史：患者常年日晒于农田劳作，6月前突然发现鼻唇沟皮肤出现约芝麻大小结节，深褐色，当时未觉痒痛不适，未予以重视，经家人提醒结节增长较快，1周增大约黄豆大小，稍有瘙痒，搔抓后破溃渗液，为求进一步治疗，前来就诊。既往史：既往有高血压，最高血压150/110mmHg，未规律服药未监测血压。家族史：否认家族肿瘤病史，否认家族遗传病史。请归纳该病例的临床特点，诊断是什么？诊断依据如何？

3. 患者女，80岁。主诉：右颞部肿物2月余，伴疼痛1月余。现病史：患者自诉2个月余前无明显诱因右颞部出现增生物，无明显痛痒，逐渐增大。1月余前局部皮疹出现疼痛，2天前出现溃疡、流血，病程中无发热、头痛等不适，全身其他部位无类似疾病史。既往史：既往体健。家族史：否认家族类似疾病史。体查：右颞部可见一约18mm大小红色、半球形结节，边缘隆起，中央轻度凹陷，局部可见溃疡、结痂，周围红肿，局部触痛。皮损组织病理示：低倍镜下表皮部分缺失，真皮层内可见大量上皮样细胞浸润性生长，呈巢团状、条索状生长，与表皮不相连，间质见黏液样变。高倍镜下可见囊性腔隙，细胞连接松散，腔内可见脱落的棘突松解细胞，胞质丰富嗜酸，异型性明显，可见典型核分裂象；肿瘤间及周围可见多种炎症细胞浸入，包括组织细胞、浆细胞、淋巴细胞、多核巨细胞及嗜酸性粒细胞。此病例诊断是什么？诊断依据是什么？如何治疗？

（席建元）

技能操作

第十七章

皮肤病常用的检查

第一节　皮肤真菌涂片检查

皮肤真菌涂片检查是通过直接镜检的方法,找到菌丝和孢子,快速诊断浅部真菌感染,为临床提供初步诊断的一种检查方法。

一、适应证

体癣、手足癣、甲癣等浅部真菌感染性疾病。

二、用物准备

帽子、口罩、手套、酒精灯、95%酒精、打火机、10%KOH溶液、75%酒精、钝刀、载玻片、盖玻片、棉签、纱布、一次性治疗巾、显微镜。

三、操作步骤

1. 准备器具。
2. 取材准备　患者取舒适体位,操作者戴好口罩、帽子、手套,将钝刀进行消毒。
3. 取材　操作者用钝刀刮取病损部位,将标本置于载玻片上。
4. 标本配制　将一滴10%KOH滴于载玻片上,盖上盖玻片,点燃酒精灯,将标本置于酒精灯上快速加热2~3遍,用纱布吸去多余溢液。
5. 标本检验　将配制好的标本置于显微镜下,调整位置,先低倍镜观察,再高倍镜观察,如找到菌丝和孢子,则真菌检查阳性。

四、注意事项

1. 制片时应吸去溢出的封固液,以免腐蚀显微镜头。
2. 标本加热时间不宜过长,避免造成标本结晶。
3. 检查前后均应消毒取材工具,防止交叉感染。
4. 取材部位　皮损为境界清楚的斑片时,应刮取皮损边缘新鲜的皮屑;皮损为水疱时,应取水疱壁;皮损为甲时,应刮取病甲与正常甲交界处的甲屑。

真菌检查
FR-17-1

笔记

第二节 皮肤组织病理学检查

皮肤组织病理学检查是通过环钻或小手术取下一部分病灶皮肤,经固定、染色等技术在显微镜下或电脑上观察其变化的诊断技术。

一、检查目的

1. 确定诊断
(1)皮肤肿瘤:必须通过病理确定诊断。
(2)感染性皮肤病:一些病毒性疾病有一定的特异性改变,深部真菌病、麻风等可找到病原微生物,或通过进一步的特殊染色发现微生物。
(3)代谢性疾病:皮肤淀粉样变病等可找到特异性的物质,或通过特殊染色明确诊断。
2. 鉴别诊断 大疱性皮肤病、肉芽肿性皮肤病、结缔组织病、角化性皮肤病、某些红斑性皮肤病等,其病理改变具有一定的特点,可与类似疾病进行区分,达到鉴别诊断目的。
3. 指导治疗
(1)对于皮肤恶性肿瘤如黑素瘤、皮肤淋巴瘤等,需通过病理分期、分级以指导治疗。
(2)一些临床及病理均不具有特异性的皮肤病,通过病理可找到一些有意义的诊断线索,或在诊断不能明确的情况下依据病理改变制订治疗方案。

二、皮损选择

应选择未经治疗的成熟皮损。炎症性皮肤病应选择近成熟期的皮损,肿瘤性皮肤病应选择典型皮损,大疱性皮肤病及感染性皮肤病应选择新鲜皮损,取材时应尽量保持疱的完整性,环状损害应选择活动边缘部分,结节性损害切取标本时应达到足够深度。此外,取材时应包括一小部分正常组织,以便与病变组织对照。应尽量避免在腹股沟、腋窝、关节和面部切取标本。

三、操作步骤

1. 取材方法
(1)手术切取法:最常用,适用于各种要求及大小的皮肤标本。切取时应注意切缘锐利整齐,刀应与皮面垂直,切口方向尽量与皮纹一致,两端对齐,足够深、足够大,避免重切,尽量夹持切下组织的两端,以避免挤压组织影响观察。
(2)环钻法:只适用于较小损害,或病变限于浅表处,或手术切取有困难者。
(3)削切法:很少采用,可用于脂溢性角化病等浅表皮损。
2. 标本处理 切下的组织应立即放入固定液中。常用固定液为10%甲醛,肥大细胞增生症、痛风等需用95%乙醇固定。若需留免疫病理标本,应将组织置于4℃冷生理盐水纱布中尽快送包埋处理。若需留电镜标本,应立即将标本用刀片分割,将标本移至滴有 4℃ 电镜固定液的蜡块或玻璃板上,以眼科有齿镊夹持,用剃须刀片分割成约 1mm×1mm×1mm 大小,挑选 2~5 块放入 4℃ 电镜固定液中送检。若需留细菌或真菌培养标本,应严格无菌操作,优先留取培养标本后再处理其他标本。

四、注意事项

皮肤组织病理学检查

ER-17-2

1. 严重出血性疾病患者应避免皮肤病理检查。
2. 严重瘢痕体质(尤其是特殊部位)应慎重取材。
3. 术后避免接触水,尽量减少出汗。
4. 如有出血或感染,应给予紧急处理,或到医院就诊。

第三节　醋酸白试验

醋酸白试验是一种用于人类乳头瘤病毒(HPV)潜伏感染或尖锐湿疣、尖锐湿疣亚临床表现的试验方法。因 HPV 潜伏感染或尖锐湿疣、尖锐湿疣亚临床表现在临床上不十分典型或不能用肉眼见到,故通过涂醋酸后使其变白,可能使得病变明显易见,目的在于对尖锐湿疣或 HPV 潜伏感染的诊断与鉴别诊断。

一、适应证

尖锐湿疣患者。

二、禁忌证

无特殊禁忌。

三、操作步骤

以棉签清除局部分泌物后,蘸 5% 冰醋酸液涂于受试皮损及周围正常皮肤黏膜,2~5min(肛周 10min)后皮损变为白色,周围正常组织不变色为阳性,可检出肉眼所不能发现的亚临床感染,在放大镜下观察更为明显。

四、注意事项

醋酸白试验

ER-17-3

醋酸白试验的敏感性高,对确诊 HPV 感染特别是亚临床感染很有帮助。但其他原因引起的慢性炎症致上皮增厚时也可出现假阳性反应。假阳性反应发白区的界线常不清和不规则。

第十八章

皮肤病常用的中医特色疗法

第一节 截根疗法

截根疗法,类似传统的挑刺疗法,是用特定针具在一定部位病理反应点、皮肤异点或穴位进行挑刺,以治疗疾病的一种皮肤外治法。

一、适应证

肛门瘙痒症、外阴瘙痒症、神经性皮炎、慢性湿疹、慢性荨麻疹等。

二、用物准备

手术刀、三角缝合针、持针器、注射器、2%盐酸利多卡因注射液、无菌纱块、碘伏、棉签、胶布、无菌手套、口罩、帽子。

三、操作步骤

1. 患者取卧位,消毒皮肤,用2%盐酸利多卡因注射液0.1ml,于所选穴位注射一皮丘以局部麻醉。

2. 在无菌操作下,用手术刀片在该皮丘上切一横切口,长约0.5cm,深度以微出血(划破表皮)为度,然后用三角缝合针,从切口刺入,挑起一些皮下白色纤维组织(皮内白而细的细丝样物),提起上下左右拉动数下,手腕用力抖动将其拉断,一般挑5~8次即可。

3. 术毕用碘伏消毒切口,盖无菌纱布,胶布固定。

4. 选穴　根据辨证选穴,以背部穴位为主,找明显压痛点或反应点;阴囊、女阴瘙痒,可取肾俞、关元、长强穴;肛门瘙痒,可取长强、大肠俞、腰俞、承山穴。

四、注意事项

1. 注意无菌操作。

2. 术口3~5天避免湿水,预防感染。

3. 孕妇、严重心脏病和身体过度虚弱者慎用。

截根疗法
CR-18-1

411

4. 有瘢痕体质者慎用。

第二节 梅花针吹烘疗法

梅花针吹烘疗法,是用梅花针(又名皮肤针、七星针)叩刺皮肤后,在患处涂药后用红外线灯加以热烘的一种皮肤外治法。梅花针具有活血化瘀,疏通经络,调节脏腑的作用,配合药物和热力作用,可使患处气血流畅,腠理开疏,药力渗透增加,达到消除皮损浸润肥厚的目的。

一、适应证

顽固性肥厚性皮肤病,如:局限性神经性皮炎、慢性湿疹、结节性痒疹、斑块型银屑病、皮肤淀粉样变等。

二、用物准备

皮肤针、25%硫黄膏、红外线治疗仪、75%酒精、碘伏、棉签、纱块、治疗巾、抹手液、一次性手套。

三、操作步骤

1. 首先以75%酒精或碘伏消毒皮损区。

2. 用手握针柄,食指伸直压在针柄上面,以拇指和中指夹持针柄,再以无名指、小指将针柄尾部固定于小鱼际处,运用手腕的弹力,均匀而有节奏地叩刺,其频率为每分钟70~90次,以皮肤潮红或微微渗血为宜,以患者可以承受为度,刺激强度一般分为轻刺和重刺两种。

3. 根据皮损的部位和皮损的肥厚程度,以及患者的耐受程度,采用不同强度的刺激手法,可每日1次或每周1~2次。

4. 吹烘 叩刺完毕,用75%酒精棉签再次消毒,然后在表面均匀涂抹上25%硫黄膏,涂抹量以覆盖患处皮肤为宜,厚度为5~8mm,重者厚涂,轻者薄涂;然后立即使用神灯照射20~30min,治疗后用纱块擦干净药膏。

四、注意事项

1. 严格无菌技术操作,对初治患者应进行解释,以配合治疗。

2. 凡皮肤红肿、糜烂、创伤及溃疡,有出血倾向者,极度虚弱者不宜叩刺,糖尿病患者慎用。

3. 孕妇胸部、腰部位不宜叩刺。

4. 空腹不宜叩刺。

5. 少数患者治疗1~2次后,刺激部位出现丘疹、发痒,一般可逐渐减轻,自然消退,无需特别处理。

6. 在照射红外线时注意调节好距离,防止引起皮肤灼伤。

7. 叩刺后皮肤当日避免湿水,避免感染。

梅花针吹
烘疗法

8. 治疗期间,饮食宜清淡,忌食辛辣、烟酒、虾蟹、牛肉等刺激之品。

第三节　划痕疗法

划痕疗法,是用手术刀片在病变部位划破表皮,使局部气血流通,毒血宣泄,达到活血祛瘀、解毒止痒作用的一种皮肤外治法。

一、适应证

酒渣鼻、神经性皮炎、皮肤淀粉样变、慢性湿疹、环状肉芽肿等。

二、用物准备

手术刀片、碘伏、消毒纱块、医用棉签、枯矾粉、医用胶布、治疗巾。

三、操作步骤

1. 注意严格无菌操作。
2. 用手术刀片尖端部于皮疹的外缘作点状划痕一周,每刀相隔 0.2cm,然后再在皮损范围内,沿皮纹方向划痕,每条刀痕相隔为 0.2cm,自上而下,由左至右,刀痕深度以划破真皮浅层稍渗血为度,用消毒棉签拭干血迹后,外扑枯矾粉,再用纱块覆盖、胶布固定,每 5~7 天一次,7~10 次为一疗程。

四、注意事项

1. 注意严格无菌操作。
2. 视病变大小和肥厚程度决定划痕的次数和深度。
3. 面部、颈部和急性皮肤病不宜使用。
4. 有瘢痕体质者不宜用。
5. 操作后,术口避免湿水,避免感染。
6. 治疗期间避免进食辛辣刺激食物,避免搔抓皮肤。

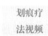
划痕疗
法视频

ER-18-3

第四节　中药药浴疗法

中药药浴疗法,是指先将中草药制成汤剂过滤去渣后,再将药液加入浴盆中进行全身浸浴或局部浸浴的一种皮肤外治法。中药药浴可清洁渗出物、痂皮、鳞屑,辨证选用不同中药药浴,起到疏通经络、活血化瘀、清热解毒、祛风止痒、消肿止痛等功效。同时通过温热与中药的共同作用,可改善局部微循环,促进新陈代谢,加速组织修复,增加疗效。

一、适应证

特应性皮炎、寻常性银屑病、慢性湿疹、皮肤瘙痒症、脓疱疮、大疱性皮肤病、泛发性神经性皮炎、剥脱性皮炎等急慢性皮肤病。

二、用物准备

沐浴桶或浴缸、一次性泡澡袋、防滑垫、外用中药、水温计、抹手液、大毛巾。

三、操作步骤

1. 向患者详细讲解药浴治疗的目的、作用及注意事项,消除患者恐惧紧张心理,积极配合治疗。评估患者生命体征情况:测量血压、心率、呼吸。

2. 根据辨证论治选择中药药浴方,煎好药液后装入保温壶中。

3. 调好通风、保暖设施,检查呼叫器,嘱患者穿防滑拖鞋。

4. 套上一次性沐浴袋,将中药药液倒入浴盆里,加入热水,调节水温,用水温计测量,一般为(38~40℃),根据患者情况可将温度适当降低(2~3℃)。调节好室温,冬季不应低于24℃。

5. 扶患者坐进浴缸泡浴(药浴过程中,由家人或医护人员陪护,进水5~8min 询问患者有无不适,之后10min 内再次询问患者有无不适,泡浴时间 10~20min。

6. 药浴结束时,应告知患者缓慢从浴盆中坐起,以免引起体位性低血压,且不要用清水冲洗,以延长药物作用时间,只需拭干皮肤,穿好病号服,及时回病房,卧床休息并适当饮水,以不渴为度,注意保暖。

7. 每天或隔天一次,一般 6 次一疗程。

四、注意事项

中药药浴
疗法视频
FR-18-4

1. 由于热水浴使全身皮肤血管扩张,血液循环加快,回心血量增加,加重心血管的负担,因此患有心力衰竭、心肌梗死、冠心病、高血压、有出血倾向、肺功能不全的患者不宜使用。

2. 全身热水药浴具有兴奋作用,临睡前不宜进行以免影响入睡。

3. 药浴时必须有护理人员及家属陪护,洗浴时间不宜过长,以免发生意外。

4. 骨折后伤口及手术切口未愈者、妇女经期和孕期不宜药浴。

第五节　拔膏疗法

拔膏疗法是赵炳南先生根据临床的实际需要,吸取了前人的经验,逐渐形成的一种独特疗法。本疗法是将拔膏(包括黑色拔膏棍、脱色拔膏棍及稀释拔膏)温热后外贴皮损的一种治疗方法。

一、适应证

慢性湿疹、局限性神经性皮炎、结节性痒疹、寻常疣、跖疣、手足皲裂、多发性毛囊炎、疖肿、斑秃、白癜风等。

二、用物准备

医用橡皮膏、无菌剪刀、一次性隔离单、75%酒精、酒精灯、打火机、拔膏棍、一次性手套、口罩、帽子。

三、操作步骤

1. 根据皮损部位协助患者摆好舒适体位,暴露患处。
2. 用75%酒精消毒患处皮肤。
3. 将拔膏加温外贴患处,一般3~5天更换1次。
4. 清除药物时需要用植物油或挥发性油类才能擦净。

四、注意事项

1. 拔膏疗法是将药物加热后摊涂于皮损处,应注意避免温度过高而导致皮肤烫伤。
2. 拔膏的药物组成中含有毒药物,因此在治疗中应避免较大面积和较长时间使用。
3. 对拔膏药物成分过敏者禁用。
4. 糜烂、渗出皮损禁用。
5. 严重内分泌、心血管、血液、肝肾等系统疾病以及免疫功能低下者禁用。
6. 小儿、孕妇及哺乳期妇女禁用。
7. 皱褶部位的皮损,如外阴、肛周等处禁用。
8. 对初次诊治的患者应进行解释,以减轻患者紧张情绪,配合治疗。

拔膏疗法
ER-18-5

第六节　黑布药膏疗法

黑布药膏疗法是把黑布药膏外敷患处,以治疗疾病的一种方法。本疗法是借助老黑醋的软坚解毒和破瘀攻毒,配合五倍子的收敛解毒及冰片的镇痛止痒解毒,蜈蚣破瘀散结,以毒攻毒的作用,达到破瘀软坚、解毒、镇痛的功效。

一、适应证

慢性皮炎、瘢痕疙瘩、乳头状皮炎、皮肤淀粉样变、毛囊炎、疖、痈等。

二、用物准备

黑布药膏、0.9%生理盐水、压舌板、医用纱布、胶带、一次性手套、口罩、帽子。

三、操作步骤

1. 根据皮损部位协助患者摆好舒适体位,暴露患处。
2. 0.9%生理盐水清洁患处及周围健康皮肤。
3. 患处清洁后,将黑布药膏厚敷(2~3mm)于皮损处,然后用干净的黑布或厚布或医用纱布覆盖,胶布粘贴或敷料包扎。每2~7天换药1次。
4. 涂药厚度视皮损肥厚程度而定,皮损越厚涂药越厚。
5. 敷药时间视皮损肥厚程度及反应情况而定。若局部皮疹无不良反应,则皮损越厚敷药时间应越长。

四、注意事项

1. 黑布药膏需储存在瓷罐或玻璃罐内,涂药时不可用金属器械。

2. 外敷黑布药膏后应注意有无刺激或过敏反应,一般需观察72h,若发生刺激或过敏反应必须及时停药。

3. 急性皮肤炎症和亚急性皮肤损害禁用。

4. 糜烂、渗出、溃疡皮损禁用。

5. 孕妇慎用。

6. 皮肤薄嫩者、皱褶部位处的皮损慎用或禁用。

7. 对初次诊治的患者应进行解释,以减轻患者紧张情绪,配合治疗。

黑布药
膏疗法
ER-18-6

第七节 熏药疗法

熏药疗法是使熏药(多用药卷)缓慢地进行不全燃烧,利用产生的烟雾熏治皮损的一种治疗方法。本法的温热作用可疏通气血,温经回阳,药烟的烟油可杀虫止痒,润肤软坚。

一、适应证

慢性皮炎、结节性痒疹、银屑病静止期、皮肤淀粉样变、皮肤瘙痒症、顽固性瘘管、顽固性溃疡等。

二、用物准备

酒精灯、熏药卷、打火机、一次性手套、口罩、帽子。

三、操作步骤

1. 根据皮损部位协助患者摆好舒适体位,暴露患处。

2. 点燃酒精灯,将药卷一端点燃,用其所产生的药烟对准皮损面,距离以患者感觉温热而舒适为度(10~15cm)。每次15~30min,每日1次。

四、注意事项

1. 急性炎症性皮肤病禁用。

2. 严重高血压、心脑血管疾病、孕妇和体质虚弱者慎用或禁用。

3. 熏药后,必须将熏药熄灭,以防引起火灾。

4. 对初次诊治的患者应进行解释,以减轻患者紧张情绪,配合治疗。

熏药疗法
ER-18-7

第八节 引血疗法

引血疗法是祛除瘀血、引新血到达疮面而治疗皮肤溃疡的一种治疗方法。此法主要治疗皮肤溃疡的疮面周围形成的"锁口",以促进疮面的愈合。

一、适应证

慢性皮肤溃疡或窦道、瘘管外口形成的锁口。

二、用物准备

三棱针、无菌换药盘、齿镊、无菌纱布、75%酒精、医用棉签、无菌手套、口罩、帽子。

三、操作步骤

1. 根据皮损部位协助患者摆好舒适体位,暴露患处。

2. 去除锁口皮　首先用有齿镊子将皮肤溃疡的疮面周围形成的锁口皮外侧夹起,由外向里轻轻与正常皮肤进行剥离,在治疗过程中以不出血为度,将锁口皮尽量剥除干净。

3. 三棱针点刺　祛除锁口皮后,先用75%酒精消毒皮肤溃疡疮口周围的皮肤,用拇指及食指、中指相对持紧针柄,然后垂直将三棱针快速刺入皮肤,并迅速将针拔出。针刺的深度为2~3mm,以拔针见血为最好。针刺时的密度一般相隔1cm长度。针刺后疮口周围所出血一般均较缓慢,应待其自然停止,出血的颜色由黯转红为佳。

4. 最后患处用无菌纱布外敷。一般每周治疗2次,2~3周为1个疗程。

四、注意事项

1. 伴有发热等全身症状者禁用。
2. 孕妇禁用。
3. 患有出血性疾病者禁用(如血小板减少等)。
4. 患有严重心脑血管疾病和糖尿病者慎用。
5. 对初次诊治的患者应进行解释,以减轻患者紧张情绪,配合治疗。月经期禁用,以免感染。
6. 空腹及饱餐后30min内不宜进行全身药浴。空腹药浴,容易发生低血糖。饱餐后药浴,可造成胃肠等内脏血液减少,不利于消化,甚至引起恶心呕吐。
7. 对中药成分过敏者禁用。

引血疗法
ER-18-8

第九节　火针疗法

火针疗法,是将特指的金属针烧红,迅速刺入一定部位,并快速退出以治疗疾病的方法。

一、适应证

痤疮、带状疱疹、带状疱疹后遗神经痛、寻常疣、扁平疣、慢性湿疹、神经性皮炎、银屑病、白癜风、结节性痒疹、斑秃等。

二、用物准备

火针、打火机、酒精灯、碘伏、酒精、棉签。

三、操作步骤

1. 嘱患者充分暴露皮损部位,医生站在患者右侧,对施术部位进行碘伏消毒两遍。

2. 点燃酒精灯,医者用75%酒精消毒右手手指,用左手持点燃的酒精灯,右手持火针,将火针于酒精灯外焰烧至透红,迅速将火针刺入施术部位,垂直进针,迅速出针。

3. 术毕,局部出血者,可用干棉球立即按压即可止血。炎症性丘疹、脓疱为特点的痤疮者,需稍加用力用无菌棉签将皮损处溢出的粉渣、脓液或者血水等挤出,并擦拭。

四、注意事项

1. 治疗前注意检查针具,发现有剥蚀或缺损时,则不宜使用,以防意外。

2. 对初次接受火针治疗的患者,应做好解释工作,使其消除恐惧心理,积极配合治疗。

3. 针刺后局部避免着水,以防感染,待针眼处结痂后方可着水。

4. 有严重免疫系统疾病,高血压、冠心病、老龄患者及幼儿慎用。

5. 精神疾病患者及瘢痕体质者禁用。

（陈达灿　林颖）

火针疗法
ER-18-9

附录一 主要参考文献

1. 张志礼. 张志礼皮肤病临床经验辑要[M]. 北京:中国医药科技出版社,2001.

2. 禤国维,范瑞强,陈达灿. 中医皮肤病临证精粹[M]. 广州:广东人民出版社,2001.

3. 李博鉴. 皮科证治概要[M]. 北京:人民卫生出版社,2001.

4. 中药新药临床研究指导原则[M]. 北京:中国医药科技出版社,2002.

5. 中国中医研究院广安门医院. 朱仁康临床经验集——皮肤外科[M]. 北京:人民卫生出版社,2005.

6. 陈达灿,禤国维. 皮肤性病科专病中医临床诊治[M]. 北京:人民卫生出版社,2005.

7. 邓丙戌. 皮肤病中医外治学[M]. 北京:科学技术文献出版社,2005.

8. 北京中医医院. 赵炳南临床经验集[M]. 北京:人民卫生出版社,2006.

9. 颜正华. 中药学[M]. 第 2 版. 北京:人民卫生出版社,2006.

10. 范瑞强,邓丙戌,杨志波. 中医皮肤性病学(临床版)[M]. 北京:科学技术文献出版社,2010.

11. 杨志波,范瑞强,邓丙戌. 中医皮肤性病学(新世纪全国高等中医药院校教材)[M]. 北京:中国中医药出版社,2010.

12. 刘宁,吴景东. 美容中医学[M]. 北京:人民卫生出版社,2012.

13. 赵炳南,张志礼. 简明中医皮肤病学[M]. 北京:中国中医药出版社,2014.

14. 刘胜,陈达灿. 中医外科学(国家卫生和计划生育委员会"十二五"规划教材·中医、中西医结合住院医师规范化培训教材)[M]. 北京:人民卫生出版社,2015.

15. 陈红风. 中医外科学[M]. 第 10 版. 北京:中国中医药出版社,2016.

16. 朱学骏. 实用皮肤性病治疗学[M]. 北京:北京医科大学、中国协和医科大学联合出版社,1992.

17. 杨国亮. 现代皮肤病学[M]. 上海:上海医科大学出版社,1998.

18. 朱学骏. 皮肤病学与性病学[M]. 北京:北京医科大学出版社,2002.

19. 刘辅仁. 实用皮肤科学[M]. 第 3 版. 北京:人民卫生出版社,2005.

20. 张学军. 临床皮肤性病学[M]. 第 8 版. 北京:人民卫生出版社,2013.

21. 赵辨. 中国临床皮肤病学[M]. 南京:江苏凤凰科学技术出版社,2017.

（曲剑华　杨岚）

附录二　传染病的接诊和报卡流程

一、传染病接诊、预检分诊流程

（一）感染性疾病科和分诊点标识明确,相对独立,通风良好,流程合理,具有消毒隔离条件和必要的防护用品。

（二）各科室的医师在接诊过程中,应当注意询问患者有关的流行病学史、职业史,结合患者的主诉、病史、症状和体征等对来诊的患者进行传染病的预检。

（三）经预检为传染病患者或者疑似传染病患者的,将患者分诊至感染性疾病科或者分诊点就诊,同时对接诊处采取必要的消毒措施。

（四）根据传染病的流行季节、周期和流行趋势做好特定传染病的预检、分诊工作。

（五）接到卫健委和省、自治区、直辖市人民政府发布特定传染病预警信息后,或者按照当地卫生行政部门的要求,加强特定传染病的预检、分诊工作。必要时,设立相对独立的针对特定传染病的预检处,引导就诊患者首先到预检处检诊,初步排除特定传染病后,再到相应的普通科室就诊。

（六）对呼吸道等特殊传染病患者或者疑似患者,医疗机构应当依法采取隔离或者控制传播措施,并按照规定对患者的陪同人员和其他密切接触人员采取医学观察和其他必要的预防措施。

（七）对没有能力救治的传染患者,应当及时将患者转入上级单位,并将病历资料复印件转至相应的医疗机构。转诊传染病患者或疑似传染病患者时,应当按照当地卫生行政部门的规定使用专用车辆。

（八）感染性疾病科和分诊点采取标准防护措施,按照规范严格消毒,并按照《医疗废物管理条例》的规定处理医疗废物。

（九）定期对医务人员进行传染病防治知识的培训,培训应当包括传染病防治的法律、法规以及传染病流行动态、诊断、治疗、预防、职业暴露的预防和处理等内容。

（十）从事传染病预检、分诊的医务人员严格遵守卫生管理法律、法规和有关规定,认真执行临床技术操作规范、常规以及有关工作制度。

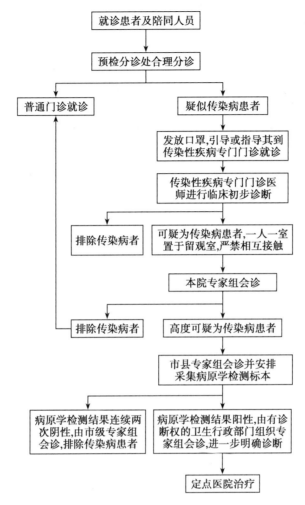

附图 2-1　传染病接诊、预检分诊流程

二、传染病登记报告制度

（一）传染病登记和初次报告

责任报告人在接诊所有就诊患者时，必须在登记本中做好记录，做到与挂号和处方签相符。初次接诊传染病患者、疑似患者、病原携带者时，必须在传染病登记本中做好记录，笔迹清楚，不缺项。同时立即按填卡要求填写完整的传染病纸质报告卡。

责任报告人在做出乙肝、肺结核、艾滋病、血吸虫病等慢性传染病诊断时，如已知该病例曾经做出诊断并被报告过，则本年度可不再进行报告；如对该病例的报告情况不清楚，或在同年内多次接诊的该类病例（包括复发病例），则仅对首次就诊进行一次报告，再次就诊且诊断结果未发生变更时则可不再进行报告。发现乙肝病原携带者，可不进行网络直报，但需进行登记，以周为单位报告至县疾病预防控制中心。

（二）订正报告

责任报告人发现已报告病例诊断变更、因该传染病死亡或填卡错误时，应及时进行订正报告(重新填写传染病报告卡,卡片类别选择订正报告,并注明订正前报告病名)。

（三）报告病种及时限

1. 甲类传染病和乙类传染病中的肺炭疽、传染性非典型肺炎、脊髓灰质炎、人感染高致病性禽流感的患者或疑似患者时,或发现其他传染病和不明原因疾病暴发时,应于 2h 内将传染病报告卡通过网络报告;未实行网络直报的责任报告单位应于 2h 内以最快的通信方式(电话、传真)向县疾病预防控制机构报告,并于 2h 内寄送出传染病报告卡。

2. 对其他乙、丙类传染病患者、疑似患者和规定报告的传染病病原携带者在诊断后,实行网络直报的责任报告单位应于 24h 内进行网络报告;未实行网络直报的责任报告单位应于 24h 内寄送出传染病报告卡。

3. 遇以下情况要立即电话报告预防保健科(或院感控制科):

（1）甲类传染病的患者、疑似患者、病原携带者:鼠疫、霍乱。

（2）按甲类管理的乙类传染病:传染性非典型肺炎、人感染高致病性禽流感、炭疽中的肺炭疽。

（3）检诊传染病:流行性出血热、流行性乙型脑炎、狂犬病、脊髓灰质炎(包括急性迟缓性麻痹病例)、炭疽、流行性脑膜炎、艾滋病、麻疹、新生儿破伤风、白喉、百日咳、15 岁以下新报告的乙型肝炎、急性血吸虫病、疟疾、其他当地新发或少见急性传染病。

（4）不明原因肺炎、突发原因不明传染病、传染病聚集性发病。

三、传染病疫情报告流程

（一）门诊医务人员接诊传染病患者时,首先进行登记,填写传染病报告卡同时上报传染病专管人员,然后做好处置工作。

（二）住院部、检验科、放射科等有关科室接诊传染病患者时,首先进行登记,填写传染病报告卡(转诊单),然后上报传染病专管人员。

（三）放射科在胸透、照片过程中发现疑似结核病例时应做好登记、填写传染病报告卡、转诊单,及时上报传染病专管人员。

（四）发现甲类传染病和乙类传染病中的肺炭疽、传染性非典型肺炎、脊髓灰质炎高致病性禽流感的患者或疑似患者时,应立即通知相关科室及院领导;专家组确诊后将传染病报告卡通过网络报告。发现其他传染病和不明原因疾病暴发时,也应及时上报。

（五）发现其他乙类传染病患者,疑似患者和病原携带者时,于 24 个小时内通过院内传染病疫情监测信息系统进行网络报告。

（六）发现丙类传染病和其他传染病时,应当在 24 个小时内通过传染病疫情监测信息系统进行网络报告。

（七）进行网络直报时,必需审核后进行上报,同时登记在《疫情直报登记本》上备查。

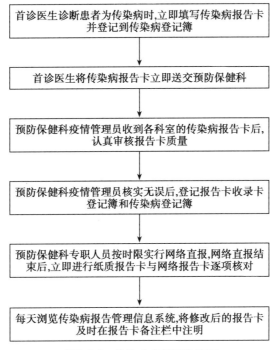

首诊医生诊断患者为传染病时,立即填写传染病报告卡
并登记到传染病登记簿

首诊医生将传染病报告卡立即送交预防保健科

预防保健科疫情管理员收到各科室的传染病报告卡后,
认真审核报告卡质量

预防保健科疫情管理员核实无误后,登记报告卡收录卡
登记簿和传染病登记簿

预防保健科专职人员按时限实行网络直报,网络直报结
束后,立即进行纸质报告卡与网络报告卡逐项核对

每天浏览传染病报告管理信息系统,将修改后的报告卡
及时在报告卡备注栏中注明

附图 2-2　传染病疫情报告流程

四、传染病网络直报制度

（一）计算机网络管理维护及人员配置

1. 配备专用计算机 1 台进行疫情网络直报工作。

2. 配备 2 名工作人员负责传染病疫情报告卡的收集、录入、初审及相关传染病管理工作（1 名为专职）。

3. 有人负责本单位网络直报系统硬件与网络维护,以保障其正常运行。

（二）责任报告人填卡要求

责任报告人在首次诊断传染病患者后,应立即填写完整的合格的传染病纸质报告卡。包括初次报告、订正报告（含死亡订正）。医生填卡时,尽力询问患者的详细现住地址,得到患者的准确可靠地址,具体到乡镇、街名和门牌号。

（三）直报人员职责及网络填报要求

1. 直报人员之一必须为疫情管理人员。负责传染病疫情、突发公共卫生事件、以及性病、慢病、居民病死亡原因、症状监测等项工作的网络直报及电话报告工作。

2. 直报人员负责每日的收卡、录入、初审工作。常规录卡应在当天 24h 内完成;特殊情况立即录入,不得延误。

3. 若患者为学生,必须在患者单位栏内填写学校正式全称及班级名称,勿用简称。

4. 艾滋病、HIV 要填写传染病报告卡副卡。

5. 妥善保管好用户编码及密码,确保直报系统处于正常、安全的运行状态。

6. 纸质卡片是电子疫情资料形成的重要原始依据,要保留三年备查。

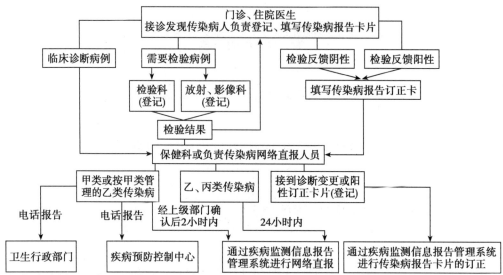

注：疑似病例于7天内及时诊断并订正,对没有追踪到的疑似病例,在备注栏内标注失访。

附图2-3　传染病网络直报流程

五、传染病的接诊、报卡、处理总流程

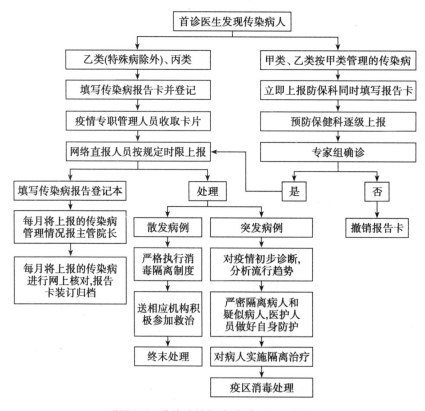

附图2-4　传染病的接诊、报卡、处理总流程

（宋　瑜）

复习思考题答题要点

复习思考题
答题要点